MPLANT DENTISTRY☑
ATMENT OF
TIAL EDENTULISM

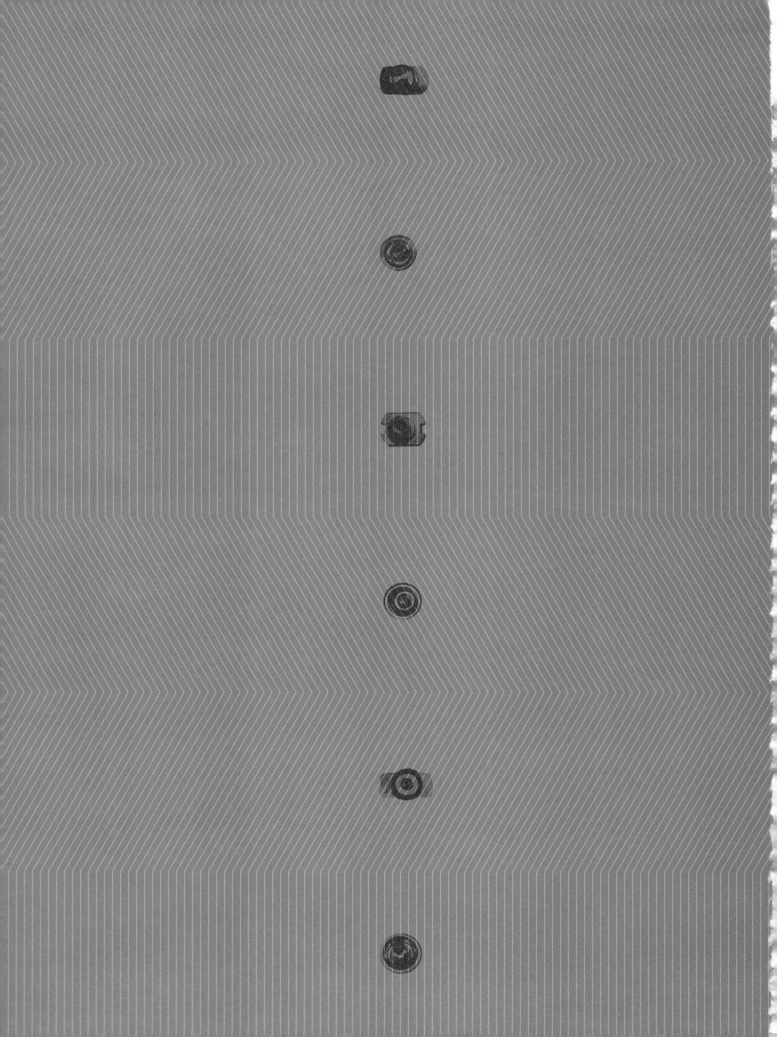

口腔种植
规范化治疗
清单
—— 单颗牙和多颗牙
的 种 植 治 疗

CHECKLIST
IN IMPLANT DENTISTRY
TREATMENT OF
PARTIAL EDENTULISM

主 编

满 毅

副主编

林志辉 屈依丽 林 洁

编 委（以姓氏首字母为序）

把丽根·伯拉提汉 陈 宇 胡 琛

李晗卿 林 洁 林志辉 柳叶语

雒琪玥 罗依麟 满 毅 屈依丽

Vicha Huangphattarakul

王 斌 王 婧 王铝亚 魏莲英

吴菲菲 伍颖颖 向 琳 肖闻澜

杨仁丽 杨醒眉 于 晖 詹 璐

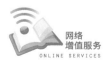

网络
增值服务
ONLINE SERVICES

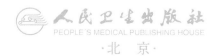

人民卫生出版社
PEOPLE'S MEDICAL PUBLISHING HOUSE
·北 京·

主编简介

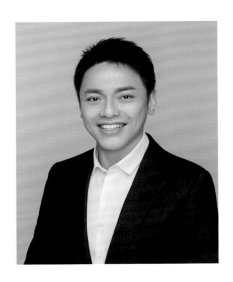

满　毅

教授，博士研究生导师

四川大学华西口腔医院种植科主任、种植教研室主任

中华口腔医学会口腔种植专业委员会　常务委员

全国卫生产业企业管理协会数字化口腔产业分会　副会长

四川省口腔医学会口腔种植专业委员会　主任委员

国际骨再生基金 Osteology Foundation 中国区执行委员会（NOG China）会长

国际口腔种植牙医师协会 ICOI 中国专家委员会　会长

国际牙医师学院专家组成员（ICD fellow）

国际口腔种植学会专家组成员（ITI fellow）

国际种植牙专科医师学会专家组成员（ICOI diplomate）

2010—2012 年在美国 Tufts 大学牙学院被聘为临床讲师，2011—2012 年美国哈佛大学访问学者。2016 年入选"寻找成都的世界高度打造城市医学名片"名医榜，2018 年获"妙手仁心，金口碑好医生"四川十强，2020 年获第四届人民日报"国之名医——青年新锐"。

担任 *Clinical Implant Dentistry and Related Research* 中文版副主编，*Implant Dentistry* 编辑审查委员会委员。发表临床论文和科研论文 50 余篇，主持多项国际、国家、省部级课题。

参与多部临床专著的编写：

1. 2010 年，参编《实用口腔免疫学与技术》（人民卫生出版社）

2. 2011 年，参编《陈玉安口腔种植学》（科学技术文献出版社）

3. 2014 年，参编《口腔修复临床实用新技术》（人民卫生出版社）

4. 2014 年，副主编《口腔种植关键技术实战图解》（人民卫生出版社）

5. 2016 年，参编《口腔医学 口腔全科分册》（人民卫生出版社）

6. 2018 年，主编《口腔种植的精准植入技巧——如何避免种植手术的毫米级误差》（人民卫生出版社）

7. 2020 年，参编《口腔种植学》（第 8 轮口腔本科规划教材）（人民卫生出版社）

8. 2020 年，主编《口腔种植的精准二期手术和取模技巧——如何避免模型的毫米级误差》（人民卫生出版社）

前 言

21世纪以来，口腔种植学作为一门新兴、飞速发展的学科，目前已成为牙列缺损和牙列缺失的重要修复手段，为广大患者所接受。随着口腔种植技术的推广，越来越多医生开始尝试进行口腔种植治疗，但万事皆有其利弊。一方面，口腔种植治疗的广泛应用为牙列缺损、牙列缺失患者带来了福音，使其获得了与天然牙类似的义齿修复；另一方面，由于部分医生并未接受系统且规范的口腔种植培训，在口腔种植过程中难以同时兼顾功能与美学，而无法保证良好的修复效果。作为口腔种植领域的初学者，病例的积累、技术的成熟固然重要，但所谓"工欲善其事，必先利其器"，接受正确的理念灌输、学习专业的种植技术、获得规范的操作指导，才能在未来口腔种植道路中一路前行，乘风破浪。

对于口腔种植领域的初学者而言，往往困扰于怎样的术前设计才是正确的？标准的治疗流程是怎样的？治疗过程中应该注意什么？有没有可遵循的操作指南？而在日常教学及临床工作中，我所带教的研究生、进修生也同样面临这样的问题。目前已有诸多专著对上述问题进行了详细讲解，给初学者起到了传道授业解惑的作用。现在清单式的理念逐渐灌输至各行各业中，口腔种植领域也逐渐开始接受这样的理念，因此本书希望能以治疗清单的形式，从术前设计、手术过程、二期手术、上部修复、医护配合等多个与临床紧密贴合的角度，向口腔种植领域的同行们分享我在临床诊疗过程中的心得体会。本书图文并茂，附有1400余张临床照片和示意图，以及52个操作视频，从全方位、多角度向读者们展示常规后牙区、美学区种植手术、修复以及护理的临床流程，希望读者们能从中获益。

本书客观总结了笔者治疗团队在多年临床工作中的体会及经验，随着临床技术、数字化领域的不断发展，临床治疗流程也会随之发生变化，但万变不离其宗，掌握好当下的治疗理念及技术，才能做到以不变应万变。本书如有不妥之处，望各位同行予以批评及指正。

满毅

2021年12月30日

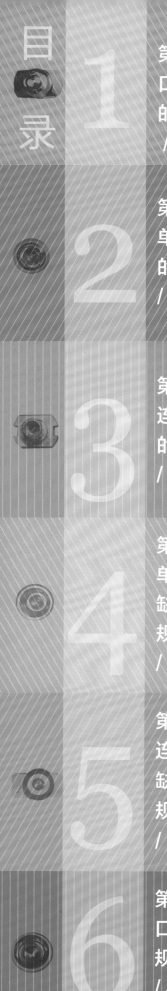

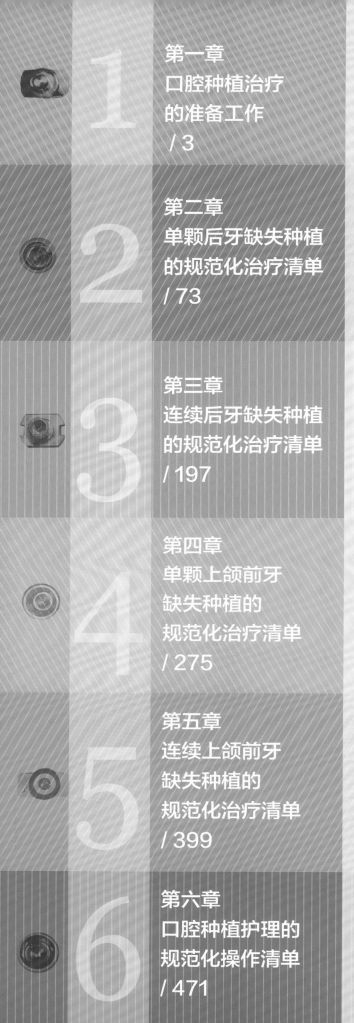

扫描二维码免费观看视频：
1. 用手机微信扫描封底**红色贴标上的二维码**，获取图书"使用说明"。
2. 揭开红标，扫描绿标激活码，注册 / 登录人卫账号获取视频、动画等数字资源。
3. 扫描书内二维码或封底绿标激活码随时查看视频、动画等数字资源。

1

CHECKLIST

IN IMPLANT DENTISTRY ☑
TREATMENT OF
PARTIAL EDENTULISM

20 世纪 60 年代初 Brånemark 教授开始将钛应用于牙种植的研究，并提出了种植体与骨组织"骨结合"理论，奠定了口腔种植学的生物学基础。近几十年来，口腔种植修复技术已成功应用于临床牙列缺损或牙列缺失等情况，其安全性、可预期性和长期稳定性得到大量临床及基础实验的论证。在种植治疗过程中，术前完善的准备工作是降低手术风险、保证种植体成功率的重要环节。本章将从口腔种植手术的适应证和风险评估、口腔种植治疗计划的制订以及数字化口腔种植治疗技术等方面进行阐述。

第一章

口腔种植治疗的准备工作

☑ 第一节
口腔种植手术的
适应证和风险评估

在进行种植治疗之前，临床医师首先需要对患者的全身健康状况及种植位点局部情况进行初步筛查，从而判断患者是否适合进入种植治疗流程，同时评估患者全身及局部风险，为接下来种植方案的全面制订奠定基础。

一、适应证

一般来说，只要能够承受拔牙手术的患者，选择种植牙就不会有太大问题。因此，拔牙的适应证同样适用于种植手术。

术前应根据手术的缓急和患者的一般情况，对患者耐受麻醉和手术的能力作出恰当的评估。通常采用美国麻醉医师学会（American Society of Anesthesiology，ASA）制定的生理状态分类方法来判断和评估病情（表1-1-1）。

种植修复治疗所能采取处置的复杂程度和全身状态等危险程度密切相关，一般来说，要进行的治疗程序越复杂，对患者的身体条件要求就越高。根据ASA制定的生理状态分类方法来划分患者全身状态，Ⅰ、Ⅱ级患者常规种植手术可在门诊手术室进行；Ⅲ级患者常需要大内科医师会诊，或住院手术；Ⅳ级患者应尽量住院进行手术；Ⅴ级患者应推迟种植手术。

表1-1-1 ASA制定的生理状态分类

ASA I 级	患者的心、肺、肝、肾和中枢神经系统功能正常，发育、营养良好，能耐受麻醉和手术
ASA II 级	患者的心、肺、肝、肾等实质器官虽然有轻度病变，但仍在代偿范围内，对一般麻醉和手术的耐受仍无大碍
ASA III 级	患者的心、肺、肝、肾等实质器官病变严重，功能减损，虽在代偿范围内，但对施行麻醉和手术仍有顾虑
ASA IV 级	患者的心、肺、肝、肾等实质器官病变严重，功能代偿不全，威胁着生命安全，施行麻醉和手术均有危险
ASA V 级	患者的病情危重，随时有死亡的威胁，麻醉和手术异常危险

二、全身风险评估

（一）心血管疾病

1. 高血压　对于 1 级或 2 级高血压患者，可以进行种植修复治疗，建议手术在心电监护下完成，术中选择不含肾上腺素的局麻药物，以避免血压升高，同时术中尽量微创无痛，缩短操作时间。对于 3 级高血压患者（收缩压≥180mmHg，舒张压≥110mmHg），应建议患者至内科会诊，将血压控制在正常、1 级或 2 级高血压的范围内后，方可进行手术。

2. 心肌梗死　对于近期 6 个月内有心肌梗死既往史的患者，需要延迟进行手术，应至少在发病后 6 个月，并在内科会诊同意后方能进行手术。

（二）糖尿病

严重的糖尿病存在发生感染和创口愈合不良的风险，且易于并发牙周炎和种植体周炎，加速牙槽骨的吸收。因此，术前需要对患者的糖化血红蛋白进行检测。糖化血红蛋白可反映过去 8~12 周的平均血糖水平，不受偶尔一次血糖升高或降低的影响，且与抽血时间、患者是否空腹无关，目前是糖尿病诊断和治疗监测的首选标准。有研究指出当糖尿病控制良好，糖化血红蛋白 <8% 时，种植体周炎以及种植体失败率与非糖尿病患者无明显差异。种植术前应预防性服用抗生素，并使用消毒含漱液进行含漱，以降低术后感染的风险。但是对于糖化血红蛋白≥8% 的患者，会增加种植手术并发症以及失败的风险，建议转诊内分泌科控制好血糖，3~4 个月后再次进行测量，以确定能否进行种植修复治疗。

（三）血液病

1. 贫血可造成骨小梁疏松。
2. 白细胞减少可增加术后感染风险。
3. 急性白血病是种植手术的绝对禁忌证。
4. 服用抗血小板及抗凝血药物者　可参考以下指南：欧洲心脏病学会（European Society of Cardiology，ESC）和欧洲麻醉学会（European Society of Anaesthesiology，ESA）的非心脏手术心血管风险评估和管理指南建议，当国际标准化比值（International normalized ratio，INR）≤1.5 时，手术可以安全进行。相关的系统性回顾表明服用乙酰水杨酸或华法林等抗凝药物的患者，INR 在 2~4 时，不停药的情况下进行常规种植手术不会增加术后出血的风险，但是不包括骨增量手术以及大范围翻瓣手术。

参考 ESC/ESA 指南，笔者建议，在不停药的情况下，INR≤1.5 可以正常进行种植手术。INR 在 2~4 时，建议咨询心内科医师意见后，方可进行简单种植手术。

（四）放疗与化疗

颌面部接受放疗的患者，颌骨血管内膜破坏，血供减少，骨细胞破坏，骨生长障碍，骨修复能力降低，骨质疏松，甚至出现放射性骨坏死。文献建议在进行放疗治疗 0.5~3 年后再进行种植手术，并建议在手术前进行高压氧治疗以提高种植的成功率。

化疗是治疗肿瘤的重要手段之一。然而，化疗药物在抑制或杀灭肿瘤细胞的同时，对口腔黏膜上皮也可产生明显的毒性作用，影响口腔黏膜细胞的再生修复能力，加之口腔菌群组成较为复杂、机体免疫抑制、口腔易受创伤等因素，化疗后常出现口腔黏膜炎、感染、口干以及出血等并发症，合并使用双膦酸盐的化疗可能造成药物性颌骨坏死（关于双膦酸盐相关的种植治疗详细内容详见本书后文）。相关文献建议，在进行化疗期间不进行非必要的口腔治疗，而完成化疗后，若患者免疫功能状态和血常规恢复正常，在咨询肿瘤医师意见后方可进行种植治疗。

（五）吸烟

研究指出尼古丁会造成局部血管收缩，造成伤口愈合能力差，易引起感染及骨结合失败。同时有研究表明吸烟患者的种植失败率是非吸烟患者的 13.1 倍，而重度吸烟患者（>20 支 /d）的种植失败率是 30.8%，是轻度吸烟者（<10 支 /d）以及中度吸烟者（10~20 支 /d）的 3 倍左右。

（六）精神状态评估

近年来，精神状态对于口腔治疗的影响逐渐受到重视。2008 年，世界卫生组织将重度抑郁症列为世界疾病负担第三位。而根据我国精神障碍类疾病的流行病学调查，焦虑障碍和心境障碍（常见抑郁发作、躁狂发作等）的患病率相对较高，也是口腔种植临床工作中较为常见的情况。对于心理有障碍的患者，术前需要仔细评估患者的精神状态以及药物的使用情况。目前已有多种精神类药物被指出对骨代谢及种植体骨结合存在不良影响。一线抗抑郁药物五羟色胺再摄取抑制剂（selective serotonin-reuptake inhibitors，SSRI）、五羟色胺和去甲肾上腺素再摄取抑制剂

（serotonin-norepinephrine reuptake inhibitors，SNRI），二线抗抑郁药三环类药物（tricyclic antidepressants，TCA）的长期使用与种植失败风险升高有关。抗焦虑药物苯二氮䓬类制剂则与骨组织结构改变以及骨折风险的升高有关，此问题在老年人群中更加突出。但是目前尚无研究表明苯二氮䓬类药物与种植失败之间存在直接联系。对于长期服用以上精神类药物的患者，制订种植治疗计划，尤其是设计骨增量方案时应更加谨慎。

（七）双膦酸盐

患有骨质疏松、Paget 病或多发性骨髓瘤、乳腺癌、前列腺癌及肺癌等恶性肿瘤骨转移的患者需要注意是否有双膦酸盐用药史。双膦酸盐的使用可能造成药物性颌骨坏死（medication-related osteonecrosis of the jaw，MRONJ），虽然没有研究证明种植治疗会引起颌骨坏死，但是有研究表明牙槽外科手术可能引起颌骨坏死。

1. 口服双膦酸盐的治疗建议　有研究指出，口服双膦酸盐治疗骨质疏松的患者引起 MRONJ 的可能性较低，因此在仔细评估用药史后，可以进行种植治疗。美国口腔颌面外科医师协会（American Association of Oral and Maxillofacial Surgeons，AAOMS）对于治疗骨质疏松的双膦酸盐用药患者有以下建议：

（1）双膦酸盐用药史 <4 年的患者，并且无其他风险因素的情况下，可以正常进行种植手术，但需要尽量减少创伤以及术后密切观察。

（2）双膦酸盐配合糖皮质激素用药史 <4 年的患者，需咨询开处方医师的意见和同意，停药至少 2 个月后再进行种植手术，并需骨愈合后才能恢复用药。

（3）双膦酸盐用药史 >4 年的患者，需咨询开处方医师的意见和同意，停药至少 2 个月后再进行种植手术，并需骨愈合后才能恢复用药。

2. 静脉注射双膦酸盐的治疗建议　通常癌症相关的双膦酸盐用药是通过静脉注射给药，有研究表明几乎 94% 的双膦酸盐相关性颌骨坏死发生在静脉注射双膦酸盐的患者中，只有 6% 发生在口服双膦酸盐的患者中，因此静脉注射双膦酸盐用药史是种植治疗的禁忌证。

（八）慢性肾病

慢性肾病对全身的影响广泛，需要与专科医师协作，充分了解患者肾脏疾病的进展以及药物使用情况后，共同商讨制订治疗方案。

1. 肾脏移植后 6 个月内避免进行非必要的口腔治疗。

2. 终末期肾脏病患者可能正在接受血液透析治疗，即通常同时需要肝素进行抗凝治疗，低分子量肝素的半衰期约为 4 小时，肝素半衰期约为 1~2 小时。若需接受种植治疗，则血液透析患者应选择在不进行透析的当天进行治疗，可安排在血液透析后第二天进行植入手术。

3. 预防性抗生素的应用　即使是通过肝脏代谢的药物，肾功能衰竭也会导致药物中毒风险增加。因此，应根据肾功能延长服药间隔时长，调整剂量，避免使用肾毒性药物，减少对慢性肾脏病的影响。美国心脏协会（American Heart Association，AHA）建议患者口服阿莫西林，或通过肌肉或静脉注射氨苄西林；对阿莫西林过敏的患者，可使用头孢氨苄和克林霉素；对青霉素和氨苄西林过敏或无法口服药物的患者，也可以考虑使用头孢唑林和头孢曲松。应避免使用氨基糖苷类抗生素和四环素等具有肾毒性的药物。

通常建议如下：

（1）若血液透析患者对青霉素不过敏，应在种植术前 1 小时，口服 2g 阿莫西林。

（2）若对青霉素过敏，则应选择克林霉素，在种植手术前 1 小时口服 600mg 克林霉素。

4. 镇痛药物使用　对乙酰氨基酚是透析患者最常推荐的止痛药，常规用量为每 4 小时 1 次，每次 300~600mg，对于透析患者需要延长给药间隔至 8~12 小时 1 次。

三、局部风险评估

（一）牙周病

余留牙牙周炎如果处于进展期可能会与种植体发生交叉感染，因此患者需要经过完善的牙周基础治疗，并且患者能够维持良好的口腔卫生后，才建议行种植手术。

（二）种植位点残根或存在小的囊肿、肉芽肿

需将拔牙创内的囊肿及炎性肉芽组织清理干净，减少种植体周感染的可能性，视情况可同期进行种植手术。

（三）局部炎症

进行种植手术前应先进行相应炎症的处理，如邻牙急慢性根尖周炎、上颌窦炎，因为感染有可能波及种植位点。

（四）口腔黏膜疾病

唾液分泌量下降，口腔的自洁能力也相应下降，容易并发种植体周炎。

（五）不良的口腔习惯，包括紧咬牙、磨牙症

由于种植体没有牙周膜的生理性保护，若患者存在磨牙症等不良习惯，则会增加骨－种植体界面破坏的风险。

四、术前评估

术前医师需要评估患者全身状况和用药情况等（表 1-1-2），为患者开具相关影像学检查和血液检查，血液检查包括血常规、凝血功能、糖化血红蛋白、感染标志物（HBV、HCV、梅毒和 HIV 等），必要时进行肝肾功能检查，建立患者健康档案。

表 1-1-2　患者评估表

近 3 年来你是否住过院或患过严重疾病			□否 □是
如果是,是什么疾病			
是否有拔牙等手术史			□否 □是
如果有,是什么时候	□1 年以内　□1~3 年　□3 年以上		
胸前区痛(心绞痛)	□否　□是	冠心病	□否 □是
高血压	□否　□是	糖尿病	□否 □是
头痛、头晕、晕厥	□否　□是	脑卒中或脑出血	□否 □是
甲亢	□否　□是	肝炎	□否 □是
肾炎	□否　□是	风湿病	□否 □是
是否有自发出血或瘀青,或止血困难			□否 □是
是否有血液系统疾病			□否 □是
如有血液疾病请选择　□白血病　□贫血　□血小板减少性紫癜　□淋巴瘤			
是否有骨质疏松			□否 □是
如果有骨质疏松,是否服用双膦酸盐类药物			□否 □是
有无药品、食物过敏史　□无　□有　**如果有,请选择** □青霉素类过敏(阿莫西林、头孢等)　□麻醉药过敏 □食物过敏　　　　　　　　　　　　□其他过敏			
是否为月经期或妊娠期　□否　□月经期　□妊娠期　□近期计划妊娠			
术前是否进食　□否　□是			
若有其他情况请说明			

制订全面的种植治疗方案是获得最终理想修复效果的必要条件。临床医师可通过仔细的口腔检查及影像学检查获得患者种植位点信息，从而制订种植手术计划。

一、口腔检查

（一）问诊

充分了解患者主诉、缺牙时间、缺失牙的原因，系统性疾病史、用药史以及种植相关的风险因素（如吸烟史、心理卫生状况、副功能运动等）。

（二）口腔种植专科检查

与常规口腔检查类似，口腔种植专科检查主要包括：缺牙区牙槽嵴及黏膜情况，余留牙及牙周健康状况，修复距离、颞下颌关节结构及功能、咬合关系等，并根据需要做好术前咬合、笑线、面型等记录。

二、影像学检查

（一）全口牙位曲面体层片

通过全口牙位曲面体层片（简称全景片）可获得术区骨高度、相邻解剖结构及其与种植位点之间的位置关系（如下颌管、上颌窦底、颏孔、切牙孔、鼻底和硬腭等）（图1-2-1）。

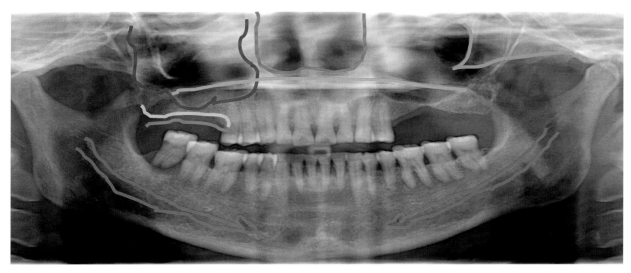

图 1-2-1 全景片

上颌窦底（蓝色示）、上颌后牙区软组织（水蓝色示）、牙槽嵴顶（浅蓝色示）、颧骨颧弓（绿色示）、硬腭（橙色示）、鼻底（粉红色示）、下颌管（红色示）。为避免舌体和硬腭之间的空气而造成低密度影干扰，拍摄全景片时，需让患者舌体紧贴上腭。一般情况下，全景片上较难观察到完整的下颌管走行，临床中可以通过定位颏孔和下颌小舌位置，来对下颌管进行描记

（二）锥形束计算机体层成像

锥形束计算机体层成像（cone-beam computed tomography，CBCT）是一种锥形束投射计算机重组体层影像设备，其原理为 X 射线源以一定时间间隔发射锥形束 X 射线，围绕投射中心单次旋转 360°（或 180°）后，获得 150~600 多张连续的二维数字投照图像，并利用计算机数据重建获得三维立体成像。相较于传统的二维影像，CBCT 获取的影像学信息更加全面，且不受投照角度及影像重叠的限制，临床医师可以从矢状面、冠状面和水平面等多个平面观察术区，三维评估牙槽嵴形态及牙槽骨密度，并在软件中直接测量术区垂直骨高度、水平骨宽度、近远中修复距离以及与重要解剖结构之间的距离，测量结果可精确到 0.01mm（详见本章第三节）。一些软件还内置虚拟种植体，医师可自定义种植体参数，将其放置于术区理想位置，预测种植体周骨量。对于术区存在骨缺损的病例，还可通过连续截面判断骨壁缺损类型，有助于骨增量手术方案的制订（图 1-2-2）。

此外，CBCT 有助于评估术区局部解剖风险，判断种植体预期位置和重要解剖结构之间的关系，从而降低术中损伤神经血管，造成医源性并发症的可能。临床上常需注意的解剖结构如下：

1. 上颌前牙区和前磨牙区

（1）唇侧骨板倒凹：针对前牙区，为满足前牙区种植的"三二原则"，即种植体平台位于理想龈缘根方 3mm（2.5~4mm），种植体唇侧骨壁厚度至少 2mm，术前 CBCT 对术区骨量和骨质的评

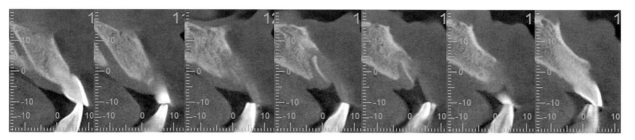

图1-2-2 骨缺损位点连续截面，可见在靠近天然牙的位置，骨量相对较好，而在牙列缺损正中的位置，可以看到类似牙残片的影像，唇侧骨密度降低，故可推断出牙列缺损为三壁骨缺损的三维形态

价十分必要。特别是当前牙区牙槽骨吸收时，唇侧骨板可能会存在倒凹（图1-2-3，图1-2-4），此时，应注意种植体的植入方向，必要时进行术区骨增量。

（2）切牙管：切牙管是上颌前牙种植需要关注的一个重要解剖结构，这一管状结构位于上颌中切牙后方，内含鼻腭神经及血管，解剖结构变异较大，有的存在生理性膨大（图1-2-5）。在制订上颌前牙特别是上颌中切牙区域的种植方案时，需要充分考虑切牙管的大小和形态、切牙管与理想种植体的位置关系、切牙管唇侧的骨壁宽度等。然而某些情况下，在制订种植方案时无法避让切牙管，此时可通过行鼻腭神经侧方移位，辅助骨移植的方式进行骨增量，必要时可以去除切牙管内容物，从而利于获得良好的种植体位置和美学效果（图1-2-6）。

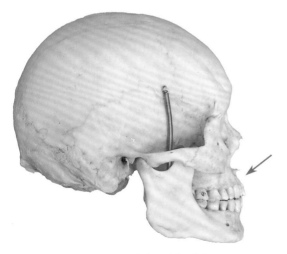

图1-2-3 上颌牙槽骨倒凹
（四川大学华西口腔医院项涛医师提供）

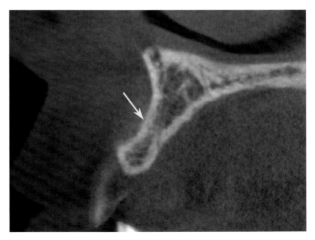

图1-2-4 上颌前牙区根方倒凹

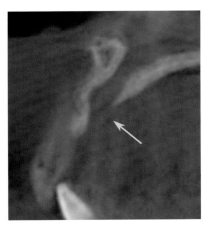

图 1-2-5　切牙管

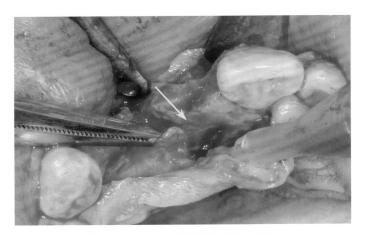

图 1-2-6　术中行鼻腭神经侧方移位

2. 上颌后牙区

（1）上颌窦：上颌窦底提升术是临床上常用的上颌后牙区骨增量技术，术前准确评估上颌窦黏膜厚度、窦内病理状况、上颌窦内骨分隔位置、上颌窦侧壁血管位置是保证上颌窦底提升术成功实施的关键。相较于二维的根尖片或全景片，CBCT 具有更好的诊断效能，多数专家共识推荐使用 CBCT 进行上颌窦底提升的术前评估。除了常规三维骨量分析之外，尚有以下解剖结构需要注意：

1）上颌窦内骨分隔：上颌窦内的分隔是上颌窦壁骨皮质的突起，呈隆起状、锯齿状或棘状，分隔上附有薄的上颌窦黏膜（图 1-2-7）。窦内分隔的存在可能会增加手术难度和风险，因此术前需要多个平面分别观察骨分隔位置，根据分隔的情况采用相应的手术方法及入路，避免增加黏膜穿孔以及植入骨替代材料失败的风险。

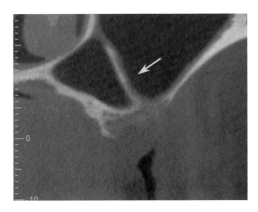

图 1-2-7　上颌窦内骨分隔

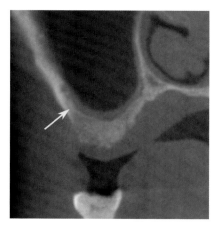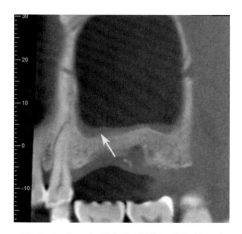

图 1-2-8　上颌窦黏膜增厚（冠状面）　　　图 1-2-9　上颌窦黏膜增厚（矢状面）

2）上颌窦黏膜：上颌窦黏膜病理性改变包括黏膜增厚、囊性病变、上颌窦积液、上颌窦内钙化等，利用 CBCT 可以观察上颌窦黏膜及窦内容物的形状和大小，结合临床表现，辅助种植方案的制订。

① 上颌窦黏膜增厚：一般情况下，超过 2mm 的上颌窦黏膜增厚即称为病理性黏膜增厚，将在一定程度上增加手术风险（图 1-2-8，图 1-2-9）。然而，有学者认为，在上颌窦窦口引流通畅的情况下，上颌窦黏膜的无症状增厚不会影响上颌窦底提升。

② 上颌窦囊性病变：上颌窦囊肿是常见的上颌窦良性病变，主要包括上颌窦黏液囊肿、潴留囊肿和假性囊肿等（图 1-2-10）。具体鉴别诊断如表 1-2-1 所示。

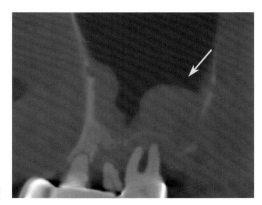

图 1-2-10　上颌窦囊性病变

表 1-2-1 上颌窦常见囊性病变的鉴别诊断

病变	病因	影像学	大小部位	囊壁
黏液囊肿	多发生在上颌窦窦口堵塞，黏液无法排除时	充满上颌窦窦腔内的低密度阻射影像，常伴有骨质的膨胀，变薄	充满上颌窦	有上皮囊壁
潴留囊肿	靠近上颌窦的小浆液黏液腺堵塞造成黏液潴留	圆顶状低密度阻射影像	体积小，一般位于上颌窦窦底	有上皮囊壁
假性囊肿	因局部炎性渗出液的滞留	圆顶状低密度阻射影像	体积有小有大，一般位于上颌窦窦底	无上皮囊壁

需要指出的是，由于潴留囊肿和假性囊肿均表现为半球状阻射影，在影像学上常难以区分，因此影像学常常将这两种上颌窦囊肿归为同一类囊肿。

过去，上颌窦囊肿一直视为上颌窦底提升术的禁忌证。然而，随着治疗理念的改变及临床技术的发展，越来越多的学者认为，在特定情况下，结合完善的术前检查及分析，仍可以在囊肿存在的情况下进行上颌窦底提升术。笔者建议，对于潴留囊肿和假性囊肿，若囊肿体积不大且患者无症状，则术中可以同期进行上颌窦底提升术；若囊肿较大，且术前评估可能会影响上颌窦底提升术的实施，则可根据囊液性质考虑引流、抽吸或摘除。而上颌窦黏液囊肿存在向周围组织侵犯的生物学行为，因此对上颌后牙区种植治疗而言是禁忌证，应及时请耳鼻咽喉医师会诊，完善囊肿治疗后再决定是否可以行种植修复。

③ 上颌窦内钙化：上颌窦内常可以见到钙化影像（图 1-2-11），钙化团块形状多样，位置不定，密度也不一致。大部分情况下钙化团块较小，且患者通常无自觉症状。

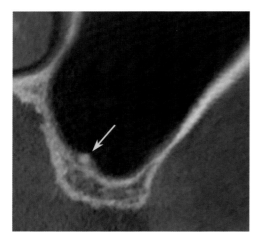

图 1-2-11 上颌窦钙化团块

目前，上颌窦内钙化的发病机制尚不明确。有研究表明其主要发生在真菌性鼻窦炎累及上颌窦时，黏膜出现慢性炎症及菌丝团块所导致，主要表现为 CBCT 影像学检查在上颌窦内存在高密度点状或线性团块，常常伴有上颌窦黏膜的增厚或积液。非真菌性的慢性上颌窦炎也可能出现钙化灶，但是较为少见。

由于钙化团块中可能含有菌丝团块、磷酸钙、重金属盐等感染因素，容易造成上颌窦底提升术术后感染，且上颌窦黏膜也可能随之钙化，增加上颌窦穿孔的风险。因此笔者建议，在术中摘除上颌窦钙化团块后再行上颌窦底提升。然而，有研究表明钙化团块摘除后延期进行上颌窦底提升时，因上颌窦黏膜的纤维化会增加上颌窦黏膜大面积穿孔的风险。因此建议同期进行钙化团块摘除及上颌窦底提升。

④ 上颌窦积液：上颌窦内有时可观察到大面积较低密度影像，即上颌窦内液平面的存在，这一影像通常是慢性化脓性上颌窦炎的脓性渗出导致，此时应该建议患者于耳鼻喉科就诊进行治疗控制后，待恢复正常后再进行手术。

3）上颌窦侧壁血管：上颌窦侧壁存在上牙槽后动脉以及眶下动脉的吻合支，但有研究表明，仅约 50% 的情况下可由 CBCT 影像学检查发现，并推测只有上颌窦侧壁骨内的血管吻合支才能通过 CBCT 发现，而存在于上颌窦内的血管吻合支则无法通过 CBCT 检测。另有研究报道上颌窦侧壁血管吻合支的直径不一，有的小于 1mm，有的较粗约 2.5~3mm。当血管吻合支直径 >2mm 时（发生率约 2%~3.3%），术中伤及该血管可能造成明显出血，从而影响术区视野及手术操作。因此，在进行上颌窦侧壁提升术前，应仔细分析和测量此结构的位置、走行和直径，尽量避免开窗时伤及血管（图 1-2-12）。

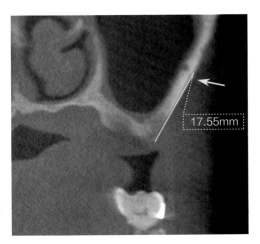

图 1-2-12 术前测量上颌窦侧壁血管至颊侧骨壁的距离

4）邻牙根尖的位置：需要特别关注提升位点周围邻牙根尖与上颌窦黏膜的关系，若根尖突入上颌窦黏膜，则术中需小心剥离窦底黏膜，以免破坏邻牙牙髓血供，造成邻牙牙髓坏死。

3. 下颌前牙区

（1）下颌舌侧管：口底血供丰富，主要来自于舌下动脉及颏下动脉，其中，舌下动脉或颏下动脉的分支穿过下颌舌侧管进入下颌前牙区继续走行。因此在下颌前牙区种植手术中，应特别注意下颌舌侧管的位置（图1-2-13），从而避免舌下、口底、下颌下区血肿及呼吸道阻塞等严重并发症的发生。

（2）下颌切牙管：下颌切牙管为下颌神经管在双侧颏孔区向近中继续延续而形成的结构（图1-2-14，图1-2-15），此解剖结构内有下牙槽神经、血管的切牙支，司下颌第一前磨牙、前牙的神经支配以及血供。文献指出，约83%~97.5%的病例可通过CBCT观察到此结构。另有文献报道，术中损伤此结构可造成术后感觉异常、术后血肿等并发症，因此术前应仔细评估并在术中避让此解剖结构。

4. 下颌后牙区

（1）下颌骨舌侧倒凹：下颌骨舌侧常存在倒凹，这一结构在全景片中较难发现，而在CBCT中则可以很好地显示。临床医师需要在术前评估舌侧倒凹的形态以及倒凹上方的可用骨高度，从而为种植体长度的选择及术中植入方向的调整提供参考（图1-2-16）。

（2）下颌管：下颌管在下颌支内斜向前走行，在下颌体内呈水平状向前走行，在第一、第二前磨牙之间或者第二前磨牙根方开口于颏孔。在下颌后牙区的种植手术设计时，应考虑下颌管的位置，种植体植入时需要避开下颌管或与下颌管留出至少2mm的安全距离，避免损伤下牙槽神经、血管（图1-2-17，图1-2-18）。

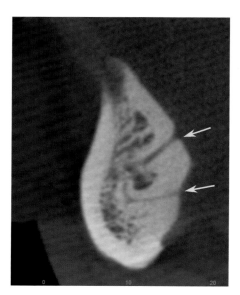

图1-2-13　下颌舌侧管

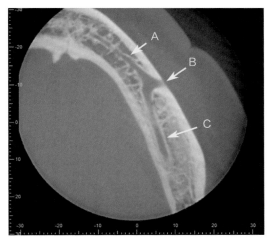

图 1-2-14　下颌切牙管（水平面）

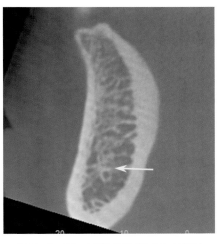

图 1-2-15　下颌切牙管（矢状面）

A. 下颌切牙管　B. 颏孔　C. 下颌神经管

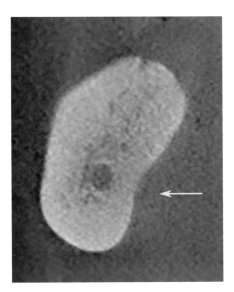

图 1-2-16　下颌骨舌侧倒凹

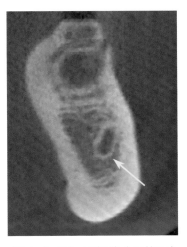

图 1-2-17　下颌管（冠状面）

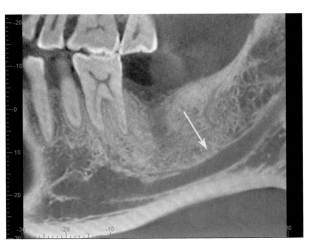

图 1-2-18　下颌管（矢状面）

（3）颏孔及下牙槽神经前袢：下牙槽神经出颏孔走行为颏神经，此时部分患者的颏神经会先越过颏孔向前下方走行约 3mm 后，再向后上外回袢进入颏孔，这一特殊结构称为下牙槽神经前袢（图 1-2-19）。因此，在前磨牙区的种植手术设计时，应注意避开该结构，建议将种植体放置在距离颏孔至少 5mm 的位置，或者采用倾斜植入种植体进行避让（图 1-2-20）。

5. 其他常见病变影像

（1）骨岛：骨岛是一种在颌骨内形状不规则的高密度影像，常发生在下颌前磨牙和磨牙的牙根之间或牙根下方，上颌骨岛好发于前磨牙区。骨岛的影像学表现为圆形、卵圆形或不规则形的、密度均匀的高密度影，无包膜形成（其极具特征的表现是毛刷样边缘）。

骨岛区的骨硬度远高于正常骨组织，临床中对无症状的骨岛一般不做处理。目前，针对骨岛区进行种植的病例报道并不多见，有学者采用数字化导板的方式精确植入种植体，避开骨岛。也有学者采用慢速备洞等降温手段，将种植体部分深入骨岛，仍可获得良好的骨结合。因此笔者建议，临床治疗中可以适当调整植入方向或者选用短种植体避让骨岛（图 1-2-21，图 1-2-22），若术前规划种植方案无法避开骨岛，则可在不影响最终修复的情况下，采用慢速扩孔、有效控制备洞产热的方式，植入种植体。

（2）牙骨质结构不良：牙骨质结构不良是临床上较为常见的疾病之一，常常发生于下颌前牙区及后牙区第一磨牙的根尖部，影像学常常表现为根尖下方的团状影，周围有明显的包膜。后牙区牙骨质结构不良的发生也可呈对称性（图 1-2-23，图 1-2-24）。

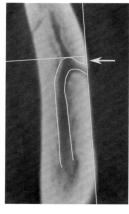

图 1-2-19 下牙槽神经前袢

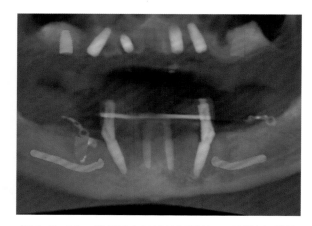

图 1-2-20 倾斜植入种植体以避让下牙槽神经前袢

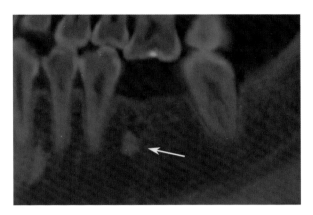 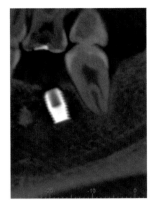

图 1-2-21 种植位点可见骨岛   图 1-2-22 适当调整方向植入种植体

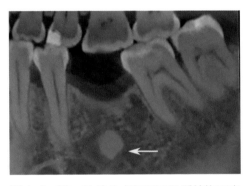 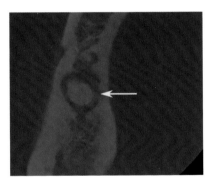

图 1-2-23 种植位点可见牙骨质结构不良（矢状面）   图 1-2-24 种植位点可见牙骨质结构不良（水平面）

根据牙骨质结构不良的病理改变，影像学表现可以分为以下三期：

1）第一期骨质破坏期：根尖周出现类圆形低密度透射区，边缘不整齐，牙周膜间隙及骨硬板消失。

2）第二期牙本质小体形成期：病变区可见高密度点状或团块状的牙本质小体的类钙化影像。

3）钙化成熟期：根尖区可见体积较大的团状钙化影像。

目前，牙骨质钙化不良位点进行种植的病例报道并不多见，文献报道在该病损旁的正常骨质中进行种植，术后 18 个月随访效果较为稳定。然而，也有病例报道在牙骨质结构不良的病损中植入种植体，6 个月后种植体出现失败或继发感染引起了颌骨骨髓炎。因此，有学者考虑到该结构存在继发感染的可能性，故建议切除该病变后再进行种植修复。

（三）根尖片

根尖片或称口内根尖片，主要用于检查缺牙区近远中向、垂直向的可用骨量，能够提供局部骨小梁的细节，但根尖片不能提供缺牙区颊舌向的骨量信息，并且存在一定程度的放大率，因此根尖片的图像不能代表所摄物体的真实尺寸。在口腔种植治疗过程中，根据临床需要，患者常需多次拍摄根尖片。一般情况下，种植二期手术前需拍摄根尖片，观察种植体与骨结合情况（图1-2-25）；安放转移体、基台、牙冠后需拍摄根尖片观察就位情况（图1-2-26~图1-2-28）。种植修复后需拍摄根尖片进行种植体的影像学随访。

综上所述，对于三种影像学检查方式的优缺点及其临床应用范围进行总结（表1-2-2）。

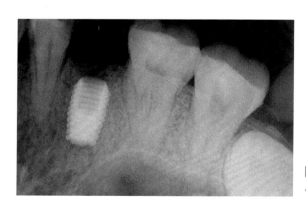

图1-2-25 种植体与骨结合情况

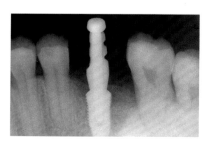

图1-2-26 转移体就位，修复部件与种植体连接处密合

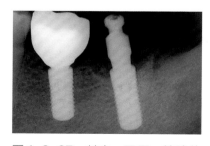

图1-2-27 基台、牙冠、转移体就位，修复部件与种植体连接处密合

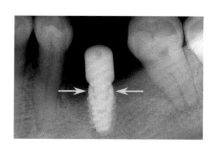

图1-2-28 基台没有就位，黄色箭头示基台与种植体连接处有低密度影

表1-2-2 不同影像学检查方式的对比

	根尖片	全景片	CBCT
优点	价格便宜 放射剂量低 空间分辨率较高	价格相对便宜 放射剂量相对较低 可显示上下颌骨、全口牙、上颌窦、鼻腔、下颌管等解剖结构	可获得颌骨、牙、上颌窦、下牙槽神经等解剖结构的三维信息
缺点	二维 拍摄范围局限	二维 变形、重叠较严重,失真率可达30%~45%	价格高 放射剂量相对较高 金属伪影较大
临床适用范围	种植体骨结合检查 修复部件的就位检查 观察种植体植入后的骨密度以及高度变化	上下颌不同区的多颗种植体骨结合检查、修复部件就位检查	种植位点、上颌窦底提升、骨增量手术等术前评估 大量骨增量的成骨效果观察

三、种植治疗计划的制订

在完成了前述检查后,如何为患者制订种植治疗计划呢?下面,我们将通过一个常规延期种植病例介绍种植治疗计划的制订。

患者 A1,46 岁,左侧上颌后牙缺失多年,要求进行种植修复。

(一)问诊

主诉:左侧上颌后牙缺失多年。

现病史:左侧上颌后牙多年前因龋坏拔除,未曾进行活动修复。现因自觉影响咀嚼,咨询种植修复。

既往史:患者否认心血管疾病、糖尿病、自身免疫性疾病以及传染性疾病病史。无吸烟等不良习惯。否认药物过敏史以及无特殊用药。无磨牙症,否认颞下颌关节疼痛不适。

(二)检查

1. 口腔检查 口内见 26 牙缺失。缺牙区牙槽骨丰满度尚可。牙龈未见明显红肿及其他异常。对颌牙未见明显伸长,远中邻牙轻度倾斜,无明显扭转(图 1-2-29,图 1-2-30)。近远中间隙约 6mm。覆𬌗覆盖正常,开口度、开口型正常。口腔卫生尚可。颞下颌关节检查无明显异常。

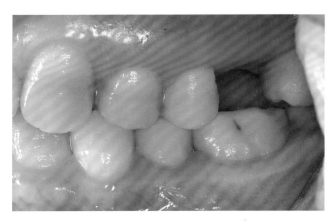

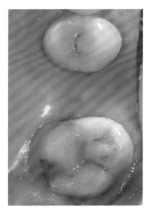

图 1-2-29　26 牙缺失（颊面观）　　　　图 1-2-30　26 牙缺失（牙合面观）

2. 影像学检查　医师 A1 对术区拍摄了术前 CBCT，**那么如何分析 CBCT，从而充分利用 CBCT 三维的数据信息，减少错误和测量误差呢？**不同的 CBCT 软件略有不同，但是基本原理相同。

（1）首先打开软件：红线表示水平面，蓝线表示冠状面，绿线表示矢状面，患者 A1 为 26 缺失（图 1-2-31）。

（2）对图像进行旋转，移动绿线通过上颌后牙中心的连线，蓝线通过缺牙区近远中连线的中点，红线穿过牙槽嵴顶（图 1-2-32 中箭头方向所示），从而在矢状面、冠状面和水平面观察到目标种植位点的骨量截面信息（图 1-2-32）。

（3）通过软件测量工具对缺牙区可用骨量及修复空间进行分析（图 1-2-33）。

1）通过矢状面测量缺牙区近远中修复距离，并观察邻牙情况（图 1-2-34）。缺牙区近远中修复距离约 6.33mm，远中邻牙牙根远中倾斜，两邻牙间牙槽嵴顶及根尖距离尚可，余未见明显异常。

2）通过冠状面测量牙槽嵴宽度、牙槽嵴高度、牙槽嵴顶黏膜厚度以及牙槽嵴顶至对颌牙功能尖斜面的垂直修复距离（图 1-2-35）。患者 A1 种植位点牙槽嵴顶至上颌窦窦底的距离约 14.87mm，牙槽嵴宽度约 8.46mm，垂直修复距离约 8.66mm，牙槽嵴顶黏膜厚度约 2.75mm。

3）通过上述测量，可初步得出理想种植位点的骨量条件，然而在手术过程中（特别是自由手操作），常难以准确定位理想位点和轴向，此时需要在术前全面了解缺牙区牙槽骨的整体三维形态，从而有助于预判术中可能出现的各种情况。如图 1-2-36 和图 1-2-37 所示，在此病例中，通过观察理想种植位点近中向远中、颊侧向舌侧每 1mm 间隔的连续截面，可以发现理想种植位点骨高度由近中（18.11mm）向远中（13.11mm）逐渐降低，而由颊侧（14.11mm）至腭侧（15.66mm）逐渐升高。

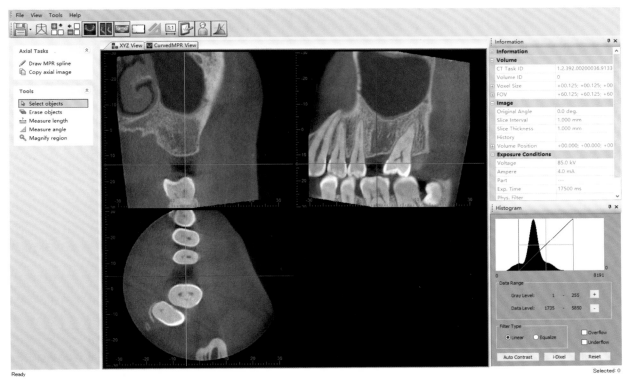

图 1-2-31　CBCT 测量软件（不同颜色的线代表不同截面）

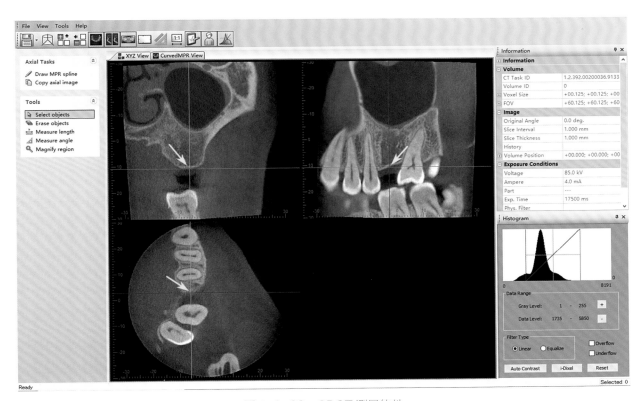

图 1-2-32　CBCT 测量软件

（通过旋转图像和调整截面得到理想种植体植入位置的骨量信息）

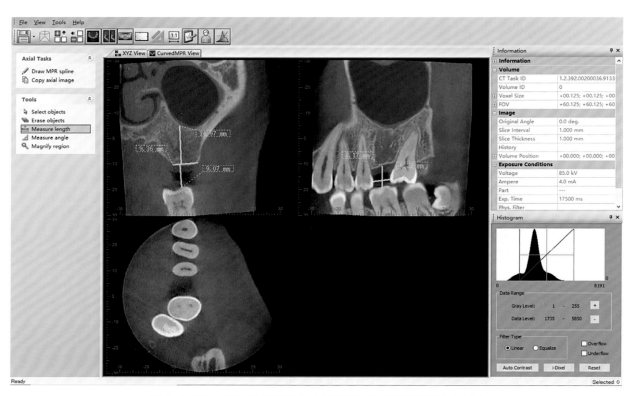

图1-2-33 CBCT测量软件（测量可用骨量信息及修复信息）

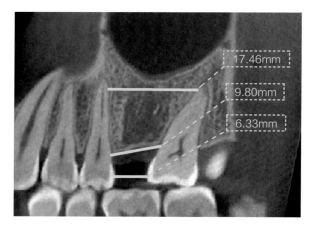

图1-2-34 测量缺牙区近远中修复距离，观察邻牙情况（矢状面）

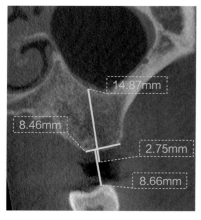

图1-2-35 测量缺牙区骨量、黏膜厚度及垂直修复距离（冠状面）

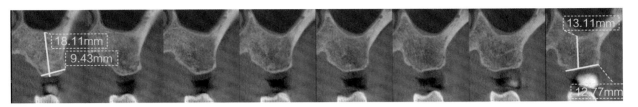

图 1-2-36 　1mm 间隔的冠状面连续截图（由左到右对应近中至远中）

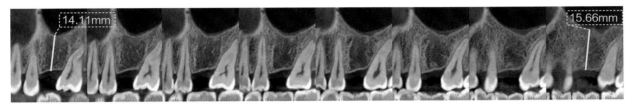

图 1-2-37 　1mm 间隔的矢状面连续截图（由左到右对应颊侧至腭侧）

综合上述检查，患者 A1 26 种植位点的可用骨量及垂直修复距离充足，近远中向修复距离略窄，约 6mm。考虑到最终进行种植修复时，种植体近远中至少需要留出 1mm 以保证修复体强度，因此，计划在术中植入宽度为 4.1mm，长度为 10mm 的种植体，无需进行骨增量。如果术中植入种植体后初期稳定性良好，可以根据患者黏膜的高度（愈合帽需要高于牙槽嵴软组织厚度）和近远中距离（距离邻牙外形高点有 1mm 左右的修复距离），选择高度为 4mm，直径为 4.5mm 的愈合帽。

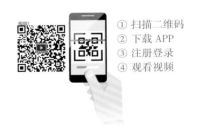

① 扫描二维码
② 下载 APP
③ 注册登录
④ 观看视频

视频 1 　术前 CBCT 测量

✓ **第三节**
数字化口腔种植
治疗技术

随着 CBCT 精度的不断提高，计算机辅助设计与计算机辅助制作（computer-aided design / computer-aided manufacture，CAD/CAM）技术的日益成熟，数字化技术在口腔种植领域的应用势不可挡。数字化种植的开展将手术信息与修复信息相互融合，从而辅助实现术前计划与最终种植修复效果的高度一致性，主要包括数字化信息采集与方案设计、数字化外科技术和数字化修复技术三个部分，并在结尾展示了数字化引导的多学科治疗病例。

一、数字化信息采集与方案制订

（一）口内信息的数字化采集——数字化印模

口内信息的数字化采集方式主要分为两种：一种是通过扫描印模或石膏模型完成口外数据采集；另一种是将扫描设备伸入患者口内直接对牙体及相关组织进行扫描，完成口内信息采集。两种方式各有优劣，需要根据具体情况进行选择。

口内数字化印模具有优点如下：

1. 省去传统印模的操作步骤，提高临床效率。

2. 对于咽反射严重的患者，采用口内数字化印模有助于提升患者的就医体验。

3. 口内扫描生成的虚拟图像更加直观，大多数扫描仪可在一定程度上还原口内真彩效果，扫描数据便于存储、传输，从而增进医师与患者、医师与技师以及治疗团队之间的沟通。

术前，医师可以通过口内扫描获取牙龈和余留牙的图像数据（图 1-3-1），将其导入种植设计软件中与 CBCT 数据融合，进一步完成种植体方案的制订。

此外，在种植修复过程中，采用口内数字化扫描仪可同时捕捉种植体三维位置、穿龈形态及余留牙信息，这一数据可直接发送至技工室或椅旁进行设计制作。笔者建议，对于口内有烤瓷或全瓷修复体、正畸矫治器、咽反射严重、开口受限的患者，可以采用口内数字化印模的方法，以避免修复体与印模材料直接接触，减少修复体脱落风险，提高印模精准度，避免恶心呕吐造成就医体验差

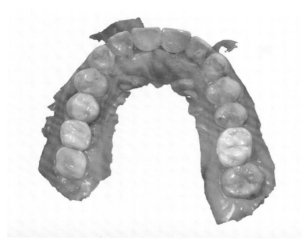

图1-3-1　口内数字化印模完成术前信息采集（拾面观）

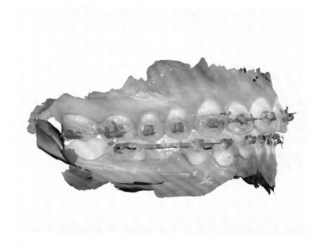

图1-3-2　对正畸患者采用口内数字化印模完成种植修复信息采集（颊面观）

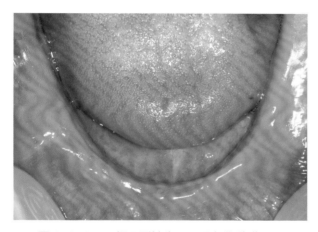

图1-3-3　下颌牙列缺失，可见角化黏膜不足

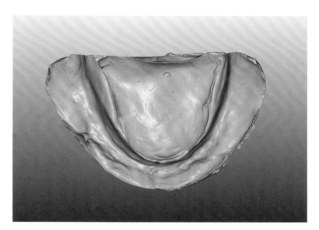

图1-3-4　口外石膏模型扫描获取信息

或张口度过小而无法进行取模（图1-3-2）。

　　然而，对于三个单位以上连续缺失患者、无牙颌尤其是角化黏膜不足的患者，采用口内扫描仪获取数据可能存在较大误差，此时仍建议采用口外模型扫描获取相应信息（图1-3-3，图1-3-4）。

（二）放射信息的数字化采集——CBCT

　　20世纪90年代CBCT问世后，口腔颌面影像学才真正突破了二维影像的多重限制，实现了二维诊疗向三维诊疗的转变，为口腔领域数字化可视化发展奠定了坚实基础。

　　1. CBCT的数据获取和处理　CBCT拍摄后，可以利用配套软件完成数据重建、测量等操作。然而，不同的数据格式使得信息较为封闭，不同制造商设备之间的数字化图像无法实现信息交换，大大限制了数字化的发展。1985 年，美国放射学会（American College of Radiology，ACA）和美国电器制造商协会（National Electrical Manufactures Association，NEMA）共同制定了第 1 版医疗数字影像和通信（digital imaging and communication medicine，DICOM）标准，其中包含医学数字图像及相关信息获取、存储、通信、显示、传输和查询等协议，不同设备的影像数据根据此标准实现标准化输入、输出，增加医学信息的开放性与关联性，便于实现医学信息交互交流、构建医学信息数字化网络、建立全数字化工作流程，目前已成为医学图像和相关信息的国际标准规范。

　　CBCT 拍摄完成后，可得到几十至几百个包含元数据信息的".dcm"数据文件。将 DICOM 文件导入医学图像处理软件后，需要手动选择恰当的阈值来对图像进行三维重建。阈值大小对应 CBCT 灰度值，即灰度值越大的组织，阈值越大，密度越高；灰度值越小的组织，阈值越小，密度越低（图 1-3-5~ 图 1-3-7）。以制作种植导板所需的三维重建影像为例，通过阈值设定，实现"骨肉分离"，将软组织及其他低密度影像分割，仅保留骨组织、牙体组织等硬组织影像；若将阈值调低，则可得到患者面部软组织信息。通过对无关区域进行遮罩，保留感兴趣的区域进行三维影像重建，从而降低数据量，提高计算机计算效率。

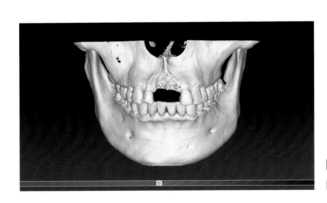

图 1-3-5 通过设定适当的阈值，实现"骨肉分离"

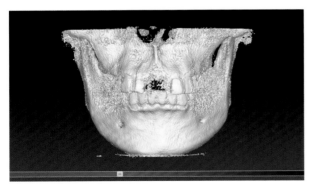

图 1-3-6 阈值设定过低时，硬组织及部分软组织均显像

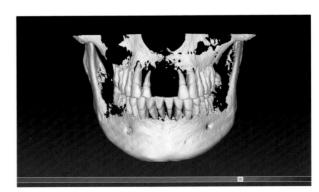

图 1-3-7 阈值设定过高时，仅牙体组织及部分骨组织显像

2. CBCT 与其他数据的融合

（1）与口内扫描或模型扫描数据的融合：在三维图像重建时，可以通过调整阈值获得牙列信息。CBCT 扫描精度一般为 0.075~0.5mm，重建出来的牙齿结构不够清晰，加上拍摄时图像伪影等会大大影响成像质量，由此制作出来的导板误差较大，难以就位于口内。利用口内光学印模或对石膏模型光学扫描获取的牙列信息，其精度可达到 0.006~0.05mm，且同时可以获取口腔软组织信息，满足后期精准数字化设计的要求。这些数据通常以 STL（standard tessellation language）格式导出，随后导入计算机设计软件，通过分别点选 CBCT 重建图像和牙列模型上的相同解剖标志点（至少需要三个位点）或解剖区域，从而实现两者的数据匹配及图像整合（图 1-3-8）。

（2）利用放射导板进行数据融合：无牙颌患者口内没有稳定的解剖标志点用于数据匹配，也缺乏理想修复体信息用于种植体位置设计，此时需要借助放射导板完成数据收集。传统方法是通过在义齿基托和牙列中加入不同比例的放射阻射剂（如硫酸钡），使得患者在配戴放射导板拍摄 CBCT 后，图像中可以显示理想修复体及组织面轮廓。然而，放射阻射剂的散射效应容易影响骨组织成像，可丢失关键信息。因此，目前较多使用的是 Leuven 大学研究小组提出的双扫技术（dual scan technique），采用普通丙烯酸树脂制作诊断蜡型或过渡性义齿，并在基托光滑面放置 6~8 个圆形放射性标志点（直径约 1~1.5mm，要求颊舌侧分散、均匀放置），即将理想修复体和软组织信息转移至放射导板上，嘱患者配戴放射导板拍摄 CBCT，再单独对放射导板进行 CBCT 扫描（或光学扫描），随后在软件中通过共同的放射显影标志点对两次 CBCT 数据进行配准，即可准确获得无牙颌患者组织面轮廓、牙龈厚度、理想修复体信息及牙槽骨信息（图 1-3-9）。

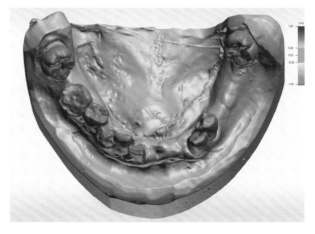

图 1-3-8 模型光学扫描数据与 CBCT 数据融合

绿色部分示 CBCT 数据与模型扫描数据匹配精度较高，蓝色及红色部分示匹配存在一定误差

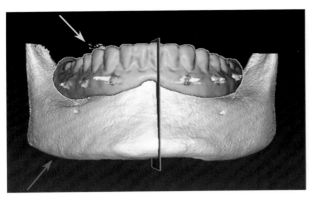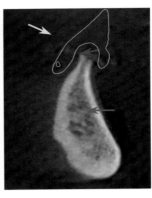

图 1-3-9 无牙颌"双扫描"流程

将放射导板单独进行 CBCT 扫描的影像通过放射性标志点，与患者配戴放射导板拍摄的 CBCT 影像重叠，从而获得理想修复体信息（黄色箭头示）、软组织信息（蓝色箭头示）和骨组织信息（绿色箭头示）

（3）基于融合数据的虚拟设计：通过标记牙弓曲线可以对三维数据进行重新定向，以获得连续多张与下颌骨长轴垂直的横断面影像，同时重建曲面体层图像，更加直观地展现全牙列关系。临床医师可以在计算机辅助设计软件中，同时查看三维立体视图、连续轴位视图、连续横断面视图、重组全景图像等，利用相关工具定点测量缺牙区软硬组织条件，根据测量结果，在数据库中选择相应系统、规格的种植体及上部结构，并根据对颌牙、邻牙或诊断排牙信息调整种植体位置。此外，通过分别标记连续横断面图像的下颌管位置，从而追踪重建整体下颌管走行，有助于术前调整种植体参数及方向，预留一定安全距离（图 1-3-10）。不同影像区域的阈值大小可以在一定程度上反映该区域的骨密度，一些软件会据此显示各位点的骨密度分型。然而，该阈值大小与 CBCT 设备的管电压有关，因此不同 CBCT 设备所得到的阈值有一定差异，故这里由阈值得出的骨密度仅可作为同一重建影像、不同位点之间的横向对比参考。

除了以上方式之外，还可通过叠加 3D/4D 面扫数据重建患者不同状态下的唇齿关系（图 1-3-11），或通过调整 CBCT 阈值获得患者面部软组织信息（图 1-3-12），从而指导前牙区修复体排列和种植体位置，增强医患、医技沟通效果。

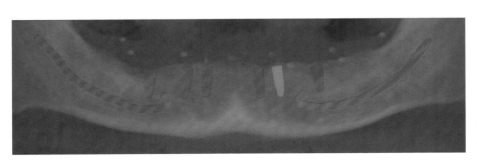

图 1-3-10 追踪标记下颌管位置

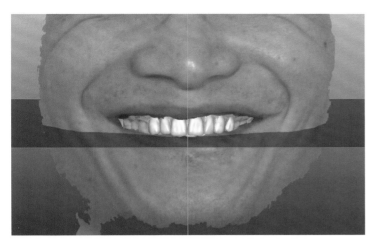

图 1-3-11 将患者的 3D 面扫数据与口内信息整合，辅助美学设计

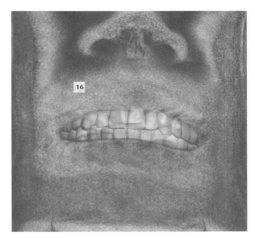

图 1-3-12 调整阈值获得面部软组织信息，辅助修复体排列

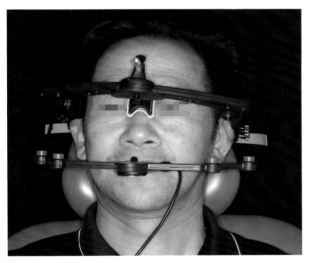

图 1-3-13 患者配戴下颌运动轨迹描记仪采集下颌运动轨迹特征参数

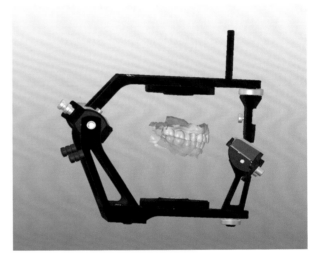

图 1-3-14 将下颌运动轨迹参数导入虚拟𬌗架，指导排牙及咬合调整

此外，尚可通过下颌运动轨迹描记仪实时、动态地采集患者个性化下颌运动轨迹特征参数，结合虚拟𬌗架模块构建患者口颌系统模型，从而指导排牙及精细咬合调整（图 1-3-13，图1-3-14）。

二、数字化导板或导航引导的种植外科技术

（一）静态数字化外科导板的临床应用

种植术前获取患者硬组织、软组织及理想修复位置信息，虚拟设计种植体植入的位置、方向，

术中利用数字化导板将术前设计较为精确地转移至口内，极大程度地提高了种植手术的精确性、安全性，实现以修复为导向的种植目标，减小了由于种植位置不佳导致的种植修复并发症的发生。

由于患者缺失牙的数量、牙位不同，外科导板往往需要根据患者实际情况进行设计，选择相应的数字化外科导板。下面，先了解一下数字化导板的种类。

1. 按支持方式分类

（1）牙支持式外科导板：通过缺牙区邻牙进行支持，外科导板较为稳定，一般不需额外固位装置辅助固位，适用于缺牙区近远中均存在无松动天然牙的病例，如相邻天然牙存在Ⅱ~Ⅲ度松动，则建议增加天然牙支持数目或额外固位装置（图1-3-15，图1-3-16）。

（2）骨支持式外科导板：通过术区牙槽骨进行支持，外科导板组织面与牙槽骨外科相匹配，因此骨支持式外科导板需在翻瓣后方能使用，适用于牙列缺损或牙列缺失患者。由于术中需要分离软组织和骨组织，手术创伤较大，且CBCT在识别软组织的精度上不如骨组织精确，对设计软件的要求、技师专业水平以及制作仪器的精度要求更高，目前临床中较少使用。

（3）黏膜支持式外科导板：通过口内黏膜进行支持，由于黏膜存在一定的可让性，黏膜支持式外科导板固位力不足，为防止导板出现移位，影响种植手术精度，通常需增加额外固位装置辅助固位，如固位针，适用于牙列缺失患者（图1-3-17，图1-3-18）。

（4）混合支持式外科导板：通过缺牙区邻牙、口内黏膜、骨组织等共同支持，虽有邻牙、骨组织支持，但仍存在由于黏膜受压出现导板移位的可能，因此需视临床情况增加额外固位装置辅助固位，多用于较为复杂的临床病例（图1-3-19，图1-3-20）。

2. 按引导方式分类　数字化外科导板根据手术中是否引导种植体的植入分为半程引导和全程引导的数字化外科导板。

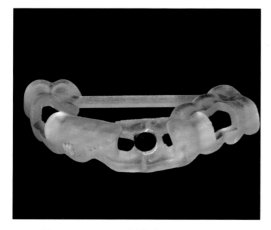

图1-3-15　牙支持式外科导板形态

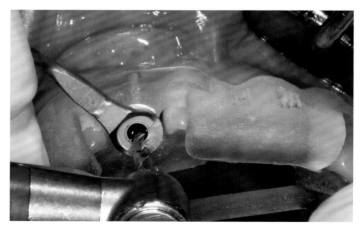

图1-3-16　术中采用牙支持式外科导板引导备孔

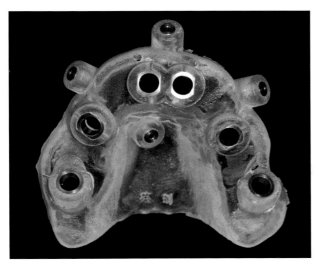

图1-3-17 黏膜支持式外科导板形态

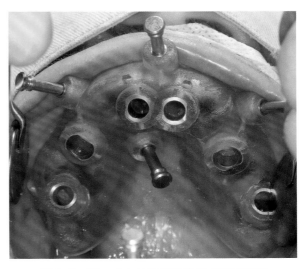

图1-3-18 术中就位黏膜支持式外科导板

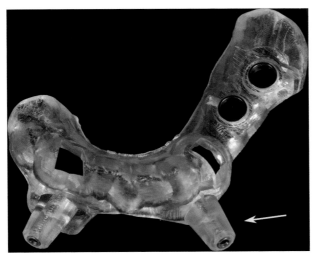

图1-3-19 混合支持式外科导板形态（黄色箭头示固位钉装置辅助固位）

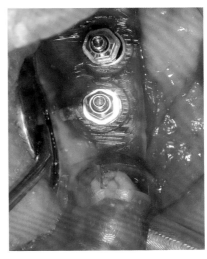

图1-3-20 术中就位混合支持式外科导板

（1）全程引导的数字化外科导板：在种植手术的过程中，种植窝洞的预备和种植体的植入均由数字化外科导板引导，在使用时需配合专用的外科手术器械（图1-3-21，图1-3-22）。在进行种植窝洞预备时需使用相应的钻针引导器，钻针引导器的外径与外科导板中的套筒内径相匹配，在预备过程中，需由小到大依次更换不同内径的引导器及钻针。由于采用全程引导的方式，因此全程引导的数字化外科导板可更为精确地引导种植窝洞的预备及种植体的植入。

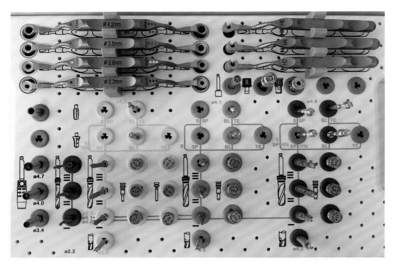

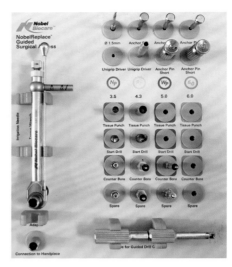

图1-3-21　全程引导的导板工具盒　　　　图1-3-22　全程引导的导板工具盒

（2）半程引导的数字化外科导板：该数字化外科导板的引导只限于先锋钻或先锋钻至某一级扩孔钻，使用时需配合相应的外科手术器械（**图1-3-23**）。在使用随后的扩孔钻及种植体植入时，需取下数字化导板，采用自由手的方式进行操作，这一种植导板无法进行全程引导，因此在种植精度上较全程引导的数字化导板略有不足。然而，针对骨面不平整、即刻种植或口内无法获得良好导板稳定性等情况，采用半程导板可将借助数字化技术与术者经验对种植体位置进行调整，有时可获得更好的植入效果。

需要注意的是，由于数字化外科导板的应用往往会影响种植手术过程中种植窝洞的降温冷却，为避免种植窝洞内部的骨灼伤，在使用数字化外科导板时需要增加降温措施，可在套筒周设计冲水冷却孔，便于手术助手通过注射空针注射生理盐水进行有效冷却。

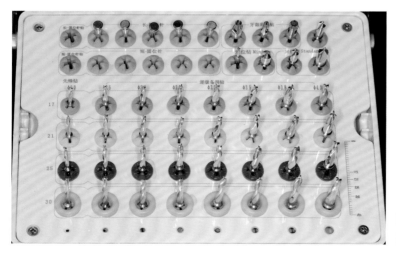

图1-3-23　半程引导
的导板工具盒

3. 按加工方式分类　临床中根据制作加工方法的不同，可分为数控切割法、机械仪器切割法和光固化快速成型法等制作的数字化外科导板。

4. 按导板功能分类　在种植外科手术中，主要的目的是为了将种植体植入至理想位点，但由于患者缺牙原因、缺牙时间、基骨条件和主观诉求的不同，常需要进行复杂的骨增量、软组织增量手术，除了上述指导种植窝洞预备和种植体植入的外科导板外，临床应用中还存在着多种用于辅助种植手术进行的外科导板。

（1）骨量引导导板：由于牙周炎、外伤和肿瘤等因素，缺牙区往往伴随着牙槽嵴的骨缺损，术中需要合理利用剩余骨量，并根据实际情况进行相应的骨增量手术。

其中，截骨导板主要应用于需要进行牙槽骨修整的病例，通过软件模拟切除截骨区域，并制作含有截骨平面的骨支持式导板。术中导板就位后，可使用超声骨刀紧贴截骨平面，根据截骨导板的外形轮廓进行高效、精准地截骨（图1-3-24，图1-3-25）。

取骨-植骨导板主要应用于需要进行块状植骨的病例，通过三维重建影像评估受区牙槽嵴骨量及供区取骨范围，虚拟切除供区骨块并放置于受区，基于此制作出外科导板，来指导取骨及植骨手术（图1-3-26~图1-3-29）。

（2）龈缘指示导板：对于美学区牙列缺损患者，龈缘及龈乳头常出现不同程度的退缩，如何准确恢复龈缘及龈乳头高度成为种植外科医师面临的又一项挑战，除了不断探索、改善软组织术式外，种植外科医师也开始思考如何利用数字化外科导板引导软组织手术的进行。

龈缘指示导板主要应用于需要进行软组织手术的患者，术前评估患者的微笑、面容及邻牙龈缘等美学信息，将美学设计与口内扫描信息结合，从而获得理想龈缘的三维位置，并在设计软件中完成数字化龈缘指示导板的制作，用于术中指示理想龈缘位置，从而调整切口及龈缘冠向复位的范围（图1-3-30~图1-3-35）。

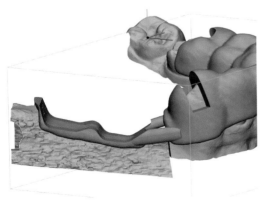

图1-3-24　截骨导板术前设计图

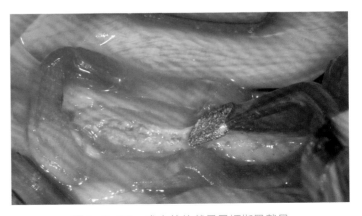

图1-3-25　术中就位截骨导板指导截骨

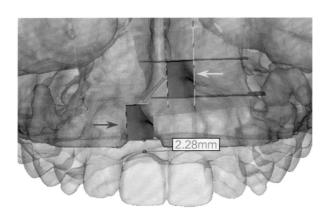

图 1-3-26 术前设计块状植骨的取骨范围（黄色箭头示）及植骨位置（蓝色箭头示）

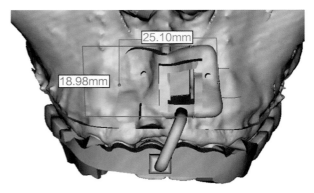

图 1-3-27 术前设计植骨 - 取骨导板

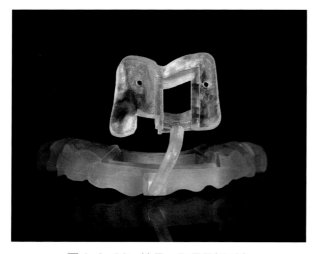

图 1-3-28 植骨 - 取骨导板形态

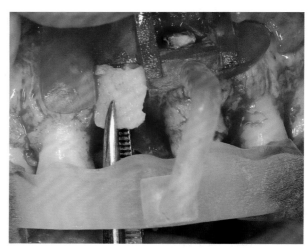

图 1-3-29 术中就位植骨 - 取骨导板，指导取骨及植骨操作

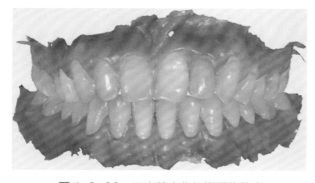

图 1-3-30 口内数字化扫描采集信息

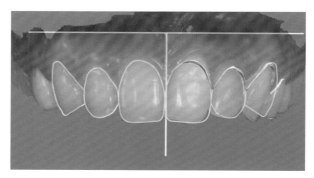

图 1-3-31 微笑设计与口扫信息拟合，勾勒理想龈缘位置

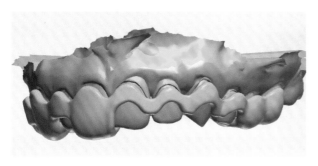

图 1-3-32　龈缘指示导板设计

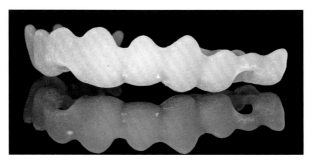

图 1-3-33　龈缘指示导板形态

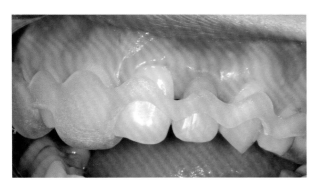

图 1-3-34　口内试戴龈缘指示导板

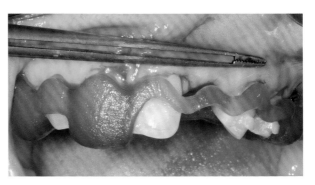

图 1-3-35　龈缘指示导板指示软组织冠向复位位置

（3）固位针导板：在牙列缺失患者中，其外科导板常通过口内黏膜进行支持，由于黏膜存在一定的可让性，使得外科导板固位力不足，造成导板移位。为了防止导板出现移位，影响种植手术精度，通常需增加额外固位装置（固位针）辅助固位。如利用种植外科导板自身的固位针套筒进行固位针洞预备，由于黏膜无法对种植外科导板进行稳定支持，在预备过程中，可能由于术者操作或患者晃动造成外科导板移位，出现固位针洞偏离理想轴向的情况。因此在牙列缺失患者的数字化外科种植手术中，往往需要设计固位针导板准确引导固位针就位。

术前利用患者的总义齿作为放射导板，通过双扫技术获取患者口内软、硬组织信息及修复体信息，应用计算机辅助设计软件进行信息整合，设计理想种植体的三维位置，确定固位针安放位置，完成固位针导板的设计及制作。种植术中通过咬合硅橡胶记录将患者上、下颌固位针导板准确就位于口内，由于固位针导板的咬合、组织面均与放射总义齿一致，因此可获得良好的稳定性与颌位关系，此时即可通过固位针套筒准确引导固位针就位（图 1-3-36~ 图 1-3-43）。

（4）临时修复体导板：牙列缺失患者在完成种植手术后，常涉及需进行即刻修复恢复患者咀嚼功能的临床情况，传统的即刻修复是在种植术后即刻进行种植模型制取，于模型上进行义齿制作。然而，这一方式可能存在延长操作时间，增加患者术后不适，颌位关系及模型准确性无法保证等问题。

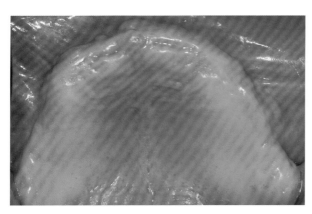

图 1-3-36　上颌（𬌗面观）

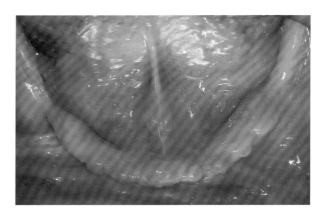

图 1-3-37　下颌（𬌗面观）

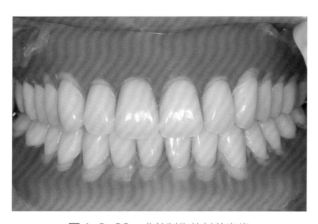

图 1-3-38　术前制作放射总义齿

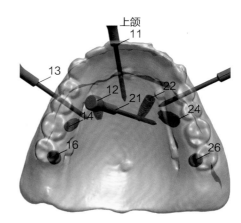

图 1-3-39　固位针导板设计（𬌗面观）

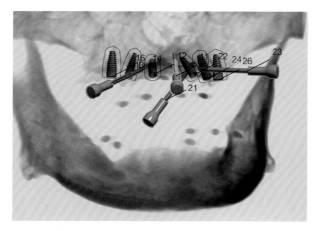

图 1-3-40　固位针导板设计（正面观）

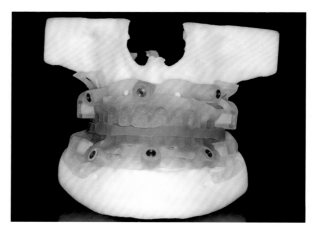

图 1-3-41　固位针导板形态

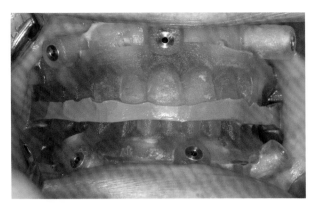

图1-3-42　口内就位固位针导板

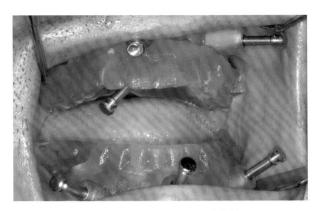

图1-3-43　引导固位针就位

在固位针导板的设计中已提到，术前通过双扫技术获取患者软硬组织信息及理想修复体信息，根据理想修复体信息设计种植体及固位针的位置，术中通过固位针导板的准确定位，从而实现以修复为导向信息的精确转移。同理，可以利用相同的固位针位置将理想修复体信息转移至口内，即通过固位针的桥接作用将种植体与修复体相连接。

该病例中，患者上颌已通过全程引导的数字化外科导板完成了6颗种植体的植入，种植体轴向理想（图1-3-44，图1-3-45），取下种植外科导板并就位临时基台，此时临时基台均从临时修复体𬌗面预设位置穿出，随后通过同样的固位针位置就位临时修复体导板，利用树脂材料连接临时基台及修复体，待树脂材料硬固后即可取下临时修复体，完成临时修复（图1-3-46~图1-3-49）。

（5）其他类型的功能性导板：临床上常会存在术区局部解剖结构特殊、局部病变难以定位等情况，需要准确定位这些结构的位置，从而保证手术的顺利进行。此时，可根据实际需要，制作不同类型的功能性导板辅助手术操作。

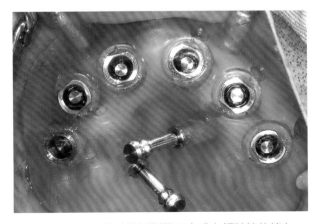

图1-3-44　外科导板引导下完成上颌种植体植入

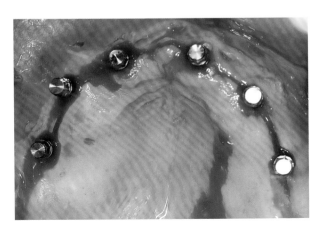

图1-3-45　上颌种植体轴向

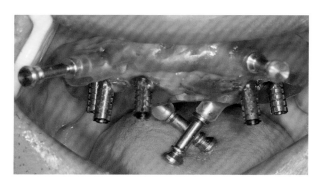

图 1-3-46　就位临时基台

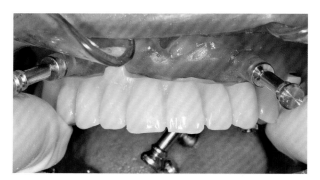

图 1-3-47　就位临时修复导板

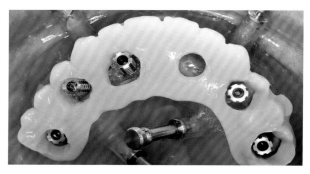

图 1-3-48　口内 pick-up

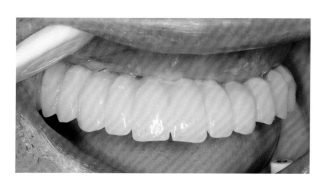

图 1-3-49　完成临时修复

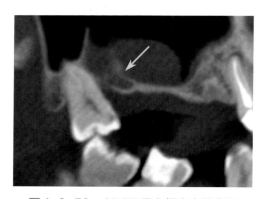

图 1-3-50　CBCT 示上颌窦内骨分隔

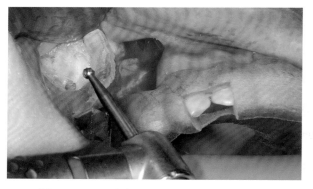

图 1-3-51　上颌窦开窗导板指导开窗位置

　　上颌窦侧壁开窗导板主要通过 CBCT 重建影像预判上颌窦内骨分隔位置、上颌窦侧壁血管走行、邻牙牙根形态及长度等信息，术前模拟设计最佳侧壁开窗范围，从而指导手术精准、安全进行，避免上颌窦黏膜穿孔、损伤血管或邻牙等并发症的发生（图 1-3-50，图 1-3-51）。

　　对于种植位点有残根存留的病例，可能影响其种植窝洞预备及种植体骨结合，因此，可以设计取残根导板，精确定位残根位置，辅助残根顺利取出（图 1-3-52，图 1-3-53）。

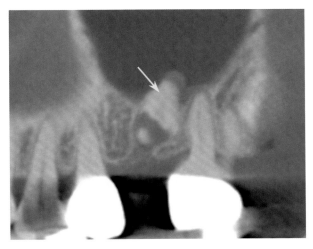
图 1-3-52　种植位点根方存在残根

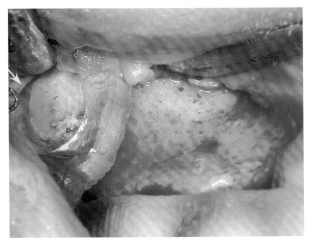
图 1-3-53　导板辅助定位残根

（二）动态数字化实时外科导航

动态导航系统是结合医学影像三维可视化、配准技术和立体定位技术，实现手术器械实时跟踪、实时引导手术进行的数字化技术，目前在临床上的应用越来越广泛。

导航系统大体由以下几部分组成：

1. 导航工作站　导航工作站主要含有导航控制系统和设计软件，术前医师可在工作站进行数据处理和手术方案的设计，术中利用导航系统实现手术区域与三维影像空间的实时配准与追踪。

2. 光学追踪系统　光学追踪系统为目前导航系统中较常用的定位方法，主要分为主动定位和被动追踪两种不同的方式。目前的口腔种植领域中，大多数厂家推出的光学追踪系统都是以主动定位为主，即参考装置、种植手机能够主动发出红外线或其他电磁波，由红外线立体摄像机捕捉信号并将其传给计算机。

3. 参考装置　参考装置是一种装有红外线装置或光学反射球的特殊装置，一般固定于缺牙区的同侧颌骨上，红外线立体摄像机可通过识别、定位该装置的位置，获得缺牙区颌骨的动态位置。

4. 导航种植手机　种植手机上同样装有红外线装置或光学反射球，便于导航仪追踪种植钻针、种植体的实时位置。

5. 定位标记点　定位标记点一般为阻射小球或金属钉，可以通过定位模板固定于缺牙区或直接植入缺牙区颌骨。患者术前需配戴定位模板拍摄 CBCT，从而获得标记点与缺牙位点的空间位置信息。术中，将术区的标记点和工作站三维影像上的标记点一一对应，即可将术中手术空间和工作站图像空间相结合。

导航系统的操作流程如下：

1. 术前配戴定位模板拍摄 CBCT 在带有放射标记点的定位模板中注入硅橡胶，将其固定于患者缺牙区，并拍摄 CBCT（图 1-3-54，图 1-3-55）。

对于余留牙较少，无法稳定固位定位模板的病例，则需在同颌均匀、分散地植入金属钉（一般≥4 个）作为定位标记（图 1-3-56，图 1-3-57）。

2. 术前手术方案设计 将 CBCT 数据导入导航软件后，构建三维影像，放置、调整虚拟修复体形态，以修复为导向设计种植体位置。

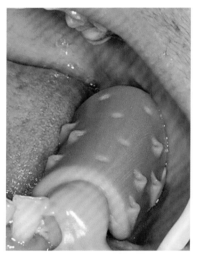 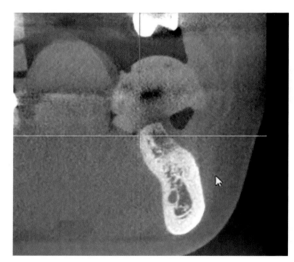

图 1-3-54 缺牙区配戴定位模板拟拍摄 CBCT

图 1-3-55 配戴定位模板拍摄 CBCT

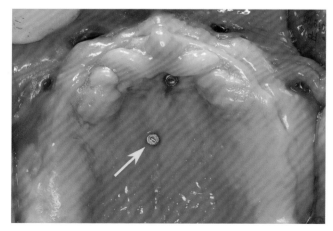 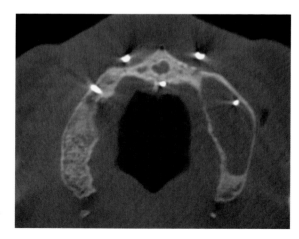

图 1-3-56 利用金属钉作为参考标志（黄色箭头示）

图 1-3-57 植入金属钉拍摄 CBCT

3. 术前准备

（1）参考装置的固定：在整个配准和手术过程中，参考装置必须稳固地固定于术区颌骨。一般对于牙列缺损患者，可利用速凝树脂材料将参考装置固定于缺牙区同颌对侧牙上（图1-3-58）；对于无牙颌或余留牙无法提供稳定固位的患者，可将参考装置直接固定于缺牙区颌骨上（图1-3-59）。

（2）标定：通过红外光学定位系统实时追踪参考装置和种植手机上的信号，以定位缺牙区颌骨和手机的实时位置，这一过程称为"标定"（图1-3-60）。

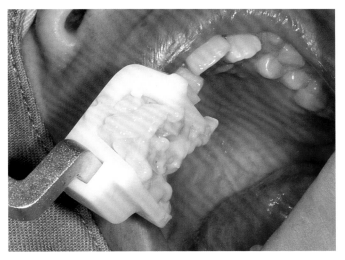

图1-3-58 采用临时修复材料将参考装置固定于缺牙区同颌对侧牙

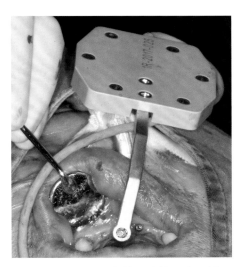

图1-3-59 将参考装置直接固定于缺牙区颌骨

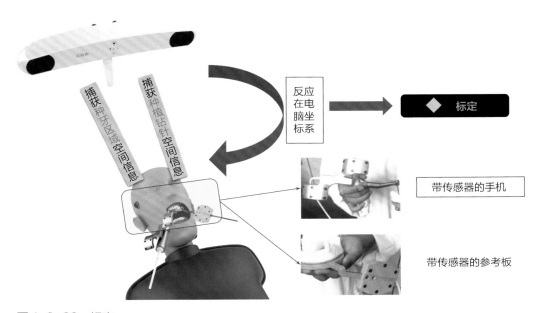

图1-3-60 标定

（3）配准：通过将患者术区标记点与三维影像的标记点分别匹配，实现虚拟手术计划与患者口内实际情况的匹配，此过程称为"配准"（图1-3-61）。

4. 实时导航手术 手术过程中，通过光学立体定位系统实时追踪术区与种植钻针的空间位置，并反映在工作站坐标系中。医师可通过显示屏实时观测钻针与目标位置之间的位置关系，从植入点、植入深度、植入角度等多个方面精准控制手术操作，并根据实际情况实时调整方案，增加整个种植手术的可控性、灵活性（图1-3-62）。

文献显示，动态导航系统与静态外科导板均具有良好的精确度，且显著高于自由手操作。相比之下，导航系统具有术中可视化、实时反馈、不受开口度限制、术中常规冷却等优点，在修复间隙窄、剩余骨量严重不足或颧骨种植体等复杂病例中具有显著优势（图1-3-63~图1-3-71）。

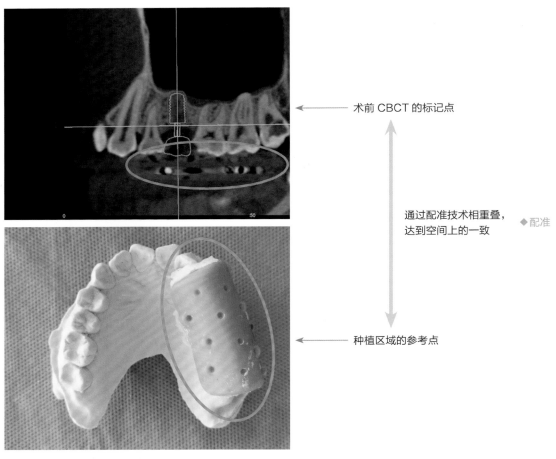

术前 CBCT 的标记点

通过配准技术相重叠，达到空间上的一致 ◆配准

种植区域的参考点

图1-3-61 配准

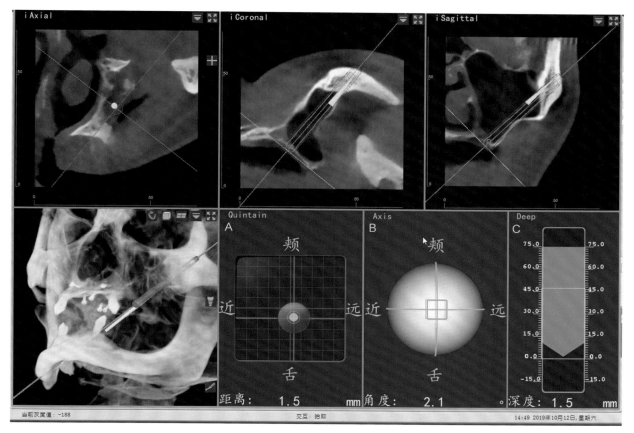

图 1-3-62 术中实时观察、调整钻针位置

A. 钻针位置相对于理想植入位点的距离　B. 钻针轴向相对于理想种植轴向的偏斜程度　C. 钻针深度相对于理想种植深度的距离

（患者 B1 手术设计和手术实施由南京医科大学汤春波医师、刘堃医师团队共同完成）

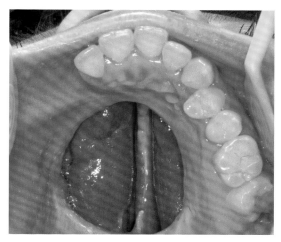

图 1-3-63 可见 13—17 缺失，腭部口鼻连通（𬌗面观）

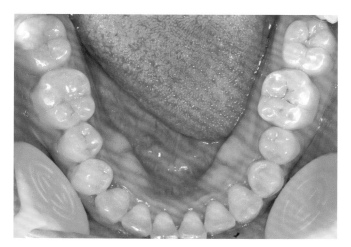

图 1-3-64 下颌（𬌗面观）

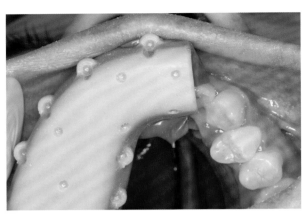

图 1-3-65 配戴带有放射标记点的定位模板拟拍摄 CBCT

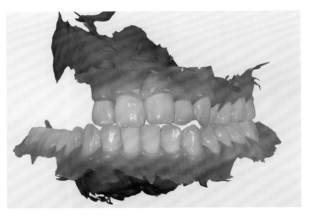

图 1-3-66 口内数字化扫描

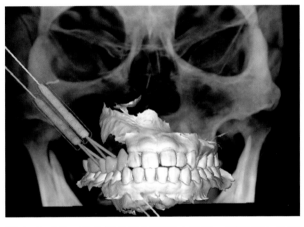

图 1-3-67 整合颌骨信息及口内信息，模拟植入 2 颗颧骨种植体

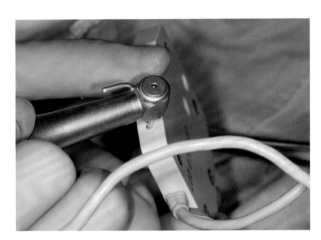

图 1-3-68 术中完成标定

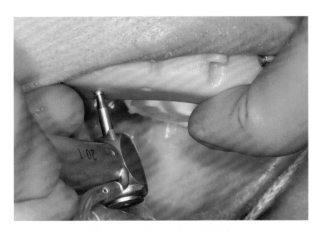

图 1-3-69 术中完成配准

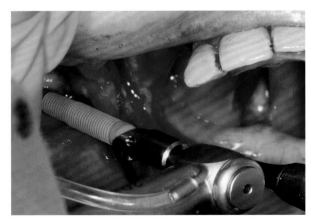

图 1-3-70 导航引导下备孔及种植体植入

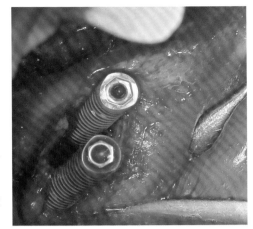

图 1-3-71　颧骨种植体植入后
（𬌗面观）

（患者 C1 肿瘤外科部分由四川大学华西口腔医院李春洁医师完成）

三、数字化修复技术

20 世纪 90 年代，Duret 首次将计算机辅助设计与计算机辅助制作（CAD/CAM）概念引入口腔修复学领域，开始了 CAD/CAM 技术在口腔中的应用。随着计算机技术、设备及材料等迅速发展，CAD/CAM 技术已成为一种较为成熟的数字化技术，目前已被广泛用于口腔种植修复领域。

CAD/CAM 系统由数字化印模、计算机辅助设计（CAD）与计算机辅助制作（CAM）三部分组成。通过数字化印模技术对口内组织、印模或石膏模型进行扫描；再利用计算机设计软件对扫描数据进行处理，同时完成修复体设计（CAD）（图 1-3-72）。最终，在技工端或椅旁采用不同的自动加工设备，将虚拟修复体变为真实的口腔修复体，再经烧结、染色、上瓷等过程完成修复体制作。

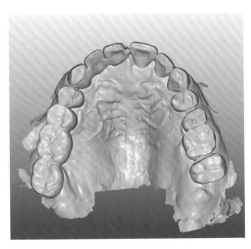

图 1-3-72　计算机辅助完成 12 临时修复体设计

相较传统的修复方式，CAD/CAM 技术省略了传统加工方式中精细控制蜡型、加铸道、包埋、铸造、喷砂、切铸道、打磨等烦琐流程，仅通过鼠标操作即可快速、精准地调整修复体形态，而后进行全自动切削，后续仅需要进行少量加工即可完成制作。因此，CAD/CAM 技术可以提高治疗的精确性、保证治疗质量、缩短治疗时间，从而提升患者的治疗感受。

四、数字化引导的多学科治疗

值得一提的是，数字化在推动口腔各学科实现微创化、精准化、个性化治疗目标的同时，也促进了多学科协作诊疗的蓬勃发展。肿瘤外科、正颌外科、牙体牙髓、正畸、牙周等不同学科的医师可以通过计算机软件设计、模拟、讨论不同治疗方案，初步预测治疗效果，得出最优化的治疗方案，为患者安全、有效的康复提供有效保障。

1. 正畸－种植联合治疗病例展示 对于术前种植位点修复空间不足、余留牙牙列不齐或有散在间隙的病例，可在术前与正畸医师沟通方案，数字化虚拟设计牙移动量（图 1-3-73，图 1-3-74），便于术中以理想修复体位置为参考植入种植体。

2. 正畸－牙周－种植联合治疗病例展示 对于天然牙牙周破坏、牙齿松动移位的病例，可在术前与正畸医师、牙周医师沟通排牙方案及牙周治疗方案，术中行牙周翻瓣、机械刮治、激光处理后，同期植入骨替代材料重建牙周骨缺损，术后利用舌侧矫治器达到松牙固定及后期排齐牙列等目标（图 1-3-75~ 图 1-3-89）。

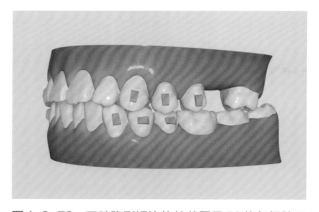

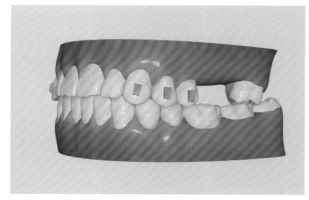

图 1-3-73 正畸隐形矫治软件截图示 26 修复间隙不足，22—25 间存在散在间隙

图 1-3-74 正畸隐形矫治软件截图示正畸完成后的牙列

（患者 D1 正畸部分由四川大学华西口腔医院简繁医师指导完成）

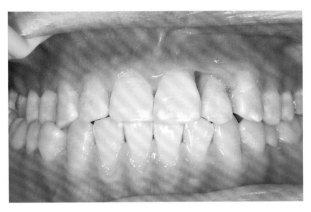

图1-3-75 初诊可见21、22间龈乳头不同程度退缩，且Ⅰ度松动（正面观）

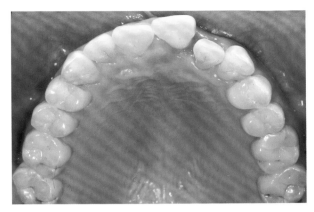

图1-3-76 初诊可见21、22移位（殆面观）

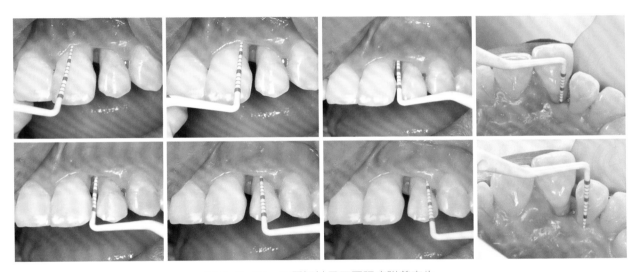

图1-3-77 牙周探针示不同程度附着丧失

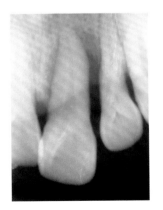

图1-3-78 根尖片示21近中、远中牙槽骨吸收

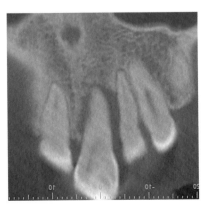

图1-3-79 CBCT示21近中、远中牙槽骨吸收

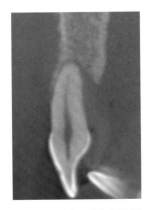

图1-3-80 CBCT示21舌侧牙槽骨吸收

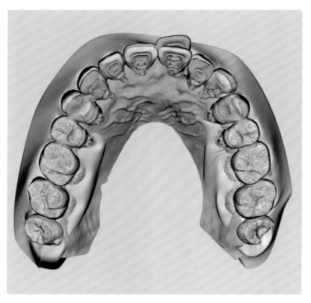

图 1-3-81 上颌排牙方案（黄色示）及舌侧托槽设计方案（绿色示）

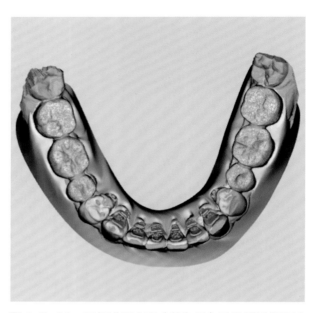

图 1-3-82 下颌排牙方案（黄色示）及舌侧托槽设计方案（绿色示）

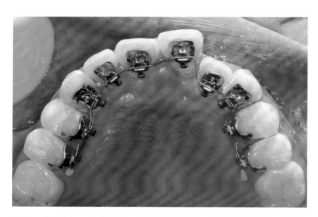

图 1-3-83 术前粘接舌侧矫治器，根据数字化方案弯制弓丝，术后利用相应弓丝进行松牙固定

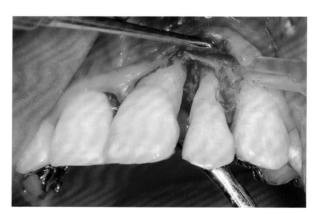

图 1-3-84 牙周翻瓣、刮治及激光处理 21、22

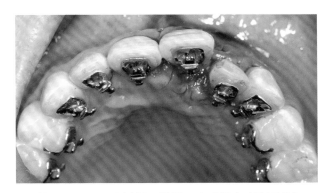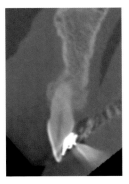

图 1-3-85 骨缺损区植骨，完成缝合（𬌗面观）

图 1-3-86 术 后 CBCT 示 21 周围骨替代材料充填

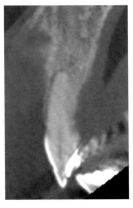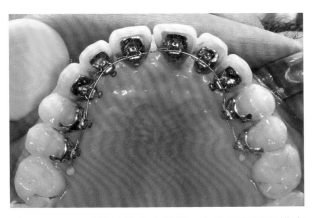

图 1-3-87 术后 6 个月 CBCT 示 21 周围骨替代材料维持效果尚可

图 1-3-88 舌侧矫治 6 个月后，上颌牙列逐渐排齐（𬌗面观）

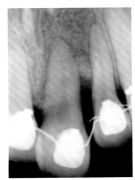

图 1-3-89 舌侧矫治 6 个月后，根尖片示一定程度上 21 近中、远中牙槽骨高度增加

（患者 E1 正畸部分由四川大学华西口腔医院正畸科简繁医师指导完成）

3. 牙周 – 种植联合治疗病例展示   对于需要进行牙周软组织手术的患者，可以通过术前微笑设计获得理想的龈缘位置，并制作龈缘指示导板，便于术中指示软组织冠向复位位置（图 1-3-90，图 1-3-91 ）。

4. 修复 – 种植联合治疗病例展示   对于前牙美学区种植、邻牙需行常规修复的病例，可通过数字化微笑设计制订整体修复计划，从而达到美学的一致性（图 1-3-92~ 图 1-3-100 ）。

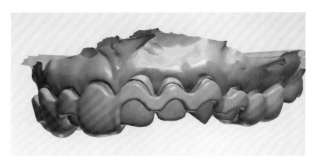

图 1-3-90　龈缘指示导板设计图

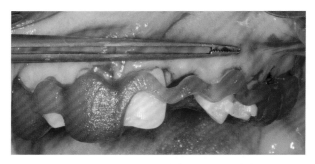

图 1-3-91　龈缘指示导板指示软组织冠向复位位置

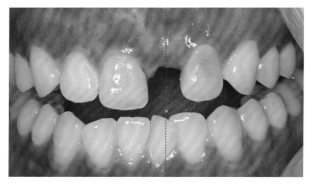

图 1-3-92　21 缺失，邻牙 11、22 根管治疗后，牙冠变色，拟行 11—22 整体美学修复

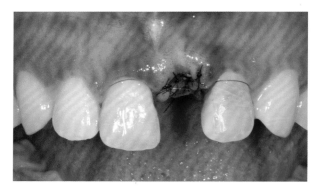

图 1-3-93　21 区完成种植体植入

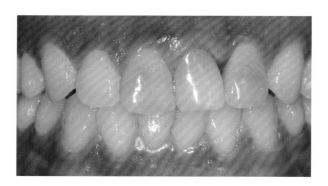

图 1-3-94　种植术后 6 个月，21 临时修复体戴入，软组织塑形

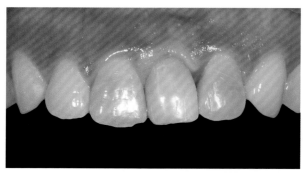

图 1-3-95　软组织塑形完成

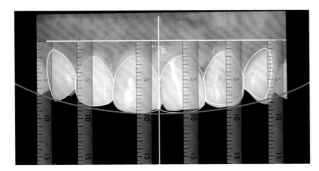

图 1-3-96　数字化微笑设计

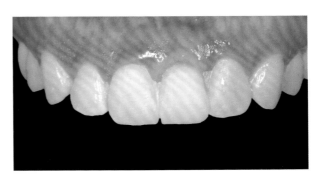

图 1-3-97　完成口内 mock-up

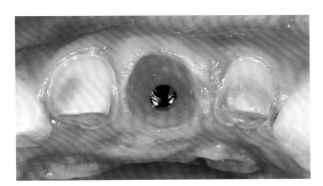

图 1-3-98　11、22 牙体预备

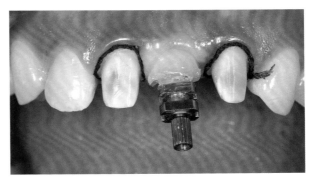

图 1-3-99　21 个性化取模

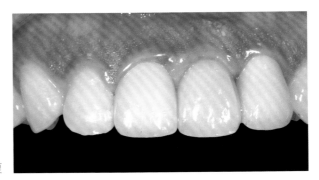

图 1-3-100　完成最终修复

5. 牙体牙髓 – 种植联合治疗病例展示 对于种植位点邻牙存在局部根尖周病变，需要进行显微根尖手术的病例，可在术前模拟根尖切除的范围，术中利用导板辅助根尖手术的精准完成，从而有望在同期完成种植治疗及牙体牙髓治疗，提高手术效率，减少患者就诊次数（图 1-3-101~ 图1-3-110 ）。

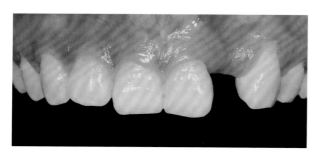

图 1-3-101 22 缺失，23 牙龈退缩

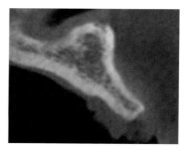

图 1-3-102 CBCT 示缺牙区水平骨量不足，拟行块状植骨恢复骨量

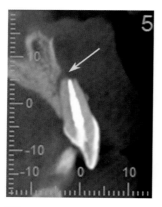

图 1-3-103 CBCT 示 邻牙 21 根管治疗后，根尖周炎症穿通颊侧骨皮质，拟植骨同期行显微根尖手术消除炎症

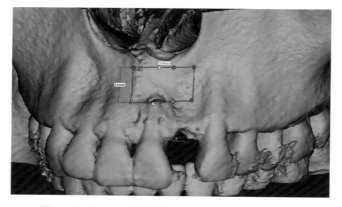

图 1-3-104 术前模拟根尖切除及块状取骨范围

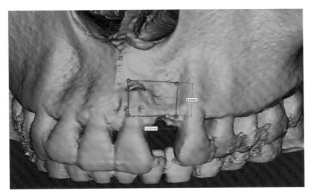

图 1-3-105　术前模拟块状植骨位置

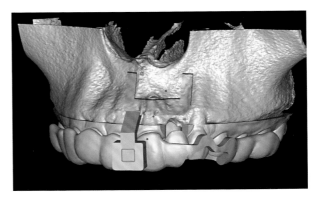

图 1-3-106　设计取骨导板

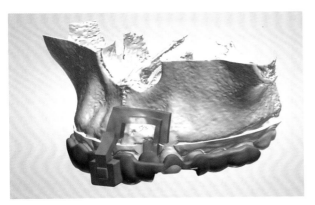

图 1-3-107　设计植骨导板

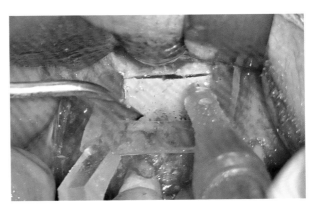

图 1-3-108　术中利用取骨导板指导取骨

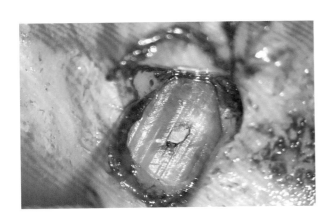

图 1-3-109　完成根尖倒充填

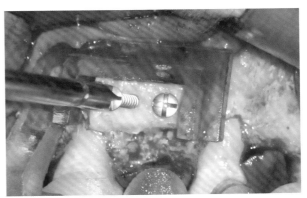

图 1-3-110　植骨导板指导骨块放置

（患者 F1 根尖外科手术部分由四川大学华西口腔医院黄定明医师完成）

对于邻牙存在根尖周炎，且炎症可能进一步波及种植体的病例，可在术前模拟根尖切除范围，制作数字化导板指导根尖手术入路，同期进行牙周治疗及骨增量，从而在维持种植体周良好微环境的同时，达到保留患牙的治疗目标（图 1-3-111~ 图 1-3-120 ）。

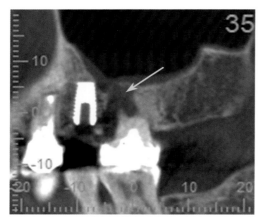

图 1-3-111　15 区 种 植 体 植 入 后 6 个 月，CBCT 示邻牙 16 根尖低密度影

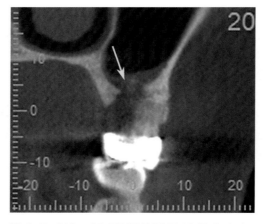

图 1-3-112　CBCT 冠状面示 16 根尖炎症，可能与上颌窦连通，拟行显微根尖手术切除感染牙根

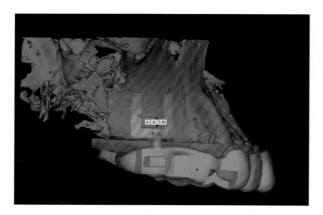

图 1-3-113　模拟设计侧壁开窗范围

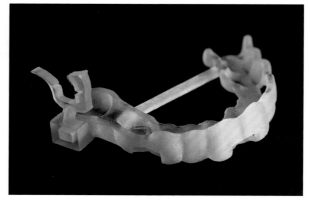

图 1-3-114　打印侧壁开窗导板

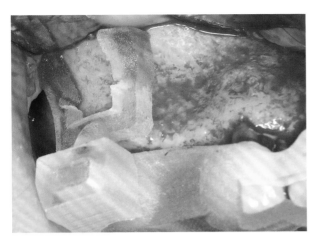

图 1-3-115　术中导板就位

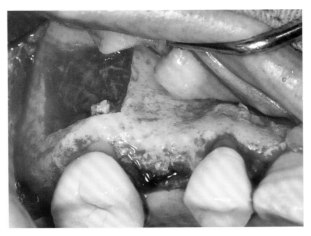

图 1-3-116　导板指导下开窗，完成根尖倒充填

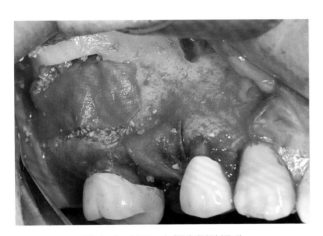

图 1-3-117　上颌窦侧壁提升

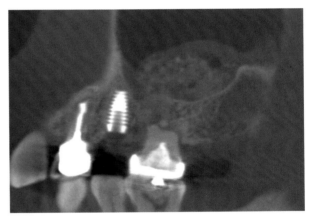

图 1-3-118　术后 CBCT 示 16 根尖切除术后，上颌窦及根尖周骨替代材料充填

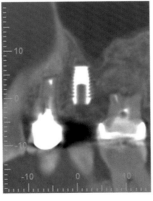

图 1-3-119　术后 6 个月 CBCT 示 16 根尖周及上颌窦内骨替代材料维持效果尚可

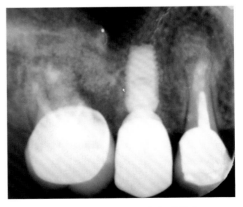

图 1-3-120　种植体完成修复

（患者 G1 根尖外科手术部分由四川大学华西口腔医院黄定明医师完成）

6. 肿瘤－正颌－正畸－牙周－种植联合治疗病例展示　对于颌面部肿瘤患者，在肿瘤切除前通过与头颈肿瘤外科医师、正颌与关节外科医师充分交流后，计划在肿瘤切除同期行牵张成骨术，重建下颌骨缺损，最终联合正畸、种植、牙周等多学科治疗完成缺牙区的最终修复（图1-3-121~图1-3-143）。

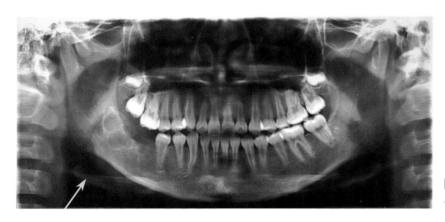

图1-3-121　全景片示右侧下颌骨成釉细胞瘤

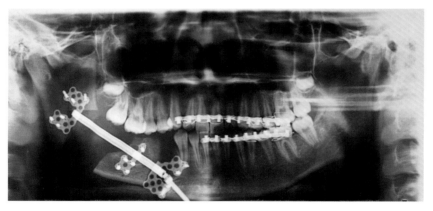

图1-3-122　全景片示右侧下颌骨部分切除后行牵张成骨

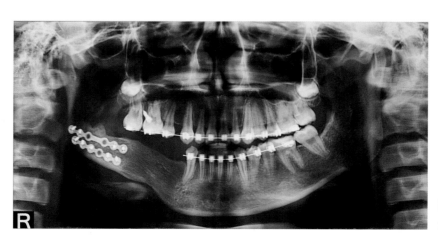

图1-3-123　牵张成骨完成后全景片

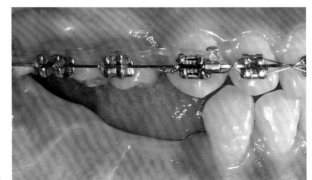

图 1-3-124　46 垂直修复间隙不足

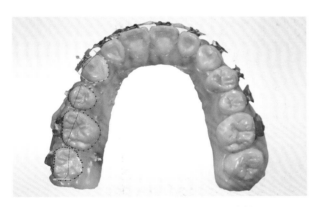

图 1-3-125　虚拟牙移动预测正畸效果

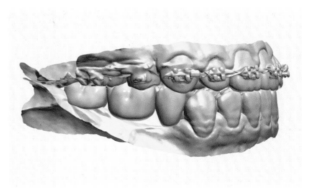

图 1-3-126　虚拟排牙

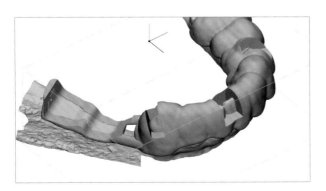

图 1-3-127　设计截骨导板

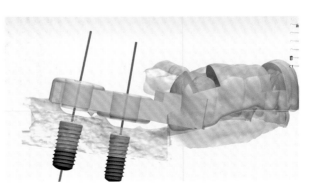

图 1-3-128　设计种植导板

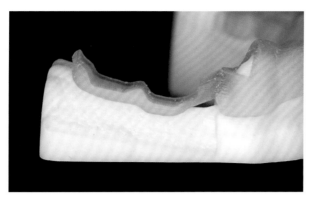 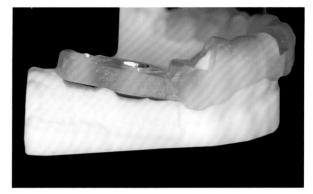

图 1-3-129　完成截骨导板制作　　　　　　　图 1-3-130　完成种植导板制作

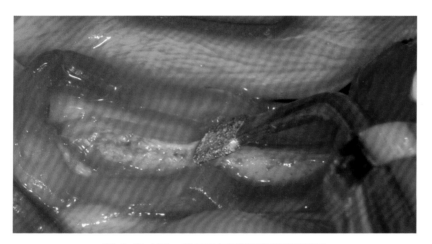 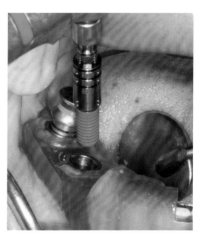

图 1-3-131　截骨导板引导下平整牙槽骨　　　图 1-3-132　种植导板引导下完成植入

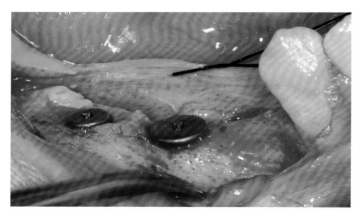 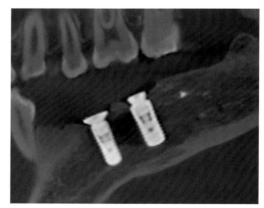

图 1-3-133　完成种植体植入　　　　　　　　图 1-3-134　种植术后 CBCT 示种植体位置、深度良好

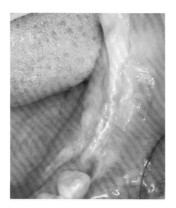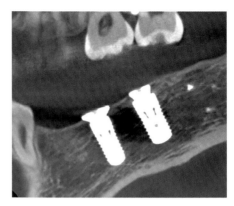

图 1-3-135　种植术后 6 个月，可见角化黏膜不足

图 1-3-136　种植术后 6 个月 CBCT 示种植体骨结合良好

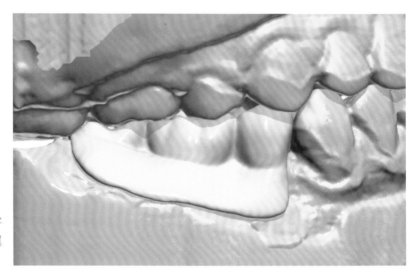

图 1-3-137　术前数字化设计并制作颊侧带翼板的临时修复体

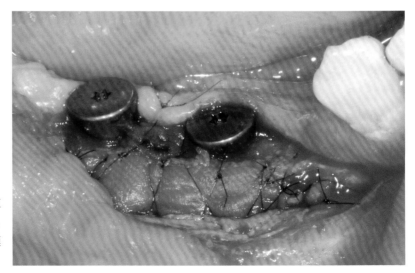

图 1-3-138　根向复位瓣配合软组织移植材料，恢复种植体周角化黏膜宽度

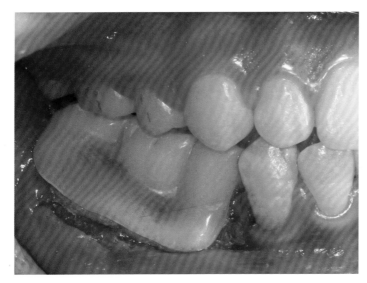

图 1-3-139　术后戴入临时修复体，利用颊侧翼板防止根方肌纤维回弹

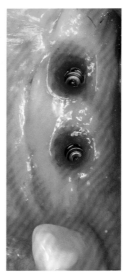

图 1-3-140　戴入临时修复体后 4 个月，种植体周角化黏膜宽度尚可

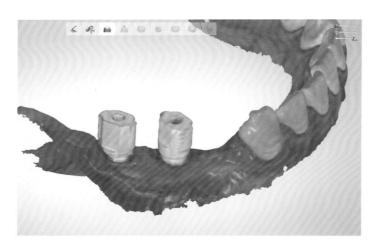

图 1-3-141　数字化取模

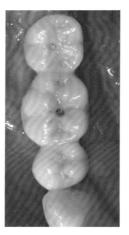

图 1-3-142　完成最终修复

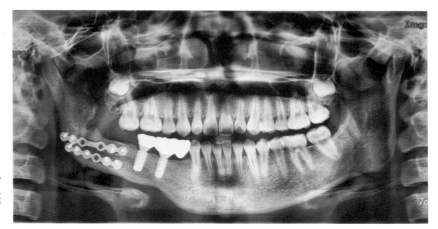

图 1-3-143　最终修复后全景片
（患者 H1 肿瘤外科及正颌外科部分由四川大学华西口腔医院祝颂松医师完成）

7. 肿瘤 – 种植联合治疗病例展示　对于颌面部肿瘤切除术后，需行大范围自体骨移植的患者，在肿瘤切除前与头颈肿瘤外科医师沟通种植修复计划，从而构建以修复为导向的自体骨移植方案（图 1-3-144~ 图 1-3-154）。

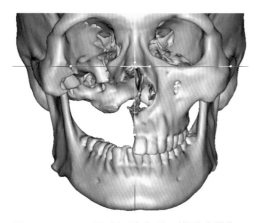

图 1-3-144　肿瘤切除术后三维重建图像

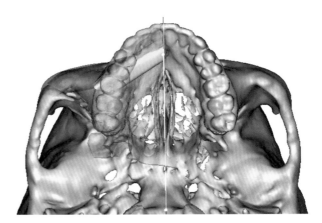

图 1-3-145　虚拟排牙

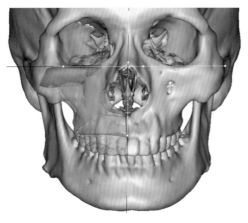

图1-3-146　以虚拟排牙位置为参考设计腓骨重建位置

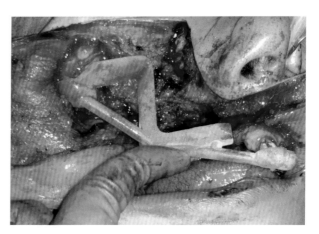

图1-3-147　外科导板引导下完成腓骨移植

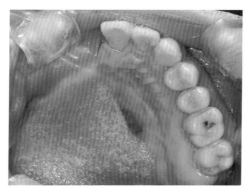

图1-3-148　腓骨移植术后1年复查

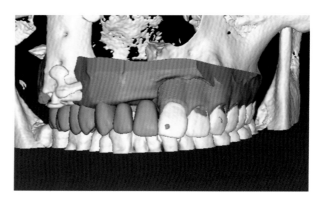

图1-3-149　虚拟排牙

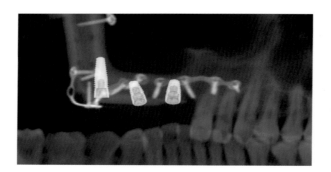

图1-3-150　模拟种植体植入

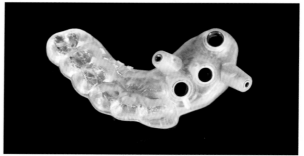

图1-3-151　设计牙支持式导板

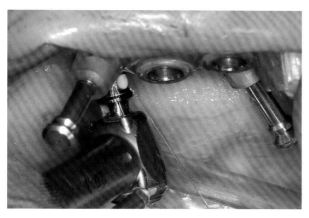

图1-3-152 导板引导下完成种植窝洞预备

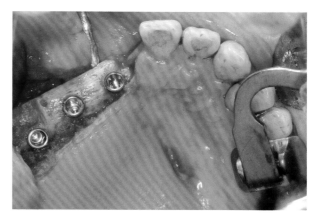

图1-3-153 完成种植体植入

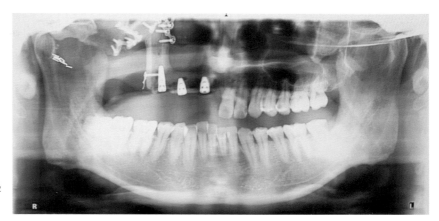

图1-3-154 术后全景片

（患者 I1 肿瘤外科部分由四川大学华西口腔医院李春洁医师完成）

对于需行颌面部肿瘤切除同期行颧骨种植的患者，可在术前与颌面外科医师沟通肿瘤切除方案，通过计算机软件模拟术中切除范围，虚拟植入双侧颧骨种植体，生成数字化导板指导种植体植入（图1-3-155～图1-3-160）。

临床医师通过完善的术前评估充分了解患者全身及局部情况，有助于全面制订手术计划；结合数字化技术和多学科协作理念的全方位治疗计划，有利于实现医疗资源的整合，提高治疗效果和治疗质量，让患者受益最大化。

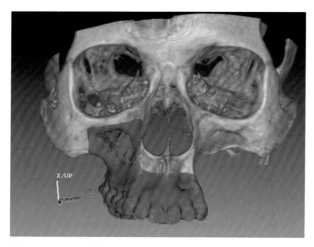

图 1-3-155 术前与颌面外科医师沟通模拟肿瘤切除范围

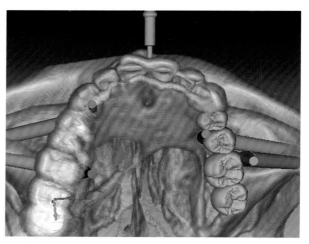

图 1-3-156 肿瘤切除同期导板引导下植入种植体

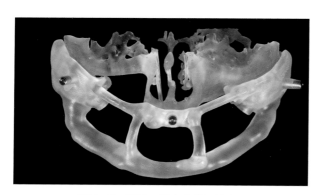

图 1-3-157 数字化外科导板

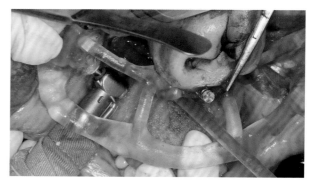

图 1-3-158 导板指导下进行种植位点备孔

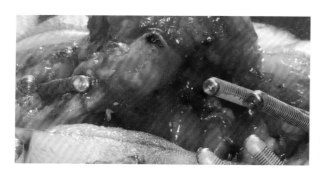

图 1-3-159 双侧颧骨种植体植入完成

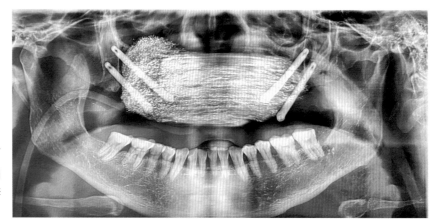

图 1-3-160　术后全景片
（患者 J1 肿瘤切除部分由
四川大学华西口腔医院李
一医师完成）

2

CHECKLIST

N IMPLANT DENTISTRY ☑
  TREATMENT OF
    PARTIAL EDENTULISM

单颗后牙缺失作为口腔种植临床工作中常见的临床病例，虽然种植修复成功率较高，但是在修复的时候，时常会出现种植体的位置似与术前设计存在偏差的情况，造成种植体位置偏远中、轴向偏近中等修复难题。为了达到良好的种植修复效果，**在治疗过程中应该如何进行规范化治疗呢？**

第二章

单颗后牙缺失种植
的规范化治疗清单

✔ 第一节
单颗后牙缺失的
种植手术

在前一章节中笔者已详细讲述了口腔种植手术的适应证、禁忌证及相关术前准备工作，那么在单颗后牙缺失的病例中，**应该如何进行规范化的植入呢？**

一、术区麻醉

单颗后牙的常规种植手术常采用局部浸润麻醉和下牙槽神经阻滞麻醉两种麻醉方式。上颌可仅采用局部浸润麻醉，而下颌通常采用下牙槽神经阻滞麻醉联合局部浸润麻醉。临床中，局部浸润麻醉除了采用卡局式注射器进行麻药注射外，还可采用计算机控制的局部麻醉药输出系统（computer-controlled local anesthetic delivery system，CCLADS）。为了减少进针时的疼痛，可在进行以上麻醉前，于进针区域行表面麻醉，具体操作方法为使用小棉球蘸取表麻药物，涂布在需要麻醉的局部黏膜表面。待表面麻醉起效后，医师左手持口镜进行牵拉并在注射前不停颤动，以分散患者注意力、减轻患者不适，同时注射麻药时速度应尽量慢（1mL/min）。

二、术区切口设计及翻瓣

（一）切口的设计

临床中切口的设计常因术区条件的不同而不同，通常有保护龈乳头切口、龈沟内切口、嵴顶水平切口以及嵴顶偏颊/舌侧切口等多种切口设计，**那么临床中应该如何进行选择呢？**

1. 嵴顶平分角化黏膜水平切口、邻牙龈沟内切口（图2-1-1）常适用于邻牙牙周健康、未行冠修复的病例，缺牙区嵴顶采用水平切口平分角化黏膜，使切口颊舌侧均有一定宽度的角化黏膜，而近邻牙侧则行邻牙龈沟内切口，以充分暴露术区。该切口设计可避免术区颊舌侧瘢痕形成，但由于破坏了邻牙牙周微环境，存在邻牙龈乳头萎缩的可能性。

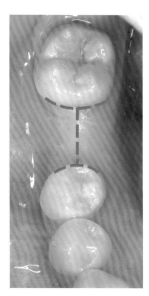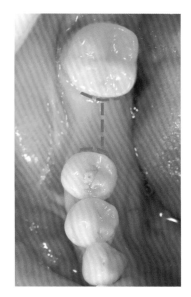

图 2-1-1 46 缺失，45、47 牙周健康且未行冠修复，采用嵴顶平分角化黏膜水平切口、邻牙龈沟内切口

图 2-1-2 46 缺失，47 为全冠修复体，采用嵴顶平分角化黏膜水平切口、邻牙保护龈乳头切口

2. 嵴顶平分角化黏膜水平切口、邻牙保护龈乳头切口（图 2-1-2） 常适用于邻牙存在牙周破坏或已行冠修复的病例，缺牙区嵴顶采用水平切口平分角化黏膜，使切口颊舌侧均有一定的角化黏膜，而近邻牙侧则在距龈乳头 1mm 处环绕邻牙龈沟，行保护龈乳头的弧形切口，切口长度应达到邻牙的轴角，但不建议超过膜龈联合。该切口设计虽可避免破坏邻牙牙周微环境，降低邻牙龈乳头萎缩的可能性，但颊舌侧易形成瘢痕。

3. 嵴顶偏颊 / 舌侧水平切口、邻牙龈沟内切口 / 保护龈乳头切口（图 2-1-3） 常适用于颊 / 舌侧存在骨缺损以及拔牙窝愈合不良的病例，缺牙区嵴顶切口偏向存在健康骨组织的一侧，以利于剥离黏骨膜，避免翻瓣过程中造成黏骨膜的破坏，而近邻牙侧则根据邻牙牙周是否健康、是否存在修复体等选择邻牙龈沟内切口或保护龈乳头切口。

需要注意的是，对于游离端缺失病例，由于缺牙位点远中缺乏参考点，因此在切口设计时可在术区远中做辅助垂直切口，从而为术中定点提供参考。与邻牙保护龈乳头切口相同，该切口不建议超过膜龈联合（图 2-1-4）。

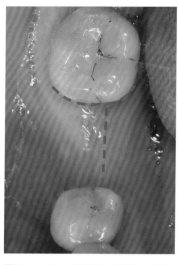
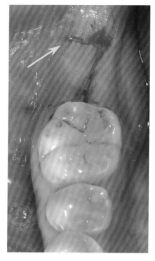

图 2-1-3 嵴顶偏舌侧水平切口、邻牙龈沟内切口

图 2-1-4 远中辅助垂直切口（黄色箭头示）

（二）切开

后牙通常采用 12 号刀片（弯刀片）进行手术切口，操作时采用执笔式，使刀柄与牙龈组织面成 45°，此时刀片切端即可与黏膜呈垂直接触，利于切透黏骨膜，在完成嵴顶切口后再行近邻牙处切口或远中垂直辅助切口。

（三）翻瓣

临床中常存在初学者翻瓣时不知从何入手、翻瓣困难、牙龈撕裂、龈乳头破坏严重等情况，**为什么会出现上述情况呢？正确的翻瓣顺序和方法是怎样的呢？**

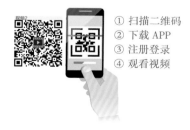

① 扫描二维码
② 下载 APP
③ 注册登录
④ 观看视频

视频 2 错误翻瓣方法

1. 分离骨膜　将骨膜剥离子或刮匙置于牙槽嵴顶水平切口内，抵住骨面后向近远中划动，以完整离断嵴顶处骨膜。若骨膜未完全离断，则易出现黏骨膜瓣难以剥离，导致施加于刮匙上的力量过大而出现刮匙滑脱，造成黏骨膜瓣撕裂的情况。

2. 翻开黏骨膜瓣　在完成骨膜分离后，将骨膜剥离子置于龈乳头处，凸面朝向软组织侧，抵住骨面后将近中龈乳头往远中翻转分离。

具体剥离顺序如下：

（1）通过骨膜剥离子完整翻起近中颊侧龈乳头。

（2）将剥离子插入黏骨膜瓣与骨面之间，凸面朝向颊侧，由近中向远中，逐渐翻开整个颊侧瓣。

（3）翻开颊侧瓣后，通过骨膜剥离子完整翻起近中舌侧龈乳头。

（4）将骨膜剥离子插入黏骨膜瓣与骨面之间，凸面朝向舌侧，由近中向远中，逐渐翻开整个舌侧瓣。

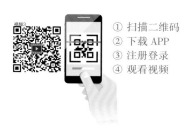

① 扫描二维码
② 下载 APP
③ 注册登录
④ 观看视频

视频 3　正确翻瓣方法

3. 牵拉黏骨膜瓣　完成颊舌侧翻瓣后，为避免术中黏骨膜瓣对术区视野及器械的遮挡，可通过骨膜剥离子、3-0 的丝线对术区的黏骨膜瓣进行牵拉，充分暴露术区（图 2-1-5，图 2-1-6）。在后牙区种植手术过程中，术者易受到口角的阻挡而无法正确观察术中备洞轴向及深度，因此，术中除了充分牵拉颊舌侧黏骨膜瓣之外，还应通过骨膜剥离子对颊侧黏膜进行充分牵拉。

三、定点和定轴向

在充分翻瓣暴露术区后，**应该如何进行术区定点及定轴向呢？又该如何判断所定点及轴向是否准确呢？**在进行种植手术之前，应首先了解何为理想植入位点，才能在手术操作时做到心中有数，进而指导实际操作。

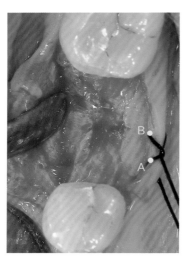

图 2-1-5　3-0 缝线对舌侧黏骨膜瓣进行牵拉

A 点进针，B 点出针，然后从 AB 线段的下方绕出

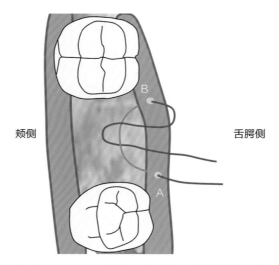

图 2-1-6　3-0 缝线对舌侧黏骨膜瓣进行牵拉（示意图）

A 点进针，B 点出针，然后从 AB 线段（红色线段）的下方绕出

（一）理想植入位点及轴向（图 2-1-7~图 2-1-11）

1. 近远中向　种植体植入位点应平分邻牙外形高点间的缺隙。

2. 颊舌向　理想定点应位于近远中邻牙的中央窝连线上，在植入位点及轴向确定后，指示杆应指向对颌牙功能尖的功能斜面。

按照以上的标准植入种植体后，可使种植体长轴与理想的咬合力方向一致，在后期修复行使功能时，咬合力即可沿着种植体长轴传递至骨内，尽可能避免了侧向力对种植体产生的不良应力影响。

需要注意的是，以上均为前后牙咬合、轴向正常的情况，当邻牙存在扭转、偏斜或者缺牙区咬合异常时，种植体的植入位点应根据实际情况做出相应调整。

（二）操作方法

临床上通常选用工具盒中的小球钻（根据种植系统不同，可选择先锋钻、侧向切割钻等）于高速下进行定点，一般钻速为 1 000~2 000rpm/min。

1. 按照上述观察要点，采用小球钻（或先锋钻、侧向切割钻）制作深度穿透骨皮质的圆孔，进行初步定点。

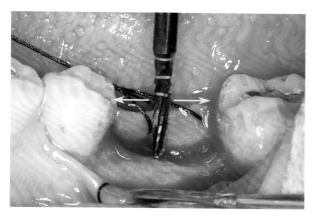

图 2-1-7　钻针应位于邻牙外形高点间的缺隙中间

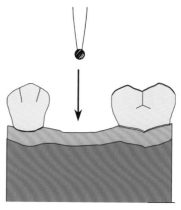

图 2-1-8　种植体近远中向理想位点，种植体定点应平分邻牙外形高点间的缺隙

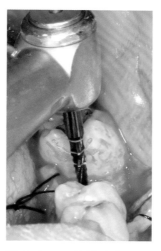

图 2-1-9　钻针应位于近远中邻牙中央窝连线上

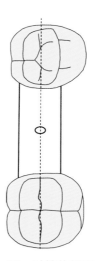

图 2-1-10　种植体颊舌向理想位点，种植体位于近远中邻牙的中央窝连线上

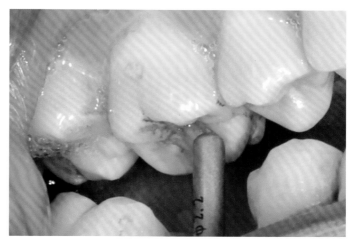

图 2-1-11　指示杆指向对颌牙功能尖斜面

2. 直视下检查定点是否准确，如不能直视可通过手术反光板从正𬌗方进行观察，判断定点与颊舌侧边缘、邻牙外形高点之间的距离是否符合上述要求。

3. 在确定定点位置正确后，进一步采用先锋钻预备至骨下一定深度，根据种植体系统的不同，该深度值不尽相同，如 Straumann 种植体系统则建议使用先锋钻预备至 6mm 深度。

4. 先锋钻预备后，需采用指示杆检查种植窝洞近远中、颊舌向的位置，检查轴向是否正确。

（三）定点、定轴向的常见问题

掌握了理想种植位点及轴向的判断方法，是否就能进行准确的定点及定向了呢？在实际操作中，临床医师会遇到什么样的问题？应该如何避免和解决呢？

1. 定点偏远中　首先看一个种植手术病例。患者 A2 17 缺失，从其术前 CBCT 及临床检查结果中不难发现（图 2-1-12～图 2-1-15），17 缺牙区牙槽骨高度、宽度及修复间隙均较充足。虽然牙位较靠后，但仍属于较为简单的种植病例。

医师 A2 在手术中切开翻瓣暴露术区后，即采用先锋钻进行定点，然而在采用指示杆检查时发现定点及轴向均偏向远中（图 2-1-16）。导致这一问题的原因是什么呢？该如何解决呢？

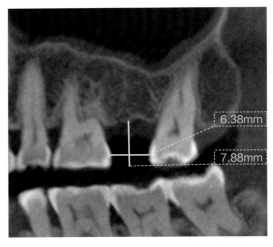

图 2-1-12　缺牙位点 CBCT（矢状面）

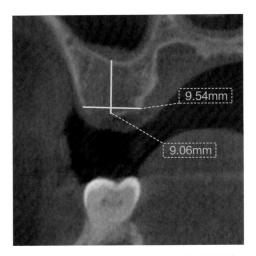

图 2-1-13　缺牙位点 CBCT（冠状面）

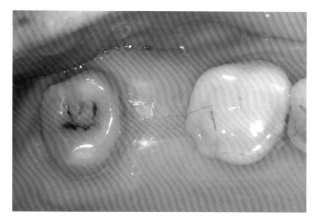

图 2-1-14 缺牙位点口内像（𬌗面观）

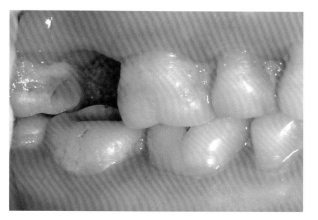

图 2-1-15 缺牙位点口内像（颊侧观）

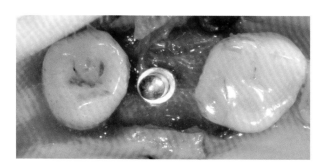

图 2-1-16 指示杆显示位点偏远中

原因分析： 这一问题的主要根源在于医师的视觉偏差。在手术过程中，多数临床医师习惯位于患者的右前方进行操作。因此在进行手术时，并非完全从正颊侧观察，而是存在从前向后的角度偏倚（详见《口腔种植的精准植入技巧——如何避免种植手术的毫米级误差》一书）。

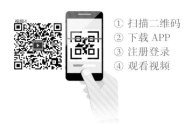

① 扫描二维码
② 下载 APP
③ 注册登录
④ 观看视频

视频 4 视觉偏差 1

① 扫描二维码
② 下载 APP
③ 注册登录
④ 观看视频

视频 5 视觉偏差 2

解决技巧：

（1）从正颊侧观察：为了方便术者从正颊侧观察，术中应尽量牵拉口角及黏骨膜瓣以提供良好的视野。而医师须采取合适的体位，并适当调整患者体位，从而在保证手术视野的同时，又能使医师处于较为舒适的体位。这里笔者根据自身临床经验对术中医患助的体位、黏骨膜瓣及口角的牵拉作出总结（表2-1-1，图2-1-17~ 图2-1-34）。

表2-1-1　不同术区医患助体位及牵拉方式

	患者体位	术者体位	助手体位	颊侧黏膜瓣	舌腭侧黏膜瓣	口角
A 区	头部偏向左侧	位于患者9点位	位于患者3点位	术者通过骨膜剥离子牵拉	3-0 丝线牵拉	助手斜向右上牵拉
B 区	头部偏向右侧	位于患者12~1点位	位于患者3~4点位	助手通过骨膜剥离子牵拉	3-0 丝线牵拉	术者斜向左上牵拉
C 区	头部偏向左侧	位于患者9点位	位于患者3点位	术者通过骨膜剥离子牵拉	3-0 丝线牵拉	助手斜向右下牵拉
D 区	头部偏向右侧	位于患者12~1点位	位于患者3~4点位	助手通过骨膜剥离子牵拉	3-0 丝线牵拉	术者斜向左上牵拉
前牙区	头部位于正中	位于患者12点位	位于患者3点位	术者通过骨膜剥离子牵拉	3-0 丝线牵拉	上颌:向上牵拉上唇 下颌:向下牵拉下唇

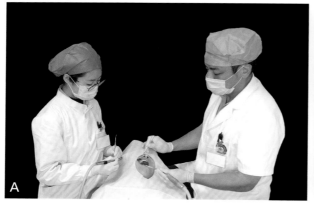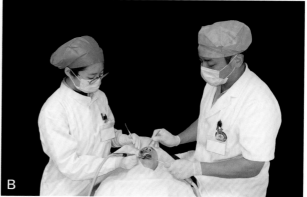

图2-1-17　A区医患助体位

A. A区助手（右）及患者体位：患者头部偏向左侧；助手位于患者3点位，使用口镜斜向右上牵拉口角　B. A区医（左）患助（右）体位：患者头部偏向左侧；术者位于患者9点位，通过骨膜剥离子牵拉颊侧黏膜瓣；助手位于患者3点位，使用口镜斜向右上牵拉口角

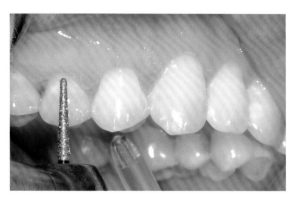

图 2-1-18 A 区术者的视野（颊面观）

拟 A5 缺失，可见钻针平分近远中邻牙外形高点间距

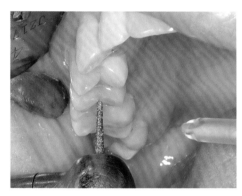

图 2-1-19 A 区术者的视野（𬌗面观）

拟 A5 缺失，可见钻针位于近远中邻牙中央窝连线上

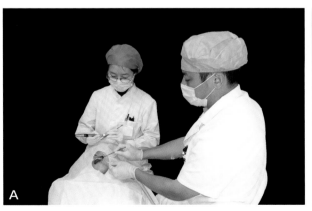

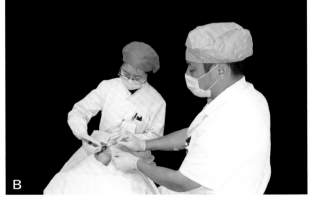

图 2-1-20 B 区医患助体位

A. B 区助手（右）及患者体位：患者头部偏向右侧；助手位于患者 3~4 点位，使用口镜斜向左上牵拉口角　　B. B 区医（左）患助（右）体位：患者头部偏向右侧；术者位于患者 12~1 点位，通过骨膜剥离子牵拉颊侧黏膜瓣；助手位于患者 3~4 点位，使用口镜斜向左上牵拉口角

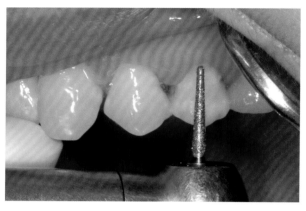

图 2-1-21 B 区术者的视野（颊面观）

拟 B5 缺失，可见钻针平分近远中邻牙外形高点间距

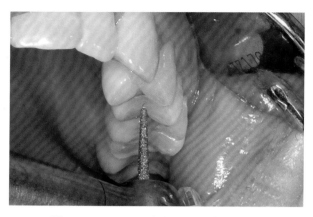

图 2-1-22 B 区术者的视野（𬌗面观）

拟 B5 缺失，可见钻针位于近远中邻牙中央窝连线上

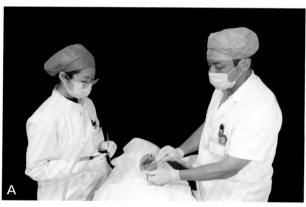

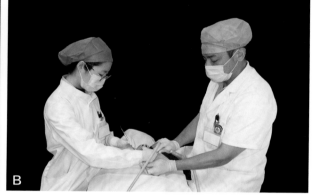

图 2-1-23 C 区医患助体位

A. C 区助手（右）及患者体位：患者头部偏向左侧；助手位于患者 3 点位，使用口镜斜向右下牵拉口角　B. C 区医（左）患助（右）体位：患者头部偏向左侧；术者位于患者 9 点位，通过骨膜剥离子牵拉颊侧黏膜瓣；助手位于患者 3 点位，使用口镜斜向右下牵拉口角

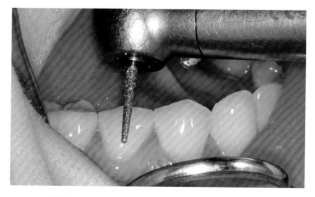

图 2-1-24 C 区术者的视野（颊面观）

拟 C5 缺失，可见钻针平分近远中邻牙外形高点间距

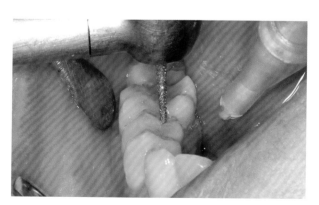

图 2-1-25 C 区术者的视野（𬌗面观）

拟 C5 缺失，可见钻针位于近远中邻牙中央窝连线上

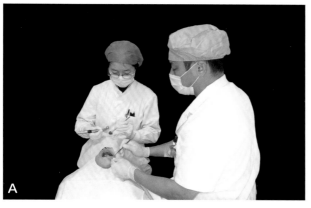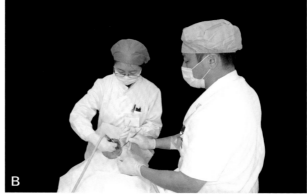

图 2-1-26　D 区医患助体位

A. D 区助手（右）及患者体位：患者头部偏向右侧；助手位于患者 3~4 点位，使用骨膜剥离子牵拉颊侧黏膜瓣
B. D 区医（左）患助（右）体位：患者头部偏向右侧；术者位于患者 12~1 点位，使用口镜斜向左上牵拉口角；助手位于患者 3~4 点位，通过骨膜剥离子牵拉颊侧黏膜瓣

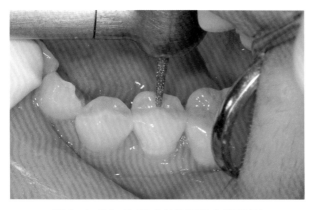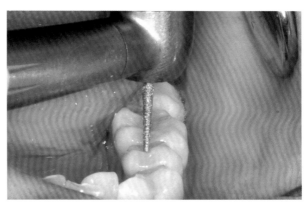

图 2-1-27　D 区术者的视野（颊面观）

拟 D5 缺失，可见钻针平分近远中邻牙外形高点间距

图 2-1-28　D 区术者的视野（𬌗面观）

拟 D5 缺失，可见钻针位于近远中邻牙中央窝连线上

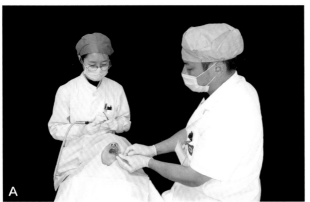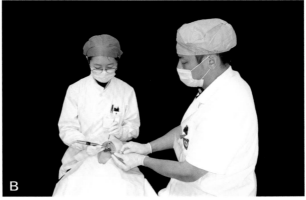

图 2-1-29　上颌前牙医患助体位

A. 上颌前牙区助手（右）及患者体位：患者头部位于正中；助手位于患者 3 点位，牵拉腭侧黏膜瓣　B. 上颌前牙区医（左）患助（右）体位：患者头部位于正中；术者位于患者 12 点位，通过骨膜剥离子牵拉唇侧黏膜瓣；助手位于患者 3 点位，牵拉腭侧黏膜瓣

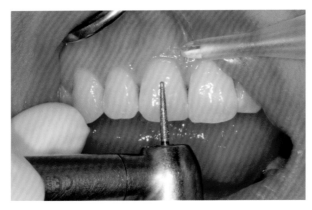

图 2-1-30 上颌前牙区术者的视野（唇面观）

拟 A1 缺失，可见钻针平分近远中邻牙外形高点间距

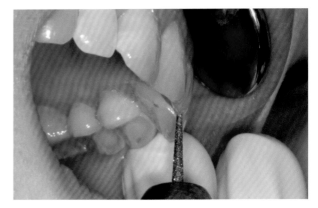

图 2-1-31 上颌前牙区术者的视野（侧面观）

拟 A2 缺失，可见钻针从近远中邻牙切端连线穿出

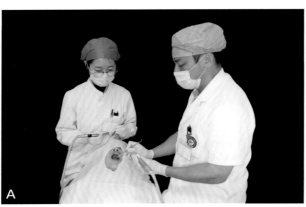

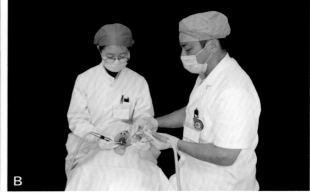

图 2-1-32 下颌前牙医患助体位

A. 下颌前牙区助手（右）及患者体位：患者头部位于正中；助手位于患者 3 点位，牵拉舌侧黏膜瓣　B. 下颌前牙区医（左）患助（右）体位：患者头部位于正中；术者位于患者 12 点位，通过骨膜剥离子牵拉唇侧黏膜瓣；助手位于患者 3 点位，牵拉舌侧黏膜瓣

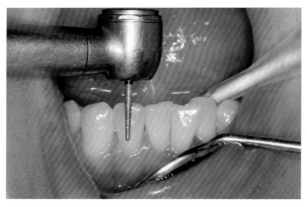

图 2-1-33 下颌前牙区术者的视野（唇面观）

拟 C2 缺失，可见钻针平分近远中邻牙外形高点间距

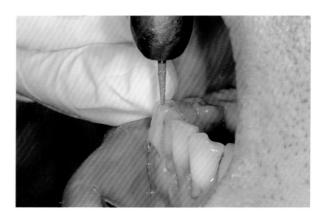

图 2-1-34 下颌前牙区术者的视野（侧面观）

拟 C2 缺失，可见钻针从近远中邻牙切端连线穿出

在进行种植手术的关键步骤，如定点、指示杆检查或种植体植入时，为了获得更好的观察视野，术者可略微前倾身体，调整患者的头位，尽量从正颊侧进行观察。从正颊侧确认钻针位置良好后，保持手机不动，此时术者可变换体位，从患者正前方检查钻针是否在中央窝连线上，从而在三维角度准确把握植入位点。

（2）纠正：临床医师在通过指示杆检查发现定点偏远中后，此时通常存在两种情况：一是定点偏远中较少，与理想的植入位点存在部分重叠；二是定点偏远中较多，与理想的植入位点无重叠（图2-1-35）。**那么遇到上述情况时应如何进行纠正呢？**

1）定点偏远中，与理想的植入位点存在部分重叠（图2-1-36）：可采用具有侧向切割能力的钻针（如球钻、侧向切割钻）向近中扩展已备洞形，以调整定点位置（图2-1-37）。笔者在此提出"矫枉过正"的观点，即在采用该方法纠正定点偏斜时，可稍向近中过度扩展，使已备洞形由圆形变成一个近远中向的椭圆形（图2-1-38），此时椭圆中心应与理想种植体位点的中心重叠，从而使下一级钻针进入时获得大小相当的近远中阻力，避免钻针向原来定点位置偏斜。紧接着换用下一级扩孔钻，在椭圆中心按正确的轴向继续扩孔。扩孔后，需采用相应直径的指示杆检查方向和位置（图2-1-39）。此时如没有合适直径的指示杆，则可用相应直径的钻针代替指示杆来指示方向。

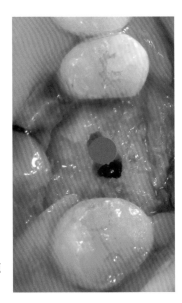

图2-1-35 初步定点与理想定点无重叠

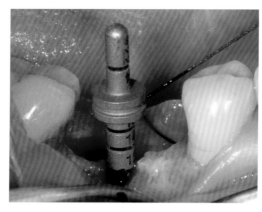

图 2-1-36　指示杆指示定点偏远中

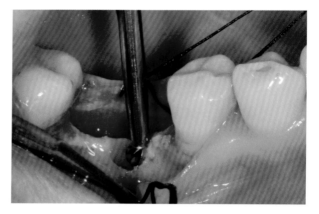

图 2-1-37　使用小球钻将已备洞形向近中扩展

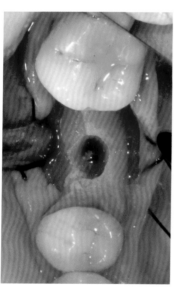

图 2-1-38　已备洞形向近中过矫正后形成近远中向的椭圆形，椭圆中心点与理想植入位点一致

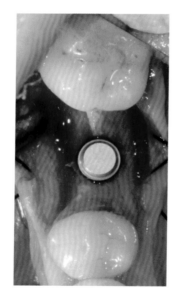

图 2-1-39　再次预备后，指示杆显示植入位点位于缺牙间隙正中

　　2）定点偏远中较多，与理想的植入窝洞无重叠：当从𬌗方观察定点与理想的植入位点没有重叠时（图 2-1-40），则需使用球钻在理想位置重新定点（图 2-1-41），再次检查定点位置是否理想。待确认定点位置正确后，再进行逐级备洞，建议在完成每一钻针预备后，均采用对应直径的指示杆检查轴向是否良好（图 2-1-42），最终将种植体植入于理想位点（图 2-1-43）。

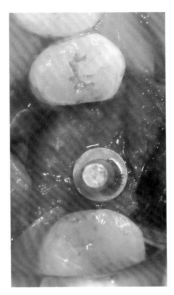 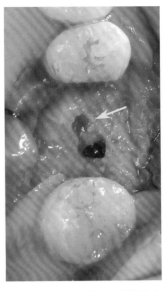

图 2-1-40 定点偏远中较多，与理想种植位点无重叠　　图 2-1-41 重新在理想位点（黄色箭头示）进行定点

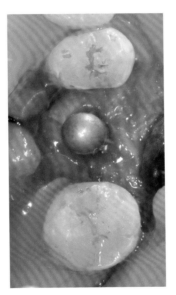 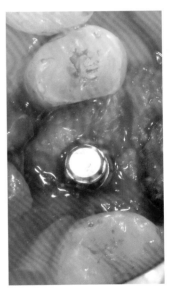

图 2-1-42 指示杆检查轴向　　图 2-1-43 最终种植体的位置较理想

2. 定点偏颊侧 / 舌侧　在临床过程中，除了易出现定点偏远中的问题之外，还常存在定点偏颊侧或舌侧的情况。患者 B2 17 缺失，CBCT 示骨宽度较宽，骨高度欠佳，且上颌窦内存在炎症，如行上颌窦底提升术，术后效果不可预期，因此医师 B2 为避免行上颌窦底提升术，计划植入直径 6.0mm、长度 5.7mm（即 Φ 6.0mm×L 5.7mm）的种植体，不行骨增量手术（图 2-1-44）。

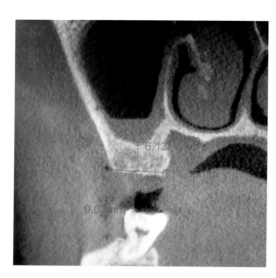

图 2-1-44　患者缺牙位点 CBCT（冠状面观）

　　然而，医师 B2 在术中进行种植窝洞预备并植入种植体后（**图 2-1-45**），发现种植体颊侧螺纹存在暴露（**图 2-1-46，图 2-1-47**），与术前分析明显不一致。**为什么会出现这样的问题呢？** 医师 B2 仔细分析原因后，发现术中翻瓣时未将腭侧瓣完全翻开，从而错误估计了腭侧骨边缘的位置，导致定点偏向颊侧，最终造成种植体颊侧螺纹暴露。

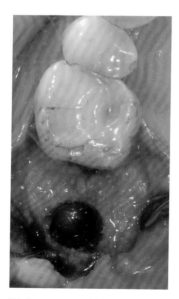

图 2-1-45　种植窝洞预备后（殆面观）

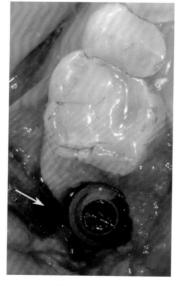

图 2-1-46　植入种植体后发现颊侧螺纹暴露（殆面观）（黄色箭头示）

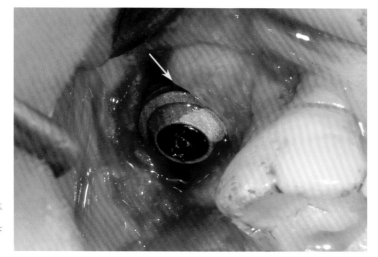

图 2-1-47　植入种植体后发现螺纹暴露（黄色箭头示）（颊侧观）

在出现上述问题后，医师 B2 随即采用窦底提升基台作为大直径愈合基台（图 2-1-48），在颊侧填入骨替代材料，通过大直径愈合基台对成骨空间进行支撑，以促进颊侧成骨（图 2-1-49）。通过术后 CBCT 可见种植体较术前设计明显偏颊侧（图 2-1-50，图 2-1-51）。

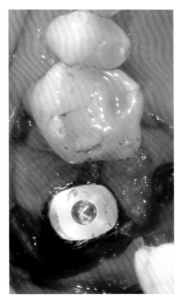
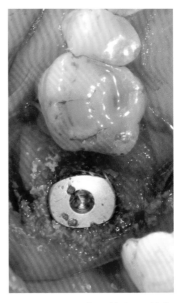

图 2-1-48　就位窦底提升基台　　　图 2-1-49　术区填入骨替代材料

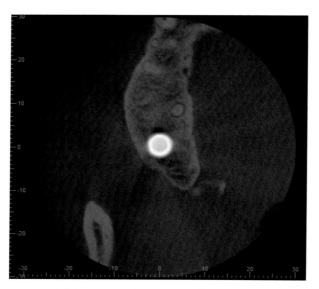

图 2-1-50　术后 CBCT（水平面观）

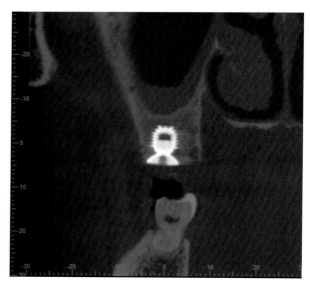

图 2-1-51　术后 CBCT（冠状面观）

前文中已提及患者 A2 出现定点偏颊侧的主要原因，在于术中腭侧黏骨膜瓣未充分剥离牵拉，导致腭侧骨壁暴露不完全，造成医师 B2 错误判断了腭侧骨壁的位置。**对于这类问题，应该如何避免呢？**

首先，翻瓣时应完整暴露术区颊舌（腭）侧骨壁，而对于需要进行骨增量手术的病例，翻瓣时应充分暴露骨缺损区，以利于骨增量手术的进行。

其次，可采用 3-0 丝线对舌腭侧黏骨膜瓣进行牵拉，充分暴露术区（图 2-1-52）。另外，术前应在 CBCT 上寻找术区的参考标记点作为术中颊舌（腭）向定点的参考点（图 2-1-53）。一般可选择牙槽嵴顶、颊侧骨边缘以及舌腭侧骨边缘作为参考点，且在术中翻瓣后应确认参考点已充分暴露（图 2-1-54）。

最后，在术中定点前可通过球钻先感受颊舌（腭）侧骨边缘，再在理想位点进行定点。

四、定深

在前述内容中，笔者已详细讲述了确定种植位点及轴向的规范操作，在确定种植位点的三维位置时，除了需确定种植位点的近远中、颊舌向之外，种植位点在垂直向上的深度确定同样至关重要。

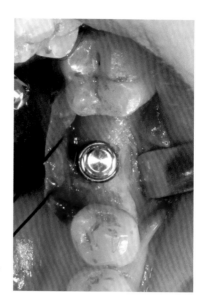

图 2-1-52　利用丝线牵拉舌侧黏骨膜瓣，充分暴露术区

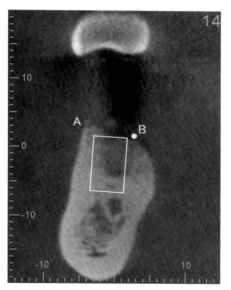

图 2-1-53　术前 CBCT 分析判断牙槽嵴颊舌侧骨边缘，以作为定点参考

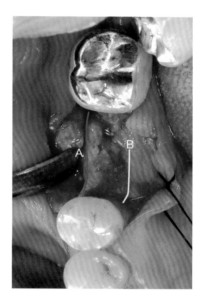

图 2-1-54　术中确认牙槽嵴颊舌侧骨边缘已充分暴露

线条 A 为颊侧骨边缘、线条 B 为舌侧骨边缘

（一）如何定深

1. 考虑因素　术前设计时应充分考虑缺牙区可利用骨高度、种植体长度、种植体与邻近重要解剖结构（如下颌管）的安全距离（≥2mm）、垂直修复距离是否足够等因素。

2. 在术前设计及术中操作确定植入深度时，常遇到以下两种情况：

（1）垂直修复距离良好：备孔通常等于种植体长度；不同种植系统要求的种植体植入深度不同，如 Anthogyr 为骨下 0.5mm，Astra 为平齐骨面，Bicon 为骨下 1~3mm，Nobel 为骨下 0~1mm，Straumann BL/BLT 为骨下 0~1mm，Wego 为平齐骨面。如计划平齐骨面植入 Straumann 10mm 长度的骨水平种植体，定深时建议预备至 11mm（即较术前设计深度多预备 1mm），其目的在于：

1）转针在高速旋转过程中，难以清晰辨识 10mm 的刻度线，如果刻意追求 10mm，术者需要花费较多的时间，且易影响术者对轴向等其他关键信息的判断，造成轴向误差。

2）术区骨面时常呈不规则的形态，导致术中从牙槽骨一侧观察时钻针已预备至 10mm，而从另一侧观察时可能不到 10mm，从而造成种植体一侧螺纹暴露。

3）可为后期的骨皮质成型、攻丝操作提供宽容度。在临床手术中，术者有时难以确定是进行全程攻丝还是半程攻丝，如全程攻丝可能导致种植体的初期稳定性较差，而半程攻丝则可能导致种植体卡在中途难以就位。当多预备 1mm 之后，术者可在骨质较硬时大胆地选择 10mm 攻丝，这样即使当种植体植入至术前设计深度而初期稳定性较差时，术者仍可通过进一步旋入种植体，利用根方没有攻丝的 1mm 骨质改善种植体的初期稳定性。

4）预备至 11mm，可在种植体植入时为术者提供一定的宽容度，术者可根据术中的实际情况选择平齐骨面植入种植体，或者将种植体深埋 1mm，而如果只预备至 10mm 时则难以对种植体进行深埋操作。

（2）垂直修复距离不足（图 2-1-55）：此时可考虑术中适当将种植体深埋以获得足够垂直修复距离，但应注意避让下颌管等重要解剖结构，同时应避免过度深埋种植体，避免后期修复时出现临床牙冠过长、冠根比过大的问题。此时的备孔深度应等于种植体长度加上计划深埋的距离，如计划植入 Straumann 10mm 长度的骨水平种植体，预计深埋 2mm，定深时则应预备至钻针的 12mm 刻度。

（二）操作方法

1. 定深器械　种植系统工具盒内对应的先锋钻。

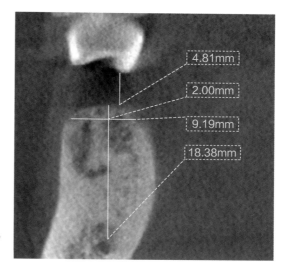

图 2-1-55 术前分析，拟深埋植入种植体

2. 观察要点 除了定点与定轴向时所需观察的是否平分邻牙外形高点间的缺隙、是否位于前后邻牙的中央窝连线上之外，还需从正颊侧观察钻针的预备深度，此时应充分牵拉颊侧黏膜瓣，避免影响术者观察钻针刻度（图 2-1-56）。

3. 深度检查 可使用指示杆对钻针预备深度进行检查。另外，此时仍需再次检查是否满足：①植入位点位于邻牙中央窝连线及近远中间隙中点处；②轴向指向对颌牙功能尖的功能斜面。

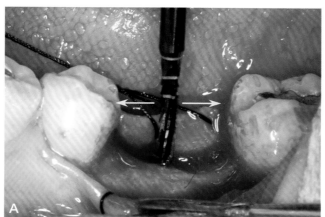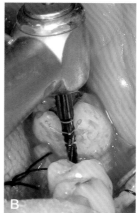

图 2-1-56 定深的观察要点

A. 由正颊侧观察是否平分邻牙外形高点间的缺隙以及钻针预备的深度 B. 由正前方观察是否位于前后邻牙的中央窝连线上

五、常见误差、原因分析及解决方法

尽管种植临床医师已掌握如何判断种植位点的轴向及深度是否正确的方法，但在临床操作过程中仍存在如下问题：

1. 深度不足　如图 2-1-57 和图 2-1-58 所示，患者 C2 缺牙区的牙槽嵴宽度稍窄，术前计划采用深埋种植体的方式植入 Φ 5.0×L 8.0mm 的种植体，避免颊侧种植体螺纹暴露，预计将种植体植入至骨下 3mm 的位置，因此计划备洞深度为 11mm，然而医师 C2 在完成定深、扩孔并植入种植体后，却发现种植体未达到计划的植入深度（图 2-1-59）。

造成上述情况的原因是什么呢？ 经过分析，一是医师 C2 对于牙槽骨骨质情况、工具盒钻针的刻度不熟悉，同时担心损伤下颌管，从而出现定深时深度不足的情况，这一情况多发生于临床经验不足的种植医师（图 2-1-60）；二是在采用指示杆检查时医师 C2 没有从正颊侧观察刻度，导致其无法准确观察钻针预备深度。因此定深后，术者须从正颊侧通过指示杆检查是否已达到术前设计深度。若未达到，则应使用先锋钻继续预备到术前设计深度。

同前述内容，在保证与重要解剖结构有足够安全距离的前提下，临床上可比术前设计深度多预备 1mm，以提供一定的宽容度。

2. 轴向偏近远中　患者 D2 36 缺失，缺牙区的丰满度良好（图 2-1-61），为相对较简单的常规单颗后牙种植手术病例。**医师 D2 在手术当中出现了什么问题呢？**

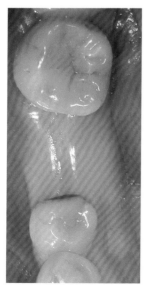

图 2-1-57　口内像（𬌗面观）

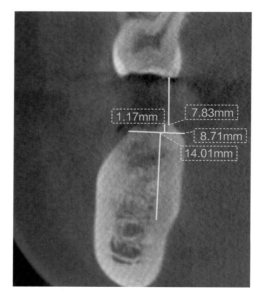

1.17mm　7.83mm
8.71mm
14.01mm

图 2-1-58　术前 CBCT（冠状面观）

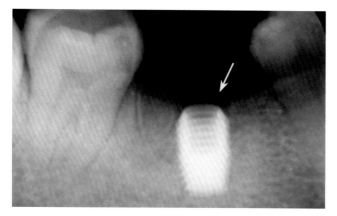

图 2-1-59　种植体未达到骨下 3mm（黄色箭头示）

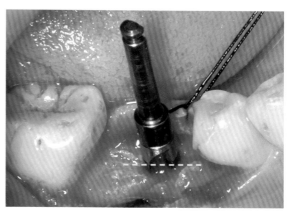

图 2-1-60　备孔未达到术前设计深度（黄色虚线示）

可以看到，医师 D2 在定深后发现了指示杆的轴向偏向远中（图 2-1-62），随后对种植窝洞轴向进行了一定程度的纠正，但再次插入指示杆后检查发现轴向仍然稍偏向远中（图 2-1-63），而医师 D2 未及时发现这一问题，继续扩孔，直至完成了种植体植入（图 2-1-64，图 2-1-65）。通过术后 CBCT 检查可见种植体冠方轴向偏远中（图 2-1-66）。

那么，**这种钻针近远中向的偏斜是一种个别现象吗？**

患者 E2 35 缺失，软硬组织条件较为良好，为难度级别较低的常规种植手术。首先由上级医师按照手术标准流程完成最初定位，放入指示杆，确定定点及轴向正确，此时可见指示杆位于近远中邻牙中央窝连线上，且颊舌侧均留有足够距离（图 2-1-67~ 图 2-1-72）。

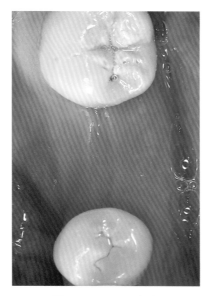

图 2-1-61　口内像

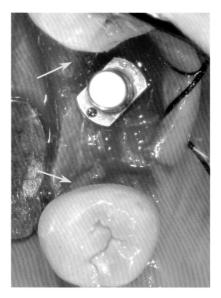

图 2-1-62　从正上方观察，邻牙近远中面暴露不一致（黄色箭头示）

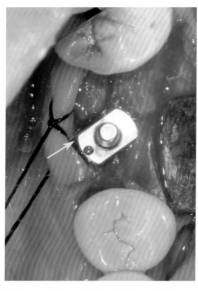

图 2-1-63　指示杆冠方偏远中
（黄色箭头示）

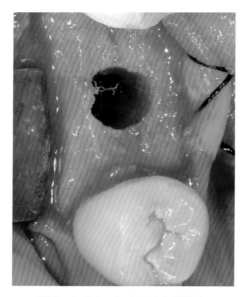

图 2-1-64　完成种植窝洞预备

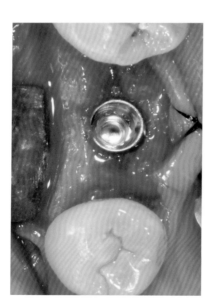

图 2-1-65　完成种植体植入

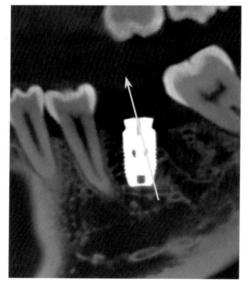

图 2-1-66　术后 CBCT 发现种植体冠方
轴向偏远中（黄色箭头指示理想轴向）

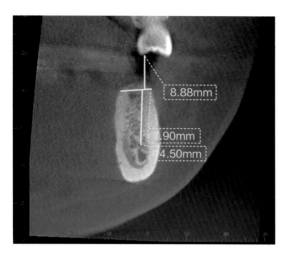

图 2-1-67　术前 CBCT（冠状面）

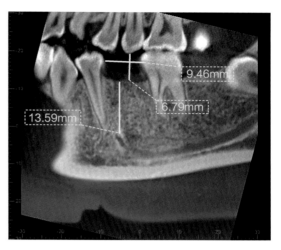

图 2-1-68　术前 CBCT（矢状面）

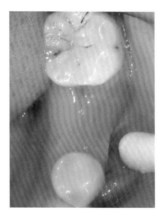

图 2-1-69　缺牙区口内像
（殆面观）

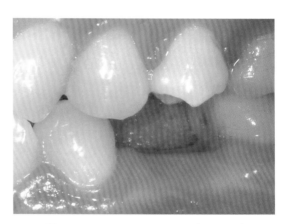

图 2-1-70　缺牙区口内像（颊面观）

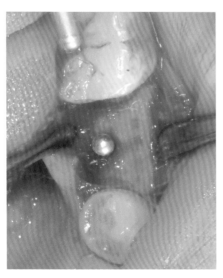

图 2-1-71　φ2.2 指示杆检查轴向

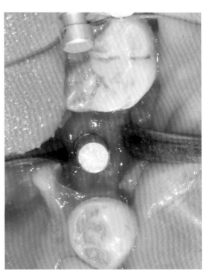

图 2-1-72　φ2.8 指示杆检查轴向

随后，医师 E2 继续进行种植窝洞预备，指示杆方向情况如下（**图 2-1-73，图 2-1-74**）。不难看出，此时指示杆冠方偏向远中，根方偏向近中，说明医师 E2 在进一步备孔过程中出现了轴向的偏差。

时常发生上述轴向偏斜的原因是什么呢？ 经过分析，具体如下：

（1）术者手持钻针不稳，且常将注意力完全集中在备孔的刻度，而忽略了钻针与邻牙外形高点之间的距离，没有准确控制钻针位于缺牙间隙的角平分线上，从而导致钻针出现近、远中向偏斜。另外，笔者再次强调充分牵拉黏膜瓣及口角的重要性，如牵拉不充分易影响术者对于术区及邻牙的观察，最终可能导致钻针轴向的偏斜。

在预备过程中需要观察以下方面：

1）钻针与骨面接触点至邻牙近远中外形高点的距离，从而避免定点的偏差。

2）钻针长轴和近远中邻牙外形高点的距离，从而避免种植体轴向的近远中偏斜。

3）钻针长轴颊舌向位于近远中邻牙中央窝连线上：在观察完上述两个观察要点后，采用"手不动人动"的方式，即手保持钻针位置、轴向不动，术者变换体位由正前方观察，从而避免种植体轴向的颊舌向偏斜。

4）钻孔深度常常为术前计划植入深度 +1mm，从而为种植体的植入提供一定宽容度。

（2）备洞时术者习惯性采用手腕的转动带动手机运动，导致钻针以手腕为中心作弧线运动，其往骨内越深种植体冠方就越靠近远中。因此在上下提拉钻针的过程中，应采用软支点，保持手腕不动，通过整个前臂的上下运动带动钻针沿其预定的长轴方向做上下提拉动作（**图 2-1-75~图2-1-77**）。

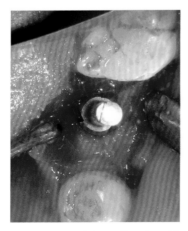

图 2-1-73 扩孔后指示杆示钻针冠方偏远中（𬌗面观）

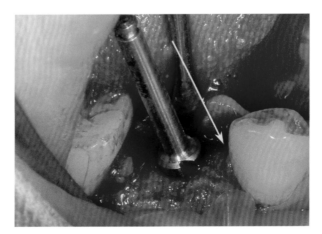

图 2-1-74 扩孔后钻针示钻针冠方偏远中，根方偏近中（颊面观）

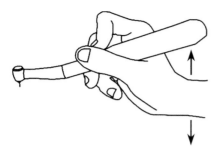

图 2-1-75　手肘上下提拉，实现钻针沿长轴方向做上下运动

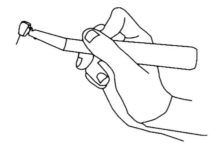

图 2-1-76　手腕向上

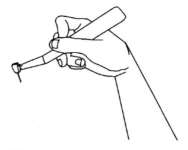

图 2-1-77　手腕向下，造成以手腕为中心的弧形运动

下面笔者介绍种植手机的三种握持方法：

1）执笔式：执笔式是种植手术中最常见的握持方法，适用于大部分种植手术（图 2-1-78）。

2）示指非接触执笔式：将示指翘起以减少手腕转动，更有利于保持机头上下提拉（图 2-1-79）。

3）反执式：大拇指在上，其余手指在下，常用于 3 区后牙（图 2-1-80）。

4）掌握式：类似于持针器的掌握式，手掌握住手机柄，通过示指控制手机运动，常用于穿颧手术，有利于避让唇颊部肌肉（图 2-1-81）。

（3）体位：备孔时，由于没有位于正确的观察位置，导致视线方向的偏斜，使肉眼所见与实际的轴向出现偏差。如医师在操作过程中，能从正确的角度观察，则能帮助其及时进行方向的矫正（详见本章第一节"三、定点和定轴向"）。

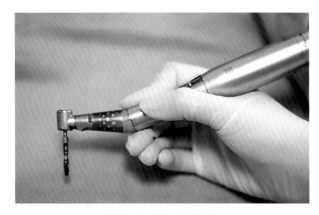

图 2-1-78　执笔式

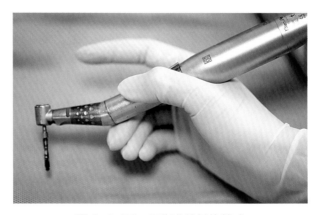

图 2-1-79　示指非接触执笔式

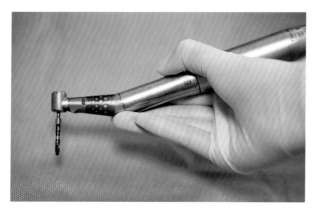

图 2-1-80 反执式

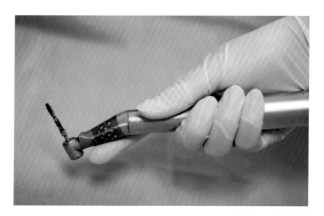

图 2-1-81 掌握式

此外，在钻针预备至计划深度并就位指示杆检测其深度和轴向后，如此时患者开口度较小，无法从正颊侧进行观察，则应从指示杆的正上方进行观察，若两邻牙的近远中面暴露不一致，则可判断钻针轴向存在一定偏斜。

3. 偏颊舌侧 在视野更为狭窄的后牙区时，医师常常更多地考虑如何牵拉口角、变换体位，以保证视线处于正确的角度，从而使钻针位于理想的近远中位置，而忽略钻针在颊舌向上的偏斜（**图 2-1-82，图 2-1-83**）。

因此，部分医师在完成备孔后从𬌗面观察，时常发现定点略偏舌侧，且种植窝洞轴向冠方偏舌侧，根方偏颊侧，指示杆指向对颌牙功能尖舌侧。如**图 2-1-84** 和**图 2-1-85** 所示，医师忽略了对钻针颊舌向的检查，造成种植窝洞轴向冠方偏舌侧。因此，医师在术中应从多个角度进行观察，从正颊侧确认钻针近远中向位置良好后，保持手机不动，通过变换体位，从患者前方进行校正，确认钻针在邻牙中央窝连线上，以免顾此失彼，从而达到三维方向上的精准植入。

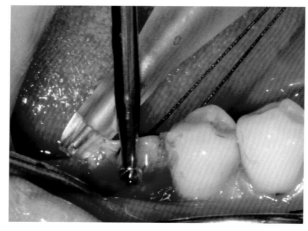

图 2-1-82 钻针近远中位置正确

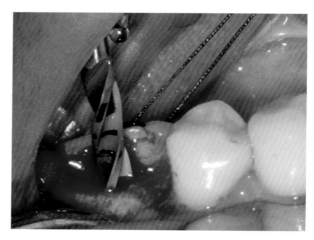

图 2-1-83 钻针近远中位置正确

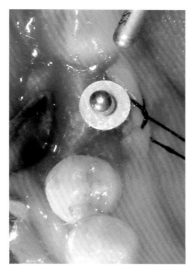
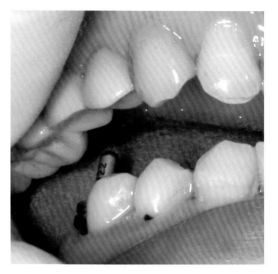

图 2-1-84　定点略偏舌侧　　　　　图 2-1-85　指示杆冠方偏舌侧

　　另外，在种植窝洞预备过程中，时常出现钻针受到邻牙阻挡的情况（图 2-1-86）。此时，部分临床医师常错误地通过颊舌向倾斜手机以躲避邻牙的阻挡，这一错误操作会造成钻针轴向的偏斜，**那么正确避让邻牙阻挡的方法是怎样的呢？** 根据不同情况做以下处理：

　　（1）如患者张口度尚可，可以用工具盒中的长钻针或者延长杆进行避让，同时可旋转手机至缺牙间隙以避开邻牙（图 2-1-87，图 2-1-88）。

　　（2）如患者张口度有限，由于对颌牙的阻挡，长钻针无法进入。此时可采用长、短钻针配合使用的方法，首先采用短钻针预备至邻牙阻挡时，随后更换长钻针，调整角度将长钻针插入已预备的窝洞中，再继续扩孔，同时可旋转机头至缺牙间隙以避开邻牙。

① 扫描二维码
② 下载 APP
③ 注册登录
④ 观看视频

视频 6　旋转机头避开邻牙阻挡

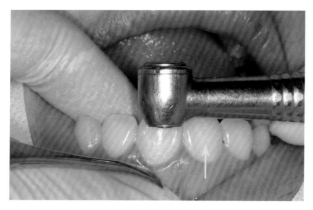

图 2-1-86　手机受到邻牙的阻挡

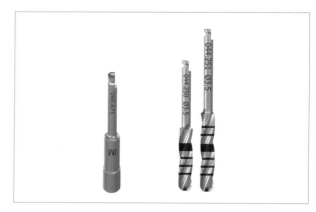

图 2-1-87　延长杆、长短钻针

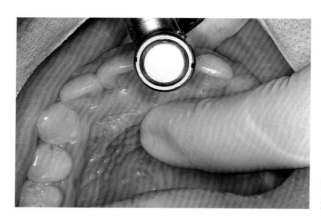

图 2-1-88　旋转手机
避开邻牙阻挡

　　当出现轴向的偏差时，可参考前文所述的方法进行改向。即采用具有尖端切割能力的钻头（如先锋钻或第一级扩孔钻）按理想的方向备孔，进行改向，即对种植窝洞的轴向进行修正（图 2-1-89~图 2-1-91）。需要指出的是，在应用钻针进行改向前，应确保钻针位于正确的轴向上，以避免轴向出现进一步偏斜的情况。

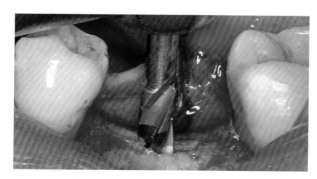

图 2-1-89　口内像（正颊侧观）

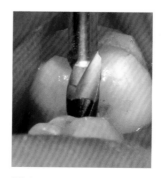

图 2-1-90　口内像（近远中观）

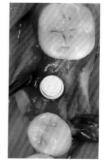

图 2-1-91　口内像（殆面观）

经过前面详细的介绍，相信读者已充分了解了单颗后牙种植手术的切口设计、翻瓣、定点以及定深的操作要点。但是在实际的临床工作中常常遇到这样的病例，患者缺牙区的牙槽嵴不平整，呈近远中向或颊舌（腭）向的斜坡状。**对于这样的病例在手术时可能会出现哪些问题呢？又该如何解决呢？**

首先来看这一病例中种植医师F2遇到了怎样的问题。患者F2 26缺失，CBCT显示牙槽骨宽度足够，但嵴顶呈颊侧高、腭侧低的斜坡状（图2-1-92），窦嵴距不足，计划植入种植体同期行经牙槽嵴顶入路的上颌窦底提升术（图2-1-93）。图2-1-94为术中植入种植体后的口内情况，图2-1-95和图2-1-96为术后CBCT影像，可以看到种植体的轴向较术前设计明显偏颊侧，致使术者在术中进行了额外的颊侧植骨。这是什么原因造成的呢？

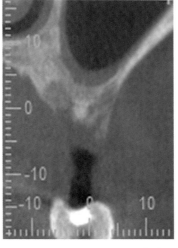

图2-1-92 CBCT示牙槽嵴顶呈颊腭向的斜坡状（冠状面观）

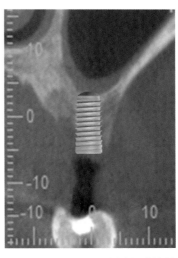

图2-1-93 术前计划的种植体位置

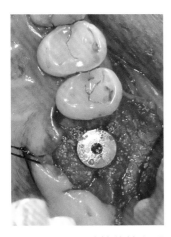

图2-1-94 种植体植入后口内像

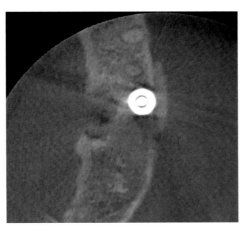

图2-1-95 术后CBCT（水平面）

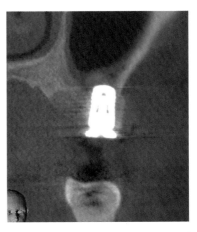

图2-1-96 术后CBCT（冠状面）

尽管医师 F2 在术前已发现术区牙槽嵴呈斜坡状，在术前进行种植体三维位置设计时，计划定点位于斜坡上，同时轴向对准对颌牙 36 颊尖的舌斜面。然而在手术中由于腭侧翻瓣范围不足，且腭侧骨壁边缘不明显，该医师未能判断清楚颊、腭侧牙槽骨真正的边缘，定点时定在了牙槽嵴最高点，而非牙槽嵴的斜坡上，故未能将术前设计的理想种植体位置准确转移到手术当中。

那么如何才能在术中做到心中有数，并将术前设计成功转移到术中？ 我们来看下一个病例。患者 G2 26 缺失，术前 CBCT 显示牙槽骨宽度、高度均足够，牙槽骨呈近远中向、颊腭向的斜坡状，计划常规植入种植体（图 2-1-97~ 图 2-1-99）。

术前医师 G2 进行了详细的术前分析，包括在理想位点进行了虚拟种植体位置设计，以及在术前 CBCT 中确定了术中翻瓣和定点的参考点（图 2-1-100）。医师 G2 充分翻瓣后成功的找到 A、B 两点，然而仍然出现了定点向远中颊侧偏斜的情况（图 2-1-101）。

医师 G2 术后认真分析原因发现，术区牙槽骨在近远中向、颊舌向均呈斜坡状，在定点时钻针存在向远中、颊侧偏斜的趋势。因此术中尽管进行了充分翻瓣并确定好了参考标志点，但由于术中定点时未加力抵抗这一趋势，造成了定点的位置偏向远中及颊侧。

在了解了翻瓣、定点可能出现的问题后，**对于牙槽嵴不平的病例在定深时应该注意什么呢？** 我们再来看另一个病例。患者 H2 46 缺失，垂直修复距离足够，CBCT 显示牙槽骨宽度足够，但嵴顶牙槽骨不平整，舌侧牙槽骨板高于颊侧约 1.5mm（图 2-1-102~ 图 2-1-105），术前设计的种植体位置如图 2-1-106 和图 2-1-107 所示，并计划常规植入种植体。**医师 H2 的种植体位置设计有什么问题吗？**

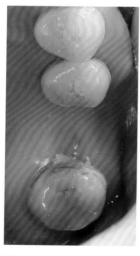

图 2-1-97 口内像可见缺牙区丰满度良好

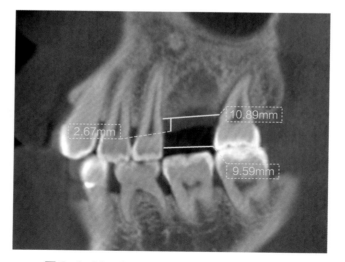

图 2-1-98 CBCT 示牙槽骨不平（矢状面观）

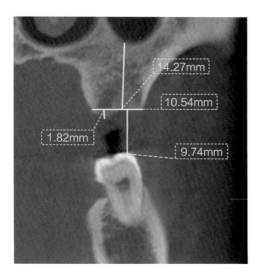

图 2-1-99 CBCT 示腭侧牙槽骨高于颊侧牙槽骨（冠状面观）

14.27mm

10.54mm

1.82mm

9.74mm

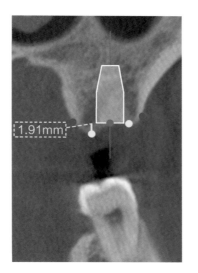

图 2-1-100 CBCT 示术前种植体位置设计（冠状面观）

1.91mm

蓝点为翻瓣应充分暴露的颊腭侧骨边缘，黄色 A、B 点分别为牙槽嵴顶的颊腭侧骨高点，计划在两点之间的红点处作为种植体的理想定点位置

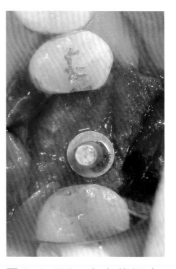

图 2-1-101 定点偏远中、颊侧

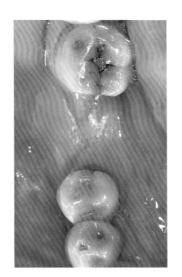

图 2-1-102 口内像

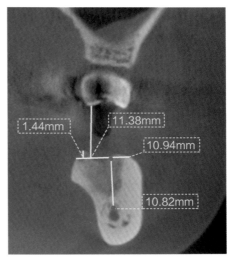

图 2-1-103 CBCT（冠状面观）

1.44mm

11.38mm

10.94mm

10.82mm

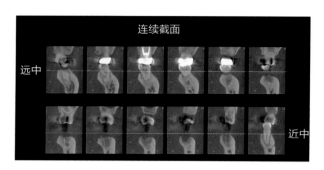

图 2-1-104　CBCT 冠状面连续截图

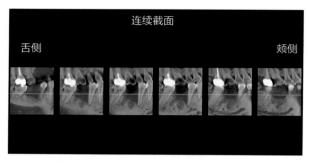

图 2-1-105　CBCT 矢状面连续截图

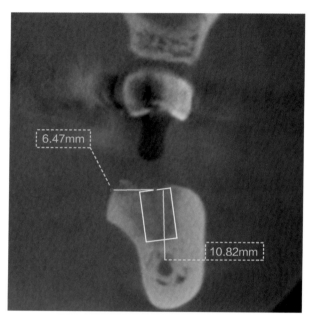

图 2-1-106　CBCT 示虚拟种植体位置（冠状面观）

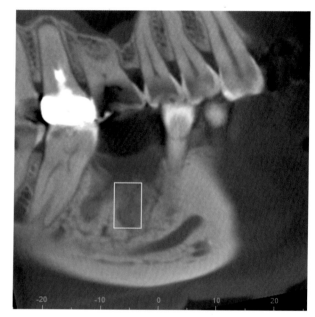

图 2-1-107　CBCT 示虚拟种植体位置（矢状面观）

　　医师 H2 为了避免骨增量手术而选择深埋种植体，使种植体肩台平齐于 CBCT 矢状面上的颊侧骨缘。如按照现有的计划深埋种植体，会造成种植体位于理想龈缘下方太多，可能导致未来修复体临床牙冠过长或者穿龈位置太深、不利于清洁维护等问题。**那么正确的种植体位置应该是怎样的呢？** 此时应该对骨缺损的形态进行分析，缺牙区的牙槽骨在近远中向上为近中高、中间低、远中高，而颊舌向上为舌侧高、中间低、颊侧低于舌侧。此时应将种植体平齐于舌侧骨边缘摆放，对于种植体而言，这是一个有利型的骨缺损，成骨效果可预期，因此不必过度迁就颊侧骨高度而深埋种植体（图 2-1-108），增加不必要的风险。

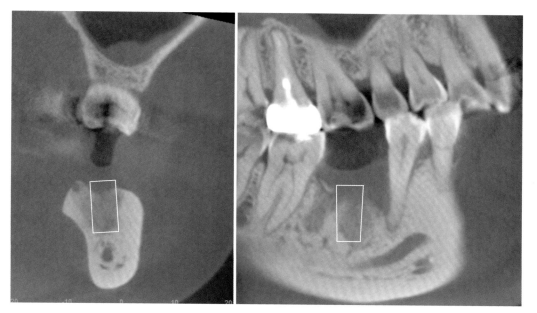

图 2-1-108　修正后种植体的三维位置

因此术中医师 H2 按照上级医师的指正，将种植体植入理想的深度（图 2-1-109），并在种植体周植入骨替代材料（图 2-1-110），术后 CBCT 显示种植体的深度与术前设计一致（图 2-1-111，图 2-1-112）。

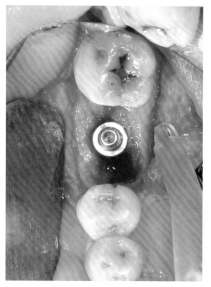

图 2-1-109　术中种植体的位置

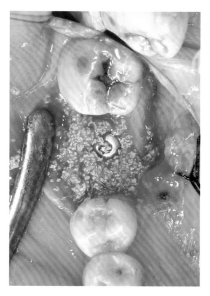

图 2-1-110　植入骨替代材料

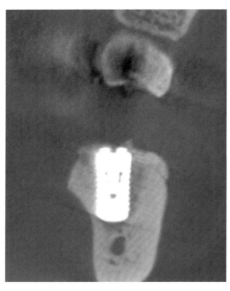
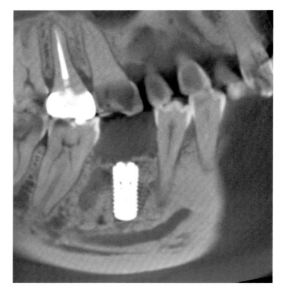

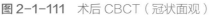
图 2-1-111　术后 CBCT（冠状面观）　　　　图 2-1-112　术后 CBCT（矢状面观）

综上所述，对于牙槽嵴呈斜坡的病例，手术时除了要注意常规翻瓣、定点、定深的要点外，还需注意以下方面：

1. 翻瓣应充分暴露术区真正的牙槽骨边缘。

2. 在术前设计好种植体的理想位点，选择适宜的参考标志点。

3. 在定点时注意抵抗牙槽嵴不平整带来的不利影响。

4. 在设计种植体的植入深度时，应充分分析缺牙区牙槽骨的形态，结合垂直距离是否足够、理想的龈缘位置等，合理设计种植体的深度。

六、逐级扩孔、颈部成型和攻丝

（一）常规预备方法

在完成定点、定向及定深，并使用指示杆确认深度和轴向正确后，使用扩孔钻按照术前设计深度和轴向扩孔，在高速备孔时应使用生理盐水对钻针及种植窝洞进行冷却，避免骨灼伤。建议每次用扩孔钻完成扩孔后均应采用指示杆检查深度和轴向，确认无误后再用下一级扩孔钻备孔，直至预备到最后一级扩孔钻。部分种植体系统还需继续完成颈部成型和攻丝。

（二）常用种植系统预备方法介绍

1. Straumann 骨水平种植体　患者I2 36 缺失，缺牙区丰满度尚可，CBCT 显示牙槽骨高度尚可，宽度欠佳，计划植入 1 颗 Straumann 骨水平 Φ4.8×L 10.0mm 种植体（**图 2-1-113**，**图 2-1-114**）。具体操作过程如**图 2-1-115** 所示。

（1）依次使用 1.4mm、2.3mm 小球钻定点。

（2）2.2mm 先锋钻定深，并用 2.2mm 指示杆检查扩孔后的位置和轴向。

（3）3.1mm 球钻扩大窝洞后 2.8mm 钻针扩孔，并用 2.8mm 指示杆检查扩孔后的位置和轴向。

（4）2.8/3.3mm 骨皮质成型钻扩大窝洞后 3.5mm 钻针扩孔，并用 3.5mm 指示杆检查扩孔后的位置和轴向。

（5）3.5/4.1mm 骨皮质成型钻扩大窝洞后 4.2mm 钻针扩孔，并用 4.2mm 指示杆检查扩孔后的位置和轴向。

（6）颈部成型及攻丝：颈部成型主要通过术前 CBCT 分析植入位点是否存在骨皮质，如存在骨皮质则通常需要进行颈部成型。而攻丝除了通过术前 CBCT 分析外，主要通过手感。对于骨质密度较高的牙槽骨，在扩孔时即可感受到较为明显的阻力，而密度较低的牙槽骨，扩孔时阻力相对较小。对于攻丝也是一样的，在攻丝时可以通过手拧攻丝钻，若阻力较小或无阻力代表骨质松软，则不需继续攻丝；若手拧攻丝钻遇到明显阻力代表骨质密度高，需要换用扳手全程攻丝。笔者建议，Ⅰ、Ⅱ类骨需要进行全程颈部成型和攻丝，Ⅲ、Ⅳ类骨酌情进行颈部成型或者半程攻丝。

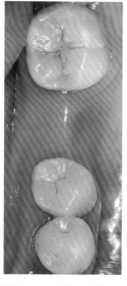

图 2-1-113　术前口内像

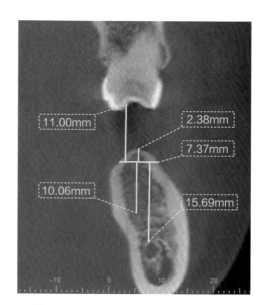

图 2-1-114　术前 CBCT（冠状面观）

111

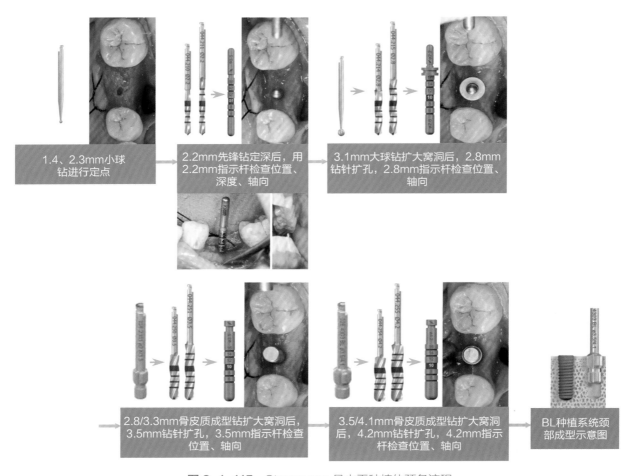

图 2-1-115　Straumann 骨水平种植体预备流程

2. Straumann BLT　BLT 与 BL 扩孔的程序基本相同，但由于其根形种植体的设计与柱形的 BL 不同，故钻针的尖端、攻丝的方案与 BL 有所不同。笔者用下一个病例来详细展示 BLT 种植体的扩孔程序。患者 J2 45 缺失，缺牙区丰满度良好，术前 CBCT 显示牙槽骨高度、宽度均足够，计划植入 BLT Φ4.8mm×L 10.0mm 的种植体一枚（图 2-1-116，图 2-1-117）。**该病例手术中定点、定深、逐级扩孔的过程是怎样的呢？** 操作流程如**图 2-1-118** 所示。

（1）球钻定点，同 BL。

（2）2.2mm 先锋钻定深，并用 2.2mm 指示杆检查扩孔后的位置和轴向。

（3）2.8mm 钻针扩孔，并用 2.8mm 指示杆检查扩孔后的位置和轴向。

（4）3.5mm 钻针扩孔，并用 3.5mm 指示杆检查扩孔后的位置和轴向。

（5）4.2mm 钻针扩孔，并用 4.2mm 指示杆检查扩孔后的位置和轴向。

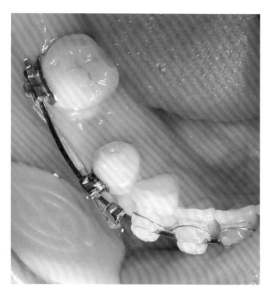

图 2-1-116　术前口内像

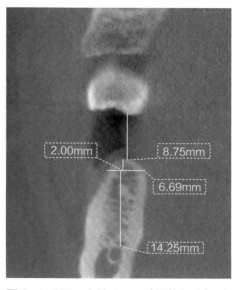

图 2-1-117　术前 CBCT（冠状面观），虚拟植入种植体 BLT Φ4.8mm×L 10.0mm

（6）厂家给出 BLT 种植体系统的颈部成型同 BL，术者需要根据术前 CBCT 以及术中扩孔时的手感判断是否需要颈部成型和攻丝。图 2-1-119 为厂家建议的扩孔程序，笔者建议严格按照厂家建议进行攻丝。

3. Nobel CC　患者 K2 46 缺失，缺牙区唇侧丰满度欠佳，术前 CBCT 显示牙槽骨高度足够，宽度不足，计划植入 Nobel CC Φ5.0mm×L 10.0mm 的种植体一枚，并计划在颊侧骨缺损处进行少量植骨（图 2-1-120，图 2-1-121）。具体操作过程如图 2-1-122 所示。

（1）2.0mm 先锋钻定点、定深，并用 5.0mm 直径（蓝色）的方向指示杆中 2.0mm 直径的一端插入检查位置、轴向，可以看见蓝色圆圈颊侧骨量较少，指示同术前设计，当完成 5.0mm 直径种植体植入后，颊侧边缘骨较薄，可能需要少量植骨。

（2）3.5mm 钻针扩孔，并用 3.5mm 直径（紫色）的方向指示杆检查扩孔后的位置和轴向。

（3）4.3mm 钻针扩孔，并用 4.3mm 直径（黄色）的方向指示杆检查扩孔后的位置和轴向。

（4）5.0mm 钻针扩孔，再次用 5.0mm 直径（蓝色）的方向指示杆，但用较粗一端插入检查扩孔后的位置和轴向。

（5）术者需要根据术前 CBCT 以及术中扩孔时的手感，判断是否需要颈部成型和攻丝，本病例中用 5.0mm 攻丝锥形钻进行全程攻丝。

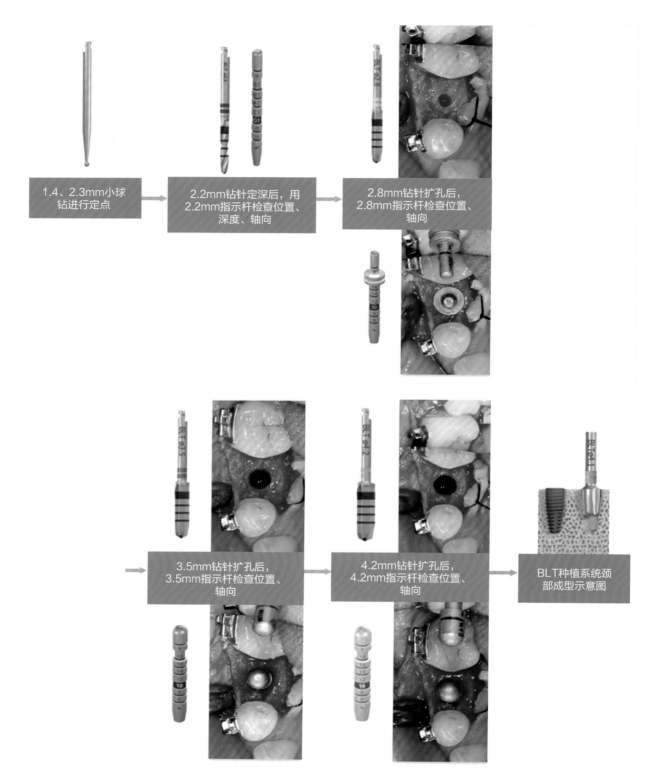

1.4、2.3mm小球钻进行定点

2.2mm钻针定深后，用2.2mm指示杆检查位置、深度、轴向

2.8mm钻针扩孔后，2.8mm指示杆检查位置、轴向

3.5mm钻针扩孔后，3.5mm指示杆检查位置、轴向

4.2mm钻针扩孔后，4.2mm指示杆检查位置、轴向

BLT种植系统颈部成型示意图

图 2-1-118　Straumann BLT 种植体预备流程

① 扫描二维码
② 下载 APP
③ 注册登录
④ 观看视频

视频 7　BLT 种植体预备和植入

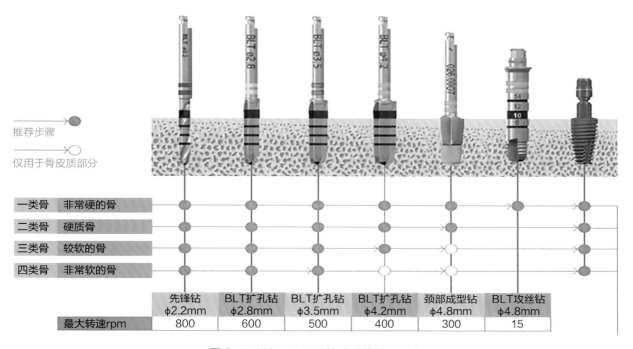

图 2-1-119　BLT 种植体系统扩孔程序

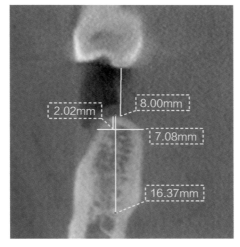

图 2-1-120　术前 CBCT（冠状面观）

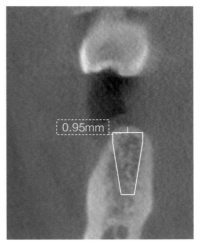

图 2-1-121　术前 CBCT（冠状面观），虚拟植入种植体 CC Φ 5.0mm× L 10.0mm

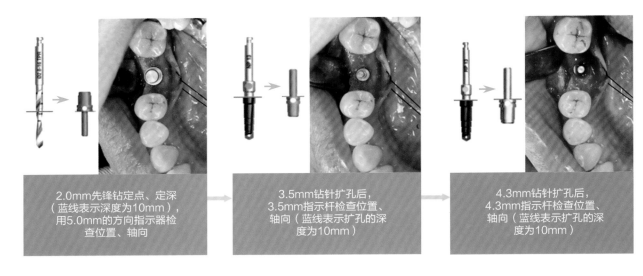

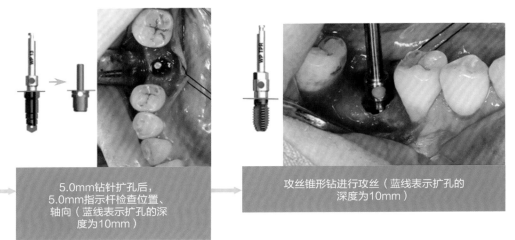

图 2-1-122 Nobel CC 种植体预备流程

图 2-1-123 为厂家建议的扩孔程序。该种植体系统采用不同的颜色代表不同直径的种植钻针，临床上应根据种植体直径进行选择。

4. Astra 笔者用接下来的病例详细阐述 Astra 种植体系统的扩孔程序。患者 L2 16 缺失，缺牙区丰满度良好，术前 CBCT 显示牙槽骨高度、宽度均良好，计划植入 Astra Φ5.0mm×L 9.0mm 的种植体一枚（图 2-1-124，图 2-1-125）。该病例手术中定点、定深、逐级扩孔的过程如下：

（1）球钻定点。

（2）2.0mm 先锋钻定深，并用 2.0mm 指示杆检查扩孔后的位置、深度和轴向（图 2-1-126）。

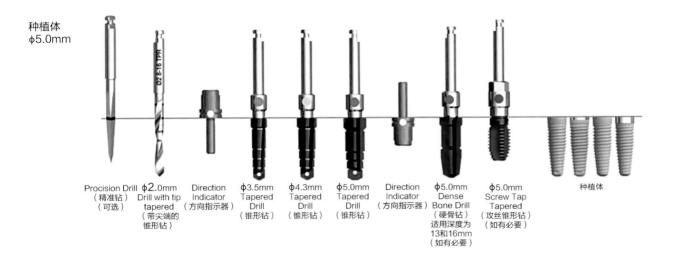

种植体
φ5.0mm

Procision Drill（精准钻）（可选） | φ2.0mm Drill with tip tapered（带尖端的锥形钻） | Direction Indicator（方向指示器） | φ3.5mm Tapered Drill（锥形钻） | φ4.3mm Tapered Drill（锥形钻） | φ5.0mm Tapered Drill（锥形钻） | Direction Indicator（方向指示器） | φ5.0mm Dense Bone Drill（硬骨钻）适用深度为13和16mm（如有必要） | φ5.0mm Screw Tap Tapered（攻丝锥形钻）（如有必要） | 种植体

图 2-1-123　直径 5.0mm 种植体的扩孔程序

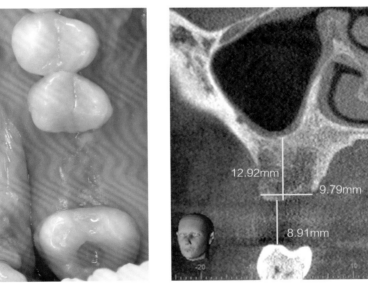

图 2-1-124　术前口内像　　图 2-1-125　术前 CBCT（冠状面观）

　　（3）3.2mm、3.7mm、4.2mm、4.7mm 钻针依次扩孔，在扩孔中可以用引导钻（3.2/3.7、3.7/4.2、4.2/4.7）引导下一个钻针的进入，每次扩孔后用对应指示杆检查扩孔后的位置和轴向（图 2-1-127）。需要注意的是，不同密度的牙槽骨扩孔方案有所不同，本病例采用的是标准备孔方案。假设当骨质较软时，4.7mm 钻针应仅预备皮质骨部分（图 2-1-128），而当骨质较硬时，在4.7mm 钻针之后应使用 4.85mm 钻针继续预备至全长后，再植入种植体（图 2-1-129）。

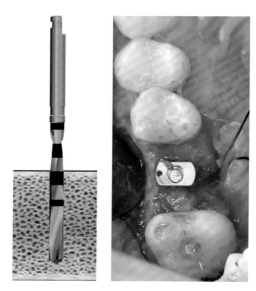

图 2-1-126 2.0mm 先锋钻定深，2.0mm 指示杆检查深度、轴向

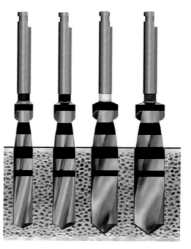
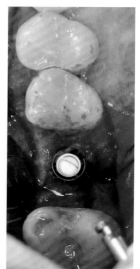

麻花钻 3.2　麻花钻 3.7　麻花钻 4.2　麻花钻 4.7

图 2-1-127 3.2mm → 4.7mm 钻针逐级扩孔，分别用指示杆检查位置、轴向

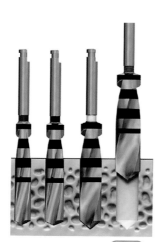

麻花钻 3.2　麻花钻 3.7　麻花钻 4.2　麻花钻 4.7

图 2-1-128 骨质较软的扩孔方案

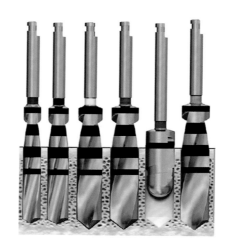

麻花钻 3.2　麻花钻 3.7　麻花钻 4.2　麻花钻 4.7　皮质硬骨钻 4.7/5.0　麻花钻 4.85

图 2-1-129 骨质较硬的扩孔方案

（三）常见误差、原因分析及解决方法

逐级备洞过程中可能出现近远中向、颊舌向的偏斜，原因及解决技巧与本节前述内容相同。

七、种植体植入

（一）种植体植入流程及注意事项

在完成逐级扩孔、颈部成型及攻丝后，即可进行种植体的植入，具体流程及注意事项如下：

1. 在备洞完成后，应避免唾液污染种植窝洞。

2. 由护士拆开种植体外部包装并置于手术台后，医师即可拆开种植体内包装，将种植体连接器卡入携带体或者用种植体螺丝刀直接连接种植体。注意应确保种植体与连接器的稳定连接，保持种植体向上，避免松脱滑落，并保证种植体不要接触任何物体。

3. 植入时应以慢速（20~50rpm）采用机用植入或手动植入的方式进行植入。植入过程中应对抗牙槽骨产生的阻力以保证种植体按照预想角度植入。一般机用植入扭矩设定为35N·cm左右，不同种植系统要求的最大植入扭矩有所不同，植入时不能超过最大扭矩。具体植入深度应参照术前设计。

4. 植入后可以利用携带体或者种植体螺丝刀确定种植体是否达到理想位置和角度。如果存在少量偏差可通过旋出部分或全部种植体，在调整方向后重新植入。

5. 最后取下种植体携带体，选择合适的愈合基台或覆盖螺丝进行埋入式或非埋入式愈合。在旋入愈合基台或覆盖螺丝前可使用生理盐水冲洗种植体内部，避免血凝块等影响其就位。

（二）种植体封闭

1. 埋入式愈合

（1）适用范围：笔者较多选择种植体初期稳定性较差，存在牙周炎病史、吸烟史，已行骨增量手术或二期手术需要进行软组织增量的患者等。

（2）优点：种植体发生骨结合的过程中不易受外界干扰。

（3）上部结构选择：覆盖螺丝或者最低高度的愈合基台。

2. 非埋入式愈合

（1）适用范围：笔者较多选择初期稳定性良好，无牙周炎病史且不吸烟，未行骨增量手术的

患者。

（2）优点：可避免二期手术，减少患者不适。

（3）上部结构选择：根据术区黏膜厚度、种植体植入深度选择高度及直径适宜的愈合基台。

（三）常见问题、原因分析及解决方法

是否在进行了准确的定向、定深及逐级扩孔后，即可进行准确的种植体植入呢？实际上，在临床过程中，仍可能存在以下问题：

1. 植入过程中种植体轴向偏斜　医师M2按照标准流程预备完种植窝洞，完成备孔最后一钻后，用指示杆检查位置和轴向均是正确的，然而在植入过程中却出现了种植体轴向的偏斜（图2-1-130~图2-1-137）。

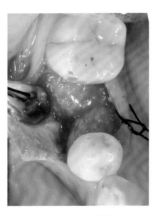

图2-1-130　翻瓣暴露术区

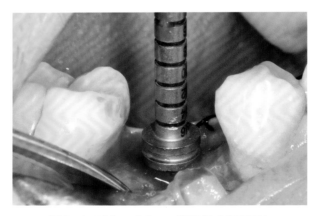

图2-1-131　φ2.2mm指示杆（颊面观）

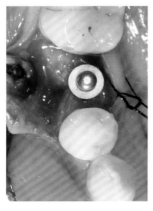

图2-1-132　φ2.2mm
指示杆（𬌗面观）

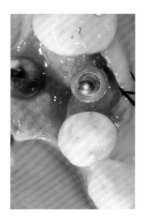

图2-1-133　φ2.8mm
指示杆（𬌗面观）

术后医师 M2 在分析出现上述问题的原因时，发现在备洞过程中尽管对钻针的位置和轴向控制良好，但是在植入种植体时将注意力集中于种植体植入的深度，而忽略了种植体受到较大的近中骨阻力而向远中偏移，最终导致了种植体轴向的偏斜。

再看另一个病例。患者 N2 拔牙 3 个月后就诊，CBCT 示 36 区牙槽窝存在疏松骨小梁，拔牙窝愈合基本完成，但缺牙区舌侧骨密度明显高于颊侧。常规翻瓣后，医师 N2 检查确认术区颊舌侧均存在牙槽骨。紧接着医师 N2 进行了常规种植窝洞预备，见指示杆位于后牙中央窝连线上，位置理想。然而，最终种植体植入后，种植体冠方明显偏向颊侧（图 2-1-138~图 2-1-143），这是什么原因造成的呢？

通过术前分析可见缺牙区颊舌侧骨壁密度差异较大，术中较硬的舌侧骨壁会将钻针及种植体向硬度低的颊侧推挤，如果在预备及植入过程中未主动对抗这一阻力，则可能导致钻针向颊侧偏斜，甚至导致最终种植体整体轴向的偏斜。这一情况在下颌后牙区、上颌前牙区的即刻种植及早期种植中较为常见。

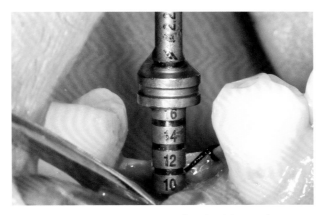

图 2-1-134　φ2.8mm 指示杆（颊面观）

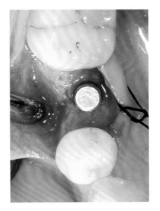

图 2-1-135　φ3.5mm 指示杆（𬌗面观）

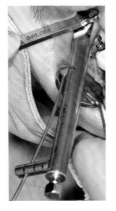

图 2-1-136　种植体初期稳定性良好

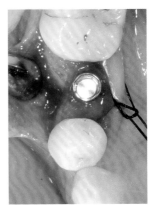

图 2-1-137　种植体偏远中

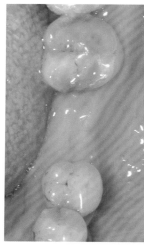

图 2-1-138 口内像（𬌗面观）

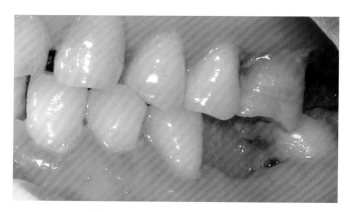

图 2-1-139 口内像（颊侧观）

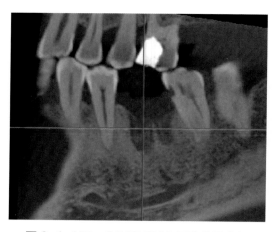

图 2-1-140 CBCT 示 36 区疏松骨小梁

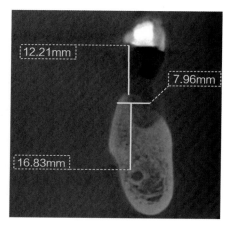

图 2-1-141 CBCT 示颊舌侧骨密度不同

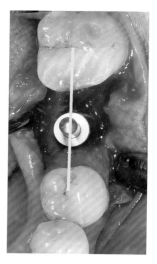

图 2-1-142 定位理想

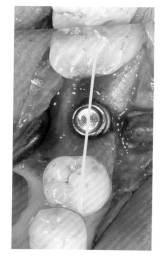

图 2-1-143 种植体冠方偏颊侧

那么在预备过程中应如何避免以上问题呢？首先，整个手术过程中均应在正确的体位和角度下进行观察，同时需要注意钻针或种植体的位置、深度和轴向；其次，植入过程中应当注意对抗来自骨密度较高一侧的阻力，以保证种植体沿正确的轴向植入。

若在种植体植入过程中发现种植体轴向已出现偏斜，可利用种植体本身的自攻性以及种植体与备洞骨床之间的大小差异，通过外力矫正种植体植入的轴向（图2-1-144~图2-1-148）。但如果是在种植体完全植入后才发现轴向偏斜，应该如何进行纠正呢？此时部分临床医师常采取旋出种植体后重新植入的方式，但是否必须将种植体完全旋出呢？笔者建议此时应在种植体旋出的过程中同时向种植体轴向偏斜的反方向加力，利用"矫枉过正"的理念，观察通过反方向加力后的种植体轴向是否与偏斜时的轴向形成一三角形，理想的轴向是在加力后轴向和偏斜轴向的角平分线（图2-1-149）。

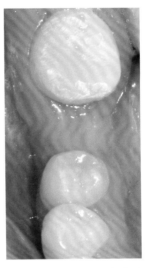 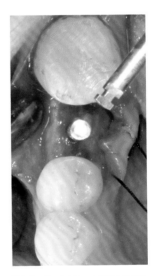

图2-1-144　口内像（殆面观）　　图2-1-145　定深后轴向尚可

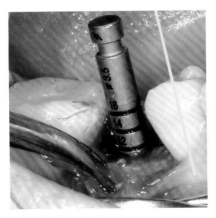 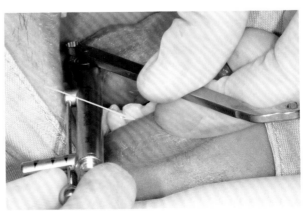

图2-1-146　4.2mm 指示杆显示轴向偏远中　　图2-1-147　采用扭矩扳手改向，黄色箭头示正确的加力方向

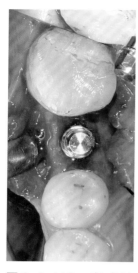

图 2-1-148 完成种植体植入

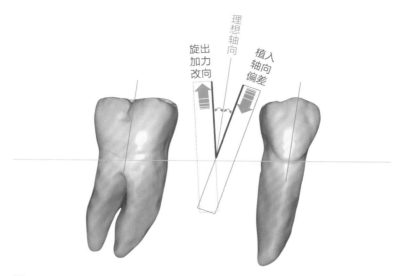

图 2-1-149 旋出过程中理想的轴向是加力后轴向和偏斜轴向的角平分线

如满足这一要求，则不需要继续旋出种植体，而可通过外力矫正完成种植体轴向的调整；如术区骨质致密，难以通过反向施力进行轴向调整时，则应旋出种植体，对种植窝洞轴向进行少量调整后重新植入种植体。

2. 种植体无法植入至术前设计深度 不同的种植体系统在植入时均已设置最大扭矩，在临床植入种植体时不可超过该扭矩值，否则可能引起过度骨挤压，导致骨坏死，甚至出现携带体折断的情况。

患者 O2 36 缺失，术中按照手术流程进行了切开、翻瓣、逐级备洞，然而尽管钻针已预备至术前设计深度，但在植入种植体时却发现种植体无法植入至术前设计深度（图 2-1-150~ 图 2-1-154）。这是什么原因引起的呢？

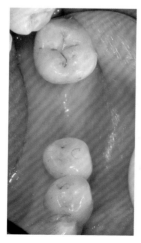

图 2-1-150 口内像（𬌗面观）

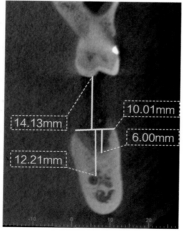

图 2-1-151 CBCT 示牙槽骨上段密度较低（冠状面观）

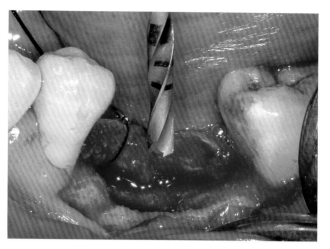

图 2-1-152　逐级备洞

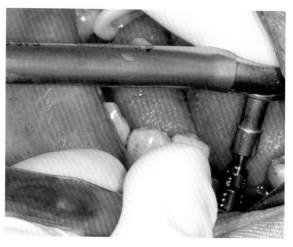

图 2-1-153　未攻丝，直接植入种植体

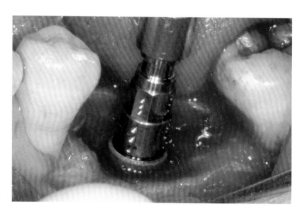

图 2-1-154　种植体卡顿

　　该患者虽然牙槽骨上端的密度较低，但是根方牙槽骨的密度较高，属于较硬的 I、II 类牙槽骨，医师 O2 为获得良好的初期稳定性而未严格按照标准备洞流程进行攻丝，种植体植入时受到较大的骨阻力而无法准确植入至术前设计深度。

　　当临床中遇到上述情况时应该如何取出种植体呢？大多数种植体系统（如 Nobel，Astra 等）可以直接采用机用 / 手用种植体螺丝刀反旋种植体，从而取出种植体，但部分种植体系统相对特殊，如本病例中所用的 Straumann 骨水平种植体及 Bicon 种植体。Straumann 骨水平种植系统由于独特的携带体设计，不能直接用机用 / 手用适配器将种植体反旋出来，此时可采用固定扳手辅助固定携带体以旋出种植体或者改用 BLT 种植体的携带体旋出种植体，待重新攻丝后再次植入种植体至术前设计深度（图 2-1-155~ 图 2-1-157）。

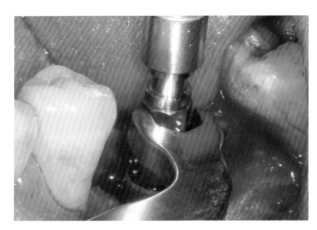

图 2-1-155 六角扳手反旋出种植体

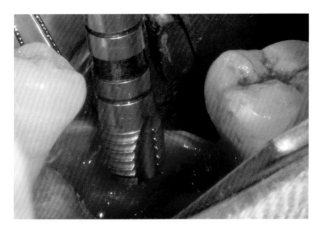

图 2-1-156 攻丝

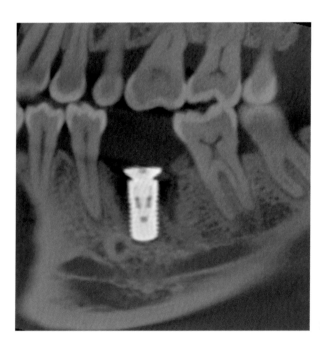

图 2-1-157 术后 CBCT 示种植体植入深度良好

Bicon 种植系统钻针直径与种植体直径相同，没有级差，种植体无明显初期稳定性，植入时如无法植入至术前设计深度，可能原因有以下方面：

1）Bicon 系统采用慢速备孔，备孔过程中同时具有切削和挤压骨壁的作用，当钻针取出时，骨头会有回弹的现象。

2）就位器未能正确就位，或者就位种植体时种植体与种植窝洞形成一定角度。

3）预备深度不足。

若为原因一，常建议使用最后一个钻针至少备孔两次，对于较致密的骨组织需要备孔三次；若为原因二，调整就位器 / 种植体方向即可；若为原因三，则需采用种植体植入取出器（与就位器相比，种植体植入取出器和种植体内连接密合度更好），通过敲击或者嘱患者咬合的方式，使种植体植入取出器和种植体紧密连接，随后拔出种植体植入取出器，此时种植体即被一同取出，重新预备至要求深度。

3. 种植体初期稳定性不佳 临床中也可能碰到植入后种植体初期稳定性不佳，甚至完全没有初期稳定性的情况。下面来看这个病例，患者 P2 26 缺失，术中切开、翻瓣后，医师 P2 进行了定点、定深，通过直径 2.2mm 的指示杆检查时发现轴向偏远中，之后利用下一级扩孔钻进行了改向，再次通过直径 2.8mm 指示杆进行检查时发现种植窝洞轴向良好，然而在逐级预备至 4.2mm 扩孔钻后，指示杆检查却发现轴向再次偏向远中（图 2-1-158~ 图 2-1-163 ）。

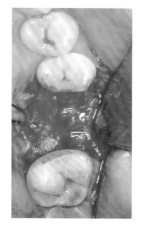

图 2-1-158 翻瓣暴露术区

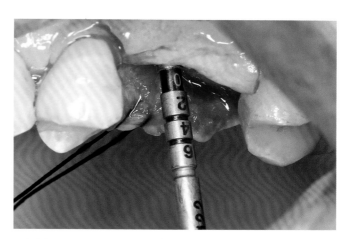

图 2-1-159 φ2.2mm 指示杆示轴向偏远中（颊面观）

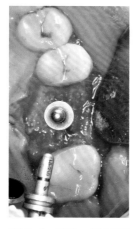

图 2-1-160 纠正后φ2.8mm 指 示 杆 示 轴向良好（殆面观）

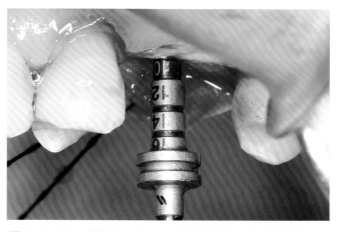

图 2-1-161 纠正后 φ2.8mm 指示杆示轴向良好（颊侧观）

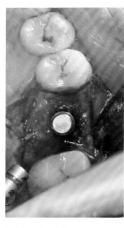

图 2-1-162　φ3.5mm 指示杆示轴向良好（骀面观）

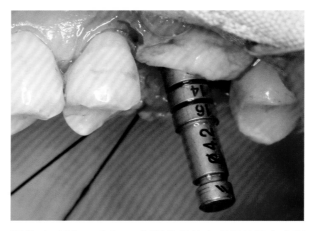

图 2-1-163　φ4.2mm 指示杆示轴向明显偏远中（颊面观）

医师 P2 术后分析原因发现，由于反复改向造成种植窝洞过大，指示杆无法固位并准确指示轴向（图 2-1-163）。经过反复改向纠正，尽管最后植入轴向正确，种植体植入后却与种植窝洞存在间隙，无初期稳定性（图 2-1-164）。

当临床中出现上述情况时，该如何解决呢？ 如果种植体的初期稳定性可以达到 10~15N·cm，一般认为不会影响种植体的骨结合。若种植体完全没有初期稳定性，甚至在种植窝洞内发生旋转、左右摆动，可考虑更换同一系统更大直径的种植体，或者征得患者同意后换成其他系统的大直径种植体（图 2-1-165）。

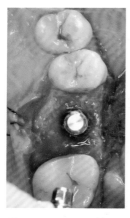

图 2-1-164　植入 4.8mm 种植体，检查示种植体与种植窝洞存在间隙，术中检查无初期稳定性

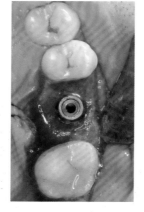

图 2-1-165　更换直径 5.0mm 的种植体

八、缝合

在完成了种植体植入后，需要根据种植体封闭方式的不同选择是否需要进行创口关闭，埋入式愈合的病例中应如何进行创口关闭呢？在单颗后牙缺失的种植病例中应选择何种缝合术式呢？

1. **缝合要求** 将黏骨膜瓣准确对位，关闭创口。

2. **间断缝合** 间断缝合为最基本的缝合方式，较多用于后牙常规种植中（图 2-1-166）。

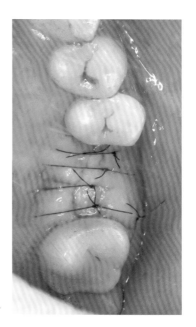

图 2-1-166　间断缝合

医疗机构名称：_____

检查人员：_____ 检查日期：_____

检查要求	落实标准	检查结果
麻醉	1. 表面麻醉 2. 上颌后牙　局部浸润麻醉 3. 下颌后牙　下牙槽神经阻滞麻醉、局部浸润麻醉	☐ ☐ ☐
切口设计、翻瓣	1. 正确切口设计 2. 12 号刀片（弯刀片）进行手术切口 3. 完整翻开黏骨膜瓣 4. 牵拉黏骨膜瓣，充分暴露颊舌侧骨壁	☐ ☐ ☐ ☐
定点	1. 医患助体位正确 2. 小球钻 / 先锋钻定点 3. 指示杆检查定点位置是否正确 4. 定点误差，正确纠正定点位置 5. 纠正后采用指示杆确认定点正确	☐ ☐ ☐ ☐ ☐
定深	1. 正确握持手机 2. 先锋钻定深，达到术前设计深度 3. 指示杆检查深度、轴向 4. 深度不足，进一步加深 5. 轴向偏斜，正确纠正轴向 6. 纠正后采用指示杆确认轴向正确	☐ ☐ ☐ ☐ ☐ ☐
逐级扩孔	1. 严格按照备孔程序逐级扩孔 2. 每一级扩孔钻后，采用指示杆检查轴向、深度	☐ ☐
颈部成型、攻丝	1. 根据骨质情况正确进行颈部成型 2. 根据骨质情况正确进行攻丝	☐ ☐
种植体植入	1. 慢速手机植入或手动植入 2. 确认种植体位置、轴向、深度合适 3. 检查种植体初期稳定性	☐ ☐ ☐
种植体封闭	1. 正确选择埋入式愈合或非埋入式愈合 2. 选择直径、高度正确的愈合基台	☐ ☐
缝合	1. 选择正确缝合方法，对位缝合 2. 检查伤口有无渗血等	☐ ☐

2

第二章

单颗后牙缺失种植的规范化治疗清单

在种植体完成骨结合后，对于采用覆盖螺丝进行埋入式愈合或口内检查示愈合基台未暴露或部分暴露的病例，需行二期手术成形软组织，使种植体周形成健康稳定的牙龈袖口，进而为下一步取模修复奠定良好的软组织基础。是否所有患者等到既定的时间均可顺利进行后续的步骤？如何进行二期手术的术前评估？不同术式的二期手术标准流程是怎样的呢？在本节中，笔者将结合临床病例向读者进行讲述。

一、二期手术术前评估

常规二期手术时机一般为一期种植术后 3 个月；若种植体植入同期进行了骨增量手术，则需等待 4~6 个月甚至更久。

那么除了骨愈合时间外，还需要对患者进行哪些检查从而辅助判断能否进行二期手术呢？患者 Q2 36 缺失，术前分析术区骨宽度及管嵴距足够（图 2-2-1），术中常规植入种植体，种植体三维位置理想（图 2-2-2~ 图 2-2-4）。

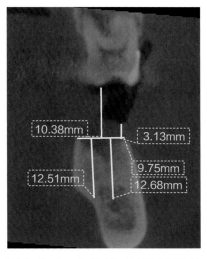

图 2-2-1 术前 CBCT 示 36 区骨宽度及管嵴距足够

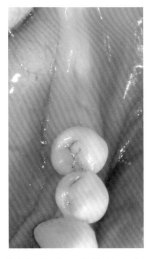

图 2-2-2 术前口内像（𬌗面观）

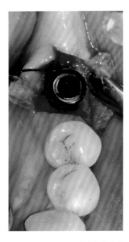
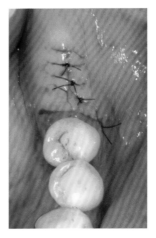

图2-2-3 种植体轴
向良好

图2-2-4 对位缝合，关
闭创口

那么在完成种植手术 3 个月后，该患者能否进行二期手术呢？ 医师 Q2 首先对其进行了口内检查（图 2-2-5），口内检查的内容通常包括以下方面：

（1）全口牙健康状况、口腔卫生状况。

（2）术区愈合基台是否暴露。

（3）软组织愈合情况：有无红肿、瘘管等炎症表现。

（4）术区颊侧丰满度情况。

（5）术区角化黏膜宽度是否足够，通常种植体颊舌侧角化黏膜宽度均应≥2mm 以抵抗局部炎症侵入，保证种植修复的长期使用。

（6）邻牙状况：有无龋病、牙周炎、根尖周炎等病变。

（7）邻牙有无倾斜：轻度倾斜者可通过少量调磨邻面进行解决，以保证合适的修复空间并形成面接触，减少食物嵌塞。

（8）预估对颌牙有无伸长、垂直修复距离是否足够：垂直修复距离为种植体植入至骨平面后与对颌牙功能尖的距离，包括基台的高度、穿龈高度及修复牙冠的厚度。其中为保证足够的粘接强度，基台高度至少需 5mm，同时目前所采用的种植系统需要有 1mm 的穿龈高度，而牙冠的厚度则取决于其材质，烤瓷冠需要 2mm 厚度，氧化锆全瓷冠至少需 0.7mm，因此一般建议垂直修复距离应达到 5mm+1mm+2mm=8mm。

这里笔者提供两种确认垂直修复距离的技巧：①CBCT 测量：测量对颌牙功能尖至牙槽嵴顶的距离是否≥8mm；②常用种植系统最高的愈合基台通常为 6~7mm：完成种植体植入后及二期手术时均可先就位相应系统最高的愈合基台，嘱患者缓慢闭口，此时可通过检查对颌牙与愈合基台的距离以评估修复空间是否足够。

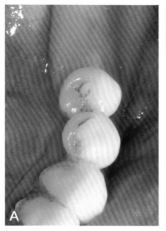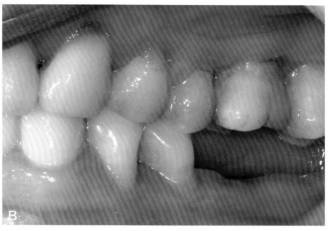

图 2-2-5 二期手术术前检查

A. 术区角化黏膜宽度恢复良好　B. 对颌牙无明显伸长

除口内检查外，二期手术术前笔者还常会对患者进行适当的影像学检查，以明确种植体在骨内的位置及骨结合状况等信息。目前种植常用的影像学评估主要有根尖片、全景片、CBCT（锥形束CT）三种方式，那么**它们分别可以为医师提供哪些信息呢？对于患者 Q2 的放射检查应该选用哪一种呢？**笔者对上述三种放射检查方式的优缺点及观察要点进行了总结，具体如**表 2-2-1**。

表 2-2-1　三种放射检查方式的对比

	根尖片	全景片	CBCT
优点	1. 价格便宜 2. 放射剂量低 3. 空间分辨率较高	1. 价格相对便宜 2. 放射剂量相对较低 3. 可显示上下颌骨、全口牙、上颌窦、鼻腔、下颌管等解剖结构	可获得颌骨、牙、上颌窦、下颌管等解剖结构及种植体周的三维信息
缺点	1. 二维图像 2. 拍摄范围局限	1. 二维图像 2. 变形、重叠较严重，失真率可达30%~45%	1. 价格高 2. 放射剂量相对较高 3. 金属伪影较大
观察要点	1. 骨结合与否　种植体周有无暗影，种植体与牙槽骨之间是否紧密结合 2. 种植体颈部有无骨吸收，局部有无透射影 3. 覆盖螺丝上方有无骨组织覆盖 4. 修复部件的就位检查 5. 邻牙情况　有无龋病、牙周膜间隙增宽、根尖暗影等		1. 种植位点、上颌窦底提升、植骨手术等术前评估 2. 大量植骨的成骨效果观察及种植体颊舌侧骨板厚度，建议种植体颊舌侧剩余骨板厚度≥1.5mm

由上表可知，对于患者 Q2 这类单颗位点理想的常规种植，种植体周骨量充足、未行骨增量手术，且口内检查牙龈愈合良好，在术后及二期手术术前医师可通过根尖片对术区进行复查（图 2-2-6~ 图 2-2-8 ）。

而对于下面这类情况时，患者 R2 口内存在重度牙周炎，口内多颗牙缺失，余留牙不同程度松动无法保留（图 2-2-9 ）。术中拔除口内松动的余留牙，上下颌各植入 6 颗植体后即刻负重。对于这类口内不同区域的多颗常规种植，位点理想，术中无特殊骨增量，且口内检查牙龈愈合良好无异常的情况，笔者在术后及二期手术术前常采用全景片进行复查（图 2-2-10，图 2-2-11 ），从而整体观察种植体的分布及位置关系。

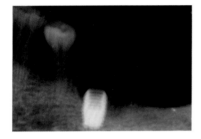

图 2-2-6 术后即刻

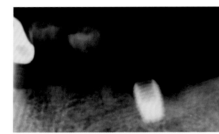

图 2-2-7 二期手术术前

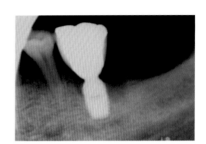

图 2-2-8 最终修复

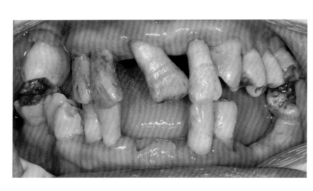

图 2-2-9 术前检查可见多颗牙缺失，余留牙不同程度松动无法保留

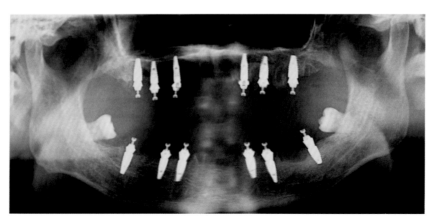

图 2-2-10 术后即刻全景片示种植体植入位点良好

患者 S2 16 缺失（图 2-2-12~ 图 2-2-14），窦嵴距最低处 2mm，术中行经嵴顶入路上颌窦底提升术，同期植入种植体。对于这类一期行上颌窦内或种植体周大量植骨的病例，术后及二期手术术前笔者均建议采用 CBCT 进行检查（图 2-2-15，图 2-2-16），从而三维分析种植体位置及种植体周成骨情况。此外，对于一期常规种植，二期口内检查时发现颊侧瘘管的情况，笔者亦建议采用 CBCT 检查以分析种植体周骨组织的吸收情况。

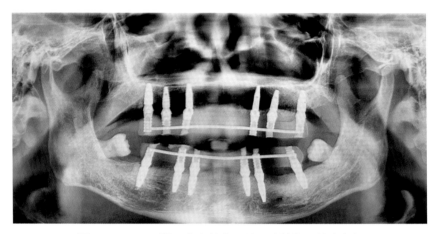

图 2-2-11　二期手术术前全景片示种植体骨结合良好

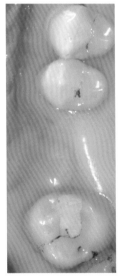

图 2-2-12　术前 16 缺牙区软组织愈合良好（𬌗面观）

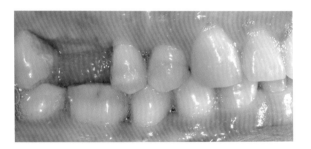

图 2-2-13　术前 16 修复空间尚可

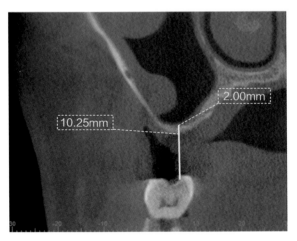

图 2-2-14　术前 CBCT 精确测量缺牙区骨量及修复空间

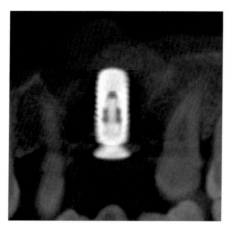
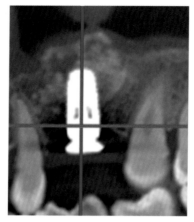

图 2-2-15 术后即刻 CBCT 示种植体周无低密度影像（矢状面观）

图 2-2-16 术后 6 个月 CBCT 示种植体周无低密度影像（矢状面观）

通过上述病例的展示，相信读者已对二期手术术前检查评估有了基本的认识，但在实际临床工作中，患者在二期手术复诊时通过上述检查时常会发现各种情况，如术区牙龈有瘘管、种植体周存在暗影、口腔卫生差等。**面对这些情况，患者能否进入二期手术流程？医师应该如何判断？**针对影像学检查、口内检查的各项评估，笔者给出如下处理建议（**图 2-2-17**）：

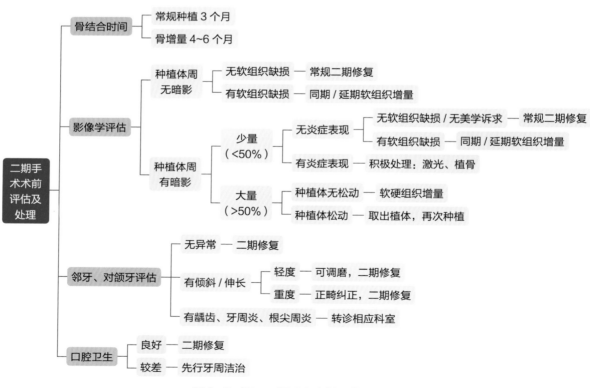

图 2-2-17 二期手术术前评估及处理

综上，笔者建议患者在满足以下条件时方可进入二期手术流程：

（1）无常规手术禁忌证，如高血压、心脏病等。

（2）一期手术愈合时间足够。

（3）口内检查：已治疗口腔内其他疾病（如邻牙的龋病、牙周炎等），软组织无红肿、溢脓等炎性表现且口腔卫生保持良好。

（4）影像学检查：种植体骨结合良好，邻牙无炎症改变。

二、二期手术术式

那么对于已满足二期手术条件的临床病例，是否均可采用相同的二期手术术式呢？由于各个病例间均存在差异，临床中应根据患者的不同情况选择合适的术式。这里笔者根据是否存在软硬组织的缺损及缺损程度，对进入二期手术流程的临床情况进行分类，并列出了对应的二期手术术式（图2-2-18）。

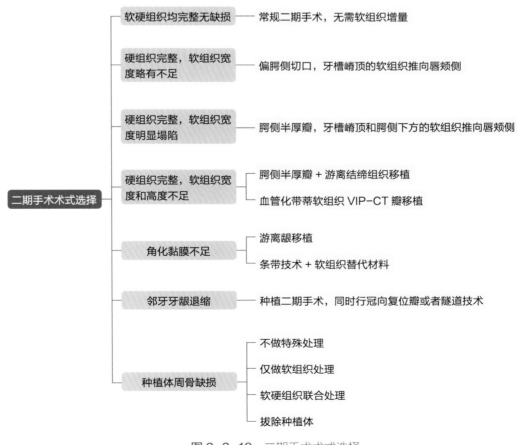

图 2-2-18　二期手术术式选择

临床中常采用的二期手术术式大体可分为 6 类，包括：①常规二期手术；②偏舌 / 腭侧切口；③U 形瓣卷入；④腭侧带蒂半厚瓣唇侧插入技术；⑤特殊软组织移植技术；⑥种植体周存在骨缺损的处理方式。**那么以上术式的具体操作方法是什么样的呢？**

1. 常规二期手术　患者 T2 46 种植体已植入 4 个月，口内检查示种植体周软组织健康，颊侧丰满度良好（图 2-2-19）；影像学检查示种植体颊、舌侧骨壁均完整且充足，无种植体周骨吸收影像（图 2-2-20），因此医师拟行 46 二期手术。

对于这类患者，应该选用哪种术式呢？　一般来说，如种植体颊舌侧硬组织厚度足够，颊侧软组织丰满度良好，无炎症表现且角化黏膜宽度足够的情况，可直接进行常规二期手术，具体操作如下：

（1）首先术区行局部浸润麻醉，在嵴顶正中行水平切口，近远中行邻牙龈沟内切口（若邻牙为修复体或有牙周病时应行龈乳头保护切口），翻瓣范围为暴露覆盖螺丝及周围约 2mm 区域（图 2-2-21）。

（2）取下覆盖螺丝：多数情况下，覆盖螺丝上方无多余骨组织，可直接旋下；若覆盖螺丝上方有多余骨组织，应用球钻在生理盐水冲洗下磨除多余骨组织。取下覆盖螺丝后再次观察确认种植体颈部有无多余骨组织、纤维包绕或骨吸收，若仍有多余骨组织应继续在生理盐水冲洗下磨除；若有纤维包绕亦应仔细清除；若有骨吸收应根据吸收量选择不予处理或进行相应的软硬组织增量，具体处理方式详见本节后文。

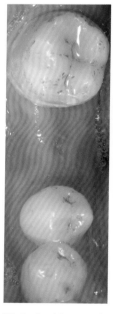 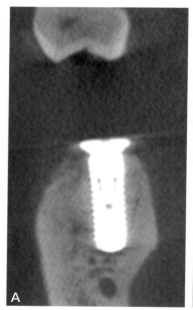 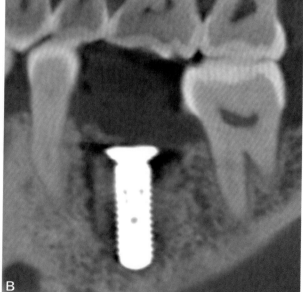

图 2-2-19　口内检查可见种植体周软组织完整，无明显凹陷

图 2-2-20　CBCT 示种植体颊舌向、近远中向骨壁均完整且充足

A. 冠状面观　B. 矢状面观

（3）生理盐水冲洗后更换合适直径（邻面至少距离邻牙1mm）和高度（平齐黏膜）的愈合基台（图2-2-22）（愈合基台的选择技巧详见《口腔种植的精准二期手术和取模技巧——如何避免模型的毫米级误差》一书的第二章第二节），部分病例可能存在骨组织阻挡愈合基台就位，同样应在生理盐水冲洗下磨除多余骨组织。需要注意的是在磨除前应先就位覆盖螺丝，避免在磨除过程中伤及种植体颈部结构，直到可以无阻碍地旋紧愈合基台。

（4）常规二期手术交叉八字缝合＋近远中间断缝合（图2-2-23，图2-2-24），注意为方便操作，应将结打在颊侧，而八字缝合的交叉部分应置于需要增加角化黏膜量的一侧，以便将牙龈瓣固定于骨面的同时紧贴愈合基台。

2. 偏舌/腭侧切口 临床上遇到的患者一期手术术后并非都如患者T2的结果令人满意，**对于种植体颊舌侧硬组织宽度足够，但颊侧丰满度或颊侧角化黏膜宽度略不足的患者应如何处理呢？** 来看下面这个病例，患者U2 24二期手术术前CBCT示种植体周骨量充足（图2-2-25），口内检查示种植体软组织无红肿、瘘管等炎症表现，但颊侧丰满度欠佳（图2-2-26）。医师U2及时发现这一问题后，设计了嵴顶偏腭侧切口（图2-2-27，图2-2-28），将腭侧软组织推向颊侧，保证愈合基台颊侧角化黏膜宽度≥2mm，同时改善颊侧丰满度（图2-2-29）。

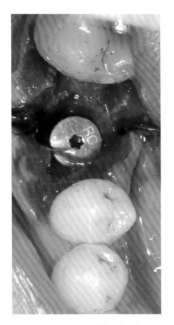 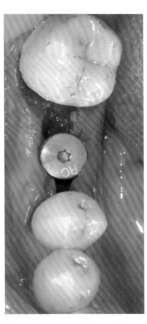 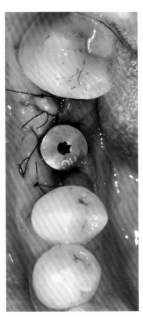

图2-2-21 牙槽嵴顶切开翻瓣

图2-2-22 根据患者牙龈厚度，更换合适穿龈高度的愈合基台

图2-2-23 常规二期手术交叉八字缝合＋近远中间断缝合

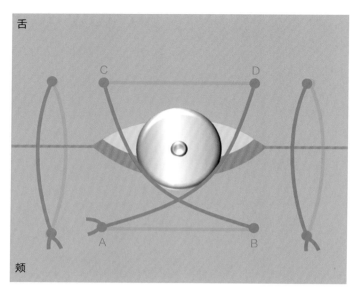

图 2-2-24　常规二期手术交叉八字缝合 + 近远中间断缝合

交叉八字缝合进针次序为 A 点进针→B 点出针→C 点进针→D 点出针

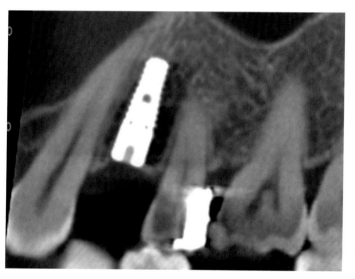

图 2-2-25　CBCT 示种植体骨维持良好

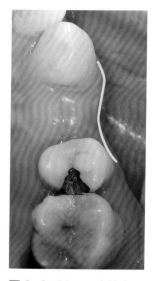

图 2-2-26　口内检查可见种植体周软组织完整，颊侧丰满度欠佳

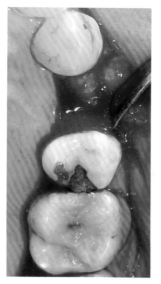
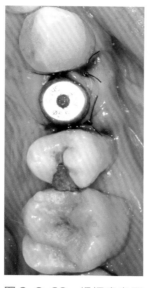
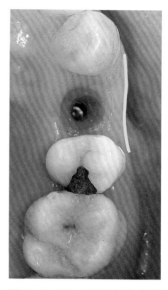

图2-2-27　偏腭侧切口

图2-2-28　根据患者牙龈厚度，更换合适穿龈高度的愈合基台

图2-2-29　颊侧丰满度得到一定程度的恢复

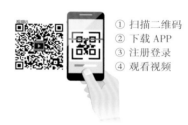

① 扫描二维码
② 下载 APP
③ 注册登录
④ 观看视频

视频 8　偏腭侧切口（模型）

3. U形瓣卷入　对于颊侧丰满度略有不足的患者，是否只有偏舌/腭侧切口这一种选择来恢复其丰满度呢？实则不然，对于医师能够准确知道种植体位置的病例，还可以选择 U 形瓣卷入技术。此外，在卷入后，颊舌侧角化黏膜宽度都需要大于 2mm，因此这种技术还需满足颊侧下颌后牙区（上颌后牙区可以在腭侧获得足够角化黏膜）的角化黏膜宽度大于 7~8mm。相较于偏舌/腭侧切口，其优点在于切口小造成的创伤小，而不足在于不能增加角化黏膜宽度，不适合角化黏膜宽度小于 7~8mm 的病例。患者 V2 二期手术术前 CBCT 显示种植体骨结合良好（图2-2-30），口内检查示种植体周黏膜无炎症表现，但颊侧丰满度略有不足（图2-2-31）。医师 V2 检查角化黏膜宽度足够后，为患者 V2 选择 U 形瓣卷入的术式（图2-2-32，图2-2-33），将 U 形瓣卷入颊侧黏膜下，使颊侧丰满度得到一定程度的恢复（图2-2-34）。

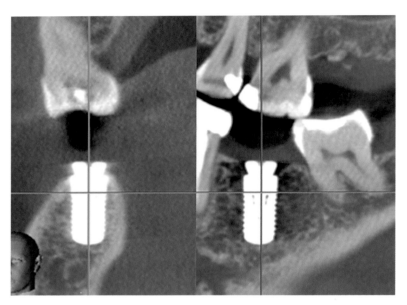

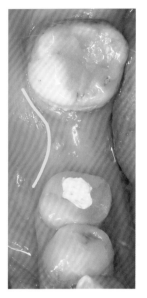

图 2-2-30　CBCT 示种植体骨结合良好

图 2-2-31　口内检查见种植体周黏膜无炎症表现，但颊侧丰满度略有不足

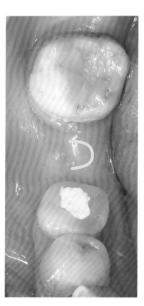

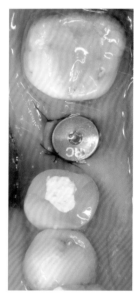

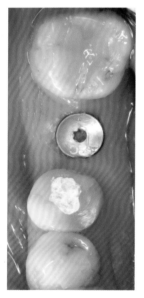

图 2-2-32　设计 U 形瓣卷入切口

图 2-2-33　U 形瓣去角化后卷入颊侧黏膜下，换用更高的愈合帽后关闭创口

图 2-2-34　唇侧丰满度得到一定程度的恢复

4. 腭侧带蒂半厚瓣唇侧插入技术　该技术通常适用于上颌前牙,种植体颊舌侧硬组织宽度足够而颊侧丰满度或颊侧角化黏膜宽度明显不足的病例,对于单颗后牙比较少见,具体步骤详见第三章第二节。

5. 特殊软组织移植技术　对于单颗牙缺失需要进行特殊软组织移植的病例临床较为少见,笔者仅作简单总结(表 2-2-2)。

表 2-2-2　游离结缔组织移植和游离龈移植的比较

	游离结缔组织移植(CTG)	游离龈移植(FGG)
适应证	种植体唇/颊侧硬组织完整或有少量吸收,颊侧丰满度或牙龈厚度严重不足	种植体周硬组织宽度足够,颊侧角化黏膜宽度不足
操作要点	自腭部/上颌结节等部位取游离结缔组织,于受区翻半厚瓣(常用隧道瓣技术),将结缔组织固定于受区,以增加牙龈厚度	自腭部/上颌结节等部位取游离龈,于受区翻半厚瓣并根向复位固定,将游离龈固定于受区,以增加角化黏膜宽度,衍生出根向复位瓣技术、条带技术(strip technique)

6. 种植体周存在骨缺损的处理(图 2-2-35)。

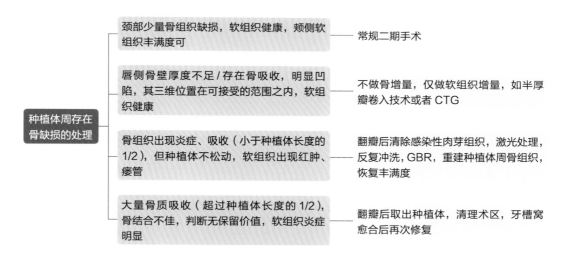

图 2-2-35　种植体周存在骨缺损的处理

清单：单颗后牙缺失的种植二期手术准备确认表

医疗机构名称：_____

检查人员：_____   检查日期：_____

检查要求	落实标准	检查结果
二期手术术前评估	1. 一期愈合时间	☐
	2. 口内检查有无异常	☐
	3. 选择合适的放射检查方式	☐
	4. 影像学检查判断骨结合有无异常、覆盖螺丝表面是否存在骨组织、种植体周有无透射影	☐
	5. 判断能否进入二期手术流程	☐
	6. 根据软硬组织情况选择正确的二期手术术式	☐
	（1）常规二期手术——常用术式	
	（2）偏舌 / 腭侧切口——常用术式	
	（3）腭侧带蒂半厚瓣唇侧插入技术——较为少见	
	（4）特殊软组织移植技术——较为少见	
	（5）种植体周存在骨缺损的处理方式	
麻醉	1. 常规局部浸润麻醉	☐
	2. 特殊处理结合下牙槽神经阻滞麻醉	☐
切开、翻瓣	1. 根据所选术式做正确的切口设计	☐
	2. 执行正确手术切口	☐
	3. 完整翻开黏骨膜瓣，充分暴露覆盖螺丝	☐
取下覆盖螺丝	1. 多数情况下，可以直接拧松后取下	☐
	2. 骨组织覆盖时，球钻去除骨阻力	☐
就位愈合基台	1. 选择直径、高度合适的愈合基台	☐
	2. 骨组织阻挡时，去除多余骨组织	☐
	3. 清洁种植体内部	☐
	4. 就位直径、高度合适的愈合基台	☐
缝合	1. 选择正确缝合方法	☐
	2. 检查伤口有无渗血等	☐

第三节
单颗后牙缺失的
种植模型制取

在前文中笔者详细介绍了种植手术及二期手术的基本流程，那么在完成二期手术后，应何时进行印模制取呢？单颗后牙取模操作的标准流程又是什么样的呢？

一、印模制备

患者 W2 46 种植术后 3 个月，口内卫生状况良好，**此时应如何判断该病例是否已达到取模时机了呢？** 对于拆线和取模的时间，一般建议对于种植体埋入式愈合的病例，在二期手术术后愈合 2~3 个月形成角化黏膜后取模，但是单颗后牙由于不涉及美观问题，可以用最终修复体来塑形牙龈，因此可在二期手术拆线的同期行印模制取，即在二期手术术后 10~14 天拆线时，同期进行印模制取。而对于愈合基台已暴露且无需进行软硬组织增量的患者，可直接进行模型制取。

基于此，医师 W2 首先对患者的口内进行检查（图 2-3-1，图 2-3-2），除二期手术时口内检查的内容外，需再次预估修复高度是否足够，口内照示垂直修复距离尚可（图 2-3-2）。此外，还应注意检查患者口内是否存在松动的牙、正畸托槽及其他修复体（尤其是固定修复体），若存在应注意提前与患者沟通，告知患者存在脱落的风险。此类病例通常建议患者采用数字化口扫的方式制取模型，若采用传统取模方式，应在取模前用湿润的棉球或软蜡充填倒凹区，尽量避免因取模导致松动牙、托槽及固定修复体的脱落。

由图 2-3-1 可见，46 位点牙龈未见黏膜红肿、出血、流脓，愈合基台已完全穿出牙龈。而后医师 W2 对 46 位点种植体进行影像学检查，可见种植体周骨维持良好（图 2-3-3），遂对 46 种植体进行了印模制取。

那么应该选择何种取模方式呢？笔者对非开窗式印模和开窗式印模的区别进行了总结，具体见表 2-3-1。

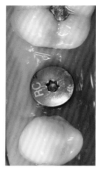

图 2-3-1 口内检查可见 36 种植体愈合基台完全暴露

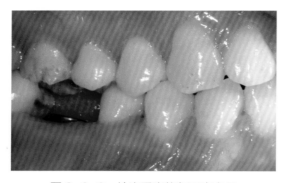

图 2-3-2 检查垂直修复距离充足

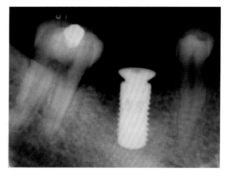

图 2-3-3 根尖片示种植体骨结合情况良好

表 2-3-1 非开窗式印模和开窗式印模的比较

	非开窗式印模	开窗式印模
转移体	1. 转移体本身沟槽及倒凹位置低,且较圆钝 2. 转移体需从患者口内旋出,并回插至印模材料内	1. 转移体本身沟槽及倒凹位置高,且较锐利 2. 转移体与印模材料一同取下
托盘是否需要开窗	不需要	需要
优缺点	操作简便,准确度易受影响	准确度较高,但操作复杂
适用范围	单颗种植牙修复、种植体穿龈较浅或者开口度较小的病例	多颗牙取模或黏膜过厚、种植体穿龈较深的病例

基于以上考量,医师 W2 选用了非开窗式印模的方式进行取模。

1. 首先由护理人员准备模型制取常规物品（图 2-3-4） 准备相应种植系统的螺丝刀、转移体、替代体、愈合基台、托盘及加成型硅橡胶／聚醚等,其中应注意准备非开窗式转移体、印模帽及不锈钢托盘。

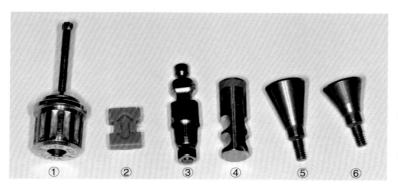

图 2-3-4 取模前准备
①相应种植系统的螺丝刀； ②、③为转移体；④替代体；⑤、⑥为愈合基台,其中⑤为相应种植系统最高的愈合基台,用于制作咬合记录,减小误差

2. 取下口内愈合基台后（图2-3-5），医师W2用生理盐水对牙龈袖口进行了冲洗（图2-3-6），然后将非开窗式转移体在口内就位（图2-3-7），此时应注意检查转移体的抗旋转部分是否在口内暴露完全，因印模中转移体依据该部分才能准确重新就位。若暴露不足，转移体可能无法在印模中获得足够稳定性，影响模型准确性。

3. 口内就位转移体后拍摄根尖片，确认转移体与种植体连接密合（图2-3-8）。

4. 对于天然牙有倒凹的患者应先用小棉球填充倒凹，避免印模材料完全固化后托盘取出困难。将印模帽固定于转移体顶端后，吹干血液、唾液，确认托盘大小合适后（图2-3-9），用印模材料输送器于转移体周围及牙面上注入印模材料（图2-3-10，图2-3-11），将盛有印模材料的钢托盘就位于口内（图2-3-12），进行必要的肌功能整塑。

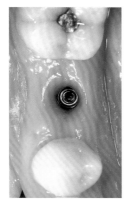

图2-3-5　旋下愈合基台

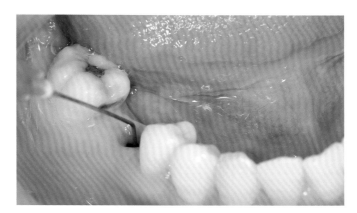

图2-3-6　生理盐水冲洗种植体周牙龈袖口

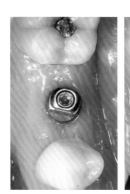

图2-3-7　连接转移体和印模帽

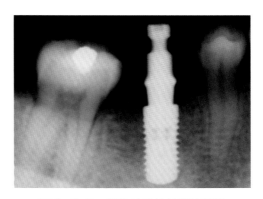

图2-3-8　根尖片确认转移体就位

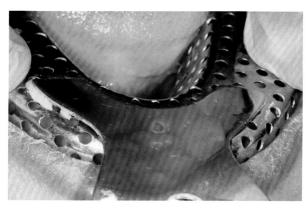

图 2-3-9　选择大小合适、不易变形的托盘，并检查托盘与牙弓、转移体是否匹配

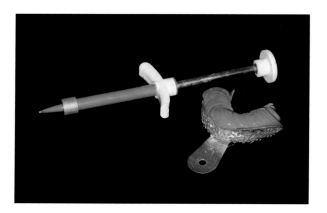

图 2-3-10　准备合适的印模材料

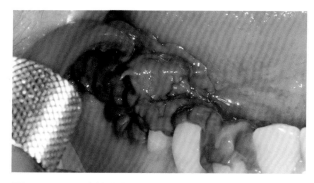

图 2-3-11　先将印模材料输送到转移体周围，避免产生气泡

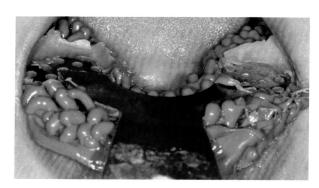

图 2-3-12　将盛有印模材料的托盘在口内就位，制取印模

　　5. 待材料完全硬固后自口内取下托盘，此时印模帽随印模材料一同取出，接着对所制取的印模进行以下检查（图 2-3-13）：

　　（1）印模材料与托盘间是否出现脱模现象。

　　（2）转移体在印模材料中是否固位良好，有无松动或移位。

　　（3）印模有无变形、气泡以及适当的边缘扩展。

　　（4）牙体形态及种植体周软组织是否清晰。随后从口内取出转移体，将其与替代体相连接后将转移体就位于印模的印模帽中（图 2-3-14），如听到咔嗒声则表明转移体已就位。最后用生理盐水冲洗牙龈袖口，重新旋入清洁良好的愈合基台。

　　6. 对于游离端缺失、口外模型无法确定咬合的患者，还需制取咬合记录。

　　（1）首先检查患者咬合，嘱患者反复开闭口，观察能否重复咬到同一位置，之后要求就位不影响咬合的最高愈合基台、修复基台或转移体（图 2-3-15），于一侧上颌后牙区咬合面注射咬合硅橡胶，避免硅橡胶重力对下颌运动及咬合的影响。

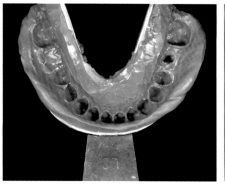
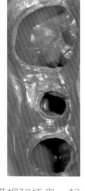

图 2-3-13　印模材料完全固化后将印模帽和托盘一起从口内取出，检查印模无误

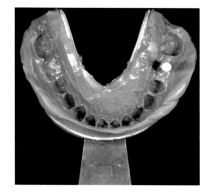

图 2-3-14　将与替代体相连的转移体就位于印模的印模帽中

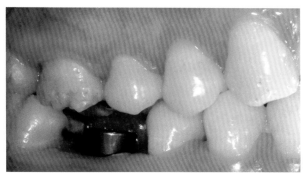

图 2-3-15　更换最高穿龈的愈合基台，用于制作咬合记录

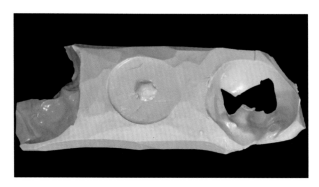

图 2-3-16　制取并修整咬合记录硅橡胶

（2）嘱患者做牙尖交错位轻咬动作，待咬合硅橡胶硬固后取下修整（图 2-3-16），去除进入倒凹区或与黏膜接触的咬合硅橡胶，咬合面上已经咬穿或将要咬穿的点上的咬合硅橡胶亦应去除。

（3）将修整好的咬合硅橡胶复位于口内（图 2-3-17），检查咬合硅橡胶就位前后患者咬合是否一致。

（4）随后更换平龈的愈合基台进行软组织塑形（图 2-3-18）。

（5）最后在自然光下分别对颈部和切端进行比色并记录，灌注人工牙龈及石膏完成取模。

综上，单颗后牙非开窗式取模流程如图 2-3-19。

开窗式印模使用的是可进行局部开窗的塑料托盘，旋松导向螺丝后，转移体可与印模材料一同从口内取出。开窗式取模精确度较高，常用于多颗牙取模的病例。但对于单颗后牙种植体周黏膜过厚、种植体穿龈较深的病例，非开窗式转移体难以获得足够的稳定性时，也可采用开窗式取模以更准确地复制种植体的位置和方向（图 2-3-20）。

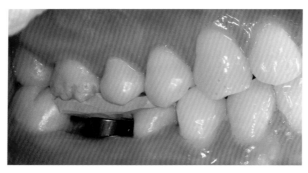
图2-3-17 口内检查确认咬合记录复位良好

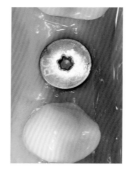
图2-3-18 更换平龈的愈合基台进行软组织塑形

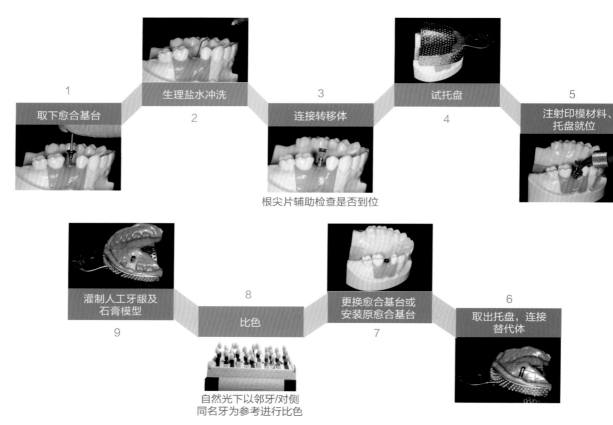

1 取下愈合基台

2 生理盐水冲洗

3 连接转移体
根尖片辅助检查是否到位

4 试托盘

5 注射印模材料、托盘就位

9 灌制人工牙龈及石膏模型

8 比色
自然光下以邻牙/对侧同名牙为参考进行比色

7 更换愈合基台或安装原愈合基台

6 取出托盘，连接替代体

图2-3-19 单颗后牙非开窗式取模流程

① 扫描二维码
② 下载 APP
③ 注册登录
④ 观看视频

视频9 单颗后牙非开窗式印模（口内）

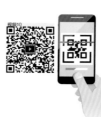
① 扫描二维码
② 下载 APP
③ 注册登录
④ 观看视频

视频10 单颗后牙非开窗式印模（模型）

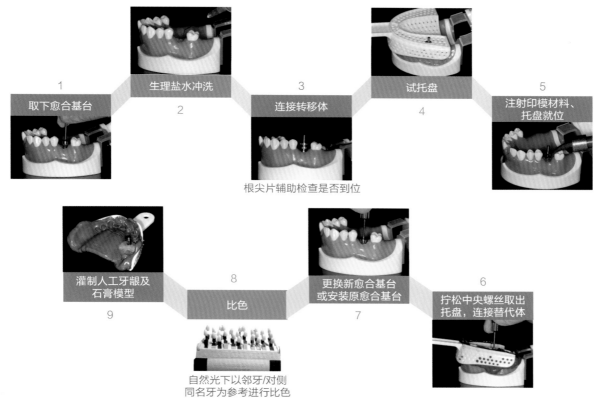

图 2-3-20　常规单颗后牙开窗式取模流程

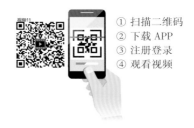

① 扫描二维码
② 下载 APP
③ 注册登录
④ 观看视频

视频 11　单颗后牙开窗式印模

二、模型灌注

1. 印模制备完成后 30~60 分钟，待印模材料完全凝固，方可灌注模型。

2. 于替代体周围注射人工牙龈（图 2-3-21），要求具体如下：

（1）高度：高出印模柱 - 替代体连接处 2mm 左右，过厚可能会导致替代体周围石膏过少，影响替代体在石膏模型内的固位和稳定；太薄人工牙龈容易破裂。

（2）近远中向：以邻牙为界，距离邻牙 1mm，避免影响邻牙的石膏灌制。

（3）颊舌向：完全覆盖牙槽嵴顶。

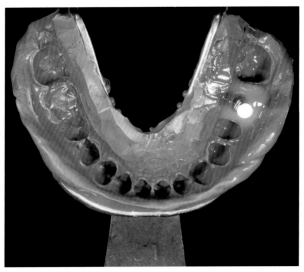
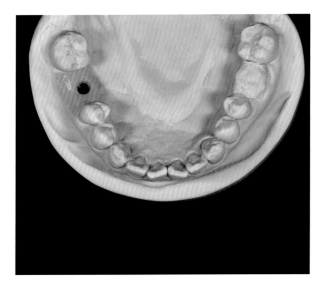

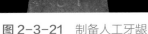
图 2-3-21　制备人工牙龈

图 2-3-22　灌注石膏模型

（4）人工牙龈注射完成后用刀片修整近远中面，形成上窄下宽的外形，利于取戴。

3. 于印模表面涂布凡士林分离剂。

4. 常规灌注石膏模型（图 2-3-22）。

5. 石膏完全硬固后，松开固定螺丝，分离印模和工作模型。

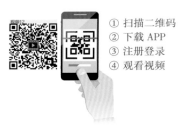

① 扫描二维码
② 下载 APP
③ 注册登录
④ 观看视频

视频 12　石膏模型灌注

三、基台选择

前文已详细介绍了种植体取模的规范流程，**那么在完成印模制取及模型制备后，应如何选择最适的基台呢？**

1. 基台的分类　市面上的种植体系统多种多样，对应的基台同样种类繁多。这里仅介绍单颗后牙常用的基台。按照基台与修复体的固位方式，可以将其分为粘接固位基台和螺丝固位基台（表 2-3-2）。

表 2-3-2　粘接固位基台和螺丝固位基台的比较

	粘接固位基台	螺丝固位基台
适用范围	大部分临床情况均适用,包括种植单冠、种植固定桥	多颗种植桥及全口应用较多,单冠多应用螺丝固位一体化基台冠
优点	适应范围广,制作工艺简单,可用角度基台调整种植体轴向	无粘接剂残留风险,对修复空间要求低,便于清洁及取出
缺点	存在粘接剂残留风险,不方便拆卸	制作工作复杂,机械并发症发生率较粘接固位基台高

2. 基台的选择　根据以上介绍已经初步了解了修复基台的类型,那么对于单颗后牙的种植上部修复,当面临以下不同的临床情况时应该如何选择呢? 笔者根据种植体的三维位置和近远中、垂直向修复距离情况列出了不同的处理方式(图 2-3-23)。

成品基台常有不同的直径、高度和穿龈高度等(图 2-3-24~ 图 2-3-27),应该如何确定上述参数呢?

(1)基台的直径(图 2-3-24)

1)基台的直径包括穿龈部分的直径和粘接部分的直径。

2)基台的直径由种植体的直径和缺牙间隙的宽度决定。

3)为了避免侵犯邻牙的生物学宽度和保证修复体邻面瓷层的厚度,基台邻面应距离邻牙至少1mm。

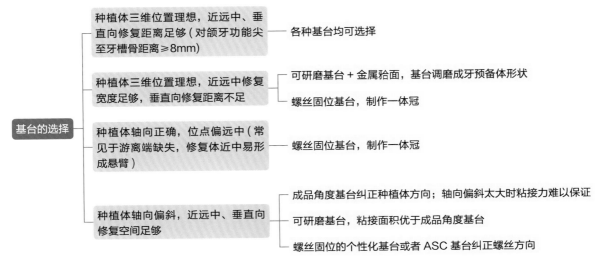

图 2-3-23　基台的选择

（2）基台的穿龈高度（图2-3-25）：一般情况下不超过龈下1mm，不影响美观的情况下甚至可以平龈。

（3）基台的粘接高度（图2-3-26）

1）烤瓷冠修复的病例，基台上方要保留约2mm的瓷层空间；若为全瓷冠修复，基台上方瓷层空间应至少保留0.7mm。

2）为了保证粘接效果，粘接高度应≥5mm。

3）若不能达到上述要求，建议选择可研磨基台（图2-3-27，图2-3-28）或螺丝固位修复。

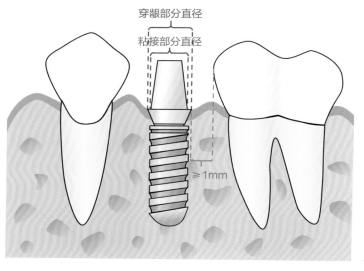

图2-3-24　根据种植体的直径和缺牙间隙的宽度确定基台的直径，基台邻面与邻牙的距离至少为1mm

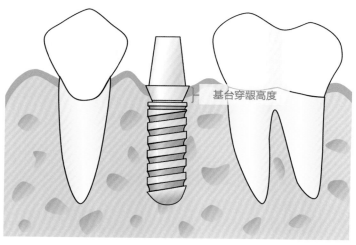

图2-3-25　确定基台的穿龈高度，一般不超过龈下1mm

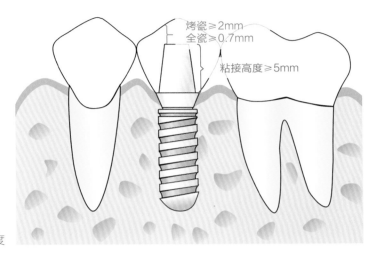

烤瓷≥2mm
全瓷≥0.7mm
粘接高度≥5mm

图2-3-26　确定基台的粘接高度

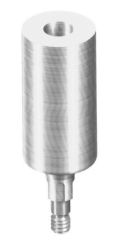

图2-3-27　可研磨基台

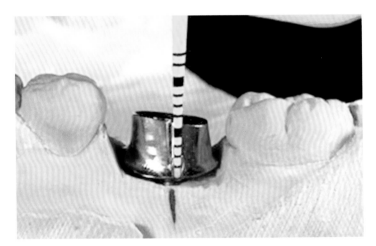

图2-3-28　可研磨基台粘接高度≥5mm，与邻牙距离大于1mm

（4）基台的角度（图2-3-29）：根据种植体轴向与最终修复体轴向之间的夹角，选择是否使用角度基台（图2-3-30），角度基台多用于美学区或牙槽骨根方存在倒凹，致种植体与理想修复轴向存在角度的病例，角度基台的角度一般在10°~30°，通常在单颗种植体可以补偿15°~20°的轴线倾斜，在多颗种植体则可以补偿种植体之间52°的轴线倾斜。

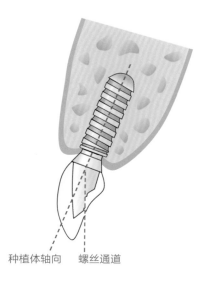

种植体轴向　　螺丝通道

图 2-3-29　确定基台的角度

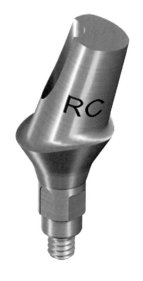

图 2-3-30　角度基台

清单：单颗后牙缺失的种植模型制取准备确认表

医疗机构名称：_____

检查人员：_____ 检查日期：_____

检查要求	落实标准	检查结果
口内检查	1. 种植体周黏膜是否愈合良好	☐
	2. 修复空间是否足够	☐
	3. 是否有修复体	☐
	4. 是否有松动牙	☐
	5. 是否有正畸托槽 / 牙龈退缩造成的明显倒凹	☐
口内就位转移体	1. 正确选择开窗式或非开窗式取模方式	☐
	2. 取下愈合基台，生理盐水冲洗牙龈袖口	☐
	3. 选择高度、直径合适的转移体	☐
	4. 转移体就位准确，根尖片辅助确认	☐
印模制备	1. 开窗式取模时托盘准确开孔，并可于口内正确就位	☐
	2. 选择适宜印模材料制取印模	☐
	3. 检查印模	☐
取出印模并检查	1. 印模材料与托盘间未发生脱模	☐
	2. 转移体在印模材料中固位良好	☐
	3. 精度足够，无变形和缺损，有适当的边缘扩展	☐
对颌取模	1. 制取对颌模型	☐
	2. 检查无脱模，精度足够，无变形和缺损	☐
连接替代体	1. 准确连接替代体	☐
	2. 转移体 – 替代体复合体在印模内无旋转、移位	☐
口内就位愈合基台、制取咬合记录	1. 愈合基台宽度、高度适宜	☐
	2. 于双侧上颌后牙区注射咬合硅橡胶，嘱患者咬合	☐
	3. 硬固后修整咬合硅橡胶	☐
	4. 修整完成后口内复位检查	☐
比色	1. 选择合适的明度	☐
	2. 选择合适的饱和度	☐
	3. 选择合适的色相	☐
模型灌注	1. 注射人工牙龈	☐
	2. 人工牙龈硬固后灌注石膏模型	☐
	3. 石膏硬固后分离印模与工作模型	☐
基台选择	1. 根据临床情况选择合适类型的基台	☐
	2. 粘接基台的要求　基台边缘可在龈下 0.5~1mm、粘接高度≥5mm、瓷层空间达到强度要求	☐

在前述章节中，已经了解了单颗后牙缺失的种植手术、种植二期手术和种植模型制取流程，那么种植治疗的最后一环——最终修复的规范流程是怎样的呢？

一、粘接固位修复体的戴牙

单颗后牙的种植修复体通常有粘接固位和螺丝固位两种方式，其中粘接固位方式由于操作较为简便，在单颗后牙的临床治疗中更常见。

患者 X2 16 缺失，前期已完成种植手术、种植二期手术、种植取模等流程，现计划进行最终修复。**对于这样一个病例的戴牙流程是怎样的呢？**

1. 在预约患者复诊戴牙前，应提前完成模型的检查工作。

（1）修复体完整性、外形及边缘密合性（图 2-4-1）：即修复体与基台边缘、基台与替代体连接是否密合。

（2）牙冠固位力（图 2-4-1）：基台具有一定的抗修复体旋转作用，牙冠不能在基台上出现相对旋转。

（3）基台与对颌牙之间是否有足够距离（图 2-4-2）。

（4）修复体与对颌牙之间咬合是否紧密，邻接是否良好。

（5）基台各面粘接高度应≥5mm，且正颊侧是否已进行标记（图 2-4-3~图 2-4-6）。

2. 在确认修复体及模型无误的情况下预约患者复诊，在口内检查口腔卫生及 16 软组织愈合良好后（图 2-4-7），进行戴牙的物品准备（图 2-4-8），包括抛光器械、慢速手机、涡轮机、相应种植系统的螺丝刀、扳手、封孔材料、树脂、牙线、12μm 红色咬合纸、100μm 蓝色咬合纸、100μm 红色咬合纸、咬合纸夹、种植模型及基台、牙冠。

3. 取下愈合基台　利用相应种植系统的螺丝刀取下愈合基台，可在螺丝刀上拴牙线以避免滑脱。取下愈合基台后利用生理盐水冲洗牙龈袖口（图 2-4-9）。

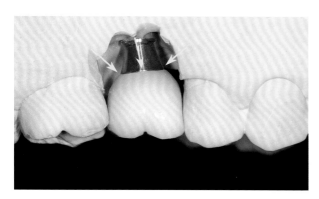

图 2-4-1　模型上检查修复体完整性、外形、边缘密合性（黄色箭头示）及牙冠固位力

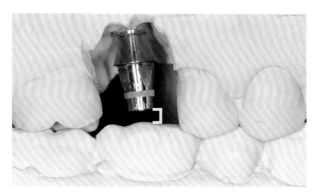

图 2-4-2　检查修复空间（黄色括号示）

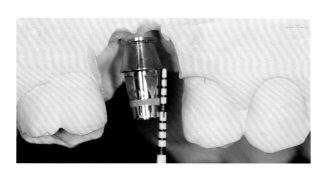

图 2-4-3　检查基台近中粘接高度

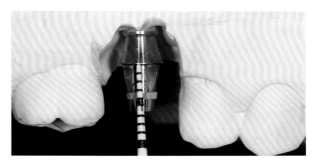

图 2-4-4　检查基台颊侧粘接高度

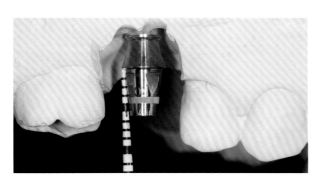

图 2-4-5　检查基台远中粘接高度

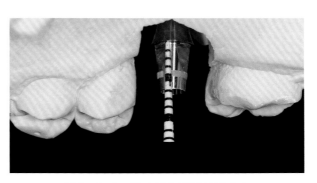

图 2-4-6　检查基台腭侧粘接高度

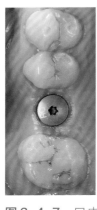

图 2-4-7 口内
检查

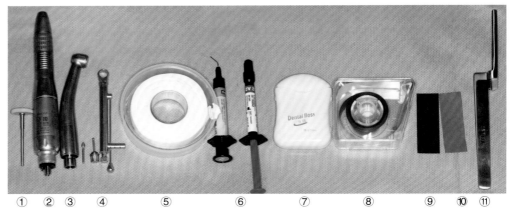

图 2-4-8 戴牙的物品准备

①抛光器械；②慢速手机；③涡轮机；④相应种植系统的螺丝刀及扳手；⑤封孔材料；⑥树脂；
⑦牙线；⑧ 12μm 红色咬合纸；⑨ 100μm 蓝色咬合纸；⑩100μm 红色咬合纸；⑪咬合纸夹

4.基台在口内就位，根据基台正颊侧标记就位基台（图 2-4-10）。基台 – 种植体连接处存在抗旋结构，轻轻旋转基台就位，若标记正对颊侧，说明水平向关系转移准确无误。若基台完全就位后发现标记未正对颊侧，则说明种植体在模型中的位置与实际位置不一致，水平向关系转移出现误差，应重新取模。

基台正对颊侧就位后在旋紧中央螺丝的过程中，还可能受到骨组织 / 软组织的阻挡而无法完全就位，**那么如何判断阻力来自骨组织还是软组织呢？应该如何解除相应阻力呢？**笔者对检查及去除骨组织 / 软组织阻力的方式进行了总结，具体见表 2-4-1。

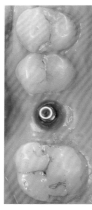

图 2-4-9 取下
愈合基台，生理
盐水冲洗牙龈袖
口

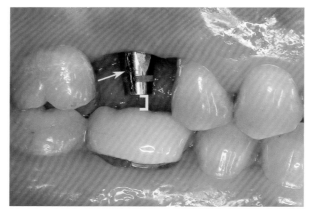

图 2-4-10 根据正颊侧标记（黄色箭头示）将基台就
位于口内，可见与对颌牙修复间距尚可

表 2-4-1　检查及去除骨组织 / 软组织阻力的方式

	骨组织阻力	软组织阻力
检查方法	1. 分析二期手术根尖片或 CBCT,检查愈合基台是否就位,种植体颈部是否存在多余骨组织 2. 二期手术术中 / 基台就位过程中结合愈合基台 / 基台阻力曲线判断,若愈合基台 / 基台旋紧时阻力逐渐增大而非迅速增大,说明存在骨组织阻力 3. 旋紧过程中患者疼痛感明显,说明存在来自软硬组织的阻力 4. 在基台就位后等待片刻(通常 30 秒以上),若还能再次用手拧紧,中央螺丝可以进一步轻微旋入,说明存在软硬组织阻力	
去除方法	通过根尖片或 CBCT 检查确定骨阻力存在的位置后,局麻下翻瓣暴露多余的骨组织,使用专用骨磨 / 球钻去除	1. 若软组织阻力较小,可等待片刻后重新旋紧,直到软组织阻力消除 2. 若软组织阻力较大,可在局部浸润麻醉下行十字或米字切口松解软组织(图 2-4-11,图 2-4-12),解除软组织阻力,注意切口长度不应到达非角化黏膜,从而保证牙冠周围有 2mm 的角化黏膜,此外还应注意使切口具有一定的深度(到达骨膜),便于牙冠推开黏膜

5. 种植义齿试戴　尽管在基台试戴时已去除了阻挡基台就位的骨组织 / 软组织阻力,但由于在取下愈合基台后牙龈袖口即发生塌陷,且为获得牙龈袖口软组织与牙冠的紧密贴合,以及获得修复体与邻牙间良好的邻接关系,修复体颈部直径通常大于牙龈袖口,修复体与邻牙之间也常呈现邻接过紧的情况,以避免在试戴时即出现邻接丧失的情况。因此在牙冠试戴过程中可能会受到来自软组织及邻牙的阻力,**那么如何判断阻力来自软组织还是邻牙呢？又应该如何解除呢？** 笔者对检查及去除软组织 / 邻牙阻力的方式进行了总结,具体见**表 2-4-2**。

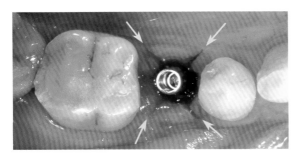

图 2-4-11　十字切口松解软组织

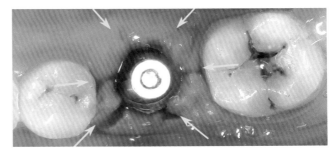

图 2-4-12　米字切口松解软组织

表 2-4-2　检查及去除软组织 / 邻牙阻力的方式

	软组织阻力	邻牙阻力
检查方法	1. 患者出现明显的挤压不适,甚至疼痛 2. 口内见软组织受挤压明显发白 3. 用力按压修复体,修复体可出现下沉 4. 按压并取下修复体后,通过口镜或反光板立即从𬌗方观察,可在基台肩台处观察到部分软组织,而非光滑的肩台(图 2-4-13,图 2-4-14)	1. 患者可明显感到近远中邻牙受到较大的推力 2. 阻力曲线表现为缓慢增大 3. 口内咬合纸检查修复体邻接面,可见明显的邻接高点 4. 牙线无法自邻间隙顺利通过
去除方法	1. 口内观察软组织受挤压处所对应的修复体颈部区域,通过记号笔标记后,口外调磨修复体颈部,减少对软组织的挤压 2. 局部浸润麻醉下,行十字或米字切口松解软组织	通过调磨修复体近远中邻面高点解除阻力

在去除软组织及邻牙阻力后,可用探针检查牙冠 – 基台密合性,此时牙冠与基台之间无明显台阶,探针可顺利划过牙冠与基台邻接处,无卡顿。医师在去除阻力后发现患者 X2 已无明显胀痛,通过牙线检查邻接时,牙线可有阻力地通过而不拉丝(图 2-4-15)。

6. 利用临时粘接用水门汀对牙冠进行临时粘接,通过根尖片确认基台、牙冠是否已准确就位(图 2-4-16)。

7. **在确认基台及牙冠已准确就位后,即可进行调𬌗操作。那么种植体支持的单颗后牙修复体的调𬌗要求是怎样的呢?** 在讲述调𬌗要求前,需要了解种植牙咬合与天然牙咬合之间的多项差别,具体见表 2-4-3。

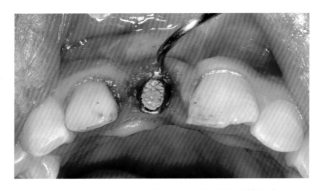

图 2-4-13　基台肩台处可观察到部分软组织

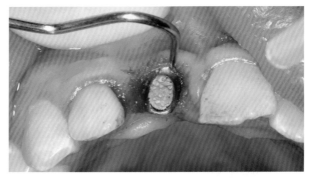

图 2-4-14　可见光滑的肩台,无软组织覆盖

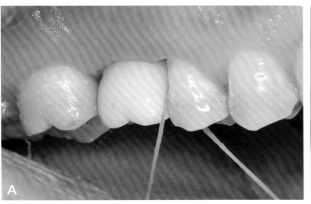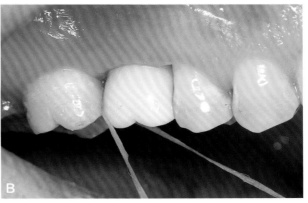

图 2-4-15　牙冠就位，调整邻接点，使得单股牙线有阻力通过但不拉丝

A. 检查近中邻面　B. 检查远中邻面

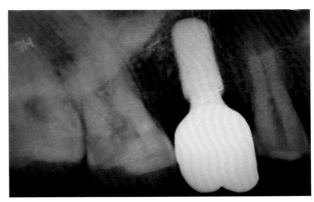

图 2-4-16　暂时粘接用水门汀临时粘接，根尖片检查基台、牙冠就位情况

表 2-4-3　种植牙咬合与天然牙咬合的差别

	天然牙	种植牙
周围组织	牙周膜	骨结合
咬合力作用的组织	牙周膜吸收并均匀分散𬌗力	集中在牙槽骨
受咬合力时的运动	牙周膜的非线性屈服运动 + 牙槽骨的线性运动	牙槽骨的线性运动
侧向移动	56~108μm	10~50μm
垂直向移动	25~100μm	3~5μm
错𬌗畸形	可无症状存在多年	可引起牙槽骨吸收
负荷过重表现	牙周膜间隙增宽、牙齿松动、𬌗面磨耗加重、疼痛等	修复或机械并发症及骨丧失

基于种植牙对咬合力的敏感度、调节能力、耐受能力比天然牙更低，因此对种植牙冠的调𬌗，应做到正中咬合接触时为牙尖交错𬌗（长正中的1~1.5mm内），形成"重咬轻接触，轻咬不接触"的咬合状态，且无工作侧、非工作侧的咬合干扰以及前伸𬌗干扰，减小种植牙行使咬合功能的过程中可能受到的侧向力，保护其周围的牙周支持组织。患者在做牙尖交错位咬合、前伸和侧方运动时，其咬合要求、调𬌗方法及表现各有不同，具体见表2-4-4（图2-4-17~图2-4-19）。

表2-4-4 患者不同咬合运动时的咬合要求、调𬌗方法及表现

	牙尖交错𬌗	前伸𬌗	侧方𬌗
要求	轻咬合不接触、重咬合轻接触	三点接触(较难达到),种植牙两点接触无干扰	三点接触(较难达到),种植牙两点接触无干扰
方法	双侧同时放咬合纸,先用100μm蓝色咬合纸,再用12μm红色咬合纸,嘱患者做牙尖交错位咬合	双侧同时放咬合纸,先用100μm蓝色咬合纸做前伸咬合,再用100μm红色咬合纸做牙尖交错位咬合	双侧同时放咬合纸,先用100μm蓝色咬合纸做侧方咬合,再用100μm红色咬合纸做牙尖交错位咬合
表现	天然牙上均匀分布的蓝色+红色咬合印迹,蓝中带红;种植牙上只有均匀分布的蓝色印迹,若有红色印迹应调磨	种植牙上无从红色咬合印迹上延伸出来的蓝色印迹	种植牙上无从红色咬合印迹上延伸出来的蓝色印迹

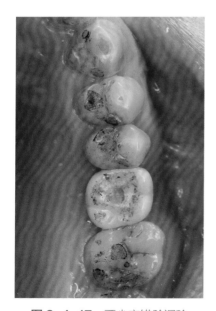

图2-4-17 牙尖交错𬌗调𬌗
先用100μm蓝色咬合纸，再用12μm红色咬合纸，嘱患者做牙尖交错位咬合，调至种植牙冠上只有均匀分布的蓝色印迹，而天然牙则呈蓝色印迹与红色印迹重叠的重咬合

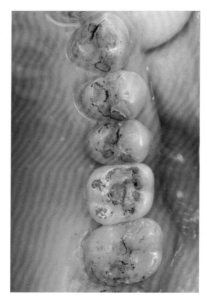

图2-4-18 侧方𬌗调𬌗
先用100μm蓝色咬合纸做侧方咬合，再用100μm红色咬合纸做牙尖交错位咬合，调至种植牙冠上无从红色咬合印迹上延伸出来的蓝色印迹

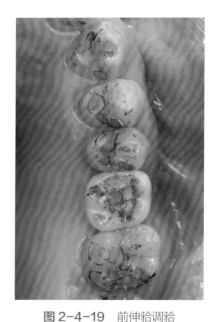

图2-4-19 前伸𬌗调𬌗
先用100μm蓝色咬合纸做前伸咬合，再用100μm红色咬合纸做牙尖交错位咬合，调至种植牙冠上无从红色咬合印迹上延伸出来的蓝色印迹

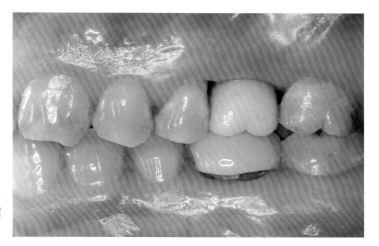

图 2-4-20 牙冠抛光后清洁、消毒，玻璃离子永久粘接，树脂封闭牙冠开孔

8. 完成咬合调整后取下牙冠，对牙冠进行抛光、清洁及消毒，随后对牙冠与基台表面进行干燥，并进行永久粘接（图 2-4-20）。待粘接剂凝固后松解中央螺丝，口外去除粘接剂后戴回口内，加力，封孔材料覆盖螺丝孔后，通过树脂充填封闭牙冠开孔。

需要注意的是，在完成牙冠开孔封闭后应再次检查口内咬合，避免树脂形成咬合高点。

对于牙冠未开孔的病例，应先加力，封孔材料覆盖螺丝孔后，采用预留牙线法/粘接代型法粘接牙冠（详见第三章第四节），去除多余粘接剂。最后用探针检查粘接剂是否去净，辅以生理盐水冲洗。

9. 嘱患者戴牙后1个月、3个月、6个月、1年及此后每年进行定期复诊，尽量延长种植修复义齿的使用寿命。

二、螺丝固位修复体的戴牙

了解了粘接固位修复体的戴牙程序后，再来学习螺丝固位修复体的戴牙程序就相对容易，单颗螺丝固位修复体通常为种植基台一体冠，其物品准备、模型检查、取下愈合基台几个步骤与粘接固位修复体戴牙相同，因此本小节将从修复体就位开始介绍。

患者 Y2 37 缺失，取模时口内检查及 CBCT 均显示垂直修复距离较小（图 2-4-21），为保证足够的固位强度，医师 Y2 选择采用螺丝固位基台的方式进行最终修复。具体流程如下：

1. 将种植基台一体冠在口内就位，若存在软硬组织阻力或邻接过紧，则会出现修复体螺丝无法旋紧或刚旋转1~2圈就无法继续旋紧的情况，其判断方法与粘接固位修复体类似，此时应分析阻力来源后去除对应的软硬组织阻力，方法同粘接固位修复体。需要注意的是在完全就位之前，不可以最大扭矩拧紧修复体螺丝。

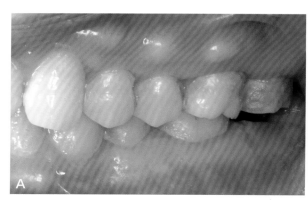
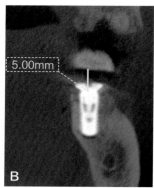

图 2-4-21　垂直修复距离小

A. 口内颊侧观　B. CBCT 冠状面观

2. 利用根尖片辅助检查一体冠完全就位后（图 2-4-22），根据粘接固位修复所阐述的原则进行调𬌗（图 2-4-23~ 图 2-4-25）。

3. 调𬌗完成后，严格根据不同种植体系统的要求对修复体的中央螺丝施加扭矩负荷（图 2-4-26），用封孔材料封闭中央螺丝孔后，树脂封闭修复开孔（图 2-4-27）。

4. 同样嘱患者戴牙后 1 个月、3 个月、6 个月、1 年及此后每年进行定期复诊。

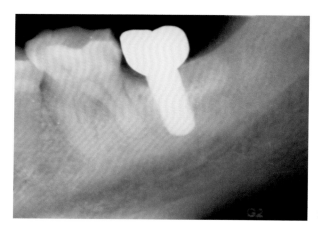

图 2-4-22　根尖片示种植基台一体冠就位良好

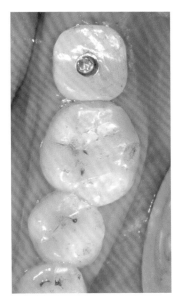

图 2-4-23 牙尖交错𬌗调𬌗

先用 100μm 蓝色咬合纸，再用 12μm 红色咬合纸，嘱患者做牙尖交错位咬合，调至种植牙冠上只有均匀分布的蓝色印迹，而天然牙则呈蓝色印迹与红色印迹重叠的重咬合

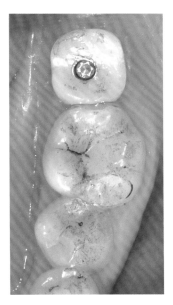

图 2-4-24 前伸𬌗调𬌗

先用 100μm 蓝色咬合纸做前伸咬合，再用 100μm 红色咬合纸做牙尖交错位咬合，调至种植牙冠上无从红色咬合印迹上延伸出来的蓝色印迹

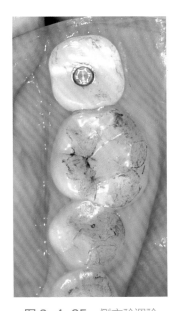

图 2-4-25 侧方𬌗调𬌗

先用 100μm 蓝色咬合纸做侧方咬合，再用 100μm 红色咬合纸做牙尖交错位咬合，调至种植牙冠上无从红色咬合印迹上延伸出来的蓝色印迹

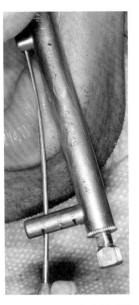

图 2-4-26 扭矩加至 35N·cm

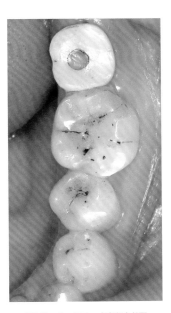

图 2-4-27 树脂封洞

医疗机构名称：_____

检查人员：_____ 检查日期：_____

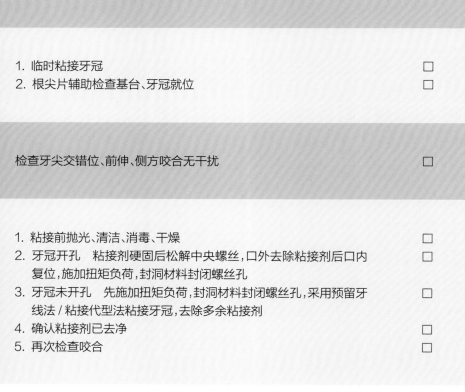

检查要求	落实标准	检查结果
模型检查	1. 修复体完整性、外形是否合适 2. 边缘是否密合 3. 牙冠固位力 4. 粘接高度与修复空间是否充足	☐ ☐ ☐ ☐
取下愈合基台	1. 取下愈合基台后生理盐水冲洗 2. 检查袖口健康状态，有无充血肿胀	☐ ☐
基台就位	利用就位树脂 key、基台标记或牙冠就位修复基台	☐
牙冠就位	1. 检查、去除戴牙阻力 2. 完全就位后，用探针检查牙冠 – 基台密合性 3. 牙线检查邻接是否合适 有阻力地通过而不拉丝	☐ ☐ ☐
临时粘接、根尖片检查	1. 临时粘接牙冠 2. 根尖片辅助检查基台、牙冠就位	☐ ☐
调𬌗	检查牙尖交错位、前伸、侧方咬合无干扰	☐
粘接	1. 粘接前抛光、清洁、消毒、干燥 2. 牙冠开孔 粘接剂硬固后松解中央螺丝，口外去除粘接剂后口内复位，施加扭矩负荷，封洞材料封闭螺丝孔 3. 牙冠未开孔 先施加扭矩负荷，封洞材料封闭螺丝孔，采用预留牙线法 / 粘接代型法粘接牙冠，去除多余粘接剂 4. 确认粘接剂已去净 5. 再次检查咬合	☐ ☐ ☐ ☐ ☐

✔ 第五节
单颗后牙缺失的
数字化种植治疗

随着数字化技术的迅速发展，口腔种植修复治疗也渐渐采用了数字化的治疗技术，其优势和特点在第一章中已有叙述。种植牙的数字化治疗主要分为两部分：种植手术的数字化治疗和种植修复的数字化治疗。

一、种植手术的数字化治疗

传统的口腔种植技术主要依赖种植外科医师的临床经验，通过自由手的方式进行种植体的植入，由于缺乏完善的术前分析和准确的术中引导，常出现术中不确定因素增加、手术风险增高、手术时间延长等问题，即使是经验丰富的种植外科医师也无法保证可以通过自由手的方式将术前设计准确地转移至患者口内，无法保证种植体的植入精度。外科导板的出现与发展使得术前设计精确地转移到患者口内成为可能。在第一章中笔者已经介绍了数字化导板的分类，下面将以临床病例作示例，介绍数字化导板引导种植外科的操作流程。

患者 Z2 37 缺失，缺牙间隙尚可，但 CBCT 测量分析发现，37 位点的管嵴距仅有 11.2mm，较为有限（图 2-5-1~ 图 2-5-3）。经过术前仔细测量，医师 Z2 发现 37 区剩余骨量刚好能植入 1 颗种植体，如果采用自由手植入，存在损伤下颌管的风险，因此主治医师 Z2 计划为患者制作数字化导板。

（一）数字化导板引导的种植手术

1. 获取 CBCT 数据　CBCT 可较为准确地反映口内的硬组织信息。操作时需要注意以下几点：

（1）严格按照 CBCT 拍摄基本规范，移除活动义齿、干扰扫描的首饰等（如患者口内有大量金属烤瓷牙，存在放射伪影，可以在角化牙龈上粘接树脂块，增加匹配点），通常需要拷贝 DICOM 数据。

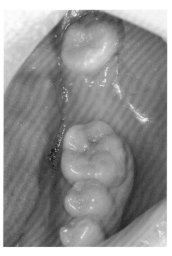

图 2-5-1 37 缺失，修复空间尚可

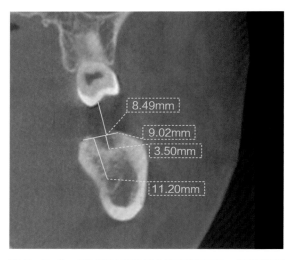

图 2-5-2 CBCT 示垂直修复空间尚可，但管嵴距有限（冠状面观）

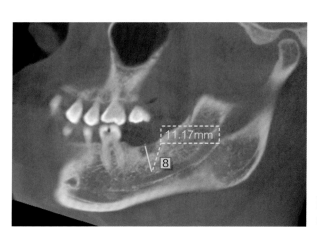

图 2-5-3 CBCT 示管嵴距有限（矢状面观）

（2）扫描区域应包括眼眶中下部与下颌骨下缘之间的整个区域，笔者建议拍摄大视野 CBCT。

（3）为了方便识别上下牙列咬合面，提高 CBCT 数据与口内数据的配准精确度，需在两侧前磨牙区域各咬一棉签或纱球，使上下颌牙的咬合面略分开 1~2mm（图 2-5-4）。

2. 获取口扫数据 口扫数据反映口内的软组织信息。主要有两种获取方式：一是使用口腔扫描仪直接在口内扫描（口扫），二是制取患者口内石膏模型后使用扫描仓对模型扫描（仓扫）。仓扫所需要的石膏模型与常规石膏模型的要求一致，且通常将石膏模型送至技工室进行仓扫，故不赘述。此处主要介绍笔者科室所用扫描仪（3Shape）的口内扫描临床流程，具体如下：

（1）操作前准备

1）术者穿戴：白大褂、帽子、口罩、手套。

2）操作前应对患者口内情况进行检查，判断是否可进行口内扫描，包括以下方面：

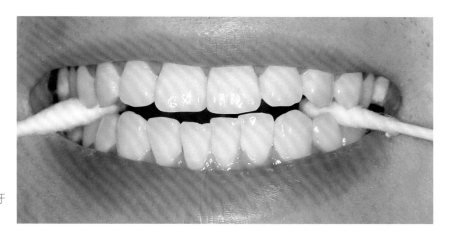

图 2-5-4　前磨牙区域各咬一个棉签

① 优势病例：咽反射严重患者、正畸患者和牙齿Ⅲ度松动患者。

② 禁忌证

I. 安装心脏起搏器的患者（与不能超声洁牙的原因相同，担心电磁波干扰心脏起搏器，引起心律失常等）。

II. 严重张口受限患者，扫描枪头无操作空间。

III. 缺牙区近远中间隙不足，倒凹过大的患者。

③ 检查邻牙及对颌牙

I. 对颌牙是否伸长，咬合空间是否不足，如不足则需调磨对颌牙，调磨后再行口扫。

II. 邻牙是否倾斜，如有则需调磨邻牙，调磨后再行口扫。

3）物品准备：三用枪、吸唾管、一次性器械盘、一次性水杯、牙椅操作台、避污膜、口扫仪和电脑、扫描头（提前使用非磨砂性抹布蘸 75% 乙醇进行清洁消毒）。

4）设备摆放于患者左侧，便于术者观察显示器。

5）在扫描软件内建立患者档案，录入患者基本信息，如姓名、性别、年龄等。

6）设备校准：使用扫描仪之前进行三维校准，正常使用期间每天校准一次（仪器每 8 天提示一次三维校准）；再安装校准头之后，依次点击"更多 - 设置 -TRIOS- 扫描仪管理 - 校准"进行校准。校准完成后，不可将校准头安装在扫描枪上，避免校准头过热影响校准精度和破坏校准仪（图 2-5-5）。

（2）口扫操作

1）为患者佩戴治疗巾。

2）调整椅位：①患者头部在操作者心脏水平；②医师体位可根据扫描牙位而变化，通常位于患者头部 7~9 点方向，便于观察口内情况，显示器应放置在患者头部 1~3 点方向，便于术者直视显示器（图 2-5-6）。

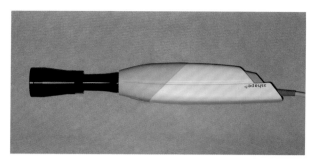

图 2-5-5　扫描枪的校准头，安装在枪上进行校准

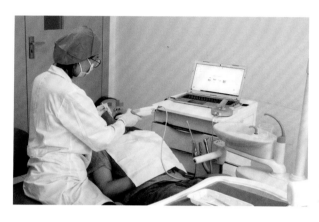

图 2-5-6　口扫时仪器摆放位置与椅位摆放，以便于术者直视显示器

3）术前向患者简单介绍口扫的目的、操作时长等，减轻患者负面心理，并提前告知患者口内操作需要配合或者可能的意外情况。

4）操作要求

① 所有器具不可在患者头部面上 2/3 区域移动。

② 应关闭牙椅灯光，避免影响口扫仪扫描精度。

③ 扫描头预热 5~10 分钟，此时建议不要开始扫描。

④ 下颌扫描：应避开舌体干扰，吹干或擦净唾液，扫描顺序一般为𬌗面 – 舌侧 – 颊侧（图 2-5-7A）。

⑤ 上颌扫描：擦净唾液、血液，扫描顺序一般为𬌗面 – 颊侧 – 腭侧（图 2-5-7B）。

⑥ 单颌扫描张数尽量不超过 1 500 张，避免数据过大导致计算机卡顿，影响数据精准度。

⑦ 数据模型修整，去除多余扫描区域。

⑧ 扫描咬合：调整椅位至患者下颌𬌗平面与地面平行，反复确认患者上下颌牙列咬合至正确位置后扫描。

⑨ 边扫描边检查，确保𬌗面、接触点、牙龈等重要区域均已扫描完全。

⑩ 扫描技巧如下：

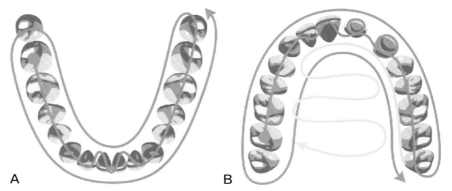

A   B

图 2-5-7 口扫推荐扫描顺序

A. 下颌推荐扫描顺序   B. 上颌推荐扫描顺序

Ⅰ. 扫描头与牙齿之间保持 0~5mm 的距离，镜头不接触患者牙齿。

Ⅱ. 缓慢平稳地移动并且有序地进行扫描，可听到计算机发出的滴答提示音。

Ⅲ. 扫描流程开始后，窗口中心将显示一个三维模型。彩色方框用颜色标出了扫描仪的视图，这些颜色代表当前的捕获质量。方框的颜色及其含义如下：

a. 绿色——捕获质量最佳（图 2-5-8）；

b. 黄色——捕获质量未达到最佳，较为少见；

c. 红色——未捕获到有效数据（图 2-5-9）。

⑪ 扫描后的检查要点如下：

Ⅰ. 工作区是否扫描完整。

Ⅱ. 咬合关系是否与口内一致。

Ⅲ. 是否存在模型错层、形变等情况。

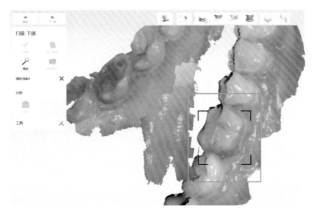

图 2-5-8 绿色方框示捕获的图像质量最佳

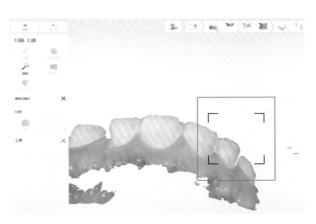

图 2-5-9 红色方框示未捕获到有效数据

（3）扫描完成后

1）保存扫描文件。

2）清洁、消毒扫描头。

3）收纳整理用品与设备。

口扫的简要流程总结如图2-5-10所示。

3. 融合数据并进行术前设计

（1）首先在设计软件中导入口（仓）扫数据，并虚拟设计修复体形态（图2-5-11）。

（2）随后导入CBCT数据，通过手动选择对准点将两者融合（图2-5-12），下颌需标记下颌管位置（图2-5-13）。

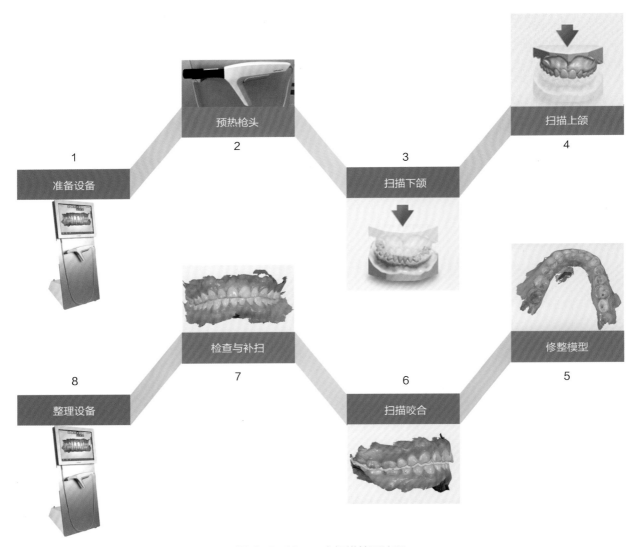

图2-5-10　口内扫描简要流程

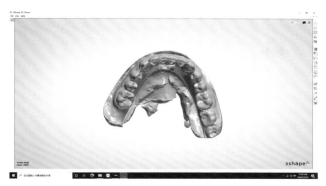

图2-5-11 导入口（仓）扫文件

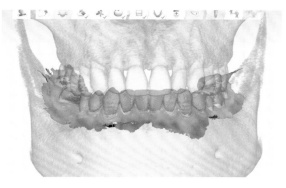

图2-5-12 整合 CBCT 数据，绿色表示准确度良好

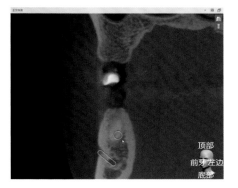

图2-5-13 标记下颌管位置

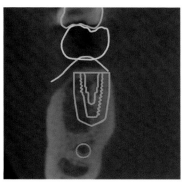

图2-5-14 信息融合后（冠状面观）

绿线示种植体及安全范围，黄线示软组织轮廓，红线示下颌管

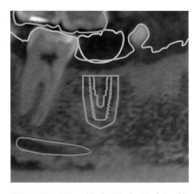

图2-5-15 信息融合后（矢状面观）

绿线示种植体及安全范围，黄线示软组织轮廓，红线示下颌管

（3）融合完成后即可在计算机软件中直观地看到缺牙位点的骨量、软组织厚度等信息。此时可以打开种植体数据库选择各品牌、规格的种植体，随后通过鼠标拖拽的方式虚拟设计种植体的三维位置（图2-5-14，图2-5-15）。

① 扫描二维码
② 下载 APP
③ 注册登录
④ 观看视频

视频13 单颗后牙种植导板的设计

4. 导板的设计与加工 根据种植体位置设计出外科导板，一般需要注意以下问题：

（1）具有良好的精度：导板决定术中钻针的位置、方向及深度，因此导板需精确转移术前设计，确保种植体植入于正确的三维位置，在进行数据匹配时应检查匹配精度，确保匹配精度在 0.1mm 以下。

（2）具有足够的强度：目前数字化导板多由技工所进行加工制作，且使用前需进行试戴、消毒等操作，为避免数字化导板在运输、试戴等过程中出现折断，导板需保证一定的厚度及强度，可根据实际情况增加加强腭杆等部件。

（3）为了固位和稳定，导板应适当向邻牙延伸，可延伸至对侧前磨牙区域（图 2-5-16）。

（4）具有合理的观察窗：数字化导板应设计至少 2 个观察窗，便于在试戴、使用导板时观察导板是否准确就位。观察窗应设置于两牙邻间隙处，且分散均匀（图 2-5-16）。

（5）在缺牙位置唇颊侧设计冷却孔：预备种植床时钻针产生大量热，为避免热损伤需要进行冲水冷却，但在导板手术中，导板上引导钻针的套环阻挡了种植手机冲出的水流，无法进入种植床内部。因此需要在种植位点颊侧开一窗口，在预备时利用冲洗器通过此窗口向预备位点冲入冷却用水。

（6）避免进入倒凹区：在设计数字化外科导板覆盖范围时应避让口内相应倒凹区，避免因进入倒凹区而无法就位或脱位的情况。

（7）金属导环的底部应避开牙龈、牙槽嵴顶的阻挡。少数病例如果无法避让软组织及牙槽嵴顶，则应在翻瓣修整骨面后再就位数字化外科导板，确认导板就位良好。

5. 种植术前准备

（1）模型上检查导板的密合性，用手指按压是否有翘动，检查金属导环与树脂套筒是否密合，检查导环周围有无多余树脂阻碍就位（图 2-5-17）。

（2）口内试戴，再次确认导板的固位性与密合度。

（3）导板及导板工具盒的消毒，导板通常需要低温消毒，消毒后干燥、避光保存，防止变形。

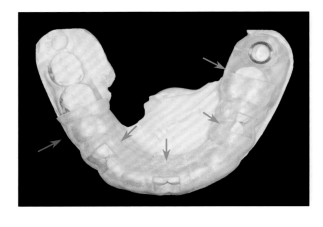

图 2-5-16 半程导板
蓝色箭头示延伸至对侧前磨牙区，绿色箭头示观察窗

6. 导板引导的种植手术

（1）术前准备已消毒的导板与导板工具盒。

（2）局麻、翻瓣。

（3）导板就位：通过开窗确认导板完全就位（图 2-5-18）。

（4）先锋钻定点：完成后取下导板，检查定点是否准确。

（5）导板引导先锋钻预备，完成后取下导板检查轴向及深度。

（6）在导板引导下继续扩孔至最后一钻（图 2-5-19）。

（7）自由手进行颈部成型与攻丝（本例为半程引导导板，如为全程引导导板，则在导板引导下进行颈部成型与攻丝）。

（8）自由手植入种植体（如为全程引导导板则在导板引导下植入种植体）。

（9）就位覆盖螺丝，对位缝合关闭创口，拍摄术后 CBCT（图 2-5-20）。

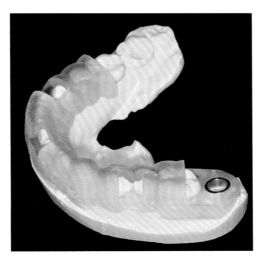

图 2-5-17　模型上检查导板的固位与稳定，可见导板延伸至对侧，且设有多处观察窗

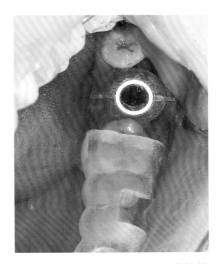

图 2-5-18　口内检查导板完全就位

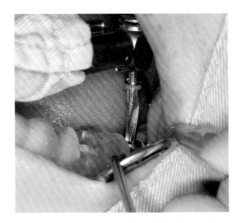

图 2-5-19　导板引导种植窝洞预备

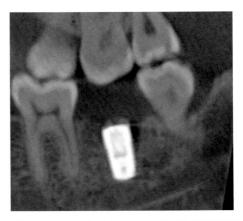

图 2-5-20　术后 CBCT 示种植体位置良好

7. 可能出现的问题　前文笔者提到数字化外科种植导板可以在手术中为术者提供帮助，使定点、轴向等更加精确。**那么数字化外科导板引导的种植手术中，种植窝洞的位点、轴向、深度一定能达到术前设计的理想状态吗？**

患者 a2 46 缺失 6 个月余，计划行种植修复，医师 a2 在术前设计并制作了全程引导的数字化外科导板（图 2-5-21），术前试戴确认导板就位良好（图 2-5-22）。术中在切开、翻瓣并就位导板后，在导板引导下利用 φ2.2mm 的先锋钻进行定点（图 2-5-23A），经检查定点准确（图 2-5-23B）。随后在导板引导下利用 φ2.8mm 的扩孔钻进行扩孔（图 2-5-24A），再次检查却发现扩孔轴向偏向远中（图 2-5-24B）。**术者在数字化外科导板的引导下进行种植备洞时仍然发生了明显的偏差，这是由什么原因引起的呢？** 经过分析，其原因如下：①压板没有完全就位，预备时压板与金属导环间不密合（图 2-5-25）；②术者手势错误，导致导板可能发生了移动；③钻针与压板间本身有 0.2mm 的差值，当前两点不准确因素出现时，备孔的不精确会被放大。

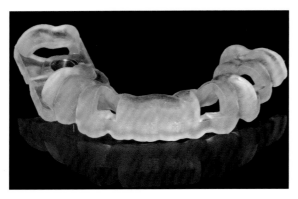

图 2-5-21　全程引导导板

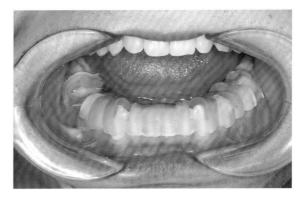

图 2-5-22　口内试戴

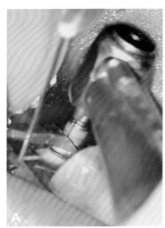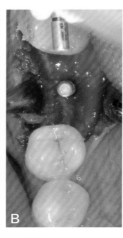

图 2-5-23　定点备孔

A. 导板引导下备孔　B. 指示杆检查方向

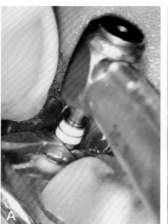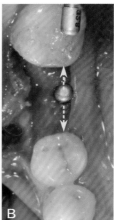

图 2-5-24　扩孔

A. 导板引导下备孔　B. 指示杆检查方向，发现轴向偏远中

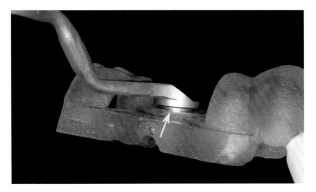

图2-5-25　压板与导环不密合，箭头示缝隙

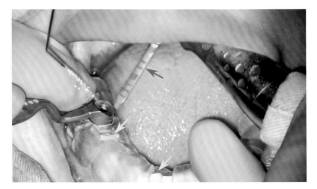

图2-5-26　导板种植手术中术者应需要观察的要点
红色箭头示压板与导板贴合，黄色箭头示导板与牙列贴合，蓝色箭头示观察钻针深度

如何避免导板种植手术中的这些误差呢？ 通过前面的介绍，已经知道自由手备孔时应观察和注意的要点，包括邻牙外形高点、钻针轴向是否位于缺牙间隙的角平分线上、钻针是否位于前后邻牙的中央窝连线上，以及钻针的深度。那么导板种植手术应该观察的要点有哪些呢？笔者认为，导板种植手术中术者应观察的要点及标准包括以下方面（图2-5-26）：

1）导板是否完全就位，通过观察窗确认导板与牙列是否密合。

2）压板是否完全就位于导板中，是否与金属导环完全密合。

3）钻针是否就位以及钻针的深度：钻针的轴向与压板一致并完全进入压板中。

① 扫描二维码
② 下载 APP
③ 注册登录
④ 观看视频

视频14　单颗后牙导板种植手术

（二）数字化导航引导的种植手术

除了数字化外科导板引导的种植手术外，导航引导的种植手术也是数字化种植治疗的一种方法。相比于数字化外科导板手术，数字化导航技术不需要提前制作和试戴导板，减少了经济和时间成本，但其要求患者余留牙较为稳固，可以用于固位定位模板和参考装置（第一章已述及）。笔者以一例36牙位的导航引导种植手术为例，介绍数字化导航引导单颗后牙种植手术的治疗。

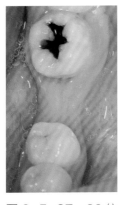

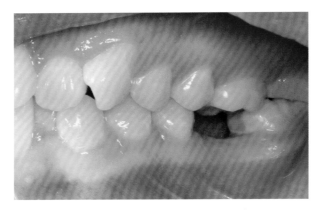

图 2-5-27　36 位
点（𬌗面观）

图 2-5-28　36 位点（颊面观）

患者 b2 36 缺失，近、远中间隙及垂直间隙尚可（图 2-5-27，图 2-5-28），计划在数字化导航引导下完成 36 种植手术。

1. 采集口内信息　拍摄口内像，记录牙列与软组织信息。

2. 采集 CBCT 信息　以笔者所使用的导航系统为例进行介绍

（1）拍摄 CBCT 前的准备

1）物品准备：除口腔治疗所需的治疗盘等一般物品外，需要对应牙列分区的定位模板（剖面呈 U 形，简称 U 形管）、硅橡胶印模材料。

2）具体操作：将缺牙位点及邻牙擦干，在定位模板内部注入硅橡胶材料（或聚醚橡胶），并就位于缺牙位点，使定位模板的近远中部分均能覆盖邻牙，可适当进入倒凹区以确保固位。待硅橡胶凝固后取下定位模板，反复试戴观察定位模板能否准确复位（图 2-5-29）。

（2）拍摄 CBCT：将定位模板在口内复位，为了防止定位模板翘起移位导致的位置信息不准确，可在对侧垫咬合块或者棉卷，防止上、下牙列咬合。常规拍摄 CBCT，并拷贝 DICOM 数据（图 2-5-30）。此时获得的 CBCT 数据具有定位模板、颌骨与牙列的形态、三维空间位置等信息。完成 CBCT 拍摄后，取下定位模板，避光保存。

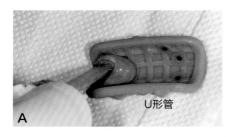

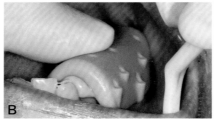

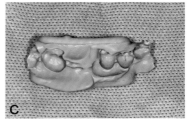

图 2-5-29　拍摄 CBCT 前的准备

A. 在定位模板内注射硅橡胶材料　B. 将定位模板按压在缺牙位点　C. 检查定位模板

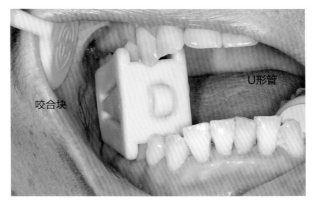

图 2-5-30 拍摄 CBCT
的准备

咬合块　U形管

（3）可能出现的问题及解决方法

1）定位模板复位不佳：可能是大量硅橡胶材料进入倒凹区影响就位，需对影响就位的部分进行修整，保留少量倒凹区的硅橡胶确保固位性。

2）拍摄 CBCT 时定位模板翘起：可能是定位模板过于靠后时，患者舌体运动导致定位模板移位。建议患者在拍摄 CBCT 前配戴定位模板，避免等待时间过长，患者舌体运动使其移位。

3）CBCT 结果见定位模板内的金属小球有较大伪影：可能是拍摄过程中患者头部晃动，建议重新拍摄 CBCT。

3.设计种植体位置

（1）数据导入：在导航软件中导入 CBCT 数据。

（2）创建全景线：在水平视图调至约根上 1/3 水平，在软件中点击"创建全景线"，随后依次点击髓室中央，以获得全景线及三维重建的全景片（图 2-5-31）。

（3）创建种植体/牙冠：在重建的全景片上标记种植位点与对应的牙冠（图 2-5-32）。

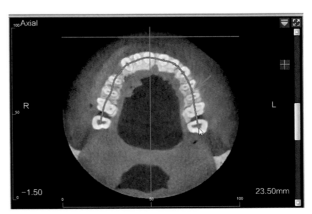

图 2-5-31　红色箭头示
创建的全景线

181

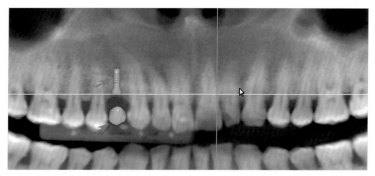

图 2-5-32　红色箭头示标记的种植体位置与牙冠位置

（4）修复体设计：在三维重建视图上，设计牙冠的位置、形态（图 2-5-33），用以指导种植体的三维位置设计。可随时调整其他截面（如冠状面）来观察牙冠的位置（图 2-5-34）。

（5）种植体设计：确定修复体位置和形态后，选择种植体品牌及规格，随后采用同样的方法设计种植体的位置（图 2-5-35）。设计原则与前述一致。

（6）检查与调整：检查并调整种植体的参数及三维位置。

（7）设置标记点：点击"设置标记点"，随后点击"自动识别"，软件将自动识别出 CBCT 中定位模板中的阻射性标记点，用于手术中的定位，其简要原理在第一章节中进行了详细叙述（图 2-5-36）。

（8）保存手术方案。

4. 导航引导下的种植手术

（1）术前准备：除常规术前准备外，还需准备导航仪器、导航手术工具盒、复合树脂材料、速凝树脂材料。打开导航仪并调整导航仪的光学追踪摄像头，使其能够覆盖手术区域。确认缺牙间隙的对侧余留牙有足够的固位倒凹，如果没有，可用复合树脂在颊、舌面制作树脂突形成倒凹。

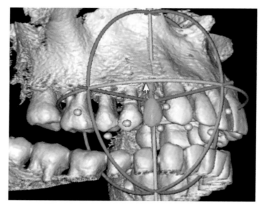

图 2-5-33　用鼠标拖动图中彩色的圆环或轴线以调整修复体的位置、形态

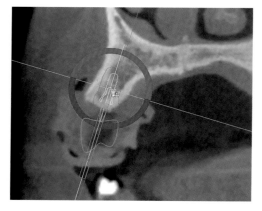

图 2-5-34　在冠状面观察修复体的形态和位置

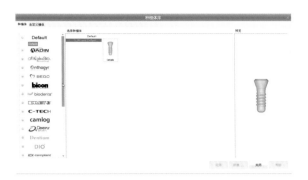

图 2-5-35　选择种植体的品牌与规格

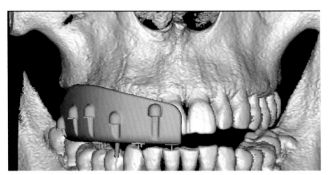

图 2-5-36　自动识别定位模板及其阻射点

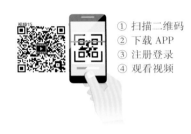

① 扫描二维码
② 下载 APP
③ 注册登录
④ 观看视频

视频 15　单颗后牙导航种植方案的设计

（2）消毒铺巾后的准备工作

1）将固定装置、连接杆、参考板通过扳手组合在一起，构成参考装置，并连接数据线至导航仪（图 2-5-37）。

2）打开导航软件，首先旋松旋柄（图 2-5-38A），根据导航系统提示调整参考手机定位板的方向，确定能够被光学追踪摄像头探测到后拧紧旋柄固定（图 2-5-38B），固定后不可再次调整。

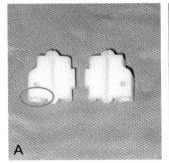
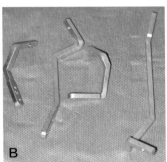
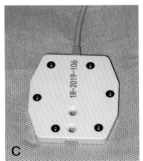
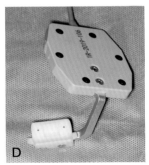

图 2-5-37　组装参考装置

A. 固定装置，分不同牙区和大小型号，其上有相应指示符号表明适用牙区　B. 连接杆，共 4 型，其上有相应指示符号表明适用牙区，可插入图 A 中红圈标出的凹槽并用螺丝固定　C. 参考板　D. A、B 和 C 通过螺丝固定在一起

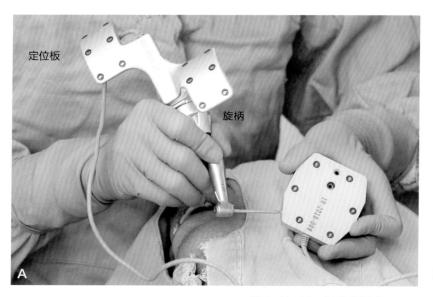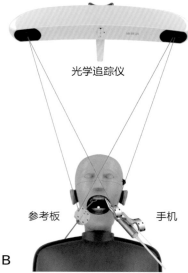

图 2-5-38　导航前调整

A. 导航专用的种植手机　B. 调整手机定位板，确定能够被光学追踪仪探测到

3）在导航系统中打开先前设计好的治疗方案。

4）标定：将标定钻针安装在手机上，并用尖端轻抵参考板上的标定凹坑，同时在软件中点击"开始标定"。分别使用长标定钻和短标定钻进行标定，标定误差应在 0.2mm 内，否则会导致定位误差较大（图 2-5-39）。

5）固定参考装置：在固定装置内注入速凝树脂材料，固定于同颌对侧牙列（图 2-5-40）。

6）配准：将定位模板在口内复位，并用标记钻轻抵定位模板表面的凹坑，同时在软件中点击"采集配准点"，依次配准 6~8 个点。至此，导航定位系统准备完毕。

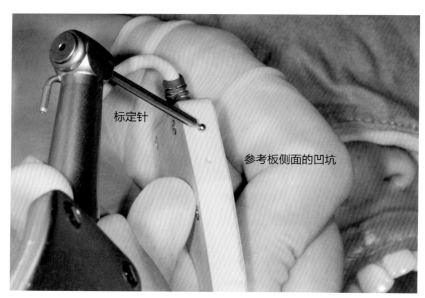

图 2-5-39　标定过程

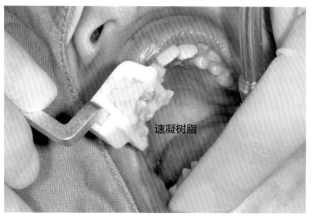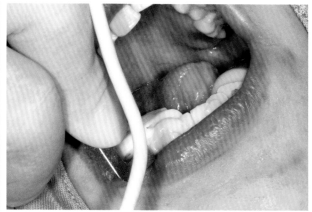

速凝树脂

图 2-5-40　固定参考装置

7）行常规麻醉、切开、翻瓣后，即可进行实时导航的手术，备孔前由护士在导航系统内选择对应品牌、型号、尺寸的钻针，随后由医师在实时导航引导下备孔，每次换钻针时均需在导航仪中选择相应钻针。

8）完成种植体植入后即可将参考装置拆卸下来，避免影响后续缝合等操作。常规术后处理和医嘱。

（3）导航种植手术过程中可能出现的问题

1）导航仪不能识别手机的位置：可能是插线接触不良或手机上的定位板被遮挡。建议确认插线情况，术前调整定位板的位置和方向，确保能够被定位系统追踪。术者在操作过程中应避免遮挡手机的定位板。

2）参考装置不能固定在对侧牙列上：可能是对侧牙的临床牙冠短小，缺少倒凹。建议此类病例在术前用光固化树脂在对侧牙的唇、舌侧制作树脂凸起，作为倒凹固位结构。

3）U 形管与参考板的固定装置位置冲突：应在术前准备时选择合适长度的 U 形管，避免因为 U 形管过长而导致此类情况。

二、种植修复的数字化治疗

采用硅橡胶等印模材料进行印模制取是临床上最常见的取模方式，但在取模、灌模过程中可能由于印模材料、石膏材料形变或替代体移动等原因产生误差，导致模型不准确，增加修复难度；或是患者对印模材料敏感而产生不适感。随着数字化技术的发展，数字化取模技术逐渐应用于临床。数字化取模技术只需要在种植体上安装扫描杆，利用光学扫描仪获取口腔组织形态信息，同时获得种植体与周围组织的相对位置信息。**那么数字化取模的工作流程是怎样的呢？**

患者 c2 27 缺失，一期手术时已完成种植体植入（图2-5-41），愈合4个月后复诊进行修复部分的治疗。

1. 常规修复前检查，前文已述。

2. 取下种植体愈合基台，用生理盐水冲洗牙龈袖口后吹干（图2-5-42）。

3. 在种植体上安装扫描杆后，使用口内扫描枪对牙列进行扫描，具体扫描步骤参见前文。扫描时应注意扫描清楚27位点邻牙的轴面以及对颌牙的殆面，并扫描得到双侧后牙咬合信息（图2-5-43，图2-5-44）。

4. 比色　虽然目前口内扫描系统也可给出比色建议，但由于干扰因素较多，如灯光、取色区域不同等原因，比色精度尚需提高，因此目前仍建议手动比色。

5. 戴牙　利用 CAD/CAM 制作基台和牙冠（图2-5-45），戴入个性化基台及牙冠，根尖片示牙冠及基台就位良好（图2-5-46），仅需少量调磨即可完成咬合调整。

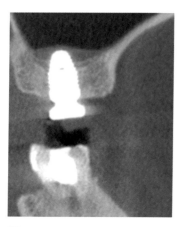

图2-5-41　27位点植入1颗种植体

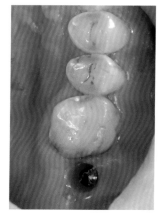

图2-5-42　取下愈合基台

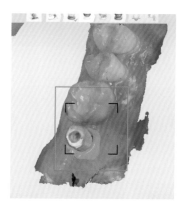

图2-5-43　牙列扫描

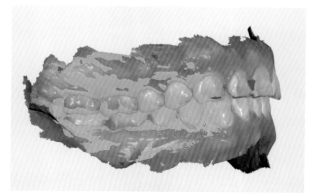

图2-5-44　扫描咬合信息

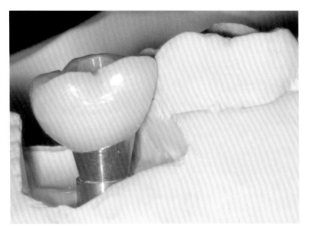

图 2-5-45　加工的基台与牙冠

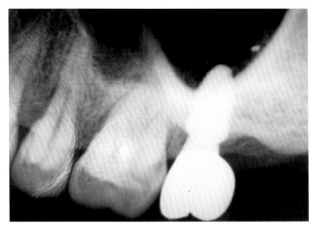

图 2-5-46　根尖片示牙冠与基台就位良好

口内扫描仪昂贵，并非所有诊疗单位均能配备，**那么如何才能不需要椅旁口扫仪器，也能实现数字化修复的治疗程序呢？** 笔者建议可以使用一种常规取模和数字化取模相结合的新颖取模方式。

患者 d2 36 种植体在术后 3 个月复诊时计划进行数字化修复，步骤如下：

1. 常规的修复前检查，前文已述。

2. 取下种植体愈合基台，用生理盐水冲洗牙龈袖口后吹干，就位扫描杆（图 2-5-47，图 2-5-48）。

3. 使用聚醚橡胶对上、下颌牙列取模，获取扫描杆外形（图 2-5-49）。

4. 手动比色。

5. 灌制石膏模型，并送技工室进行仓扫（图 2-5-50，图 2-5-51）。

6. 利用 CAD/CAM 制作牙冠（图 2-5-52）。

7. 完成修复（图 2-5-53，图 2-5-54）。

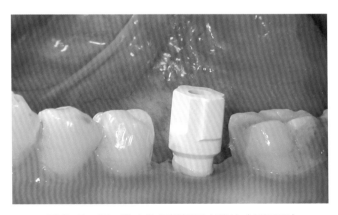

图 2-5-47　数字化扫描杆口内就位（颊面观）

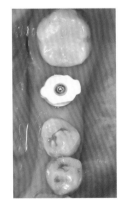

图 2-5-48　数字化扫描杆口内就位（𬌗面观）

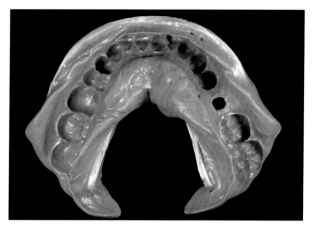

图 2-5-49 使用聚醚橡胶制取印模，准确获得扫描杆的外形

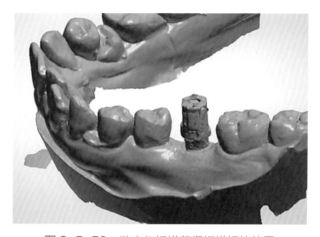

图 2-5-50 数字化扫描获得扫描杆的位置

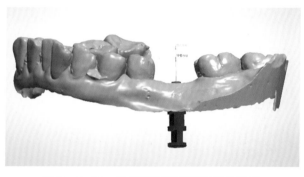

图 2-5-51 数字化扫描获取种植体位置

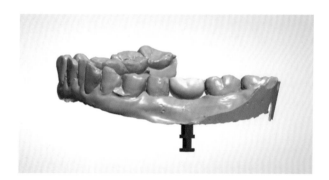

图 2-5-52 设计制作 CAD/CAM 牙冠

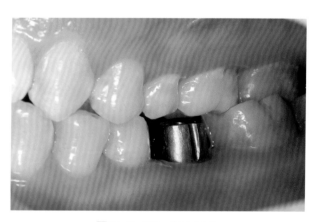

图 2-5-53 戴入基台

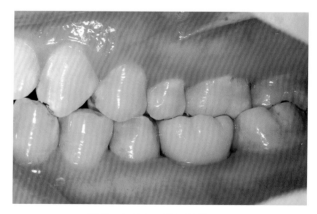

图 2-5-54 戴入最终牙冠

清单：单颗后牙缺失的导板设计准备确认表

医疗机构名称: _____

检查人员: _____ 检查日期: _____

检查要求	落实标准	检查结果
CBCT 拍摄	拍摄大视野 CBCT	☐
牙列数字化模型	口内扫描或仓扫数据	☐
种植设计	1. 导入 CBCT 数据及口内数据	☐
	2. 虚拟排牙	☐
	3. CBCT 数据及口内数据拟合对齐	☐
	4. 绘制全景线、下颌神经管	☐
	5. 以修复为导向设计种植体位置	☐
导板设计	1. 导板覆盖范围充分延伸	☐
	2. 设计多处观察窗	☐
	3. 在手术位点设计冷却水进入孔	☐
	4. 添加加强杆（可选）	☐
	5. 避免进入倒凹区	☐
	6. 金属导环避开邻牙阻挡	☐
术前导板试戴	1. 金属导环与树脂套筒密合	☐
	2. 导环周围无树脂突、毛刺等	☐
	3. 口内试戴，观察窗可见导板与牙面紧贴	☐
	4. 双侧交替按压导板无翘动	☐

清单：单颗后牙缺失的导板种植手术准备确认表

医疗机构名称：_____

检查人员：_____ 检查日期：_____

检查要求	落实标准	检查结果
术前准备	1. 常规种植术前准备	☐
	2. 已消毒的导板和导板工具盒	☐
麻醉	1. 表面麻醉	☐
	2. 上颌后牙　局部浸润麻醉	☐
	3. 下颌后牙　下牙槽神经阻滞麻醉、局部浸润麻醉	☐
切口设计及翻瓣	1. 正确切口设计	☐
	2. 12 号刀片（弯刀片）进行手术切口	☐
	3. 牵拉黏骨膜瓣，充分暴露颊舌侧骨壁	☐
导板引导下逐级预备	1. 确认导板完全就位，无翘动	☐
	2. 预备固位针道和插入固位针（如需）	☐
	3. 确认压板与导环紧贴	☐
	4. 确认钻针与压板紧贴且轴向一致	☐
	5. 备孔时用生理盐水冲洗冷却	☐
	6. 按照导板厂家说明书逐级预备	☐
	7. 每钻之间用指示杆检查方向（可选）	☐
颈部成型、攻丝	1. 根据骨质情况正确进行颈部成型	☐
	2. 根据骨质情况正确进行攻丝	☐
种植体植入	1. 慢速手机植入或手动植入	☐
	2. 确认种植体位置、轴向、深度合适	☐
	3. 取下导板	☐
	4. 检查种植体初期稳定性	☐
种植体封闭	1. 正确选择埋入式愈合或非埋入式愈合	☐
	2. 选择直径、高度正确的愈合基台	☐
缝合	1. 选择正确缝合方法，对位缝合	☐
	2. 检查伤口有无渗血等	☐

医疗机构名称：_____

检查人员：_____ 检查日期：_____

检查要求	落实标准	检查结果
CBCT 准备	1. 定位模板就位于缺牙位点 2. 定位模板稳定无松动 3. 对侧牙可用于固定参考装置	☐ ☐ ☐
CBCT 拍摄	1. 确认定位模板与牙列贴合 2. 告知患者拍摄时不可晃动 3. 导出 DICOM 格式数据	☐ ☐ ☐
导航设计准备	1. 打开导航仪器及导航设计软件 2. 拷贝 CBCT 数据至导航仪器	☐ ☐
种植设计	1. 导入 CBCT 数据 2. 绘制全景线（下颌需绘制下颌管线） 3. 标记种植位点 4. 虚拟排牙 5. 以修复为导向设计种植体位置 6. 设定匹配范围 7. 点击自动匹配，匹配 CBCT 和定位模板信息 8. 保存种植计划	☐ ☐ ☐ ☐ ☐ ☐ ☐ ☐

医疗机构名称：_____

检查人员：_____　检查日期：_____

检查要求	落实标准	检查结果
导航术前准备	1. 常规种植手术工具盒与种植体外科工具盒 2. 导航手术工具盒 3. 拍摄 CBCT 时所戴的定位模板 4. 用于固定"固定装置"的速凝树脂 5. 开启导航仪并打开术前设计文件	☐ ☐ ☐ ☐ ☐
导航手术匹配 位置信息阶段	1. 将参考板、连接杆与固定装置连接 2. 调整导航种植手机上定位装置的角度 3. 使用导航种植手机进行标定程序 4. 将参考板整体固定于对侧牙列 5. 在口内复位定位模板 6. 配准，匹配牙列实际位置信息与软件内的位置信息	☐ ☐ ☐ ☐ ☐ ☐
导航下种植手术	1. 选择适宜麻醉方式 2. 正确设计切口并充分翻瓣暴露术区 3. 医师位于正确的体位，可直视导航仪显示器 4. 在导航引导下逐级备孔 5. 每钻之间用指示杆检查种植窝洞轴向和位置 6. 根据骨质情况进行颈部成型和攻丝 7. 在导航引导下植入种植体 8. 确认种植体的位置、轴向、初期稳定性 9. 正确选择覆盖螺丝或合适的愈合基台	☐ ☐ ☐ ☐ ☐ ☐ ☐ ☐ ☐
缝合	1. 选择正确缝合方法，对位缝合 2. 检查伤口有无渗血等	☐ ☐

清单：单颗后牙缺失的口内扫描准备确认表

医疗机构名称：_____

检查人员：_____ 检查日期：_____

检查要求	落实标准	检查结果
口扫准备	1. 扫描设备正确连接并开机 2. 扫描枪及扫描头已消毒 3. 扫描枪校准	☐ ☐ ☐
检查口扫禁忌证	1. 确认患者未安装心脏起搏器 2. 确认患者无张口受限 3. 确认患者对颌牙与邻牙不影响修复	☐ ☐ ☐
开始扫描	1. 扫描枪头预热5~10分钟 2. 扫描上、下颌（如种植体取模,则需安装扫描杆） 3. 修整数字化模型,去除多余部分 4. 调整座椅,使患者处于正常坐姿 5. 嘱患者反复咬合,确认牙尖交错位咬合位置正确 6. 扫描双侧后牙咬合关系 7. 检查模型有无变形、错层 8. 根据需要进行补扫或修整	☐ ☐ ☐ ☐ ☐ ☐ ☐ ☐
扫描结束	1. 保存扫描文件 2. 设备消毒与归位	☐ ☐

3

CHECKLIST

IN IMPLANT DENTISTRY ☑
TREATMENT OF
PARTIAL EDENTULISM

上一章详细介绍了单颗后牙缺失的常规种植修复治疗，本章将对连续后牙缺失的常规种植修复治疗进行介绍。相比于单颗种植手术而言，连续多颗种植手术所面临的种植修复问题更为多样化和复杂化，需要医师对整体方案设计和手术操作进行更加全面具体的考量。

第三章

连续后牙缺失种植
的规范化治疗清单

第一节
连续后牙缺失的
种植手术

连续后牙缺失常规种植手术的麻醉、切开、翻瓣与单颗后牙基本相同，因此本节将直接从手术操作的定点开始介绍。

一、定点

上一章详细介绍了单颗后牙定点时可能出现的偏差，包括近远中向和颊舌向的偏差，那么在连续后牙缺失的病例中，是否会出现类似的问题呢？

（一）连续后牙缺失定点的偏差

1. 缺牙区近中种植体的定点偏差 患者 A3 口内 26、27 连续缺失（图 3-1-1，图 3-1-2），医师 A3 此前已行 26、27 位点保存术，等待愈合 3 个月后拟行 2 区的连续多颗种植手术。在手术过程中，医师 A3 常规切开、翻瓣暴露术区后，确认术区位点保存效果较为良好。医师 A3 通过球钻在 26、27 术区进行定点，随后逐级备孔，最后分别植入 1 颗种植体（图 3-1-3~图 3-1-5）。

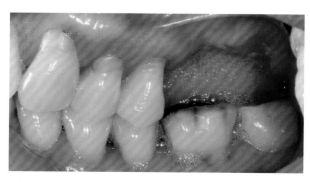

图 3-1-1 种植术前口内检查

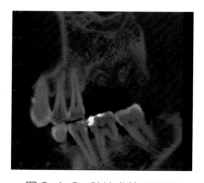

图 3-1-2 种植术前 CBCT

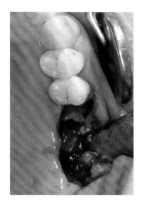

图 3-1-3　翻瓣暴露骨面

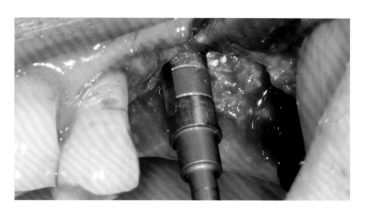

图 3-1-4　制备种植窝洞

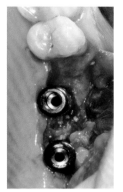

图 3-1-5　可见近中种植体定位明显偏远中

　　然而，医师 A3 在回顾术中记录时发现在采用最初的宽颈指示杆指示种植窝洞位点时，定点已偏向远中。从图中可以看到假想的 26 牙冠与 25 牙冠之间存在一个明显的间隙（图 3-1-6 黄色箭头所示）。不难理解如果在后期设计牙冠时希望通过牙冠恢复修复缺隙，那么只能在 26 牙冠的近中形成一小悬臂样结构（图 3-1-7 黄色箭头所示），将影响种植修复体的长期使用。

　　那么是什么原因导致在连续多颗后牙缺失病例中定点易偏向远中的呢？ 首先回顾一下单颗后牙的近远中向定点原则，即种植体近远中位点应位于邻牙外形高点连线中点处（图 3-1-8，图 3-1-9）。此时需要以近远中邻牙作为参考，使钻针与近远中两颗邻牙的距离相等，从而避免在近远中向定点时出现偏差。

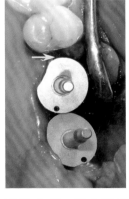

图 3-1-6　放入宽颈指示杆，指示宽颈平行杆和近中天然牙有间隙，提示定位偏远中

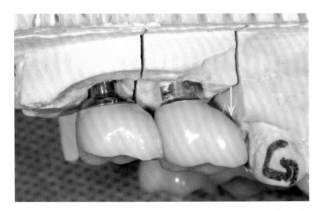

图 3-1-7　模型上试戴牙冠，可见 26 修复体近中的小悬臂

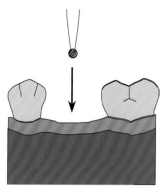

图 3-1-8 定点在近远中连线中点处

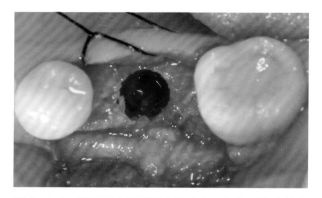

图 3-1-9 以近远中天然牙作为参考，预备后的种植窝洞可相对容易达到理想位置

然而在连续多颗后牙缺失病例中，常存在游离端天然牙缺失的情况，而由于远中天然牙缺失，定点时仅仅只能以近中的天然牙作为参考，临床医师容易将注意力集中在缺隙近中，并担心备孔的过程中损伤到近中邻牙，而将钻针向远中偏移，造成定点偏远中的情况。

2. 缺牙区远中种植体的定点偏差 在连续多颗种植手术中，完成缺牙区近中种植体定点后，即可依次对远中种植体进行定点。**那么在这个定点过程中，又会面临怎样的问题呢？**

患者 B3 46、47 连续缺失（图 3-1-10），45 为残根，缺牙区软硬组织条件尚可。医师 B3 按照常规手术流程进行翻瓣并充分暴露术区后，先以 45 残根为参照物，利用小球钻对 46 牙位种植体进行定点（图 3-1-11）。完成 46 定点后该医师随即以缺牙区远中天然牙（即 48）为参照，对 47 牙位种植体进行了定点，然而这次定点却不太顺利。

医师 B3 在最开始定点 47 牙位种植体时，钻针过于偏近中，在判断实际定点与理想定点之间相距甚远之后（图 3-1-12），重新进行了定点。**这是什么原因造成的呢？**

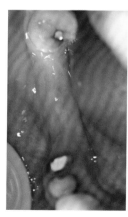

图 3-1-10 术前口内检查

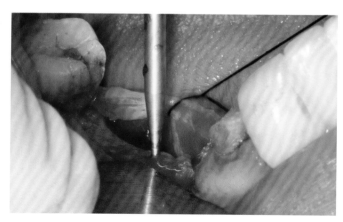

图 3-1-11 术中定点

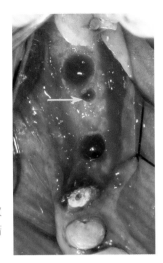

图 3-1-12　47牙位初次
定点明显偏近中（黄色箭
头示）

　　此时定点出现偏差的原因与缺牙区近中种植体的定点偏差类似，在缺牙区远中种植体定点时，医师B3缺少近中天然牙作为参照物，而将大部分注意力放在了仅有的参照物——即远中天然牙上。为了防止在定点、窝洞预备的过程中伤及邻牙牙根，医师B3将钻针摆放在了偏向近中的位置上，造成缺牙区远中种植体的定点偏近中的情况。

　　上述病例中患者缺牙远中尚且存在可作为参照物的天然牙，但是在临床中，医师时常会遇到远中游离端缺失的患者，**那么在这种近远中均缺乏参照物的情况下，远中种植体的定位过程又容易出现怎样的偏差呢？**

　　患者C3 15、16和17连续缺失，拟于15、17牙位分别植入1颗种植体，后期通过双端桥的方式修复缺失牙位。医师C3常规翻瓣，暴露术区后，通过钻针进行了定点及逐级备孔，随后顺利植入了2颗种植体（图3-1-13~ 图3-1-15）。

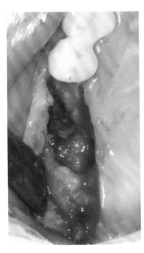
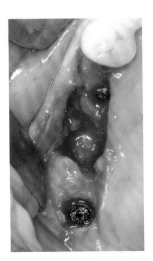
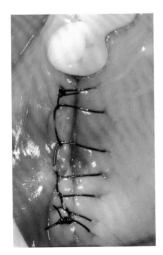

图 3-1-13　切开、翻瓣　　图 3-1-14　种植体植入　　图 3-1-15　缝合

201

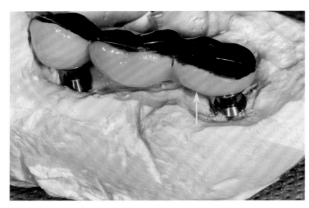 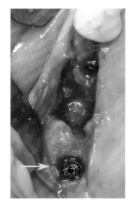

图 3-1-16　模型上试戴牙冠（黄色箭头示悬臂样结构）

图 3-1-17　术中 17 牙位种植体定点偏远中（黄色箭头示）

　　术后 3 个月患者复诊制取印模，技师翻制模型后制作了最终牙冠。医师 C3 在检查模型时发现 17 牙冠的近中部分形成了一悬臂样结构（图 3-1-16）。**为什么会出现上述问题呢？**医师 C3 仔细回顾了术中照片，发现术中在进行 17 牙位定点时，由于没有使用任何参照物进行辅助定点，导致定点偏向远中（图 3-1-17）。由于患者为远中游离端缺失，医师仅仅凭借肉眼往往难以直观判断 17 牙位种植体的定点是否正确。

（二）如何确定正确的定点位置

　　这里先介绍种植修复中应当遵循的一个基本理念，即"以修复为导向"，术前设计时应参照理想修复体进行种植体的三维位置设计，使种植体受力均匀，并将术前设计精确地转移至术中。在连续多颗种植时还应确保种植体距离天然牙外形高点至少 1mm（最好超过 1.5mm），2 颗种植体间的距离至少为 2mm（最好超过 3mm）。掌握以上的概念和原则不仅可以辅助临床医师在多颗牙缺失时进行准确定点，也可以帮助判断缺牙间隙有限时能否进行种植，以及如何选择合适直径的种植体。笔者接下来通过不同的情况介绍如何在后牙连续缺失病例中进行定点。

1. 2 颗前磨牙或磨牙连续缺失

　　（1）游离端缺失：如图 3-1-18 所示，患者 2 颗前磨牙连续缺失，且为游离端缺失，**此时应该如何定点呢？**

　　此时应遵循"以修复为导向"的理念，术前设计时需在缺牙区恢复 2 颗前磨牙修复体，而种植体需位于修复体的近远中中点。**那么前磨牙的近远中宽度是多少呢？**如表 3-1-1 所示，笔者列出了成年人天然恒牙牙冠的平均宽度，为了方便记忆，大家可以粗略地估计前磨牙牙冠的宽度为 7~8mm，磨牙牙冠的宽度为 9~10mm。

近远中

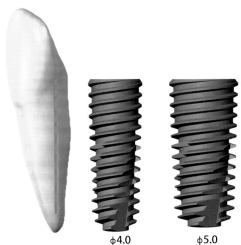

ϕ4.0 ϕ5.0

图 3-1-18　2 颗前磨牙游离端缺失

表 3-1-1　恒牙冠宽测量统计表（平均数）

	牙位	冠宽
上颌	中切牙	8.6/mm
	侧切牙	7.0/mm
	尖牙	7.9/mm
	第一前磨牙	7.2/mm
	第二前磨牙	6.7/mm
	第一磨牙	10.1/mm
	第二磨牙	9.6/mm
下颌	中切牙	5.4/mm
	侧切牙	6.1/mm
	尖牙	7.0/mm
	第一前磨牙	7.1/mm
	第二前磨牙	7.1/mm
	第一磨牙	11.2/mm
	第二磨牙	10.7/mm

（注：冠宽为牙冠近中面与远中面最突出点间的水平距离）

此时假设所恢复的前磨牙牙冠宽度为8mm，种植体需位于牙冠的中间，则近中种植体的轴心距离近中邻牙为8×1/2=4mm，远中种植体的轴心距离近中种植体的轴心则为8×1/2+8×1/2=8mm，而距离近中邻牙为8+4=12mm（图3-1-19）。**此时选择适合前磨牙的种植体，直径一般为4.0~5.0mm，是否满足"安全距离原则"呢？**假设近中种植体直径选择4.0mm，远中种植体直径选择5.0mm，则近中种植体距离邻牙4-4×1/2（近中种植体的半径）=2mm>1.5mm，而远中种植体距离近中种植体（4-4×1/2）+（4-5×1/2）=3.5mm>3mm（图3-1-19），此时满足"安全距离原则"。因此术中分别在距离近中邻牙4mm、12mm处定点即可。

那么如果是2颗磨牙的游离端连续缺失病例，该如何定位呢？此时情况同前磨牙连续缺失，需遵循"以修复为导向"的理念，在缺牙区恢复2颗磨牙修复体，而种植体需位于修复体的近远中中点。同样参考表3-1-1，这里笔者设定第一、第二磨牙的近远中冠宽为10mm，计算方法同上，那么近中种植体的轴心距离近中邻牙10×1/2=5mm，远中种植体的轴心距离近中种植体的轴心为10×1/2+10×1/2=10mm，而距离近中邻牙为10+5=15mm。**那么定点位置是否能够满足"安全距离原则"呢？**此时选择适宜磨牙的种植体，直径一般为5.0mm，近中种植体则距离邻牙5-5×1/2（近中种植体的半径）=2.5mm>1.5mm，而远中种植体距离近中种植体（5-5×1/2）+（5-5×1/2）=5mm>3mm（图3-1-20），满足"安全距离原则"。

（2）非游离端缺失：**如果是下面这种情况该怎么办呢？**虽然也是2颗前磨牙的连续缺失，但是远中存在天然牙，近远中天然牙之间的修复距离为15mm（图3-1-21）。这种情况下近远中修复距离存在限制，**如何确定能否植入2颗种植体，且如何选择适宜直径的种植体及如何进行正确的定点呢？**

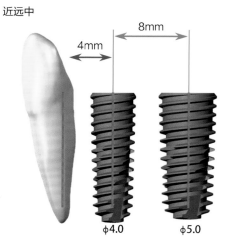

近远中

4mm

8mm

φ4.0   φ5.0

图3-1-19 2颗前磨牙游离端缺失的定点位置

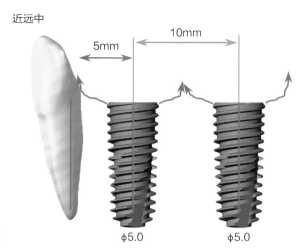

近远中

5mm

10mm

图 3-1-20　正确的定点位置

φ5.0　　　φ5.0

根据"安全距离原则"，种植体的空间为 15-1.5-1.5-3=9mm，足够植入 2 颗种植体。**那么如果有直径 4.0mm 和 4.5mm 种植体可以选择，此时应该选择多大直径的种植体呢?** 这里笔者的建议是选择直径相对较小的种植体，因为自由手往往难以做到毫厘不差，这样可以在术中给术者留下足够的操作空间，所以可选择 2 颗直径均为 4.0mm 或选择直径分别为 4.0mm 和 4.5mm 的 2 颗种植体，才能够在术中操作时做到游刃有余，保证天然牙和种植体之间以及种植体和种植体之间均留有足够的安全距离。**那么定点的位置在何处呢?** 根据天然牙牙冠的宽度，可以将 15mm 的修复距离进行平分，假设最终修复体的宽度均为 7.5mm，那么近中种植体的轴心距离近中邻牙 7.5×1/2=3.75mm≈4mm，远中种植体的轴心距离近中种植体的轴心约 7mm（图 3-1-22）。

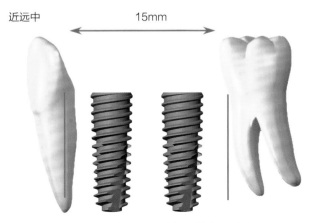

近远中

15mm

图 3-1-21　近远中天然牙之间的修复距离为 15mm

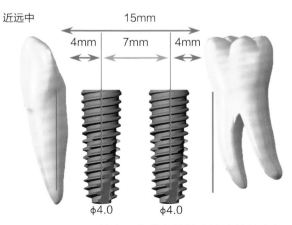

近远中

15mm

4mm　7mm　4mm

φ4.0　　φ4.0

图 3-1-22　2 颗前磨牙非游离端缺失的种植体直径及定点位置

（1）游离端缺失：患者第二前磨牙以及第一磨牙缺失，远中无天然牙，**此时该如何进行定点呢？** 了解了前述定点方法后，对于第二前磨牙和第一磨牙缺失的病例即可较为容易地计算出定点的位置。假设理想的牙冠宽度分别为前磨牙 8mm、第一磨牙 10mm，对应的种植体直径分别为 4.0mm、5.0mm，则近中种植体的轴心距离近中邻牙为 8×1/2=4mm，近中种植体距离近中邻牙为 8×1/2（近中种植体距离邻牙距离）–4×1/2（近中种植体的半径）=2mm，远中种植体的轴心距离近中种植体的轴心为 8×1/2（近中种植体的半径）+10×1/2（远中种植体的半径）=9mm（图 3-1-23）。

再来看下面这种情况，2 颗前磨牙及 1 颗磨牙的游离端缺失（图 3-1-24，图 3-1-25），此时选择植入 3 颗种植体或者植入 2 颗种植体均不影响后期修复及长期使用。**那么如果选择植入 2 颗种植体或植入 3 颗种植体，应该如何进行定点呢？**

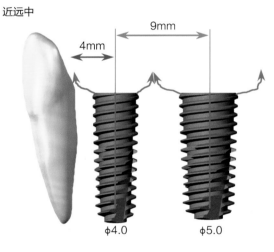

近远中

图 3-1-23　1 颗前磨牙和 1 颗磨牙缺失的种植体直径及定点位置

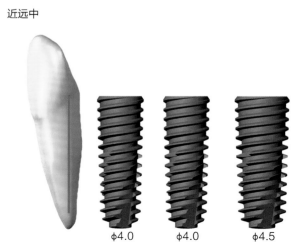

近远中

图 3-1-24　2 颗前磨牙和 1 颗磨牙的游离端缺失，3 颗种植体修复

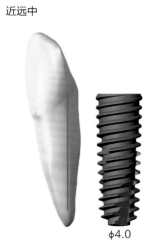

近远中

图 3-1-25　2 颗前磨牙和 1 颗磨牙的游离端缺失，2 颗种植体修复

如计划在缺牙区植入 3 颗种植体，那么仍然设定理想的牙冠宽度分别为前磨牙 8mm、第一磨牙 10mm，那么近中种植体的轴心距离近中邻牙为 8×1/2=4mm，中间种植体的轴心距离近中种植体的轴心为 8×1/2（半个第一前磨牙的冠宽）+8×1/2（半个第二前磨牙的冠宽）=8mm，远中种植体的轴心距离中间种植体的轴心为 8×1/2（半个第二前磨牙的冠宽）+10×1/2（半个磨牙的冠宽）=9mm，远中种植体的轴心距离近中种植体的轴心为 8×1/2（半个第一前磨牙的冠宽）+8（第二前磨牙的冠宽）+10×1/2（半个磨牙的冠宽）=17mm（图 3-1-26）。

如计划仅植入 2 颗种植体进行固定桥修复，**那么 2 颗种植体轴心距离近中天然牙的距离分别是多少呢？** 此时近中种植体的轴心距离近中邻牙仍为 8×1/2=4mm，而 2 颗种植体轴心之间的距离等于半个前磨牙的冠宽加上一个前磨牙的冠宽再加上半个磨牙的冠宽。因此远中种植体的轴心距离近中种植体的轴心为 8×1/2+8+10×1/2=17mm（图 3-1-27）。

（2）非游离端缺失：如 1 颗前磨牙和 1 颗磨牙的连续缺失，但是修复距离被限定为 18mm，应该如何定点呢？**如果忽略"以修复为导向"的理念，仅仅按照种植体之间距离 3mm 的"安全距离原则"植入种植体，会出现什么问题呢？** 此时会发现远中种植体距离远中天然牙较远，最终修复体会出现远中的悬臂结构（图 3-1-28）。因此应该结合"以修复为导向"的原则，将缺牙间隙分为前磨牙 8mm、磨牙 10mm，然后将种植体摆在修复体中间（图 3-1-29）。

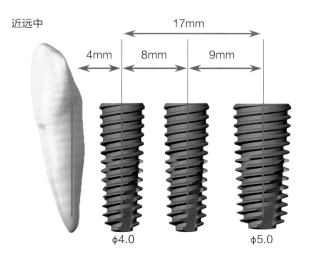

图 3-1-26 植入 3 颗种植体的定点方案

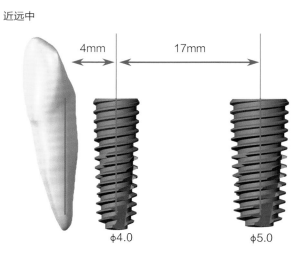

图 3-1-27 植入 2 颗种植体的定点方案
在缺牙区近中和在缺牙区远中分别定点，预备窝洞后各植入 1 颗种植体，后期拟进行双端桥修复

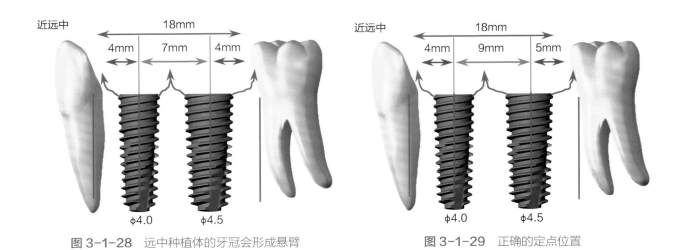

图 3-1-28　远中种植体的牙冠会形成悬臂　　　　　　图 3-1-29　正确的定点位置

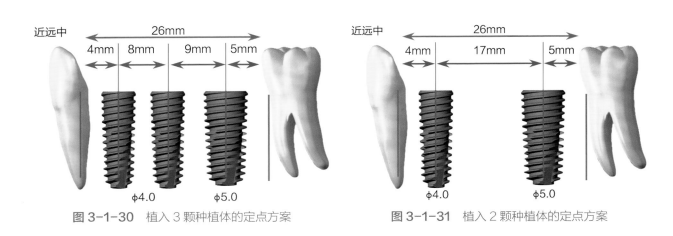

图 3-1-30　植入 3 颗种植体的定点方案　　　　　　图 3-1-31　植入 2 颗种植体的定点方案

　　如 2 颗前磨牙和 1 颗磨牙的连续缺失（图 3-1-30，图 3-1-31），当近远中修复距离为 26mm 时，根据"以修复为导向"的原则可将修复距离分别分为第一前磨牙 8mm、第二前磨牙 8mm、第一磨牙 10mm，定点位置的计算方法与连续游离端缺失病例相同（图 3-1-26，图 3-1-27）。

　　如患者 2 颗前磨牙和 1 颗磨牙连续缺失，但是近远中修复距离仅为 23mm 时（图 3-1-32），**是否仍然能够使用 3 颗种植体进行种植修复呢？如何选择适宜直径的种植体及如何进行正确的定点呢？**

　　此时可以根据"安全距离原则"计算剩余空间是否足以植入 3 颗种植体。近远中修复距离为 23mm，则种植体的剩余空间为 23-1.5-3-3-1.5=14mm，可见剩余空间足以植入直径为 4.0mm、4.5mm 或者 5.0mm 的 3 颗种植体。为了术中预留足够的操作空间，笔者仍然建议选择直径较小的种植体，例如可选择直径分别为 4.0mm、4.0mm、4.5mm 的 3 颗种植体。**那么在确定了种植体的直径后，应该如何进行正确的定点呢？**此时同第二前磨牙以及第一磨牙的非游离端缺失病例，应遵循"以修复为导向"原则，将种植体摆放在未来理想修复体的中间，避免形成悬臂结构。具体位置如图 3-1-33 和图 3-1-34 所示。

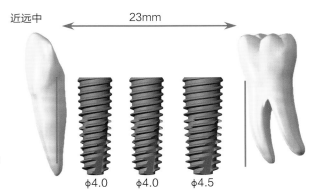

图 3-1-32 2 颗前磨牙及 1 颗磨牙非游离端缺失，近远中修复距离为 23mm

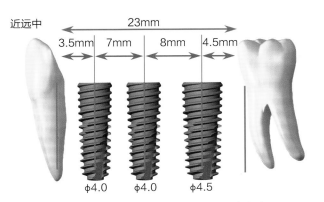

图 3-1-33 植入 3 颗种植体的定点方案

在缺牙区连续植入 3 颗种植体，后期拟进行 3 颗种植体支持式牙冠的修复

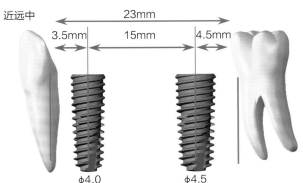

图 3-1-34 植入 2 颗种植体的定点方案

在缺牙区近中和在缺牙区远中分别定点，预备窝洞后各植入 1 颗种植体，后期拟进行双端桥修复

（三）辅助定点的方法

前述内容已讲述了在不同的后牙连续缺失病例中如何进行准确定点的方法，但在实际操作过程中，仍需要临床医师具备一定临床经验，**那么有没有其他方法或器械可以辅助定点呢？**

1. 种植外科导板 在第二章节中已讲述了单颗后牙的导板种植手术，其原理是在术前根据理想修复体的位置设计种植体的三维位置，并将其转移到外科导板上，术者在术中即可通过导板将术前设计准确地转移至患者口内，从而减小自由手定点的偏差（图 3-1-35）。

2. 远中垂直辅助切口 对于游离端缺失的患者，缺牙间隙近中的种植体通常可利用邻近天然牙作为参考，而远中的种植体在缺乏口内参照物的情况下常会使术者难以判断定点位置，此时可在术中测量修复牙冠的宽度，并在远中行辅助垂直切口，辅助定位远中种植体（图 3-1-36）。

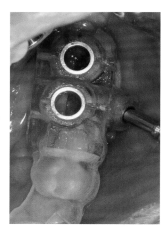

图 3-1-35　种植手术导板

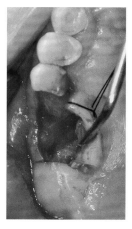

图 3-1-36　远中切口辅助标记

3. 辅助定位系统　目前部分种植体厂商已推出可辅助定点的器械，包括硅胶圈、特殊指示杆、种植体间距尺等（图 3-1-37～图 3-1-42）。这些辅助定位工具均可用于术前测量种植修复空间或术中标记种植体位点。

具体操作如下，患者 D3 16、17 连续缺失，医师 D3 拟在 16、17 牙位上分别植入 1 颗种植体。术中翻瓣充分暴露术区后，将定位钻与术前设计磨牙牙冠宽度一致的硅胶圈连接后，于 16 牙位进行定点（图 3-1-43，图 3-1-44），此时需注意将硅胶圈贴紧相邻近中天然牙的远中面。而在对 17 牙位进行定点时，需先将与术前设计磨牙牙冠宽度一致的宽颈指示杆就位于 16 牙位的预备窝洞内，此时即可利用 16 牙位指示杆和 18 作为 17 牙位定点时的近远中参照物，实现 17 牙位种植体的准确定点（图 3-1-45），完成定点及定向后指示杆显示位置及轴向良好，随后医师 D3 顺利完成种植体植入（图 3-1-46～图 3-1-48）。

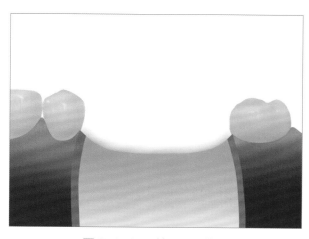

图 3-1-37　缺牙区牙槽嵴

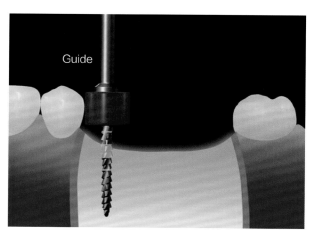

图 3-1-38　导向钻连接模拟修复牙冠宽度的硅胶圈后进行定点

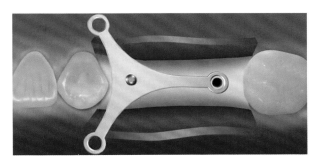

图 3-1-39 配有三种不同距离可供选择的三脚架指示杆（𬌗面观）

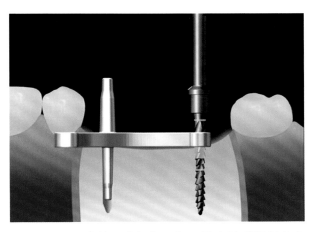

图 3-1-40 连接三脚架指示杆和导向钻后进行定点（颊面观）

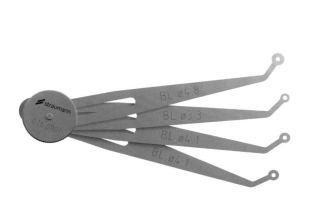

图 3-1-41 种植体间距尺上的 4 个圆盘，其大小分别对应种植体不同的颈部直径，以检查治疗前可用的植入空间或者用于标记术中种植体植入的位置

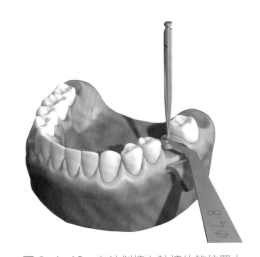

图 3-1-42 在计划植入种植体的位置上用圆盘进行精确定位，然后使用相应的小球钻在圆盘上的小孔处进行标记钻孔，以标出种植窝的中心位置

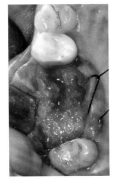

图 3-1-43 切开、翻瓣

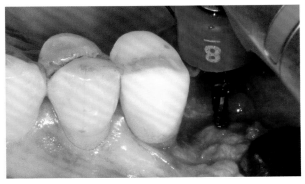

图 3-1-44 利用连接了模拟 8mm 前磨牙牙冠宽度硅胶圈的导向钻对 16 牙位种植体进行定点

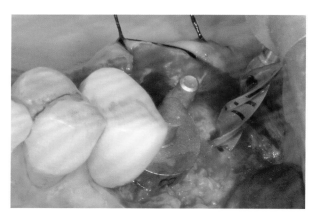

图 3-1-45　利用 16 牙位指示杆和 18 作为 17 牙位定点时的近远中参照物

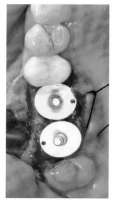

图 3-1-46　就位与术前设计的磨牙牙冠宽度一致的椭圆形指示杆检查定点及轴向

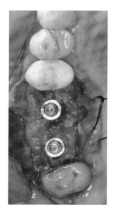

图 3-1-47　完成种植体植入

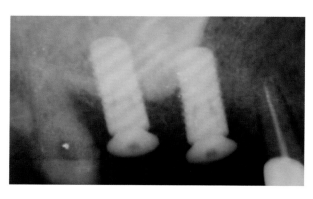

图 3-1-48　根尖片示种植体位置良好

二、定深

在前述内容中，已详细阐述后牙连续缺失病例中种植位点位置及轴向的规范操作，**那么如何确定种植位点的深度呢？**

（一）操作方法

1. 完成近远中种植体定点后就位远中指示杆，以近中邻牙、远中宽颈指示杆作为参照，近中种植位点预备到既定深度。

2. 就位近中指示杆，检查轴向是否正确。

3. 保留近中指示杆，取下远中指示杆，以近中指示杆、远中邻牙作为参照，远中种植位点预备到既定深度。

4. 就位远中指示杆，检查轴向是否正确。

（二）观察要点

除了定点与定轴向时所需观察的是否平分邻牙外形高点间的缺隙、是否位于前后邻牙的中央窝连线上之外，还需从正颊侧观察钻针的预备深度，此时应充分牵拉颊侧黏膜瓣，避免干扰术者观察预备的深度。

三、逐级扩孔、颈部成型和攻丝

（一）扩孔顺序

由于是多颗牙缺失，而且是后牙区的种植手术，患者需要保持大张口的时间较长，考虑到患者的张口时间，这里建议先在手术前期将对张口度要求较高的远中位点完成预备，再进行近中位点的预备。

1. 先远中 完成定深后，保持近中指示杆于窝洞内，逐级完成远中窝洞的预备，以远中邻牙、近中指示杆作为参照，备孔方法同单颗后牙的预备；每一级预备后都应用指示杆检查位置和轴向；于远中窝洞内插入最后一级指示杆或可根据患者开口度、种植体是否有携带体指示方向等情况，先植入远中种植体，以远中种植体近中天然牙为参照植入近中种植体。

2. 后近中 取下近中指示杆，以远中指示杆、近中邻牙为参照，逐级完成近中窝洞的预备；每一级预备后都应用指示杆检查位置和轴向。

（二）常见误差、原因分析及解决办法

逐级备洞过程可能出现近远中向、颊舌向的偏斜，原因及解决技巧与定深时相同。

四、种植体植入

（一）植入顺序

植入顺序同样需考虑患者的张口度，因此先完成远中位点的种植体植入后，再植入近中位点种植体。

1. 先远中 保留近中指示杆，以近中指示杆、远中邻牙作为参照植入远中种植体。

2. 再近中 保留远中种植体的携带体，以远中种植体、近中邻牙作为参照植入近中种植体。

（二）种植体封闭

可选择埋入式愈合或非埋入式愈合，具体见第二章第一节。

（三）常见问题、原因分析及解决技巧

除了单颗后牙可能遇到的问题外，植入过程中最常见的问题是轴向偏斜。

原因分析： 主要原因是不同方向骨阻力不同导致种植体轴向改变。

解决技巧： 对于克服骨阻力的方法，具体见第二章第一节。

五、缝合

在完成种植体植入后，需对手术切口进行严密缝合，对于未行 GBR 术的病例，临床中采用以下缝合方法：

1. 间断缝合。

2. 连续缝合 最常用到的连续缝合方法为连续锁结缝合（图 3-1-49），多用于表浅且比较长的创面，如多颗后牙连续缺失的创口。连续缝合的优点是操作省时、对位整齐紧密。这一缝合方法缝合速度较快，易移除。

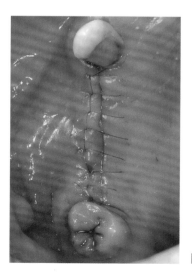

图 3-1-49 连续缝合

医疗机构名称：_____

检查人员：_____ 检查日期：_____

检查要求	落实标准	检查结果
麻醉	1. 表面麻醉	☐
	2. 上颌后牙　局部浸润麻醉	☐
	3. 下颌后牙　下牙槽神经阻滞麻醉、局部浸润麻醉	☐
切口设计、翻瓣	1. 正确的切口设计	☐
	2. 12 号刀片（弯刀片）进行手术切口	☐
	3. 完整翻开黏骨膜瓣	☐
	4. 牵拉黏骨膜瓣，充分暴露颊舌侧骨壁	☐
定点	1. 合适的辅助定点手段　导板、远中辅助切口、辅助定位套装	☐
	2. 医患助体位正确	☐
	3. 小球钻／先锋钻定点，先近中、后远中	☐
	4. 指示杆检查定点位置是否正确	☐
	5. 定点误差，正确纠正定点位置	☐
	6. 纠正后采用指示杆确认定点正确	☐
定深	1. 正确握持手机，按照先近中、后远中的方式进行深度预备	☐
	2. 先锋钻定深，达到术前设计深度	☐
	3. 指示杆检查深度、轴向	☐
	4. 深度不足，进一步加深	☐
	5. 轴向偏斜，正确纠正轴向	☐
	6. 纠正后采用指示杆确认轴向正确	☐
逐级扩孔	1. 先预备远中位点，后预备近中位点	☐
	2. 严格按照备孔程序逐级扩孔	☐
	3. 每一级扩孔钻后，采用指示杆检查轴向、深度	☐
颈部成型、攻丝	1. 根据骨质情况正确进行颈部成型	☐
	2. 根据骨质情况正确进行攻丝	☐
种植体植入	1. 慢速手机植入或手动植入（先远中、后近中）	☐
	2. 确认种植体位置、轴向、深度合适	☐
	3. 检查种植体初期稳定性	☐
种植体封闭	1. 正确选择埋入式愈合或非埋入式愈合	☐
	2. 选择直径、高度正确的愈合基台	☐
缝合	1. 正确选择埋入式愈合或非埋入式愈合	☐
	2. 选择直径、高度正确的愈合基台	☐

在之前的章节中笔者讲到了单颗后牙缺失二期手术的时机、术前检查和评估、术式的选择以及操作步骤，以上内容对于多颗后牙连续缺失的病例同样适用。然而，连续后牙缺失病例可能面临更为严重的软组织缺损问题，且二期手术的切口设计与关创方法与单颗后牙缺失病例有较大差异。这里笔者主要针对颊侧软组织丰满度欠佳和种植体周角化黏膜宽度不足两种常见情况，阐述连续后牙缺失病例的二期手术策略。

一、连续后牙种植区域颊侧软组织丰满度不足的处理

（一）偏腭（舌）侧切口与 L 形转位瓣法

当颊侧软组织轮廓的丰满度仅少量欠缺时，二期手术可以使用偏腭（舌）侧切口，在拟更换的愈合基台的腭（舌）侧边缘处做牙槽嵴顶水平切口，更换愈合基台后将颊侧瓣推向颊侧，以此增加颊侧丰满度。

患者 E3 16、17 缺失要求种植修复，术者前期已经在 16、17 位点植入了 2 颗种植体。术后 6 个月复查确认骨结合后，术者计划为该患者进行二期手术。术前检查发现种植区域颊侧软组织丰满度稍有不足，因此术者在拟更换愈合基台的腭侧边缘做偏腭侧切口，预期愈合后将恢复颊侧丰满度（图 3-2-1）。但是在术后 2 周拆线时，却发现伤口愈合不佳，尤其是 2 颗愈合基台之间的部位出现了组织坏死（图 3-2-2），为什么会出现这种现象呢？又该如何解决呢？

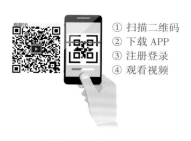

① 扫描二维码
② 下载 APP
③ 注册登录
④ 观看视频

视频 16 偏腭侧切口

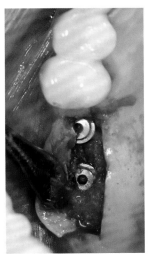 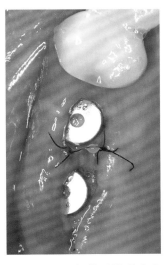 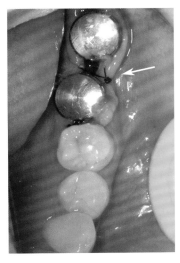

图 3-2-1　二期手术，偏腭侧切口

图 3-2-2　拆线时发现愈合不佳

图 3-2-3　二期手术强行拉拢缝合，白色箭头示黏膜张力过大，黏膜发白

　　总结类似病例发现，在连续多颗后牙种植的二期手术时，通常需要选择直径较大的愈合基台，缝合时愈合基台将颊舌侧瓣分开，阻碍了邻近天然牙龈乳头处、愈合基台之间的颊舌侧瓣的完全拉拢，强行拉拢缝合又会出现以上两处的张力过大（图 3-2-3）。上述原因造成了拆线时龈乳头区域愈合不良，可能需要延长愈合时间，甚至出现修复后龈乳头处的"黑三角"。

　　对于这种情况，临床医师可以实施 L 形转位瓣法，通过转瓣关闭愈合基台与天然牙之间以及愈合基台之间的创口。**那么，应该如何正确实施 L 形转位瓣法呢？**

　　患者 F3，其 14、16 位点种植术后半年复查，符合二期手术条件。但口内检查显示其角化组织充足、软组织轮廓丰满度明显不足，术者计划采取偏腭侧切口，切开翻瓣暴露种植体，更换高愈合基台，将组织瓣推向颊侧，恢复颊侧丰满度。为了关闭 14、16 种植体之间的创口，术者采取了 L 形转位瓣法，完成了二期手术（图 3-2-4~ 图 3-2-7）。

　　通过这个病例可以总结出 L 形转位瓣法的技术要点：①牙槽嵴顶水平切口的位置应位于拟更换愈合基台的腭侧边缘；② L 形瓣的长度为需要覆盖的创口的宽度，约等于愈合基台的直径；③ L 形瓣的宽度为愈合基台边缘之间的间距；④ L 形瓣的切口应稍有弧度，便于转位；⑤转位、固定方法为先在 L 形瓣游离端上穿一针缝线，通过牵拉缝线来转位，随后利用间断缝合配合交叉外 8 字缝合固定（图 3-2-8~ 图 3-2-10）。L 形转位瓣法主要用于二期手术时种植体颊侧丰满度不足，可以通过偏腭侧切口将组织瓣推向颊侧恢复丰满度，但更换愈合基台后会出现创口关闭困难的情况。选择此术式时需注意缺牙区角化黏膜宽度应充足，尤其下颌缺牙区在进行偏舌侧切口后种植体周角化黏膜宽度仍应大于 2mm。

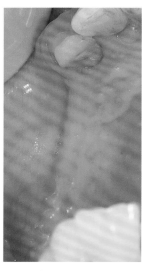

图3-2-4　二期手术术前

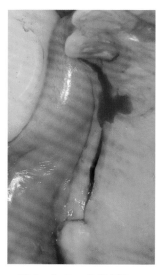

图3-2-5　偏腭侧切开

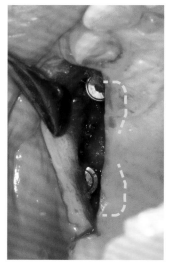

图3-2-6　翻瓣暴露种植体（黄色线条示拟行L形转瓣的切口）

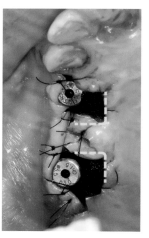

图3-2-7　种植体间软组织瓣关闭困难，腭侧L形瓣辅助关闭（黄色线条示L形瓣转至种植体间），交叉8字缝合固定

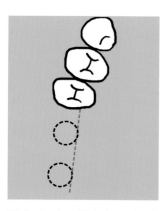

图3-2-8　横行切口的位置（虚线圆示拟换愈合基台的轮廓，红色虚线示偏腭侧切口）

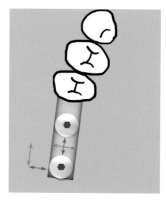

图3-2-9　切开翻瓣后，颊侧L形瓣的长度与宽度设计（绿色箭头示L形瓣的长度，蓝色箭头示L形瓣的宽度）

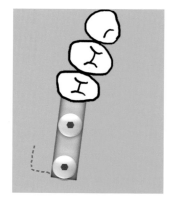

图3-2-10　L形瓣的切口

（二）腭侧半厚瓣颊侧插入技术

当患者的种植术区颊侧丰满度明显欠佳，而偏腭（舌）侧切口的方法不能恢复丰满度时，又该如何处理呢？

患者 G3 14—17 缺失，前期在 14、16 位点植入了 2 颗种植体。术后 6 个月复查显示可以进行二期手术。但缺牙区域颊侧组织轮廓不丰满（图 3-2-11），为了增加颊侧组织量，医师 G3 计划采用腭侧半厚瓣颊侧插入技术进行二期手术。

首先行牙槽嵴顶偏腭侧的半厚水平切口，与长度约 5~10mm 的近远中半厚垂直切口，切口深度约 1mm。通过刀片锐性分离，半厚翻起表面的黏膜瓣。在翻起的黏膜瓣下方的近远中和腭侧边缘行全厚切口，将黏膜瓣下方的组织全厚翻起形成颊侧带蒂瓣。（图 3-2-12~ 图 3-2-15），更换愈合基台之后按照愈合基台的位置修整半厚瓣，在近中种植体的远中边缘以及远中种植体的近中边缘行垂直切口，将半厚瓣分成三段，将位于基台上方的半厚瓣通过水平褥式缝合插入颊侧黏膜瓣下方，增加种植体颊侧丰满度，基台之间的半厚瓣则覆盖在骨面上方，进行缝合固定（图 3-2-16，图 3-2-17）。术后 3 个月复查见颊侧软组织轮廓得到明显恢复（图 3-2-18）。随后医师 G3 为患者进行最终修复（图 3-2-19），在最终修复完成 1 个月后可见种植体周软组织健康，患者诉无食物滞留（图 3-2-20）。

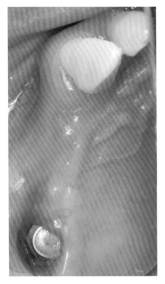

图 3-2-11 颊侧软组织轮廓不丰满

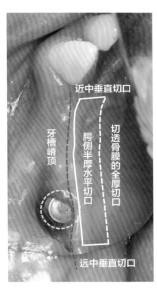

图 3-2-12 术前切口设计 首先行腭侧半厚水平切口与近远中全厚垂直切口，自腭侧半厚水平切口处，半厚分离黏骨膜瓣

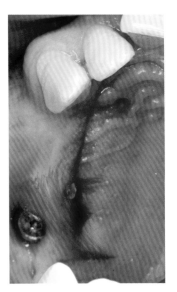

图 3-2-13 腭侧水平半厚切口和垂直全厚切口

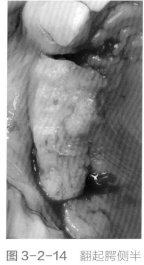

图 3-2-14 翻起腭侧半厚瓣

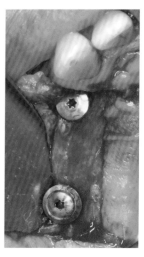

图 3-2-15 暴露种植体

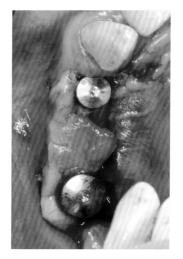

图 3-2-16 更换愈合基台，在半厚瓣近中种植体的远中边缘和远中种植体的近中边缘行全厚垂直切口，将半厚瓣分成卷入种植体颊侧的部分以及保留在种植体之间位于嵴顶的三段

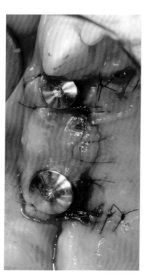

图 3-2-17 缝合固定

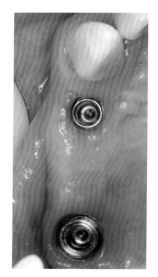

图 3-2-18 术后3个月复查，颊侧软组织轮廓丰满

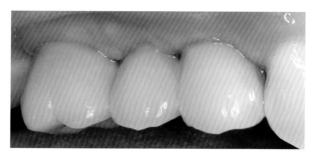

图 3-2-19 最终修复

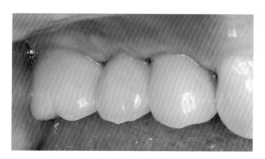

图 3-2-20 最终修复1个月后复查

二、连续后牙种植区域角化黏膜组织不足的处理

为维持种植体周软硬组织健康，现有研究认为种植体周角化黏膜宽度需要达到 2mm 以上，而二期手术是进行角化黏膜增量的适宜时机。对于连续多颗后牙缺失的病例，笔者总结了根向复位瓣术、传统游离龈移植术以及条带技术（strip technique）等较为常用的角化黏膜增量术式。

（一）根向复位瓣术

患者 H3 34—37 缺失，医师 H3 已于 34、36 位点植入 2 颗种植体。愈合 4 个月后经过复查确认符合行二期手术的要求。口内检查见种植区域角化黏膜宽度约 3~4mm（图 3-2-21），若进行平分角化黏膜切口，种植体周角化黏膜宽度可能不足 2mm。因此，医师 H3 计划为其进行根向复位瓣术以增宽局部角化黏膜。

手术中，医师 H3 在 34—36 的膜龈联合上方 1mm 处行水平半厚切口，切口考虑增量宽度，向远中延伸 8mm，向近中延伸一个牙位，并弧形向下切至膜龈联合下方 3mm。接着，使用 15C 刀片剥离颊侧半厚瓣，注意半厚瓣的冠方较薄，邻牙膜龈联合下方增厚，方便后期缝合固定（图 3-2-22，图 3-2-23）。随后做牙槽嵴顶偏舌侧全厚切口与龈沟内切口，暴露覆盖螺丝并更换愈合基台，注意舌侧需保留至少 2mm 的角化牙龈（图 3-2-24）。最后，将半厚瓣向根方复位，使用 5-0 可吸收线采用水平内褥式法缝合固定于根方的骨膜上，使半厚瓣冠方的角化部分外翻贴合于骨膜，形成角化环境（图 3-2-25，图 3-2-26）。术后 2 周复查时见角化黏膜宽度明显增加（图 3-2-27），最终取模完成了修复（图 3-2-28）。笔者建议，在患者下颌后牙种植区角化黏膜宽度约为 3~4mm 时采用此术式。

（二）游离龈移植

在上述病例中，笔者通过单纯的根向复位瓣术取得了良好的角化黏膜增量效果。然而，对于二期手术术前牙槽嵴顶仅存 2~3mm 角化黏膜的病例，单纯的根向复位瓣术无法保证种植体的颊舌侧均形成 2mm 以上的角化黏膜带，因此采用游离龈移植是确保种植体周角化环境的方法。

传统的游离龈移植术在肌肉张力大、角化黏膜严重缺乏的区域有着可靠的角化黏膜增量效果，且其术后的角化黏膜萎缩率往往低于单纯的根向复位瓣术。**那么，应当如何进行游离龈移植术呢？**

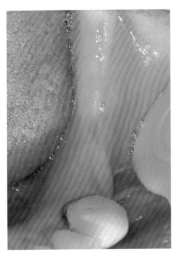

图 3-2-21 缺牙区域角化黏膜不足

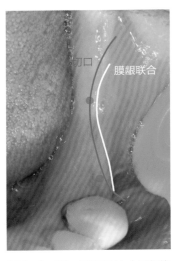

图 3-2-22 切口设计（绿色线条示切口设计，白色线条示膜龈联合，蓝色圆点示种植体位置）

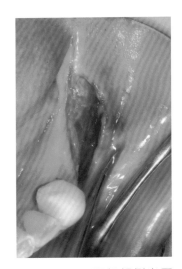

图 3-2-23 翻起颊侧半厚黏膜瓣

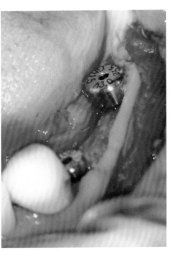

图 3-2-24 做牙槽嵴顶偏舌侧切口与邻牙龈沟内切口，更换愈合基台

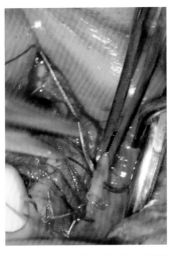

图 3-2-25 缝合固定半厚瓣

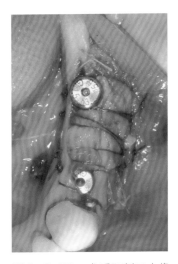

图 3-2-26 术后即刻口内像

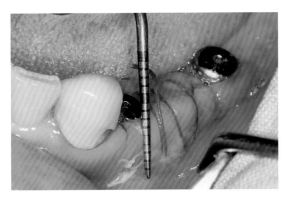

图 3-2-27 术后 2 周口内像

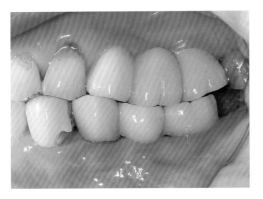

图 3-2-28 最终修复

患者 I3　46、47 位点种植体愈合良好，拟行二期手术，但牙槽嵴顶角化黏膜宽度明显不足 3mm（图 3-2-29）。为了解决这一问题，医师 I3 计划为此患者进行游离龈移植术。

医师 I3 首先在 45 颊侧膜龈联合处做水平弧形切口，尽量保证牙槽嵴顶舌侧有 2mm 的角化黏膜宽度，运用根向复位瓣术的翻瓣技巧获得半厚瓣（图 3-2-30）。随后在上颌腭侧 13—16 牙位距离龈缘 2mm 处获取游离龈移植物，修剪掉多余脂肪组织（图 3-2-31，图 3-2-32），把游离角化黏膜移植至受植区并使用水平褥式法缝合固定（图 3-2-33）。最后在受区与供区均用纱条加压缝合（图 3-2-34，图 3-2-35）。

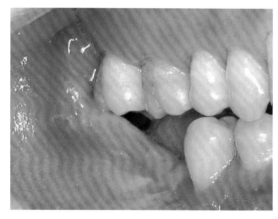

图 3-2-29　二期手术术前牙槽嵴顶仅剩条索状角化黏膜组织

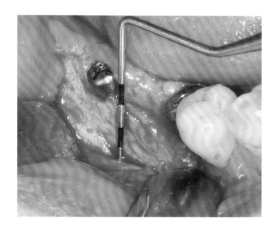

图 3-2-30　切口设计与翻半厚瓣

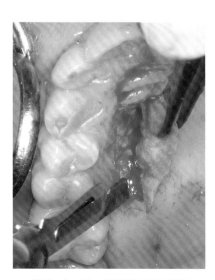

图 3-2-31　腭侧取角化组织

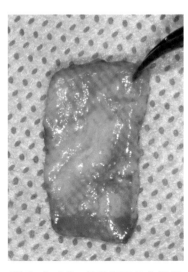

图 3-2-32　修整游离角化组织

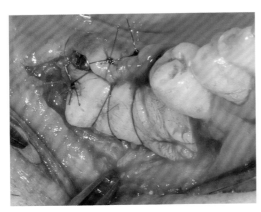

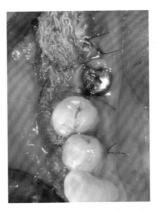

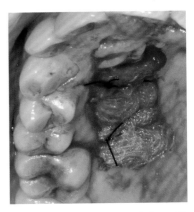

图 3-2-33　把游离角化组织置于受区并缝合固定

图 3-2-34　受区用纱条加压缝合固定

图 3-2-35　供区用纱条加压缝合固定

术后，医师 I3 为患者戴入颊侧带翼的临时修复体，其颊侧向龈方延伸的翼板可维持前庭沟深度，并保护游离龈移植物（图 3-2-36）。术后 1 个月复查时可见种植体周形成 2mm 以上角化黏膜带（图 3-2-37）。医师 I3 为患者去除临时修复体的颊侧翼板，塑形软组织（图 3-2-38）。术后 9 个月种植体周软组织健康无炎症（图 3-2-39），医师为患者进行最终修复（图 3-2-40）。

传统游离角化黏膜移植需自腭侧获取较大面积的角化黏膜，创伤较大，那么还有没有其他方法恢复角化黏膜组织，减小创伤呢？ 经过大量的临床实践，条带状游离龈移植术成为此类病例的可靠选择。

患者 J3 于 2 年前因诊断为"右侧下颌骨成釉细胞瘤"而行右侧下颌骨部分切除术，同期行右侧下颌牵张成骨术。经过 4 个月的牵张成骨，右侧下颌骨的软、硬组织得到了良好的重建，医师 J3

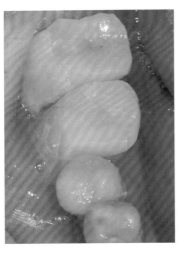

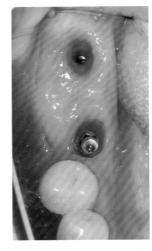

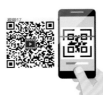

图 3-2-36　戴入颊侧带翼的临时修复体

图 3-2-37　术后 1 个月可见种植体周 2mm 以上角化黏膜带形成

① 扫描二维码
② 下载 APP
③ 注册登录
④ 观看视频

视频 17　游离龈移植

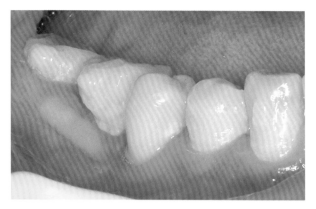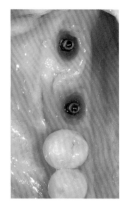

图 3-2-38 去除临时修复体的颊侧翼板，塑形软组织

图 3-2-39 术后 9 个月种植体周软组织健康

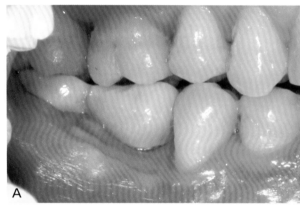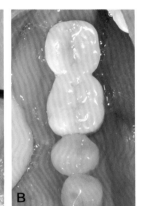

图 3-2-40 最终修复

A. 颊面观　B. 𬌗面观

为其进行了种植手术，术后 4 个月复诊时可见术区角化黏膜宽度仅为 2mm（图 3-2-41），医师 J3 计划采用条带技术进行角化黏膜增量。

首先，医师 J3 在保证舌侧具有 2mm 角化黏膜的前提下，采用前述根向复位瓣术的翻瓣技巧在颊侧获得半厚瓣，并采用垂直水平外褥将其缝合固定于根方骨膜之上（图 3-2-42）。然后，医师从腭部获取一条 30mm 长、2mm 宽、1.5mm 厚的角化黏膜条带（图 3-2-43），使用单侧水平外褥式缝合压迫腭侧创口。条带状游离龈被根向复位，并使用间断缝合法与交叉外八字法固定于颊侧骨膜上（图 3-2-44）。在本病例中，医师还采用了异种胶原基质，将其使用外交叉八字法固定于颊侧骨膜上（图 3-2-45）。术后，医师还利用术前预成的颊侧带翼临时修复体压迫术区，获得保护游离龈移植物以及保持前庭沟深度的效果（图 3-2-46）。术后半年，医师为患者进行最终修复，此时种植体周角化黏膜宽度达 2mm 以上（图 3-2-47）。修复后半年随访，种植体周软硬组织健康（图 3-2-48）。

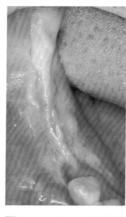

图 3-2-41　二期手术术前

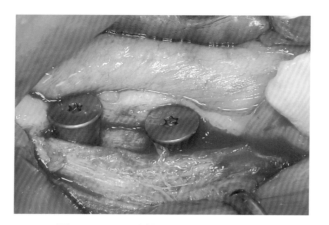

图 3-2-42　种植术区颊侧获得半厚瓣

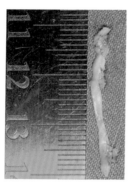

图 3-2-43　腭侧取角化黏膜条带

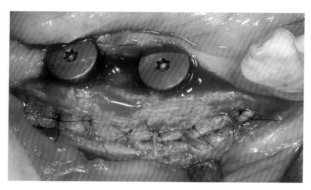

图 3-2-44　角化黏膜条带固定于受区根方

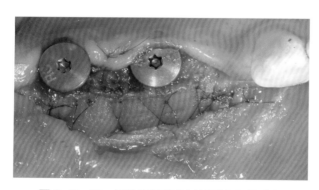

图 3-2-45　把软组织替代材料固定于骨膜上

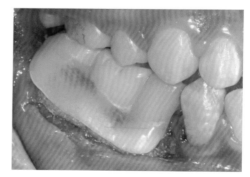

图 3-2-46　戴入带翼临时修复体

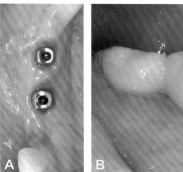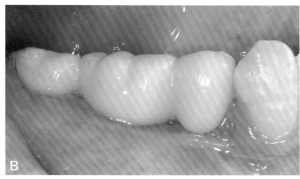

图 3-2-47　最终修复时，种植体周角化黏膜宽度达 2mm 以上

A. 最终修复前（𬌗面观）　B. 最终修复后（颊面观）

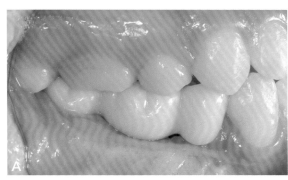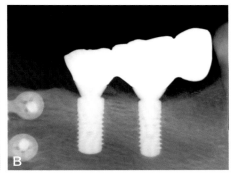

图 3-2-48　修复后半年，种植体周软组织健康，未见明显边缘骨吸收

A. 口内像（颊面观）　B. 根尖片

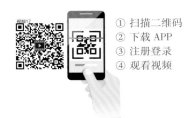

① 扫描二维码
② 下载 APP
③ 注册登录
④ 观看视频

视频 18　软组织替代材料

医疗机构名称：_____

检查人员：_____ 检查日期：_____

检查要求	落实标准	检查结果
二期手术术前评估	1. 一期愈合时间	☐
	2. 口内检查有无异常	☐
	3. 选择合适的放射检查方式	☐
	4. 影像学检查判断骨结合有无异常、覆盖螺丝表面是否存在骨组织、种植体周有无透射影	☐
	5. 判断能否进入二期手术流程	☐
	6. 根据软硬组织情况选择正确的二期手术术式	☐
	（1）常规二期手术——常用术式	
	（2）偏舌/腭侧切口——常用术式	
	（3）腭侧带蒂半厚瓣唇侧插入技术——较为常用	
	（4）特殊软组织移植技术——较为常用	
	（5）种植体周存在骨缺损的处理方式	
麻醉	1. 多个位点行常规局部浸润麻醉	☐
	2. 特殊处理结合下牙槽神经阻滞麻醉	☐
切开、翻瓣	1. 根据所选术式做正确切口设计	☐
	2. 执行正确手术切口	☐
	3. 完整翻开黏骨膜瓣，充分暴露覆盖螺丝	☐
取下覆盖螺丝	1. 多数情况可以直接拧松后取下	☐
	2. 骨组织覆盖时球钻去除骨阻力	☐
就位愈合基台	1. 各位点选择直径、高度合适的愈合基台	☐
	2. 骨组织阻挡时去除多余骨组织	☐
	3. 清洁每颗种植体内部	☐
	4. 就位直径、高度合适的愈合基台	☐
缝合	1. 选择正确缝合方法	☐
	2. 检查伤口有无渗血等	☐

第三节
连续后牙缺失的 种植模型制取

第二章详细介绍了单颗后牙的取模时机、取模方式及操作步骤，那么连续多颗后牙缺失的种植取模流程是怎样的呢？取模过程中需要注意哪些细节？接下来将一一进行介绍。

一、非开窗式种植印模制取

连续多颗后牙单冠修复与单颗后牙修复十分类似，那么临床中应选择何种取模方式呢？根据第二章所述，选择开窗式印模法会更加精确，但是相对于非开窗式印模椅旁操作时间长，且托盘需进行开窗，不适用于张口度不足或不能耐受长时间口腔操作的患者。而如果选择非开窗式印模法则可避免以上问题，若在非开窗式印模的制取过程中出现某一替代体的轻微移动，医师可在后期的戴牙时，通过椅旁的少量调改来获取准确的就位。

患者 L3 46、47 缺失，医师 L3 于 46、47 牙位各植入了 1 颗种植体，后期拟行单冠修复。术后 6 个月 CBCT 显示种植体骨结合良好，未见种植体周骨吸收（图 3-3-1），且口内软组织检查未见黏膜红肿、出血、流脓（图 3-3-2），46 牙位愈合基台近中、舌侧可见少量软组织覆盖，47 牙位愈合基台仅颊侧少量暴露。由于 46、47 区颊侧丰满度尚可，且角化黏膜良好，因此医师 L3 计划在 47 愈合基台近远中行嵴顶小切口，以完整暴露愈合基台，同期采用非开窗式印模方式进行模型制取。

1. 物品准备

（1）常规用物：检查盘、口杯、吸唾管、冲洗空针、生理盐水、手套、纸巾、龈上刮治器、纱球、棉签、相应种植系统的改刀。

（2）特殊用物：钢托盘、相应种植系统的非开窗式转移体（部分种植体系统含印模帽）。

（3）托盘：硅橡胶和聚醚橡胶在初步凝固后质地较硬，脱模时需使用较大脱位力量，如果托盘材料硬度不足以抵抗印模材料脱模时的脱位力量，就会产生轻度的不可复形变，造成取模误差，因此应选用不锈钢托盘或者硬质树脂托盘（图 3-3-3）。

2. 局麻下于 47 愈合基台近远中行嵴顶小切口，通过相应种植体系统的改刀取下愈合基台后进行生理盐水冲洗，确认牙龈袖口愈合良好后就位 46、47 转移体（图 3-3-4）。

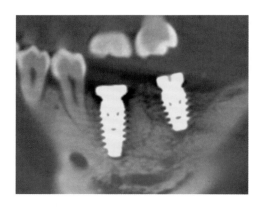

图 3-3-1 CBCT 示种植体骨结合良好

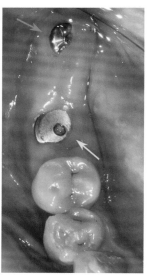

图 3-3-2 口内检查黏膜未见异常，46 牙位愈合基台近中、舌侧可见少量软组织覆盖（黄色箭头示），47 牙位愈合基台仅颊侧少量暴露（绿色箭头示）

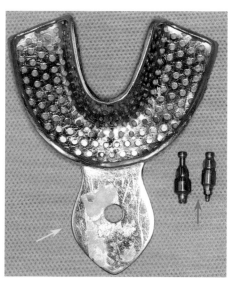

图 3-3-3 非开窗式印模的特殊物品准备钢托盘（黄色箭头示）、相应种植系统的非开窗式转移体（红色箭头示）、部分种植体系统需准备印模帽

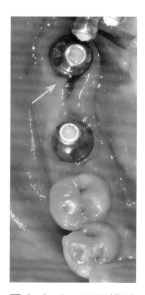

图 3-3-4 47 牙槽嵴顶做小切口（黄色箭头示）

3. 根尖片确认转移体就位后（图 3-3-5），采用聚醚材料制取印模。

4. 咬合记录制取　虽然口内检查示咬合关系稳定，但考虑到患者为游离端连续多颗牙缺失，为避免上𬌗架、制作修复体的过程中出现上下颌模型咬合不准确的情况，医师 L3 将愈合基台更换为最高的 7mm 愈合基台，为患者制取了咬合记录，具体操作与单颗后牙的咬合记录制取方法类似，嘱患者做牙尖交错位轻咬动作，待咬合硅橡胶硬固后取下修整，去除进入倒凹区或与黏膜接触的咬合硅橡胶以及𬌗面上已经咬穿或将要咬穿的部分（图 3-3-6），检查其就位前后的咬合是否一致。

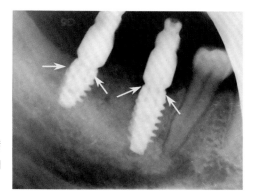

图 3-3-5　根尖片辅助检查转移体就位（黄色箭头示转移体和种植体内连接之间无间隙）

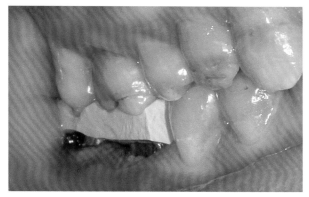

图 3-3-6　制取咬合记录

注意观察：①咬合硅橡胶没有进入倒凹；②没有接触牙槽嵴黏膜；③天然牙咬合接触

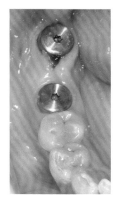

图 3-3-7　更换平龈的愈合基台进行软组织塑形

5. 将愈合基台更换为 Φ6mm×L5mm 平龈的愈合基台进行软组织塑形（图 3-3-7）。

6. 最后在自然光下分别对切端和颈部进行比色并记录，灌注人工牙龈及石膏完成取模。

二、开窗式种植印模制取

对于多颗种植体支持的联冠 / 固定桥来说，若其中一个种植体位置复制不准确，将来的桥体在戴入过程中就可能无法顺利就位，因此在临床中常常采用精确度相对较高的开窗式印模。

患者 M3 16、17 缺失，4 个月前医师 M3 于 16、17 位点植入了 2 颗种植体，现患者已戴用临时修复体行功能训练 3 个月，拟行最终修复。口内检查同单颗后牙，包括种植体周黏膜是否愈合良好、对颌牙有无明显伸长、邻牙有无明显倾斜等。根据口内检查结果及影像学检查（图 3-3-8，图 3-3-9），医师 M3 判断 16、17 种植体已达到取模时机。

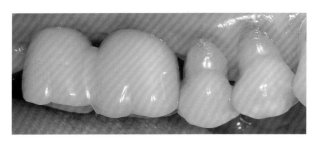

图 3-3-8 口内检查种植体周黏膜是否愈合良好，对颌牙有无明显伸长、垂直修复距离是否足够，邻牙有无龋病、牙周炎、根尖周炎等病变，有无明显倾斜等，还需检查口内是否存在松动的牙齿、正畸托槽及其他修复体

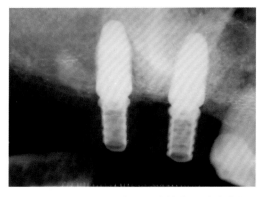

图 3-3-9 影像学检查示种植体骨结合良好

首先由护理人员进行开窗式印模的物品准备，除常规用物准备外，还应准备开窗式转移体、树脂托盘、低收缩率树脂材料、车针（用于连接转移体）（图 3-3-10）。患者 M3 因 16、17 缺失后，牙槽嵴萎缩，𬌗龈距离增加，为了降低发生机械并发症的风险，此病例拟采用联冠修复。由于联冠 /固定桥修复对基台的共同就位道有严格的要求，因而对于取模精度的要求亦高于单冠修复，一旦出现替代体相对位移将无法通过调改来获得就位，因此临床中常常选择更加精确的开窗式印模法，并且取模前要对各个转移体进行刚性连接，减少转移体在取模过程中的微小移动，增加印模的精确性，具体操作流程如下：

1. 在旋下临时修复体后冲洗牙龈袖口（图 3-3-11），将开窗式转移体就位于口内，这里同单颗后牙不同的是应注意转移体的就位顺序，笔者建议从远中向近中依次就位转移体。除考虑患者的张口度因素外，由于开窗式取模的转移体一般较长，如先就位近中转移体，那么在就位远中转移体时即可能被近中转移体所阻挡，影响医师的操作。

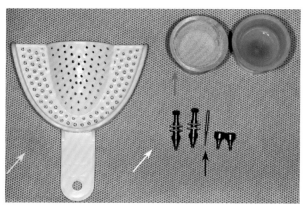

图 3-3-10 开窗式印模的特殊物品准备
树脂托盘（黄色箭头示）、开窗式转移体（白色箭头示）、低收缩率树脂材料（红色箭头示）、车针（黑色箭头示）

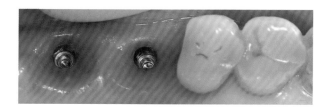

图 3-3-11 旋下临时修复体，冲洗牙龈袖口

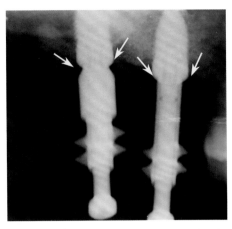
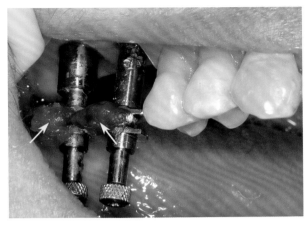

图 3-3-12 口内就位开窗式转移体，根尖片辅助检查确认到位（黄色箭头示转移体和种植体内连接之间没有缝隙）

图 3-3-13 转移体刚性连接（黄色箭头示低膨胀率树脂使金刚砂车针与开窗式转移体形成刚性连接）

① 扫描二维码
② 下载 APP
③ 注册登录
④ 观看视频

视频 19 转移体之间刚性连接

2. 根尖片辅助判断转移体已完全就位后（图 3-3-12），通过低收缩率树脂材料将金刚砂车针固定于两个转移体之上，从而使两个转移体形成一整体（图 3-3-13）。若有多个转移体，邻近的两个转移体之间均需固定，从而将多个转移体形成刚性连接。

3. 口内检查余留牙周围是否存在倒凹，再通过棉球对倒凹进行充填后，选择适宜的开窗式托盘以进行印模的制取。应用钻针对与开窗式转移体相对应的托盘部位进行磨除，并反复试戴，确认在就位及脱位过程中，托盘与转移体之间无阻挡。

在开窗完成后可用红蜡片封闭开窗部位（图 3-3-14），从而避免流动性较好的聚醚材料溢出过多导致包裹转移体的聚醚材料过少。

4. 待印模材料固化后旋松导向螺丝，将转移体和托盘一起从口内取出，检查印模清晰准确、无脱模后将替代体与转移体相连接（图 3-3-15），进行模型灌注。需要注意的是印模应准确复制转移体之间及远中转移体远中位置的软组织形态，否则戴牙时可能出现桥体下方或修复体远中穿龈轮廓与口内差异较大的情况。

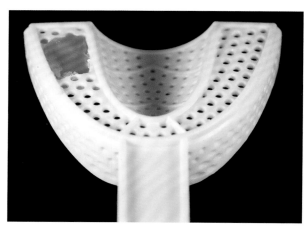

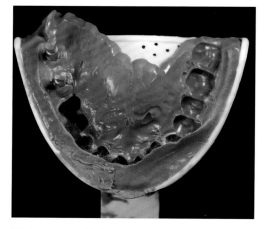

图 3-3-14　蜡片封闭托盘开窗部位 　　图 3-3-15　检查印模清晰准确、无脱模后将替代体与转移体相连接

5. 冲洗牙龈袖口，旋入清洁好的愈合基台，并制取对颌模型。

6. 由于多颗后牙缺失时口外模型不易形成稳定的咬合，因此留取咬合记录也是必不可少的一步。与单颗后牙的咬合记录制取方法类似，嘱患者做牙尖交错位轻咬动作，待咬合硅橡胶硬固后取下修整，去除进入倒凹区或与黏膜接触的咬合硅橡胶以及𬌗面上已经咬穿或将要咬穿的部分，并在口内复位（图 3-3-16），检查咬合硅橡胶就位前后患者咬合是否一致。

7. 最后在自然光下进行颈部和切端比色并记录，灌制人工牙龈及石膏完成开窗式印模。

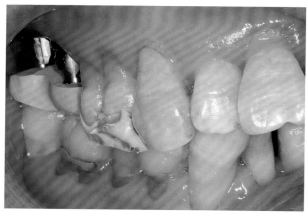

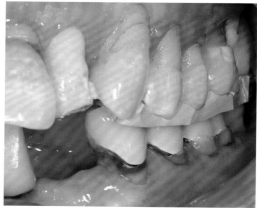

图 3-3-16　制取双侧咬合记录

注意观察：①咬合硅橡胶没有进入倒凹；②没有接触牙槽嵴黏膜；③天然牙咬合接触

三、基台校正

在本节的第一部分中，笔者获悉了对于多颗种植体支持的联冠/固定桥修复建议通过开窗式印模方式制取模型以提高其精确性，那么**是否选用了开窗式印模就能够确保模型的精确性了呢？** 开窗式印模操作流程较非开窗式印模复杂，在就位托盘、取出托盘及制取咬合记录等操作过程中均可能出现误差，且多颗种植体支持的联冠/固定桥修复较单冠修复而言，其对模型的精度要求更高，因此建议在制作最终修复体前应先进行基台校正，以进一步验证口内关系已精确转移至模型且转移体间无相对移动。

患者 N3 46、47 缺失，前期已完成种植体植入及二期手术和取模操作，口内检查见黏膜无红肿、流脓（图 3-3-17），现行模型校正，具体操作如下：

1. 模型检查（图 3-3-18） 主要包括以下方面：

（1）石膏模型及树脂 key 是否完整无缺损、无折断。

（2）树脂 key 与基台殆面、基台边缘及邻近天然牙的接触是否密合。

（3）基台与替代体连接是否密合。

（4）基台的粘接高度与修复空间：基台粘接高度应≥5mm；基台殆面与对颌牙间的修复空间约 1.5~2mm。

（5）基台标记是否位于正颊侧。

2. 取下愈合基台，生理盐水冲洗袖口（图 3-3-19），检查牙龈袖口状态是否良好。

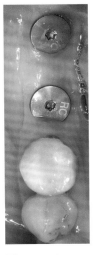

图 3-3-17　口内检查见软组织状况良好

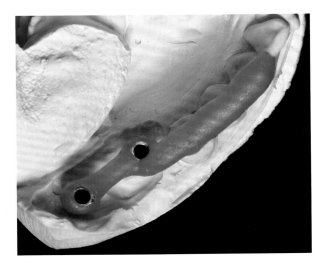

图 3-3-18　模型检查

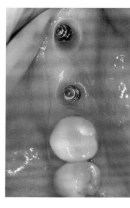 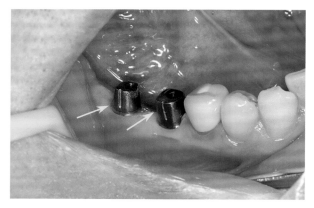

图 3-3-19 取下愈合基台，生理盐水冲洗袖口

图 3-3-20 口内就位基台（黄色箭头示基台标记正对颊侧）

3. 根据基台正颊侧标记就位基台（图 3-3-20），基台 - 种植体连接处存在抗旋结构，可轻轻旋转基台至完全就位。若所有基台标记均正对颊侧，可初步判断水平向转移关系准确无误，若基台就位后发现有标记未正对颊侧，可初步判断该位点水平向转移关系出现误差，树脂 key 可能无法就位。

4. 从骀面被动就位树脂 key（图 3-3-21），并检查树脂 key 与基台骀面、基台边缘、邻近天然牙骀面接触区域是否密合。理想情况下，树脂 key 应与上述接触区域紧密贴合，任一个位置不密合即表明存在模型误差。若出现 key 在模型上紧密贴合，而在口内不能就位或者不密合的情况，应重新制备印模。

5. 取下树脂 key，嘱患者自然咬合，检查口内是否有足够的修复空间（图 3-3-22），并在基台水平制取咬合记录（图 3-3-23），此后取下基台并重新就位愈合基台。

6. 再次在自然光下确认颈部和切端比色。

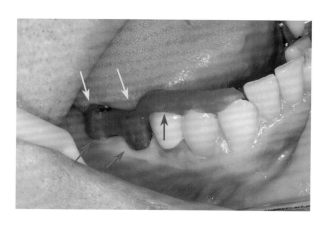

图 3-3-21 口内就位树脂 key（黄色箭头示树脂 key 与基台骀面密合，绿色箭头示其与基台边缘密合、蓝色箭头示其与邻近天然牙骀面接触区域密合）

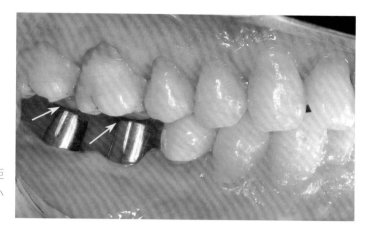

图 3-3-22 检查修复空间见咬合距离（基台𬌗方到对颌牙功能尖）略小（黄色箭头示），需调磨基台

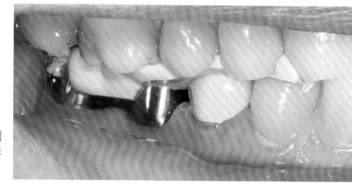

图 3-3-23 基台水平咬合记录

注意观察：①咬合硅橡胶没有进入倒凹；②没有接触牙槽嵴黏膜；③天然牙咬合接触

医疗机构名称：_____

检查人员：_____ 检查日期：_____

检查要求	落实标准	检查结果
口内检查	1. 种植体周黏膜是否愈合良好	☐
	2. 修复空间是否足够	☐
	3. 是否有修复体	☐
	4. 是否有松动牙齿	☐
	5. 是否有正畸托槽/牙龈退缩造成的明显倒凹	☐
口内就位转移体	1. 正确选择开窗式或非开窗式取模方式	☐
	2. 取下愈合基台,生理盐水冲洗牙龈袖口	☐
	3. 选择高度、直径合适的转移体	☐
	4. 转移体就位准确,根尖片辅助确认	☐
	5. 开窗式印模联冠或者桥体需刚性固定转移体	☐
印模制备	1. 开窗式取模时托盘准确开孔,并可于口内正确就位	☐
	2. 选择适宜印模材料制取印模	☐
	3. 检查印模	☐
取出印模并检查	1. 印模材料与托盘间未发生脱模	☐
	2. 转移体在印模材料中固位良好	☐
	3. 精度足够,无变形和缺损,有适当的边缘扩展	☐
对颌取模	1. 制取对颌模型	☐
	2. 检查无脱模,精度足够,无变形和缺损	☐
连接替代体	1. 准确连接替代体	☐
	2. 转移体－替代体复合体在印模内无旋转、移位	☐
口内就位愈合基台、取咬合记录	1. 愈合基台宽度、高度适宜	☐
	2. 于双侧上颌后牙区注射咬合硅橡胶,嘱患者咬合	☐
	3. 硬固后修整咬合硅橡胶	☐
	4. 修整完成后口内复位检查	☐
比色	1. 选择合适的明度	☐
	2. 选择合适的饱和度	☐
	3. 最后选择合适的色相	☐
模型灌注	1. 注射人工牙龈	☐
	2. 人工牙龈硬固后灌注石膏模型	☐
	3. 石膏硬固后分离印模与工作模型	☐
基台的选择	1. 根据临床情况选择合适类型的基台	☐
	2. 粘接基台的要求　基台边缘可在龈下 0.5~1mm、粘接高度≥5mm、瓷层空间达到强度要求	☐

第二章详细介绍了单颗后牙的种植戴牙过程，那么连续多颗后牙缺失的种植戴牙标准流程是什么样的呢？连续多颗后牙缺失病例行单冠修复和联冠/桥体修复又有哪些不同之处呢？

一、多个单冠的种植修复戴牙

患者 O3 46、47 缺失，现已进入种植修复治疗的戴牙环节，医师 O3 计划完成 46、47 单冠的戴入。

1. 类似于单颗后牙缺失的戴牙流程，医师 O3 首先对模型进行检查（图 3-4-1），检查修复体完整性、外形、边缘密合性、牙冠固位力、修复空间、咬合、邻接及粘接高度。

2. 在确认修复体及模型无误的情况后预约患者就诊，检查患者口腔卫生及术区软组织良好后（图 3-4-2），进行戴牙的物品准备（相应种植系统的螺丝刀、扳手、100μm 蓝色咬合纸、12μm 及 100μm 红色咬合纸、种植模型及基台、牙冠）。取下愈合基台后检查牙龈袖口，并用生理盐水进行冲洗（图 3-4-3）。

3. 根据基台的颊侧标记在口内就位基台，在基台就位过程中，同样可能受到骨组织 / 软组织的阻力，其判断及解除方式详见第二章第四节。

4. 确认基台标记所在位置与模型上一致后，进行牙冠试戴。对于患者 O3 这类存在修复体就位顺序的病例，如两个单冠或者一个单冠 + 一个联冠 / 固定桥，笔者建议先就位近中的修复体，再就位远中的修复体，原因在于牙冠与基台间存在 30~60μm 的粘接间隙，远中修复体为单冠时，若先将其就位，近远中均没有接触，牙冠会有轻微的旋转（图 3-4-4）。此外，若近中牙冠由于邻接过紧无法就位，此时较难判断阻碍近中牙冠就位的阻力是来源于近中邻接还是远中邻接。因此，临床中通常先就位近中牙冠，若存在邻接过紧而无法就位时，调磨其近中触点即可；待近中牙冠完全就位后再就位远中牙冠，若远中牙冠戴入时出现邻接过紧无法就位，则根据实际情况选择调磨远中牙冠的近中邻接点或者近中牙冠的远中邻接点。

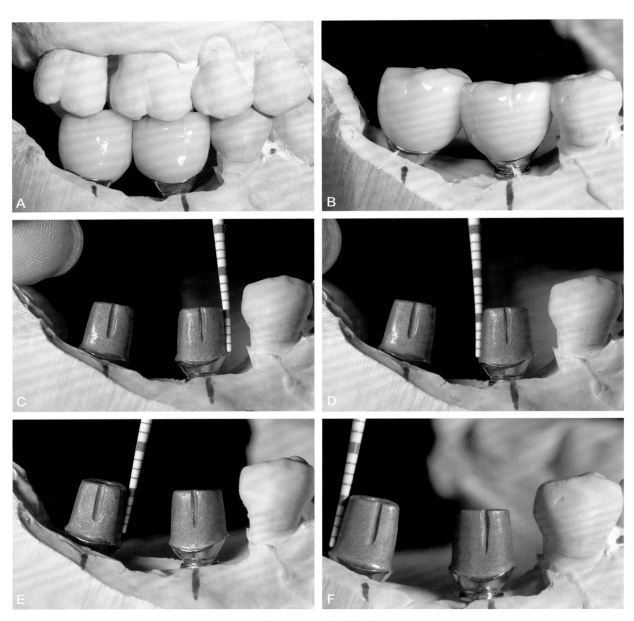

图 3-4-1　模型检查

A. 检查修复体与对颌牙的咬合　B. 检查修复体完整性、外形、边缘密合性、邻接及牙冠固位力（黄色箭头示牙冠颈缘与基台边缘密合）　C~F. 检查基台各面粘接高度≥5mm

牙冠试戴过程中受到阻力时，对于阻力来自于软组织还是邻牙的判断及解除方式详见第二章第四节。那么**是否去除邻牙阻力及软组织阻力后，牙冠就一定能够顺利就位呢？**来看这样一个病例，患者 P3 的 46 种植时因颊侧骨量不足，同期行了颊侧骨增量，47 即刻种植，为了获得足够的修复空间，种植体深埋 2mm，同时牙槽窝内骨壁与种植体间隙内植入骨替代材料（**图 3-4-5~ 图 3-4-8**），种植术后半年，常规二期手术、取模，46、47 联冠戴牙时去除邻牙阻力及软组织阻力后却发现牙冠仍无法就位，是什么原因导致的呢？

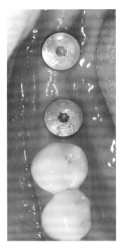

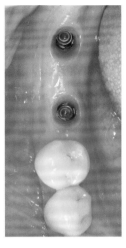

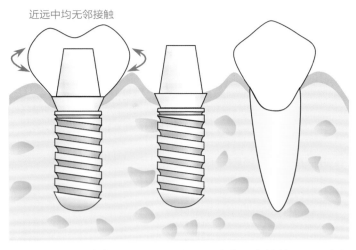

近远中均无邻接触

图 3-4-2 检查患者 46、47 软组织愈合良好

图 3-4-3 取下愈合基台后检查牙龈袖口良好

图 3-4-4 若先就位 47 牙冠，其近远中均没有接触，牙冠会有轻微的旋转

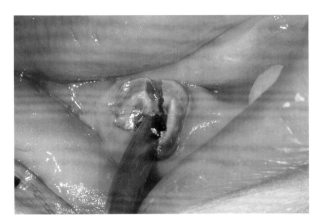

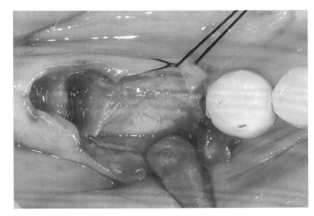

图 3-4-5 47 术前分根

图 3-4-6 拔除 47

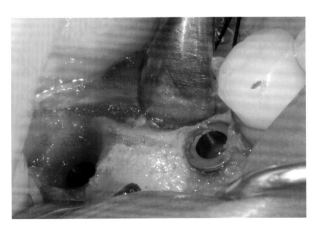

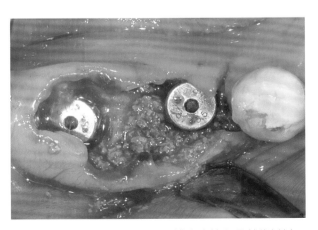

图 3-4-7 46、47 植入种植体，46 颊侧少量螺纹暴露，47 深埋 2mm

图 3-4-8 46 颊侧、47 牙槽窝内植入骨替代材料

仔细观察二期手术时影像学检查结果可发现种植体骨结合良好，46、47 种植体间及 47 种植体远中骨高度高于种植体颈部（图 3-4-9），但二期手术时医师 P3 并未关注到这一问题，依然按照常规流程为患者进行二期手术和取模操作（图 3-4-10~ 图 3-4-13），戴牙时在去除了邻牙及软组织阻力后发现牙冠仍无法完全就位（图 3-4-14）。医师 P3 此时再次分析二期手术时的 CBCT 才发现，由于牙冠形态远大于愈合帽，因此在取模时未出现骨阻力，戴牙的时候却出现骨阻力阻挡牙冠就位。此时重新翻瓣并去除骨阻力后，牙冠才顺利就位（图 3-4-15）。这一操作相当于让患者再次经历了一次二期手术，不仅增加了患者的创伤和感染风险，同时也增加了医师的戴牙难度和操作时间。

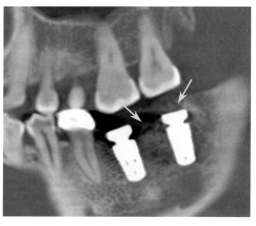

图 3-4-9　二期手术时 CBCT 示 46、47 间及 47 远中骨高于种植体颈部（黄色箭头示）

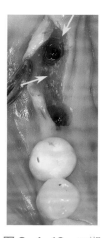

图 3-4-10　二期手术翻瓣未去除种植体周多余骨质（黄色箭头示）

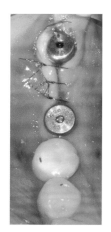

图 3-4-11　更换愈合基台

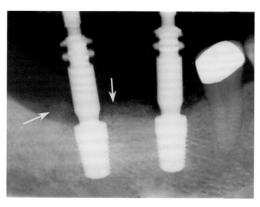

图 3-4-12　开窗取模，根尖片示转移体到位（黄色箭头示种植体周骨质高于种植体水平）

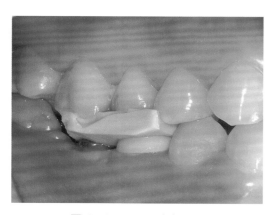

图 3-4-13　取咬合记录

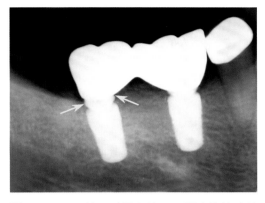
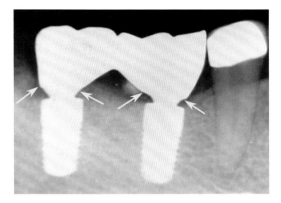

图 3-4-14　戴牙时根尖片示牙冠未就位（黄色箭头示牙冠与基台间缝隙）

图 3-4-15　去除骨阻力后，牙冠完全就位（黄色箭头示）

那么在临床工作中应如何避免这种情况的出现呢？ 在二期手术前，医师应结合患者的一期手术过程，仔细分析二期手术术前影像学资料，笔者建议通过以下两种方式判断骨阻力是否完全解除：

（1）利用种植系统对应的最接近最终修复体穿龈轮廓的愈合基台辅助判断。针对圆柱形愈合基台，建议选择最大直径；针对锥形愈合基台，因其穿龈轮廓为锥形，根方细窄，与最终修复体穿龈轮廓相差甚远，相对很难辅助判断骨阻力的去除情况，此时，二期手术术中可采用最低穿龈愈合基台，辅助判断去除颈部多余骨；针对复合型愈合基台，建议选择最低穿龈高度和最大端部直径。

（2）利用根尖片、CBCT 等影像学信息辅助判断。若发现种植体周骨高度高于种植体颈部，二期手术翻瓣后应充分去除多余骨质，避免取模、戴牙出现骨阻力时，再次去骨造成患者的二次创伤。

5. 回到患者 O3，在去除软硬组织阻力确保牙冠均完全就位后，先于牙尖交错𬌗下初步判断牙冠的咬合情况，确认每一牙冠就位时均存在紧密咬合后，利用暂时粘接用水门汀对牙冠进行临时粘接，并通过根尖片辅助检查基台及牙冠的就位情况（图 3-4-16）。

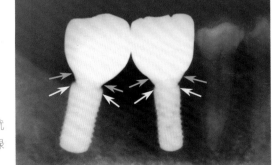

图 3-4-16　根尖片检查基台、牙冠是否完全就位（黄色箭头示基台与种植体内连接无间隙，绿色箭头示基台和牙冠之间无缝隙）

6. 根据与单颗后牙调𬌗相一致的原则和要求，分别进行牙尖交错𬌗、侧方𬌗和前伸𬌗的调𬌗（图 3-4-17~ 图 3-4-19）。如果牙冠数量较多或为多段修复体，可先完成近中牙冠调𬌗后再戴入远中牙冠进行调𬌗，最后再统一检查。

7. 对于患者 O3，46、47 均为单冠且𬌗面有开孔，可先对牙冠进行粘接，待粘接剂凝固后通过𬌗面开孔取下基台，去除多余粘接剂（图 3-4-20）。对基台及牙冠完成清洁、抛光及消毒后重新就位于口内，在施加扭矩负荷后用树脂材料封闭牙冠开孔（图 3-4-21）。最后应再次检查咬合，避免树脂充填处形成咬合高点。

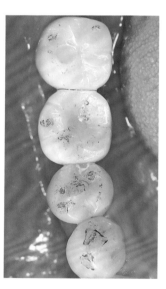

图 3-4-17　牙尖交错𬌗调𬌗
先用 100μm 蓝色咬合纸，再用 12μm 红色咬合纸，嘱患者做牙尖交错位咬合，调至种植牙冠上只有均匀分布的蓝色印迹，而天然牙则呈蓝色印迹与红色印迹重叠的重咬合

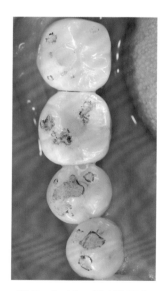

图 3-4-18　侧方𬌗调𬌗
先用 100μm 蓝色咬合纸做侧方咬合，再用 100μm 红色咬合纸做牙尖交错位咬合，调至种植牙冠上无从红色咬合印迹上延伸出来的蓝色印迹

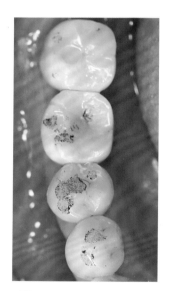

图 3-4-19　前伸𬌗调𬌗
先用 100μm 蓝色咬合纸做前伸咬合，再用 100μm 红色咬合纸做牙尖交错位咬合，调至种植牙冠上无从红色咬合印迹上延伸出来的蓝色印迹

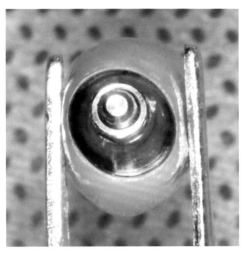

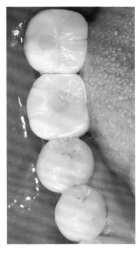

图 3-4-20　口外去除牙冠和基台上溢出的粘接剂

图 3-4-21　粘接后树脂封孔，完成戴牙

视频 20　戴牙调殆流程

① 扫描二维码
② 下载 APP
③ 注册登录
④ 观看视频

二、联冠 / 固定桥的种植修复戴牙

上一节已通过病例展示了连续多颗后牙区缺失者行单冠修复的戴牙流程，那么**对于连续多颗后牙缺失的联冠 / 固定桥修复病例，其戴牙流程是什么样的呢？** 笔者将通过下面这一病例进行展示。

患者 Q3 25、26 缺失，4 个多月 前已完成 25、26 种植手术，现拟行 25、26 冠修复，为了获得更好的固位力，并将 25、26 修复体形成一个整体，降低出现机械并发症的风险，医师 Q3 为其设计了联冠修复。

1. 在预约患者复诊前，医师 Q3 首先对模型进行了以下检查：

（1）与单冠类似的检查内容：修复体完整性、外形、边缘密合性、牙冠固位力、修复空间、咬合、邻接及粘接高度（图 3-4-22 ）。

（2）检查树脂 key 与基台间的密合性。

（3）检查龈乳头对应部位是否侵犯生物学宽度，现在越来越多的研究建议在后牙打开外展隙，形成后牙的"黑三角"，便于患者的清洁和自洁。

（4）桥体与黏膜的接触形式应为改良鞍式。

2. 在确认修复体及模型良好的情况下预约患者复诊，检查患者口腔卫生及软组织愈合良好后（ 图 3-4-23 ），进行戴牙的物品准备（相应种植系统的螺丝刀、扳手、100μm 蓝色咬合纸、12μm 及 100μm 红色咬合纸、种植模型及基台、修复体）。取下愈合基台后检查牙龈袖口，用生理盐水进行冲洗（图 3-4-24 ）。

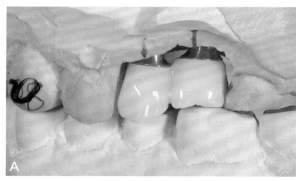
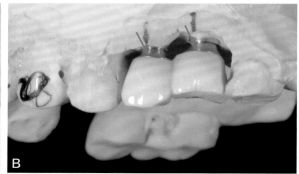

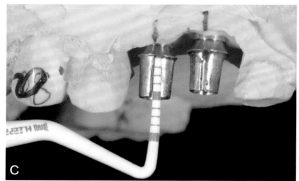
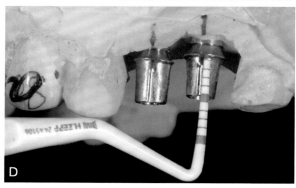

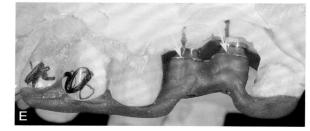

图 3-4-22 模型检查

A. 检查修复体与对颌牙的咬合　B. 检查修复体完整性、外形、边缘密合性（绿色箭头示）、邻接及牙冠固位力　C、D. 检查基台粘接高度≥5mm　E. 检查树脂 key 与肩台间密合性（黄色箭头示）

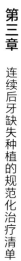

第三章　连续后牙缺失种植的规范化治疗清单

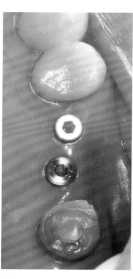
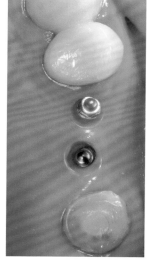

图 3-4-23　检查患者 25、26 软组织愈合良好

图 3-4-24　取下愈合基台后检查牙龈袖口，生理盐水冲洗

3. 在树脂 key 引导下口内就位基台（图 3-4-25），根据基台的颊侧标记在口内就位基台，基台就位过程中受到的骨组织 / 软组织阻力的判断及解决方式详见第二章第四节；在确认基台标记所在位置与模型上一致后，进行牙冠试戴，检查是否受到软组织 / 邻牙阻力，详见第二章第四节。

4. 牙冠在口内就位后用水门汀临时粘接，根尖片辅助检查基台及牙冠是否完全就位（图 3-4-26）。

5. 在前一章节单颗后牙的戴牙部分中，了解到戴牙的原理是基于种植牙对咬合力的敏感度、调节能力、耐受能力比天然牙更低，因此应实现调𬌗后种植牙冠在牙尖交错𬌗接触时"重咬轻接触，轻咬不接触"，且无工作侧、非工作侧的咬合干扰及前伸𬌗干扰，从而保护种植体周支持组织。因此，联冠 / 固定桥修复体的调𬌗原则和目标依然与单颗后牙调𬌗类似，应分别进行牙尖交错𬌗、侧方𬌗和前伸𬌗的调𬌗（图 3-4-27~ 图 3-4-29）。

6. 对于联冠 / 固定桥修复的病例，种植体之间往往不是完全平行的，而是存在一定的角度，若粘接后再取下基台，那么在取出的过程中由于基台间没有共同就位道，基台可能无法顺利取出，即使通过较大力量取出后，也会存在损伤基台或种植体的风险。另外，再重新就位的过程中，某一位点基台可能无法准确就位，从而导致加力后该位点的中央螺丝存在应力集中，易发生机械并发症。

因此对于联冠 / 固定桥修复的病例，应该用牙冠未开孔的方法：即在最终粘接前应先对修复基台施加扭矩负荷，待完成螺丝孔封闭后再进行牙冠粘接。

由于联冠 / 固定桥粘接后无法取出，也就意味着无法通过口外操作去除粘接剂，易存在粘接剂残留，引起局部炎症。面对这一情况，临床中应该如何处理呢？

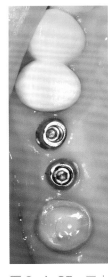

图 3-4-25 口内就位基台

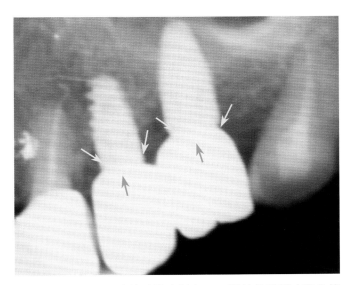

图 3-4-26 根尖片辅助检查基台及牙冠就位情况（黄色箭头示基台和种植体内连接无缝隙，绿色箭头示基台和牙冠无缝隙）

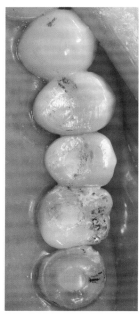

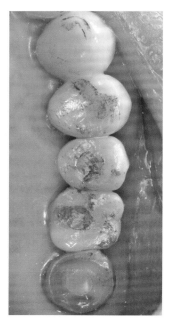

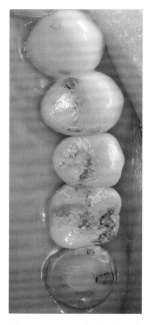

图 3-4-27 牙尖交错𬌗调𬌗

先用 100μm 蓝色咬合纸，再用 12μm 红色咬合纸，嘱患者做牙尖交错位咬合，调至种植牙冠上只有均匀分布的蓝色印迹，而天然牙则呈蓝色印迹与红色印迹重叠的重咬合

图 3-4-28 侧方𬌗调𬌗

先用 100μm 蓝色咬合纸做侧方咬合，再用 100μm 红色咬合纸做牙尖交错位咬合，调至种植牙冠上无从红色咬合印迹上延伸出来的蓝色印迹

图 3-4-29 前伸𬌗调𬌗

先用 100μm 蓝色咬合纸做前伸咬合，再用 100μm 红色咬合纸做牙尖交错位咬合，调至种植牙冠上无从红色咬合印迹上延伸出来的蓝色印迹

临床中去除粘接剂常用预留牙线法和粘接代型法两种方式，通过这两种方式可以去除肩台平龈或位于龈下 0.5~1mm 的后牙修复体多余的粘接剂。对于患者 Q3，医师 Q3 选用了预留牙线法去除多余粘接剂（图 3-4-30），最后用探针检查粘接剂是否去净，辅以生理盐水冲洗。

除预留牙线法外，还可以通过粘接代型法粘接牙冠（图 3-4-31），在口外利用粘接代型去除多余的粘接剂，防止牙冠戴入口内时溢出粘接剂过多而无法清理干净的问题。

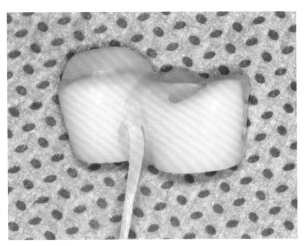

图 3-4-30　预留牙线法去除多余粘接剂

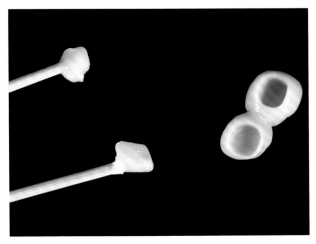

图 3-4-31　粘接代型法去除多余粘接剂

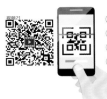

① 扫描二维码
② 下载 APP
③ 注册登录
④ 观看视频

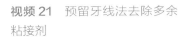

视频 21　预留牙线法去除多余
粘接剂

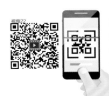

① 扫描二维码
② 下载 APP
③ 注册登录
④ 观看视频

视频 22　粘接代型法去除多余
粘接剂

医疗机构名称：_____

检查人员：_____   检查日期：_____

检查要求	落实标准	检查结果
模型检查	1. 修复体完整性、外形是否合适 2. 边缘是否密合 3. 牙冠固位力 4. 粘接高度与修复空间是否充足	☐ ☐ ☐ ☐
取下愈合基台	1. 取下愈合基台后生理盐水冲洗 2. 检查袖口健康状态，有无充血肿胀	☐ ☐
基台就位	利用就位树脂 key、基台标记或牙冠就位修复基台	☐
牙冠就位	1. 被动就位顺序　先近中、后远中 2. 检查、去除戴牙阻力 3. 完全就位后用探针检查牙冠－基台密合性 4. 牙线检查邻接是否合适　有阻力地通过而不拉丝	☐ ☐ ☐ ☐
临时粘接、根尖片检查	1. 临时粘接牙冠 2. 根尖片辅助检查基台、牙冠就位	☐ ☐
调𬌗	检查牙尖交错位、前伸、侧方咬合无干扰	☐
粘接	1. 粘接前抛光，清洁、消毒、干燥 2. 单冠　粘接剂硬固后松解中央螺丝，口外去除粘接剂后口内复位，施加扭矩负荷，封洞材料封闭螺丝孔 3. 联冠或固定桥　先施加扭矩负荷，封洞材料封闭螺丝孔，采用预留牙线法／粘接代型法粘接牙冠，去除多余粘接剂 4. 确认粘接剂已去净 5. 再次检查咬合	☐ ☐ ☐ ☐ ☐

第五节
连续后牙缺失的数字化种植治疗

上一章的内容介绍了单颗后牙缺失时的数字化治疗，其中的准备工作、操作要点、设计原则等内容与多颗后牙连续缺失的数字化治疗基本相同，故本章不再赘述，仅介绍后者需要特别注意与特殊处理之处。

一、种植手术的数字化治疗

（一）数字化导板引导的种植手术

后牙连续缺失的导板在软、硬组织信息的收集方面与单颗后牙缺失的情况大致相同，但在导板设计上有以下需要特别注意之处，以游离端缺失尤甚：

（1）游离端缺失通常采用牙－黏膜共同支持式导板，边缘应充分伸展。

（2）可以选择增加固位针辅助导板固位，最大程度地避免导板游离端下沉。

此外，多颗后牙连续缺失的导板引导手术在预备种植窝洞时也有以下需要注意之处：

（1）备洞时通常先预备离天然牙最近的位点，此位点下沉幅度最小，导板引导下备洞误差最小；如果是游离端缺失应该先预备近中位点，然后从前向后预备。

（2）植入顺序不同，不同厂商的全程导板的种植体植入顺序不同，这里以临床常见的Straumann、Nobel品牌为例来说明36、37连续缺失时正确的备洞、植入顺序如下：

1）Straumann的全程导板固位针是插入种植窝洞中的（图3-5-1），因此该种植体导板下的备洞和植入顺序是36位点常规备洞至最后一钻，插入导板固位针辅助导板固位，减少预备37位点过程中出现的下沉，然后预备、植入37种植体，随后视情况判断36位点是否需要颈部成型、攻丝，最终植入36种植体。

2）Nobel的全程导板固位针通过与种植体相连接进行固定（图3-5-2），因此备洞和植入的顺序是预备、植入36种植体，然后取下36携带体并安装导板固位针，最后预备、植入37种植体。

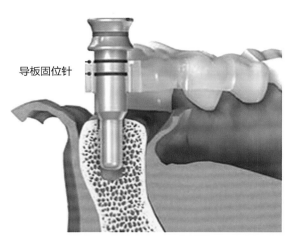

导板固位针

图 3-5-1 导板固位针插入种植窝洞

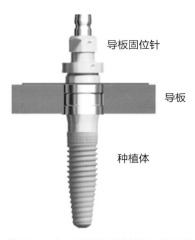

导板固位针

导板

种植体

图 3-5-2 导板固位针插入种植体

患者 R3 36、37 拔除 5 个月，要求种植修复，口内检查可见软组织情况尚可，修复间距良好（图 3-5-3，图 3-5-4）。CBCT 显示缺牙区可利用骨高度较为有限（图 3-5-5~ 图 3-5-7）。为了避免损伤下颌管，医师 R3 计划设计数字化外科导板，在导板引导下植入种植体。按照上一章所描述的方法收集患者的信息并融合后进行种植体位置的设计，在种植术区颊侧设计固位针辅助固位（图 3-5-8~ 图 3-5-11）。半程导板制作完毕后，在模型及口内进行试戴，确认导板就位良好（图 3-5-12，图 3-5-13）。术中切开、翻瓣，戴入导板并再次确认导板已准确就位（图 3-5-14，图 3-5-15）。随后预备固位针的孔道并就位固位针（图 3-5-16，图 3-5-17）。在导板引导下逐步预备种植窝洞，最后自由手完成 36、37 位点种植体植入（图 3-5-18），在骨缺损处填入骨替代材料后，缝合关闭创口。术后 CBCT 显示 37 植入位置较预计植入深度浅，37 根方可见钻针预备后的放射透射影像（图 3-5-19）。出现上述问题的原因是当医师在自由手下植入种植体时，由于没有导板的引导，需要依赖术者的眼睛判断植入深度。而 37 位点相对靠后，医师难以从正颊侧观察植入深度，而是从稍前方进行观察，自然而然地会以 37 位点远中下颌升支的前缘骨面作为参考标志，因而看似种植体肩台已经平齐骨面，实际尚未达到备孔深度。为避免这类错误，医师在术中可利用反光板从正颊侧进行观察，如果发现种植体深度不足，可及时通过手用扳手进一步调整深度。

总之，在半程导板引导种植手术时，医师需要注意以下几点：

（1）确保导板与牙列贴合，无翘动。

（2）确保压板与导环贴合。

（3）确保钻针与导环贴合，钻孔时注意钻针刻度。

（4）自由手植入时需要注意把控种植体植入轴向，并注意观察植入深度。

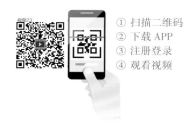
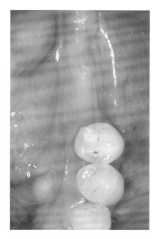

图 3-5-3 36、37 缺失

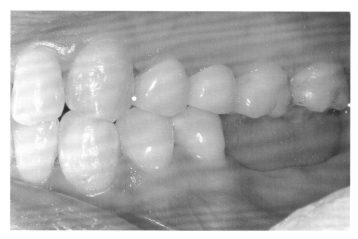

图 3-5-4 垂直修复距离尚可

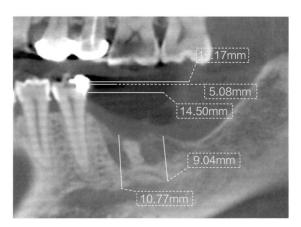

图 3-5-5 术前 CBCT 示可利用骨高度有限（矢状面观）

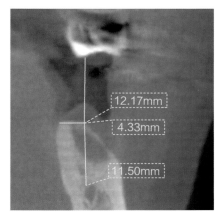

图 3-5-6 术前 CBCT 示 36 位点嵴顶骨宽度有限（冠状面观）

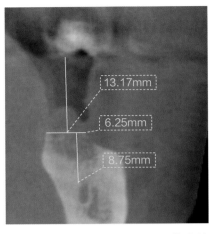

图 3-5-7　术前 CBCT 示 37 位点管嵴距较为有限（冠状面观）

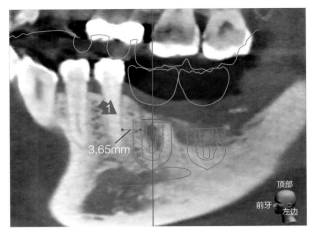

图 3-5-8　36 种植体位置设计（矢状面观）

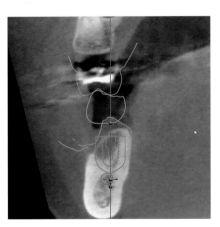

图 3-5-9　36 种植体设计（冠状面观）

此位点颊侧骨低、舌侧骨高，故设计 36 种植体肩台位于腭侧骨壁下 1mm，以减少颊侧种植体暴露量

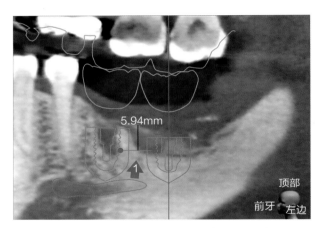

图 3-5-10　37 种植体设计（矢状面观）

自近中向远中，牙槽骨高度逐渐下降，36 种植体的近中和远中肩台均在骨面下

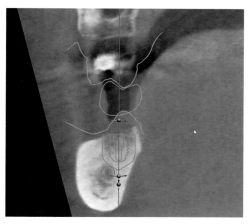

图 3-5-11 37 种植体设计（冠状面观）

舌侧骨壁高于颊侧骨壁，结合矢状面信息，近中、远中与颊侧骨高度一致，如 37 种植体肩台平齐舌侧骨高度，将形成一壁骨缺损，成骨空间稳定性差，故将种植体肩台设计为平齐近中、远中及颊侧骨壁

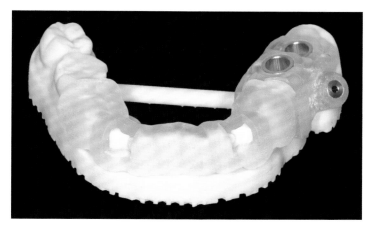

图 3-5-12 口外模型检查导板是否与模型贴合

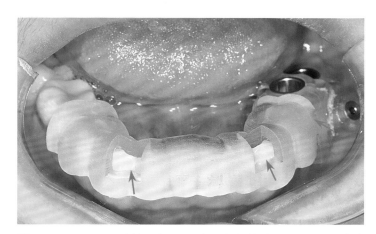

图 3-5-13 口内试戴导板，通过观察窗检查牙列与导板贴合（红色箭头示）

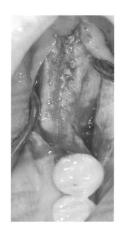

图 3-5-14 切开、翻瓣

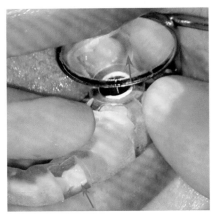

图 3-5-15 利用口镜检查导板与牙列贴合（红色箭头示）

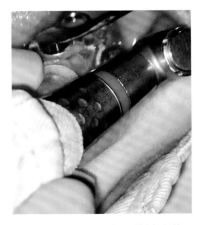

图 3-5-16 预备固位针孔道

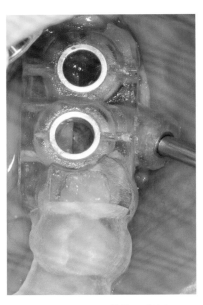

图 3-5-17 就位固位针

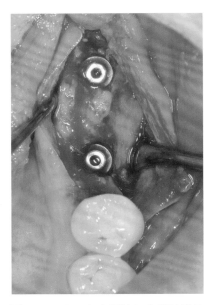

图 3-5-18 自由手植入 2 颗种植体

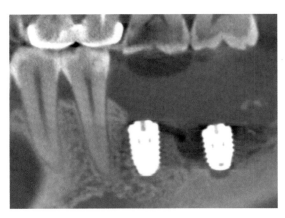

图 3-5-19 术后 CBCT 示 36 种植体位置良好，37 种植体未达到预备深度

患者 S3 14—17 缺失，18 尚存（图 3-5-20），24—28 缺失。此处重点讲述 1 区缺牙治疗。前期已行成骨增量手术，医师 S3 计划在数字化外科导板的引导下进行种植体的植入，在完成导板的设计后，术前试戴导板确认准确就位（图 3-5-21~ 图 3-5-23）。术中切开翻瓣后，戴入导板。考虑到手术时间较长，在手术过程中患者可能出现张口疲劳，故医师 S3 首先在 17 位点预备并植入了种植体，同时可利用 17 种植体起固定作用，辅助导板固位，然后再进行近中位点的预备与植入。最终植入 2 颗种植体（图 3-5-24），完成植骨后缝合关闭创口（图 3-5-25，图 3-5-26）。

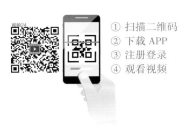

① 扫描二维码
② 下载 APP
③ 注册登录
④ 观看视频

视频 24 连续上颌后牙缺失的全程导板引导手术

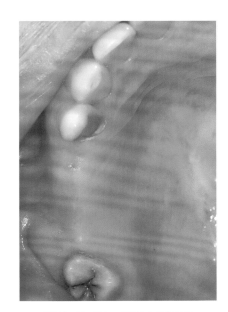

图 3-5-20 患者 1 区缺牙

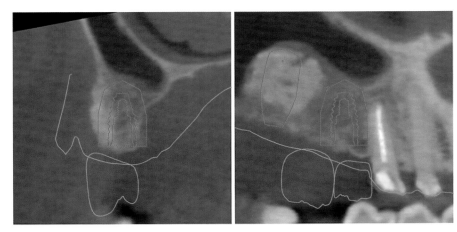

图 3-5-21 15 种植体设计

15 位点近中骨壁高，而远中、颊、腭侧骨壁均较低，如果 15 种植体肩台平齐近中骨壁，将形成一壁骨缺损，成骨空间稳定性差，故将种植体肩台设计为平齐远中骨壁

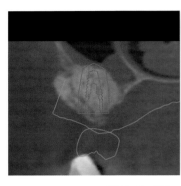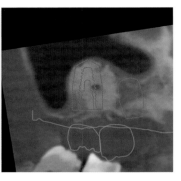

图 3-5-22 17 种植体设计

17 位点近中骨壁高，且牙槽嵴顶陡峭，如参考近中骨壁植入种植体，将形成一壁骨缺损，成骨空间稳定性差，故计划深埋种植体，保证种植体周均有完整骨包绕

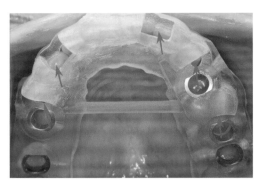

图 3-5-23 口内试戴导板，通过观察窗可见牙列与导板密合（红色箭头示），手指按压无翘动

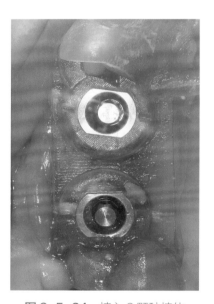

图 3-5-24 植入 2 颗种植体

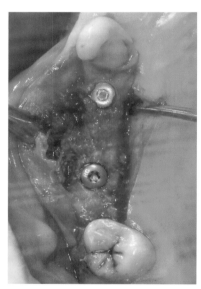

图 3-5-25 植入骨替代材料

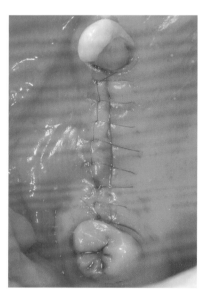

图 3-5-26 缝合关闭创口

　　患者 T3 45、46 缺失，修复间隙尚可，计划进行种植修复（图 3-5-27）。术前 CBCT 分析局部骨量尚可（图 3-5-28~ 图 3-5-30）。在将患者口扫数据与 CBCT 数据相融合后，医师 T3 进行了导板的设计及制作（图 3-5-31~ 图 3-5-34）。在口外模型及口内确认导板可准确就位（图 3-5-35~ 图 3-5-38），术中切开、翻瓣（图 3-5-39），戴入导板。随后在导板引导下逐步预备种植窝洞，最后植入 2 颗种植体（图 3-5-40），在种植体颊侧的骨缺损处填入骨替代材料后，缝合关闭创口（图 3-5-41）。术后 CBCT 矢状面显示种植体位置尚可，但在冠状面显示 2 颗种植体的位置较浅（图 3-5-42~ 图 3-5-44）。

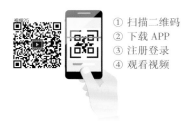

① 扫描二维码
② 下载 APP
③ 注册登录
④ 观看视频

视频 25 连续下颌后牙缺失的全程导板引导手术

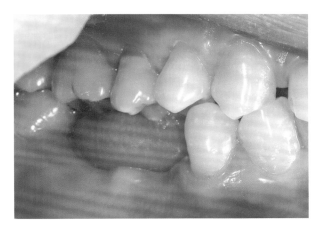

图 3-5-27 45、46 缺失，修复间距尚可

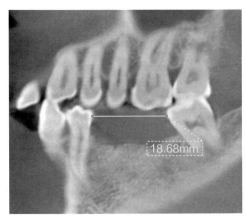

图 3-5-28 CBCT 示缺牙间隙近远中修复距离尚可，对颌牙无明显伸长（矢状面观）

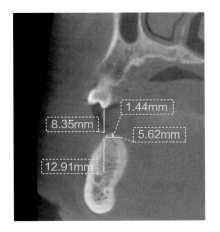

图 3-5-29 CBCT 示 45 位点垂直修复距离尚可，骨嵴顶呈圆形隆起，嵴顶下约 1.44mm 处骨宽度约 5.62mm，管嵴距尚可（冠状面观）

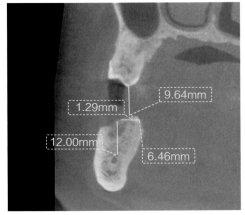

图 3-5-30 CBCT 示 46 位点垂直修复距离尚可，嵴顶下 1.29mm 处骨宽度约 6.46mm，颊侧少量骨吸收，管嵴距尚可（冠状面观）

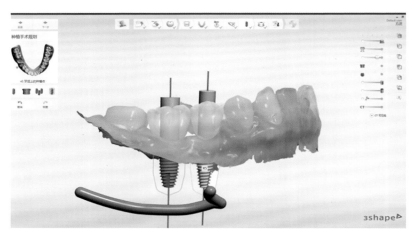

图 3-5-31　CBCT 与扫描数据融合后进行导板设计

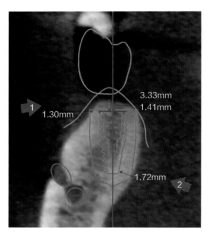

图 3-5-32　CBCT 示 45 位点种植体的设计界面，可见软组织轮廓（黄线示），结合虚拟排牙信息，将种植体设计在位于理想龈缘下约 3mm 处，完全位于骨组织内，且周围有足够的安全距离

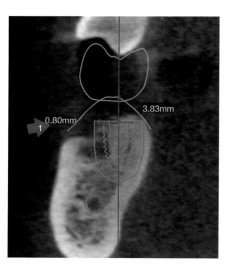

图 3-5-33　CBCT 示位点种植体的设计界面，可见软组织轮廓（黄线示），颊侧骨壁较舌侧稍低，设计种植体颊侧肩台与骨壁平齐，以减少种植体螺纹暴露

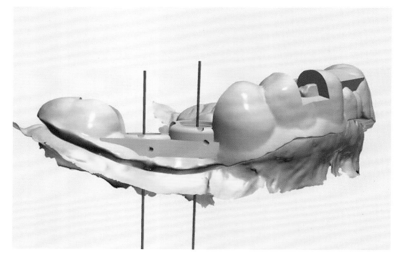

图 3-5-34　设计导板范围，因远中仅有 1 颗余留牙，因此覆盖位点远中 1 个牙位，同时延伸至对侧磨牙区以保持稳定性

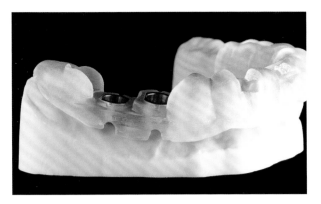

图 3-5-35　模型上试戴导板

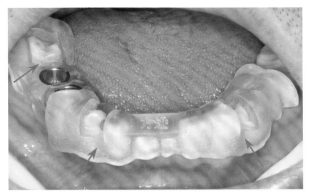

图 3-5-36　口内试戴导板，通过观察窗检查牙列与导板贴合（红色箭头示），手指按压无翘动

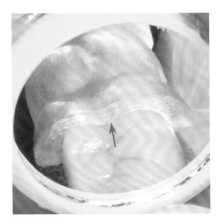

图 3-5-37　通过观察窗确认牙列与导板紧密贴合（红色箭头示）

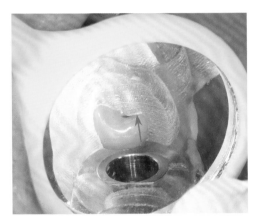

图 3-5-38　通过观察窗确认牙列与导板紧密贴合（红色箭头示）

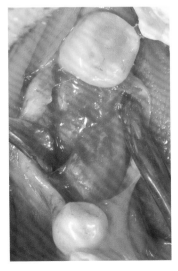

图 3-5-39　术区切开、翻瓣

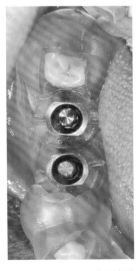

图 3-5-40　导板引导下完成 2 颗种植体植入

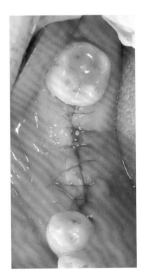

图 3-5-41　缝合关闭创口

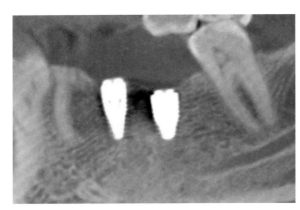
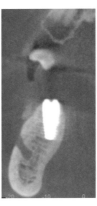
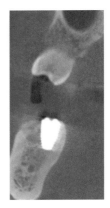

图 3-5-42　术后 CBCT 示种植体位置尚可（矢状面观）

图 3-5-43　术后 CBCT 示 45 种植体较浅

图 3-5-44　术后 CBCT 示 46 种植体较浅（冠状面观）

医师 T3 在术后回顾手术过程，分析认为可能是由于导板本身结构设计不平衡，在远中只有 1 颗支持牙齿，为导板提供的支持力量不平衡，进而导板远端发生了翘起。此外术区位置靠后，观察视野受限制，医师 T3 在备孔和攻丝时未能及时发现导板翘起，造成备孔深度不足，最终导致种植体植入深度较浅。经过反思，笔者认为此类非游离端的多颗后牙连续缺失，也应尽可能设计固位针，以确保导板在手术过程中的稳定和固位。

（二）数字化导航引导的种植手术

上一章介绍了单颗后牙缺失的导航种植手术，**那么多颗后牙连续缺失是否能进行导航系统引导的种植手术呢？相比前者，又有什么特别之处吗？**

患者 U3 34—36 缺失，计划进行导航引导的种植手术（图 3-5-45，图 3-5-46）。为了遵守修复引导外科的原则，医师 U3 首先进行了修复体设计。制取研究模型后为患者进行排蜡牙，然后对模型进行仓扫。下一步，在导航软件内进行设计。在导入 CBCT 数据并建立全景线后（详见第二章第五节），导入仓扫数据并与 CBCT 数据融合（图 3-5-47）。此时即可获得修复体的形态信息，并以此指导种植体设计（图 3-5-48）。手术中，按照导航引导，植入了 2 颗种植体（图 3-5-49）。进行骨增量后缝合关闭创口（图 3-5-50）。术后常规拍摄 CBCT 确认种植位置（图 3-5-51）。

由此可见，后牙连续缺失的情况也是可以使用导航引导系统的。多颗后牙连续缺失的导航种植手术在术前准备方面与单颗后牙缺失相似，种植体位置的设计原则也符合一般的多颗后牙连续缺失设计原则。但是，与单颗后牙缺失情况相比，有以下需要特别注意之处：

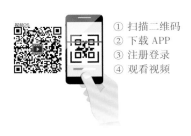

① 扫描二维码
② 下载 APP
③ 注册登录
④ 观看视频

视频 26　导航手术的设计

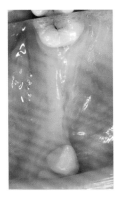

图 3-5-45　34—36 缺失（𬌗面观）

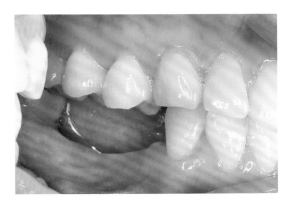

图 3-5-46　34—36 缺失（颊面观）

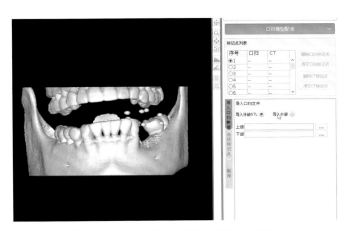

图 3-5-47　在导航系统内导入仓扫数据

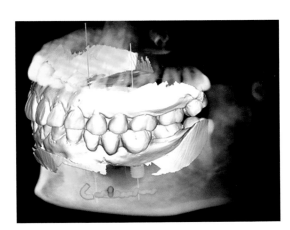

图 3-5-48　修复体引导种植体设计

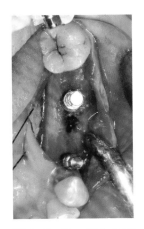

图 3-5-49　植入 2 颗种植体

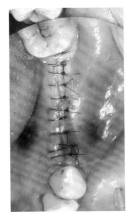

图 3-5-50　缝合关闭创口

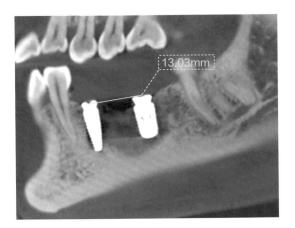

图 3-5-51　术后 CBCT

（1）术前确认单个定位模板的长度能够覆盖缺牙间隙1~2颗邻牙，以确保稳定和固位；否则定位模板会产生晃动，导致配准过程无法准确进行，使得定位系统不精准，无法指导术者预备种植窝洞或植入种植体。

（2）术前确认缺牙间隙对侧有稳定的余留牙能够固定参考装置。如果无法固定参考装置，那么导航定位系统就失去了空间参照物，也就无法正常工作。

二、种植修复的数字化治疗

上一章介绍了单颗后牙的数字化取模流程，此处同样通过病例，介绍多颗后牙连续缺失的数字化取模流程。

患者 V3 因右侧下颌成釉细胞瘤已行右侧下颌骨部分切除及牵张成骨术，术后 1 年因右侧下颌多颗后牙缺失就诊，医师 V3 使用数字化种植治疗程序为患者在 46、47 位点植入 2 颗种植体。术后 6 个月复诊，CBCT 示种植体骨结合良好（图 3-5-52），口内检查黏膜无红肿、出血、流脓，但缺牙区角化黏膜不足且前庭沟浅（图 3-5-53），判断种植体已达到取模时机。但是因角化黏膜不足，拟行前庭沟加深术与角化黏膜移植手术。在术后 9 周时确认手术效果维持良好，计划进行最终修复（具体见本章第二节病例 J3）。为患者制取了数字化印模，并进行数字化的基台与牙冠设计（图 3-5-54~ 图 3-5-56），完成了最终修复。最终修复完成 6 个月后复查可见修复效果良好（图 3-5-57，图 3-5-58）。

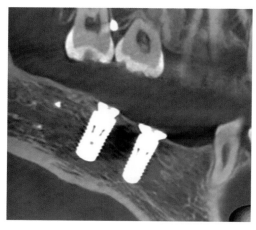

图 3-5-52　CBCT 示种植体骨结合良好

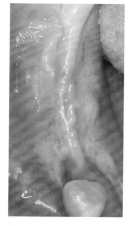

图 3-5-53　缺牙区角化黏膜不足

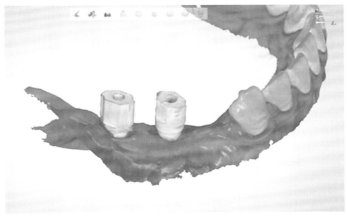

图 3-5-54 扫描杆固定在种植体上

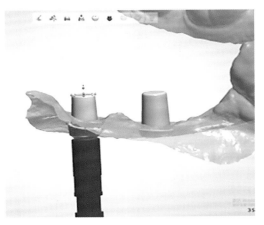

图 3-5-55 扫描获得口内信息

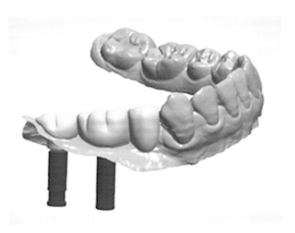

图 3-5-56 口扫后根据种植体位置设计临时修复体

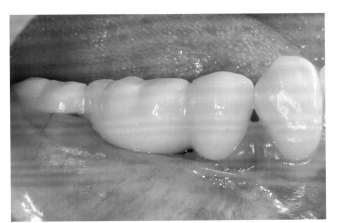

图 3-5-57 最终修复后 6 个月复查口内像

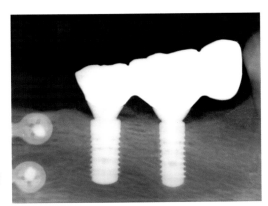

图 3-5-58 最终修复后 6 个月 X 线片

然而，需要注意的是，连续缺失的数字化取模与单颗牙相比，其精准度可能会受到种植体间距及角度等因素影响，这是因为口腔扫描主要是依赖组织形态的高低和组织颜色的不同进行识别与匹配，当多颗后牙连续缺失时，就只能扫描软组织，而软组织的颜色基本都是一样的，就会造成计算机匹配精度不佳。但随着数字化取模的不断改良，这种方法可能会成为未来的趋势。然而现阶段对于连续多颗后牙的取模，笔者暂时更倾向于传统印模技术。

此外，在使用 3Shape 口内扫描仪时，如对游离端连续多颗后牙缺失病例进行数字化取模，需关闭"AI 扫描"模式，这是因为 AI 扫描模式会自动识别牙齿数据和非牙齿（软组织）的无用数据，然后把非牙齿的无用数据进行自动删除，因此 AI 扫描模式下难以形成游离端的软组织数据。

医疗机构名称:_____

检查人员:_____ 检查日期:_____

检查要求	落实标准	检查结果
CBCT 拍摄	拍摄大视野 CBCT	☐
牙列数字化模型	1. 口内扫描,如连续缺失牙位较多,缺牙区黏膜扫描精度欠佳,可适当增加树脂突等标记点	☐
	2. 仓扫数据	☐
种植设计	1. 导入 CBCT 数据及口内数据	☐
	2. 依次对各位点虚拟排牙	☐
	3. CBCT 数据及口内数据拟合对齐	☐
	4. 绘制全景线、下颌神经管	☐
	5. 以修复为导向依次设计种植体位置,并根据修复要求调整种植体之间相对位置	☐
导板设计	1. 游离端缺牙设计牙 – 黏膜共同支持式导板	☐
	2. 游离端缺失增加设计固位针防下沉	☐
	3. 导板覆盖范围延伸至对侧后牙区	☐
	4. 设计多处观察窗	☐
	5. 在每一手术位点颊侧设计冷却水进入孔	☐
	6. 添加加强杆(可选)	☐
	7. 避免进入倒凹区	☐
	8. 金属导环避开邻牙阻挡	☐
术前导板试戴	1. 每一位点金属导环与树脂套筒密合	☐
	2. 每一导环周围无树脂突、毛刺等	☐
	3. 口内试戴,观察窗可见导板与牙面紧贴	☐
	4. 固位针不受口角、舌体等阻挡	☐
	5. 双侧交替按压导板无翘动	☐

医疗机构名称：_____

检查人员：_____ 检查日期：_____

检查要求	落实标准	检查结果
术前准备	1. 常规种植术前准备	☐
	2. 已消毒的导板和导板工具盒	☐
麻醉	1. 表面麻醉	☐
	2. 上颌后牙　局部浸润麻醉	☐
	3. 下颌后牙　下牙槽神经阻滞麻醉、局部浸润麻醉	☐
切口设计及翻瓣	1. 正确切口设计	☐
	2. 12 号刀片（弯刀片）进行手术切口	☐
	3. 牵拉黏骨膜瓣，充分暴露颊舌侧骨壁	☐
导板引导下逐级预备	1. 确认导板完全就位，无翘动	☐
	2. 预备固位针道和插入固位针（如需）	☐
	3. 确认压板与导环紧贴，钻针与压板紧贴且轴向一致	☐
	4. 备孔时用生理盐水冷却	☐
	5. 根据导板厂家建议进行逐级预备（先近中、后远中）	☐
	6. 采用相同扩孔钻的种植位点，可考虑行多位点同期预备	☐
	7. 每钻之间用指示杆检查方向（可选）	☐
	8. 每一位点扩孔完成后，可就位固位杆辅助稳定导板	☐
颈部成型、攻丝	1. 根据各个位点骨质情况正确进行颈部成型	☐
	2. 根据各个位点骨质情况正确进行攻丝	☐
种植体植入	1. 慢速手机植入或手动植入各位点种植体（常先远中、后近中）	☐
	2. 确认每颗种植体位置、轴向、深度合适	☐
	3. 取下导板	☐
	4. 检查每颗种植体初期稳定性	☐
种植体封闭	1. 正确选择埋入式愈合或非埋入式愈合	☐
	2. 选择直径、高度正确的愈合基台	☐
缝合	1. 选择正确缝合方法，对位缝合	☐
	2. 检查伤口有无渗血等	☐

清单：连续后牙缺失的导航种植设计准备确认表

医疗机构名称：_____

检查人员：_____   检查日期：_____

检查要求	落实标准	检查结果
CBCT 准备	1. 确认单个定位模板的长度能够覆盖缺牙间隙周 1~2 颗邻牙	☐
	2. 确认缺牙间隙对侧有稳定的余留牙可用于固定参考装置	☐
	3. 定位模板就位于缺牙位点	☐
	4. 定位模板稳定无松动	☐
CBCT 拍摄	1. 确认定位模板与牙列贴合	☐
	2. 告知患者拍摄时不要晃动	☐
	3. 导出 DICOM 格式数据	☐
导航设计准备	1. 打开导航仪器及导航设计软件	☐
	2. 拷贝 CBCT 数据至导航仪	☐
种植设计	1. 导入 CBCT 数据	☐
	2. 绘制全景线（下颌需绘制下颌管线）	☐
	3. 依次标记种植位点	☐
	4. 各位点进行正确的虚拟排牙	☐
	5. 以修复为导向设计各种植体位置，并根据修复要求调整种植体之间相对位置	☐
	6. 设定匹配范围	☐
	7. 点击自动匹配，匹配 CBCT 和定位模板信息	☐
	8. 保存种植计划	☐

医疗机构名称：_____

检查人员：_____ 检查日期：_____

检查要求	落实标准	检查结果
导航术前准备	1. 常规种植手术工具盒与种植体外科工具盒	☐
	2. 导航手术工具盒	☐
	3. 拍摄 CBCT 时所戴的定位模板	☐
	4. 用于固定"固定装置"的速凝树脂	☐
	5. 开启导航仪并打开术前设计文件	☐
导航手术匹配 位置信息阶段	1. 将参考板、连接杆与固定装置连接	☐
	2. 调整导航种植手机上定位装置的角度	☐
	3. 用导航种植手机进行标定程序	☐
	4. 将参考板整体固定于对侧牙列	☐
	5. 在口内复位定位模板	☐
	6. 配准,匹配牙列实际位置信息与软件内的位置信息	☐
导航下种植手术	1. 选择适宜麻醉方式	☐
	2. 正确设计切口,并充分翻瓣暴露术区	☐
	3. 医师位于正确的体位,可直视导航仪显示器	☐
	4. 在导航引导下在每一位点逐级备孔(先远中、后近中)	☐
	5. 每钻之间用指示杆检查种植窝洞轴向和位置	☐
	6. 根据各位点的骨质情况进行颈部成型和攻丝	☐
	7. 在导航引导下依次植入种植体(先远中、后近中)	☐
	8. 确认每颗种植体的位置、轴向、初期稳定性	☐
	9. 正确选择每一位点的覆盖螺丝或合适的愈合基台	☐
缝合	1. 选择正确缝合方法,对位缝合	☐
	2. 检查伤口有无渗血等	☐

医疗机构名称：_____

检查人员：_____ 检查日期：_____

检查要求	落实标准	检查结果
口扫准备	1. 扫描设备正确连接并开机	☐
	2. 扫描枪及扫描头已消毒	☐
	3. 扫描枪校准	☐
检查口扫禁忌证	1. 确认患者未安装心脏起搏器	☐
	2. 无张口受限	☐
	3. 确认患者对颌牙与邻牙不影响修复	☐
开始扫描	1. 扫描枪头预热 5~10 分钟	☐
	2. 扫描上、下颌（如种植体取模，则需安装扫描杆）	☐
	3. 连续缺失牙位较多，缺牙区黏膜扫描精度欠佳，可适当增加树脂突等标记点	☐
	4. 修整数字化模型，去除多余部分	☐
	5. 调整座椅，使患者处于正常坐姿	☐
	6. 嘱患者反复咬合，确认牙尖交错位咬合位置正确	☐
	7. 扫描双侧后牙咬合关系	☐
	8. 检查模型有无变形、错层	☐
	9. 根据需要进行补扫或修整	☐
	10. 反复扫描多次后，如仍存在模型错层明显、黏膜形变大，建议改用传统取模方式	☐
扫描结束	1. 保存扫描文件	☐
	2. 设备消毒与归位	☐

4

CHECKLIST

IN IMPLANT DENTISTRY
TREATMENT OF
PARTIAL EDENTULISM

第四章

单颗上颌前牙缺失种植
的规范化治疗清单

前面的章节中我们详细介绍了单颗后牙及多颗后牙连续缺失的种植治疗规范化流程，其经验亦可用在上颌前牙区，但在具有高度美学意义的上颌前牙区，其种植修复的复杂性远远大于后牙区，仅仅获得种植体骨结合不再是唯一重要的因素，种植体周软硬组织、修复体与剩余天然牙的和谐一致才是上颌前牙区种植修复追求的最终目标。那么，**上颌前牙区种植修复与后牙区种植修复具体有哪些不同呢？**

表 4-0-1　上颌前牙区种植修复与后牙区种植修复的不同点

		上颌前牙	后牙区
修复目标		美学为主，与邻牙相协调	咬合功能为主，不强求与邻牙相一致
术前分析	是否需要美学设计	需要根据患者对美的要求进行美学设计	不需要进行美学设计
种植体位置考量	冠根向	对深度要求严苛，种植体颈部需要位于理想龈缘下 3~4mm	种植体颈部可与骨面相平或位于骨下 1mm，部分种植体系统可以植入至更深的位置
	近远中向	平分邻牙外形高点之间的间隙，或可以根据龈缘最高点设计略偏近中或者远中（常偏远中）	平分邻牙外形高点之间的间隙
	唇（颊）腭向	共同点：修复体范围之内，任何一面至少有 1mm 以上骨量 1. 种植体唇侧距理想龈缘至少 2mm 2. 种植体长轴可从唇侧、切端或腭侧穿出。若从唇侧穿出，建议角度小于成品角度基台	1. 建议在颊舌侧中点，为了减少或避免植骨，可以略偏颊侧或舌侧 2. 种植体的中轴线需对准对颌牙的功能尖与中央窝连线的中点
临时修复体塑形		通常需要临时修复体塑形牙龈，时间至少 3 个月	少数病例需通过临时修复体进行功能训练（如进行了大量骨增量的病例）
取模		常需要进行个性化取模，复制穿龈轮廓	大部分常规取模即可
戴牙		主要关注修复体形态，颜色是否与邻牙协调；咬合为牙尖交错位轻接触，前伸需要和天然牙共同引导	主要关注咬合，调整为重咬合轻接触，轻咬合不接触，前伸及侧方无引导
诊疗周期		相对较长	相对较短

表 4-0-1 列举了前牙区和后牙区种植修复中主要的不同点。在美学区，由于上颌单颗前牙缺失的种植修复需与邻近天然牙形成对称协调的整体形态，往往存在较高难度。完整的术前检查、合理的手术设计、完善的术后维护是上颌前牙区种植修复后获得理想美学效果的重要保障。本章将详细介绍单颗上颌前牙种植修复的规范化治疗，从术前评估到种植手术，再到最终修复，一步一步探讨单颗上颌前牙种植病例的规范化治疗流程。

第一节
单颗上颌前牙缺失的种植手术

临床中，单颗上颌前牙种植手术根据手术时机主要分为延期种植和即刻种植，并且在前牙区由于骨的特殊性生理吸收，60%~80% 的患者需行骨增量手术以恢复缺牙区骨量。那么与后牙区种植手术相比，不同的临床情况下单颗上颌前牙种植手术有什么具体的区别和需要注意的细节呢？下面将分别进行讨论。

一、术前评估与分析

成功的美学修复效果离不开严谨的术前评估与分析，美学区种植不同于后牙区种植，除了常规的术前评估，还需要进行美学方面的分析和设计，并且在术前的 CBCT 测量分析上也有诸多不同于后牙的地方，具体是怎样的呢？

（一）美学设计

相信大家都有这样的感觉，上颌前牙连续缺失由于缺失牙位较多，在进行术前设计时难以找到修复参考，因此通常需要进行美学设计，而单颗上颌前牙缺失由于可以参考邻牙或对侧同名牙，因此不需要进行美学设计，那么临床中是否是这样的呢？答案当然是否定的。如图 4-1-1 和图 4-1-2 所示，患者单颗上颌前牙缺失，牙齿排列相对整齐，不伴有邻牙不良修复体、牙体缺损及软组织缺损，对于这类病例，仅仅需要参照对侧同名牙进行简单的美学设计即可。

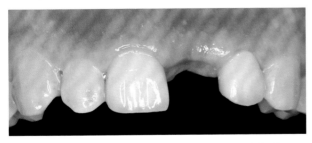

图 4-1-1　单颗上颌前牙缺失，不伴有邻牙修复体、牙体缺损及软组织缺损

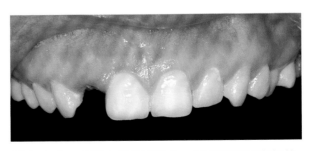

图 4-1-2　单颗上颌前牙缺失，不伴有邻牙修复体、牙体缺损及软组织缺损

但在实际临床工作中，医师还经常遇到以下几种情况：

邻近天然牙存在旧修复体需要重新修复（图 4-1-3）、牙齿排列不齐致咬合不良（图 4-1-4）或天然牙存在散在间隙需要重新分配间隙（图 4-1-5）等，对于这样的病例，为了获得良好的美学效果，此时就需要进行整体的美学设计，根据美学设计制作诊断蜡型、口内 mock-up 并调整后，全面评估患者的美观、咬合及发音，在满足患者美观的同时，不能影响患者的发音以及避免牙尖交错位、前伸和侧向运动的咬合干扰，进而完成以修复为导向的手术方案制订。患者 A4（图 4-1-6）为间隔的单颗牙缺失，11 需行冠修复，为进行全面的术前评估，临床医师 A4 首先进行了美学蜡型的制作（图 4-1-7），并进行了口内 mock-up（图 4-1-8），检查患者的微笑及发音（图 4-1-9），确定最终修复的效果，进而实现以修复为导向的术前设计及外科手术。

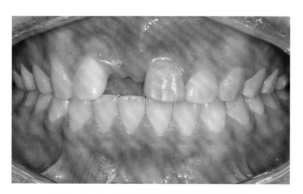

图 4-1-3　邻近天然牙需要重新修复

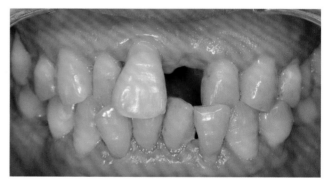

图 4-1-4　咬合不良，牙齿排列不齐

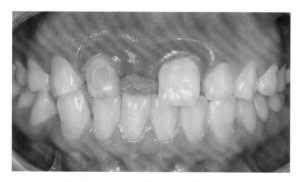

图 4-1-5　天然牙存在散在间隙

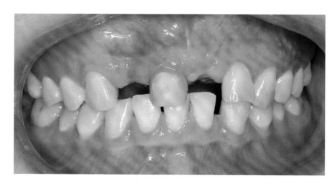

图 4-1-6　12 和 21 缺失，11 需行冠修复

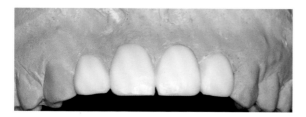

图 4-1-7　制作美学蜡型

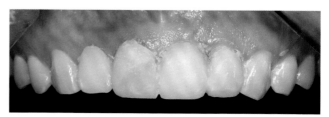

图 4-1-8　口内 mock-up

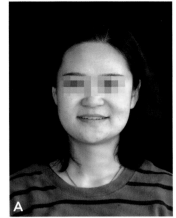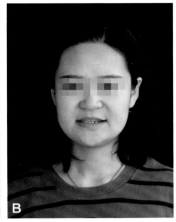

图 4-1-9　检查患者微笑及发音

A. 检查患者微笑时上颌切牙切端暴露情况：主要检查下颌姿势位时上颌切牙的暴露量，女性通常为 3.4mm，男性相对较少，约为 1.91mm；随着年龄增长，上颌切牙暴露量逐渐减小　B. 检查患者发音是否清晰

（二）CBCT 分析测量

在第一章我们介绍了种植术前 CBCT 的测量，那么对于上颌前牙区单颗牙种植，**术前 CBCT 的拍摄和测量有什么需要注意的方面呢？**

1. 寻找理想修复体的位置，以指导种植体的植入　对于具有高度美学要求的前牙区种植修复，即使 1~2mm 的种植体植入误差，也可能产生难以挽回的美学风险，因此，前牙区种植修复无论是采用传统自由手植入，还是数字化引导植入；无论是在术前设计、术中植入还是术后修复的过程中，均应始终贯彻以修复为导向的原则。**那么如何利用理想修复体位置进行种植术前轴向和位置的分析和设计呢？** 如图 4-1-10 和图 4-1-11 所示，医师 A4 在为患者 A4 虚拟摆放理想种植体时，违背了前牙区理想种植体位置设计原则，**那么理想的种植体位置要求是什么呢？** 上颌前牙区种植体理想的位置是种植体唇侧边缘位于理想修复体龈缘下 2.5~4mm，唇腭向距离理想修复体唇侧龈缘至少 2mm，距离理想修复体腭侧龈缘 1mm；种植体理想轴向从理想修复体切缘偏腭侧穿出，种植体理想轴向偏唇侧或者偏腭侧，均会增加修复难度，引起美学或者功能问题（图 4-1-12）。

如何在 CBCT 上确定理想修复体的龈缘位置呢？ 临床中常采用以下两种方法：

（1）当患者牙齿排列相对整齐，不伴有邻牙修复体、牙体缺损及软组织缺损或患者无相应美学诉求时可以直接参照邻牙虚拟设计理想修复体。患者 B4 21 缺失，由于患者无美学诉求，因此医师 B4 以 11 龈缘作为参照，进而在 CBCT 冠状面上确认了 21 理想修复体的龈缘位置（图 4-1-13），如希望在 CBCT 中较为简单地找到邻牙龈缘位置，可在患者拍摄 CBCT 时利用棉卷隔开上唇，避免唇侧软组织与牙龈组织贴合，影响龈缘位置判断。随后将水平参考线（红线）调整至 11 龈缘位置，保持红线不动，紧接着移动绿线至缺牙间隙水平修复空间的中点（图 4-1-14），得到缺牙区冠状面，此时红线即可指示理想修复体的龈缘位置，此线下 2.5~4mm 即为种植体颈部平台的位置（图 4-1-15）。

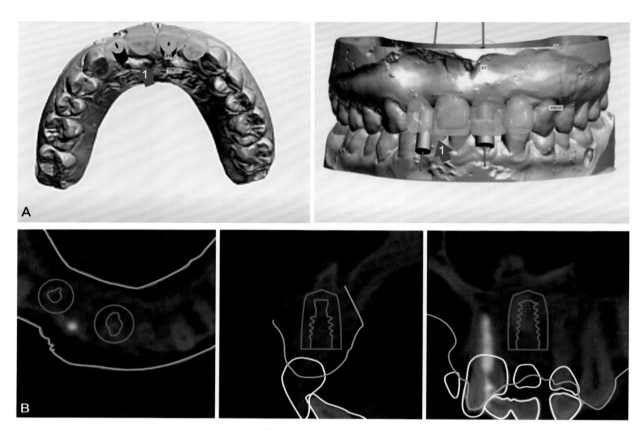

图 4-1-10　术前设计

A. 以修复为导向的术前虚拟摆放植体与修复体关系，从修复体舌隆突穿出　B. 种植体摆放的位置满足了种植体长轴平分近远中修复间隙，种植体边缘位于理想修复体龈缘下 2.5~4mm，唇腭向位于理想修复体唇侧龈缘内至少 2mm，但是不满足距离理想修复体腭侧龈缘内 1mm，种植体的位置明显侵犯了腭侧的修复空间

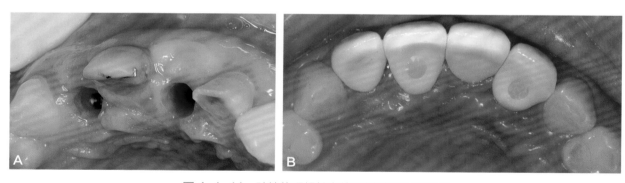

图 4-1-11　种植体理想轴向偏腭侧引发功能问题

A. 种植体穿龈袖口可见位置明显偏腭侧　B. 由于种植体偏腭侧，最终修复体向腭侧突出，患者后期可能会有异物感，甚至影响发音

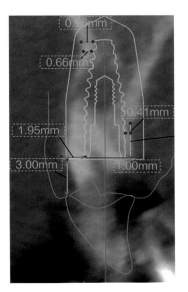 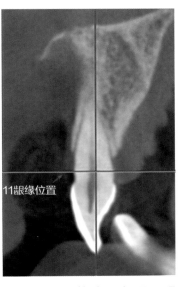

图 4-1-12 理想的上颌前牙种植体位置，种植体肩台位于理想龈缘下 3mm，唇腭向满足位于理想修复体唇侧龈缘内至少 2mm 及腭侧龈缘内 1mm

图 4-1-13 箭头示邻牙 11 理想的龈缘位置，保持红色线不动

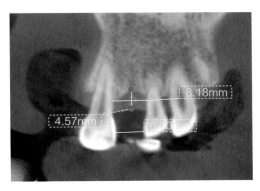 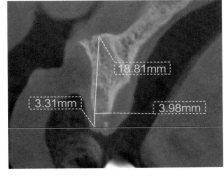

图 4-1-14 过缺牙间隙水平修复空间的中点，得到缺牙区冠状面影像

图 4-1-15 红线示龈缘位置，此线下 3~4mm 即为种植体颈部平台的位置

（2）当出现前面所述邻近天然牙存在旧修复体需要重新修复、牙齿排列不齐致咬合不良或天然牙存在散在间隙需要重新分配间隙等情况，建议进行美学设计、制作蜡型，并在口内 mock-up 后再拍摄 CBCT。患者 C4（图 4-1-16），11 残根无法保留，12 牙龈退缩，此时医师 C4 为获取 11 的理想龈缘位置，需要对前牙区进行整体美学设计，在 mock-up 后让患者拍摄 CBCT（图 4-1-17），此时通过 CBCT 即可清楚地看到理想龈缘位置（红点），此点下 2.5~4mm 即为种植体肩台的位置（图 4-1-18）。

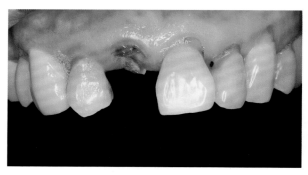

图 4-1-16　11 残根，拟行种植修复

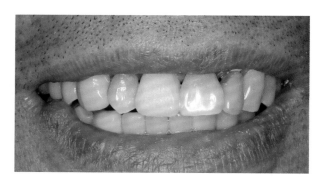

图 4-1-17　口内 mock-up

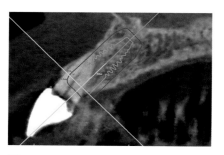

图 4-1-18　mock-up 后拍摄 CBCT

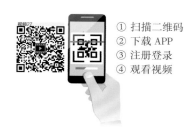

① 扫描二维码
② 下载 APP
③ 注册登录
④ 观看视频

视频 27　未行 mock-up 的
CBCT 分析与测量

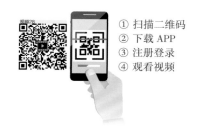

① 扫描二维码
② 下载 APP
③ 注册登录
④ 观看视频

视频 28　已行 mock-up 的
CBCT 分析与测量

　　2. 切牙管　上颌前牙的种植修复中，切牙管是经常会遇到的解剖结构，内含鼻腭神经、腭大动脉前支，种植体误穿切牙管可能会有短暂的感觉异常、血肿形成、种植体初期稳定性差、切牙管囊肿等并发症，**那么如果术前分析发现切牙管影响了以修复为导向的种植方案设计及实施，应该怎么办呢？** 下面来看这样一个病例（图 4-1-19~ 图 4-1-24），患者 D4 21 缺失，医师 D4 术前 CBCT 分析时发现 21 区骨量严重不足，同时腭侧存在粗大的切牙管，由于后期无法通过调整种植体直径、长度及轴向来避让切牙管，因此拟进行骨增量手术，术中翻瓣暴露腭侧切牙管，清除切牙管内容物，填塞自体骨（也可采用异体骨、异种骨、骨替代材料），分期植入种植体的方式处理切牙管。有大量的文献报道，切牙管内容物清除后再进行骨增量可获得良好的成骨效果，且患者腭前部神经感觉未受影响，但是少数患者会出现感觉异常甚至感觉丧失，此风险应注意在术前告知患者。

　　除此之外是否还有其他方法呢？ 临床中还可在翻瓣暴露切牙管后，在切牙管内填塞自体骨块，远中移位神经血管，保留切牙管内神经血管的同时在该区域植入种植体。以上两种方法在临床中均可以使用。

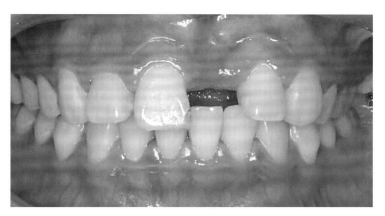

图 4-1-19 21 缺失

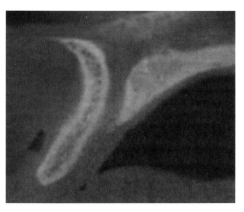

图 4-1-20 CBCT 示 21 位点腭侧存在较大的切牙管

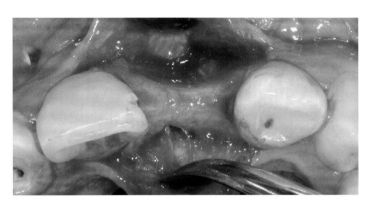

图 4-1-21 术中暴露腭侧切牙管，清除内容物

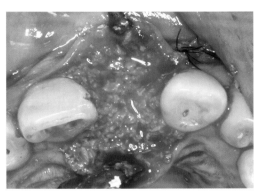

图 4-1-22 切牙管内填入骨替代材料

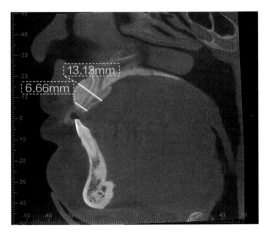

图 4-1-23 术后 CBCT 示术区骨替代材料填充良好

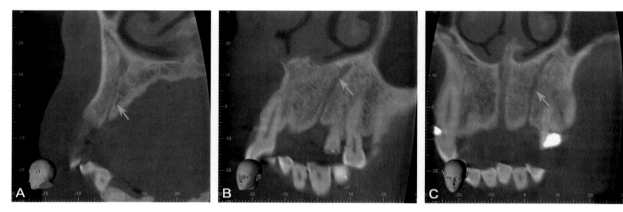

图4-1-24　眶下动脉的侧副分支不同斜面走行（箭头示）

A. 矢状面动脉走行　B. 冠状面动脉走行1　C. 冠状面动脉走行2

3. 眶下动脉的侧副分支（anterior superior alveolar artery）　在前牙区除了位于中切牙腭侧的切牙管之外，有时还可以在侧切牙、尖牙区的腭侧骨内发现管形骨通道，这是眶下动脉从眶下管内发出的分支血管，也就是上牙槽前动脉（anterior superior alveolar artery），上牙槽前动脉经上颌窦前外侧壁的牙槽管至牙槽突，血供范围为上颌前牙、牙周组织及上颌窦黏膜。上牙槽前后动脉在上颌窦前壁及后外侧壁内互相吻合。在遇到侧切牙、尖牙缺失的病例也需要检查腭侧是否有血管通道，如果种植设计能够规避血管通道则建议使用数字化导板或导航技术提高手术安全性。如果无法规避，也可在其中填充骨粉进行种植设计，术中需要注意止血。

二、单颗上颌前牙延期种植手术

在完成了前面所述的术前评估与分析后，获悉了如何确认理想修复体的三维位置及美学区CBCT测量注意事项。那么对于**单颗上颌前牙延期种植手术，其标准治疗程序是怎样的？应该遵循怎样的原则呢？**下面将从常规单颗前牙延期种植和结合GBR术的单颗前牙延期种植进行介绍。

（一）常规单颗前牙延期种植

1. 理想种植体位置

（1）近远中向：应平分邻牙外形高点间的缺隙。建议种植体边缘应距离邻牙外形高点至少1.5mm（下颌前牙区至少1mm），与邻牙之间距离过近将导致邻牙牙槽嵴吸收，从而引起龈乳头高度的降低，破坏美学效果。

（2）唇腭向：种植体唇侧边缘的位置应位于理想龈缘腭侧至少2mm，距离理想修复体腭侧龈缘1mm，保证种植体唇侧骨壁至少2mm的厚度，但是种植体位置不能超过理想修复体的腭侧外形轮廓，否则患者可能会有异物感。

（3）垂直向：种植体平台应位于理想龈缘下2.5~4mm。

2. 手术程序 患者E4 6个月前拔除11残根同期进行了位点保存术（图4-1-25~图4-1-27）。种植术前分析可见，11软组织轮廓尚可，骨量充足（图4-1-28~图4-1-30）。那么对于这个病例，应如何进行种植体植入呢？

（1）切口及翻瓣：对于缺牙区无骨缺损的病例，一般行牙槽嵴顶切口及邻牙龈沟内切口即可，翻起全厚瓣（图4-1-31）。若邻牙有修复体或牙周炎病史，则建议使用保护龈乳头切口，避免破坏其牙周微环境，造成龈缘退缩。

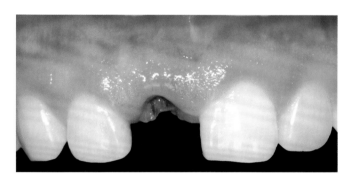

图4-1-25 位点保存术前（唇面观）

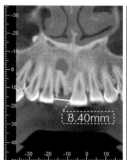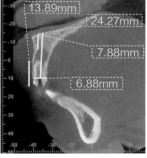

图4-1-26 位点保存术前CBCT示11残根，根尖存在囊肿

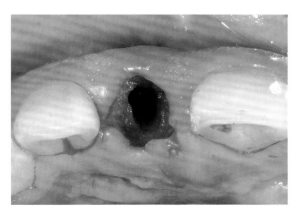

图4-1-27 6个月前行位点保存术，拔除11残根

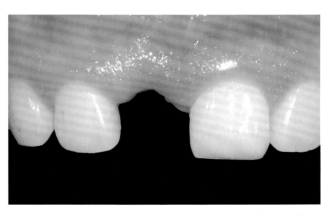

图4-1-28 种植术前分析，软组织轮廓尚可（唇面观）

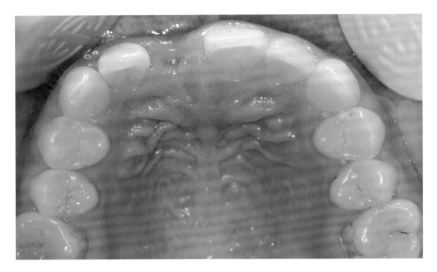

图 4-1-29　术前唇侧软组织稍有塌陷（拾面观）

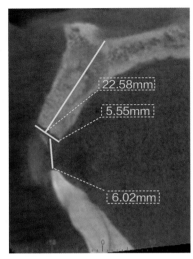

图 4-1-30　种植术前分析，嵴顶处牙槽骨宽度约为 5.6mm，可利用骨高度超过 20mm

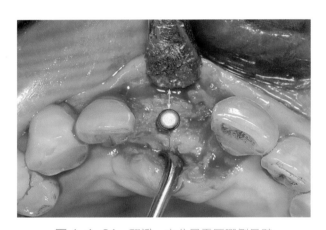

图 4-1-31　翻瓣，充分暴露唇腭侧骨壁

先锋钻预备后，指示杆指示种植体的三维位置，当同心圆（蓝色圆圈）扩大到种植体直径后，种植体的边缘距离唇侧牙龈缘（黄色箭头示）有 2mm，腭侧龈缘（绿色箭头示）有 1mm

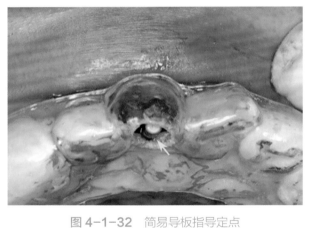

图 4-1-32　简易导板指导定点

种植体的轴向平分近远中邻牙的修复间隙，唇腭向偏腭侧定位，从理想修复体的腭侧穿出。简易导板的运用便于术者判断种植体位置

　　（2）定点：定点时需充分暴露唇腭侧骨边缘，具体操作为助手牵拉腭侧瓣，术者左手牵拉唇侧瓣。钻针需位于近远中邻牙外形高点的中央，在确定定点的唇腭向位置时，应参考术前 CBCT 中虚拟种植体的位置，观察种植体轴向与骨壁的交点。但这样的方式往往难以实现术前设计与术中实际的一致性，**有什么简单的方法能为定点提供指导呢？** 在临床上，可以在术前诊断蜡型上制作如图 **4-1-32** 的压膜式简易导板，导板边缘覆盖理想修复体龈缘位置，术中即可在导板指示下进行定点。

（3）定向：种植体轴向应根据术前虚拟种植体的三维位置，确定种植体应从邻牙切端连线的切端、切端偏腭侧还是切端偏唇侧穿出，进而调整钻针与近远中邻牙切缘的位置关系（图4-1-33~图4-1-35）。

（4）定深：种植体理想的平台应位于理想龈缘下2.5~4mm，对于翻瓣的前牙延期种植手术，可以在术中复位唇侧黏膜瓣作为龈缘指示，或者用在简易导板上标记的理想龈缘位置来指导深度。

（5）逐级扩孔，植入种植体：每一钻预备之后，均应使用指示杆检测窝洞轴向及预备深度，保证种植体位置在三维方向上均符合前述原则（图4-1-36~图4-1-39）。

（6）缝合：间断缝合或连续缝合关闭创口（图4-1-40）。

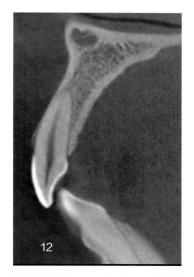
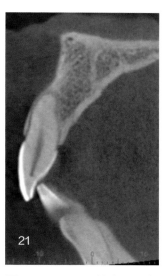
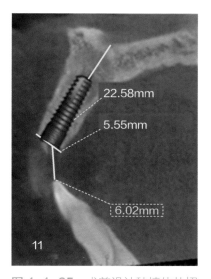

图4-1-33　12轴向，牙根偏唇侧

图4-1-34　21轴向，牙根偏唇侧

图4-1-35　术前设计种植体从切端偏唇侧穿出，备孔时钻针长轴相应地从切缘唇侧穿出

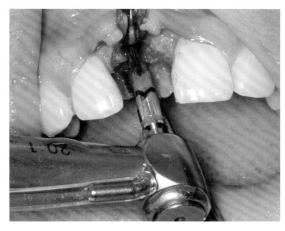
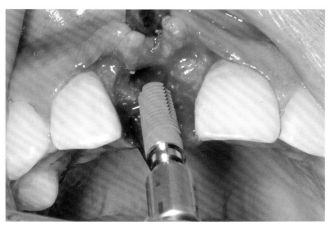

图4-1-36　保持同样的轴向逐级扩孔

图4-1-37　植入种植体

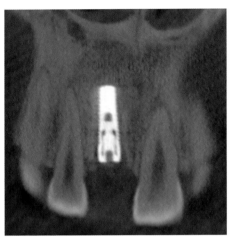
图 4-1-38 术后 CBCT 示种植体近远中位置、深度理想

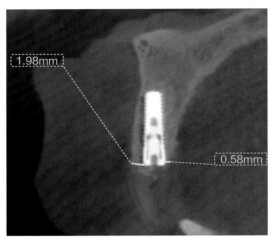
1.98mm
0.58mm
图 4-1-39 术后 CBCT 示种植体唇腭向位置理想

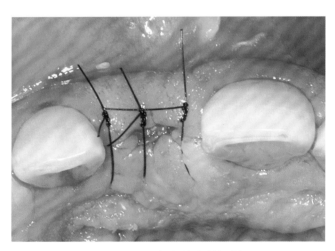
图 4-1-40 间断缝合关闭创口

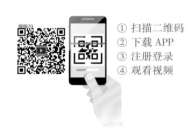
① 扫描二维码
② 下载 APP
③ 注册登录
④ 观看视频

视频 29 常规延期种植手术

（二）结合 GBR 的单颗上颌前牙延期种植手术

对于伴有少量骨缺损、无法保证种植体唇侧 2mm 以上骨量的病例，是否可以进行种植修复？应该如何处理呢？

患者 F4 21 缺失，唇侧软组织轮廓稍有凹陷。术前 CBCT 示 21 牙位唇侧颈部存在骨吸收，根方牙槽嵴宽度理想。医师 F4 在设计虚拟种植体后发现种植体唇侧颈部及中部存在螺纹暴露（图 4-1-41~ 图 4-1-44）。对于这类仅唇侧存在局限性骨缺损且可获得良好的种植体初期稳定性的病例，医师 F4 选择了行引导骨再生术（GBR）同期植入种植体的手术方案。

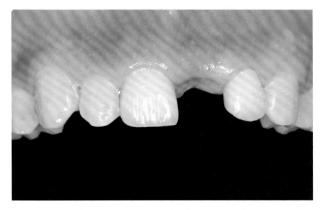

图 4-1-41 21 缺失（唇面观）

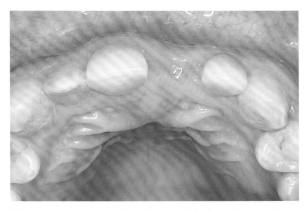

图 4-1-42 21 牙位唇侧软组织轮廓稍有凹陷（殆面观）

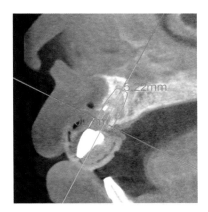

图 4-1-43 CBCT 示虚拟植入种植体后，种植体唇侧颈部骨缺损，根方骨量理想

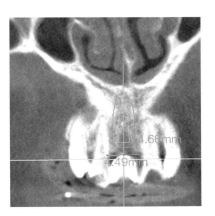

图 4-1-44 虚拟植入种植体

1. 切口设计 传统的 GBR 术需做牙槽嵴顶切口及邻牙唇侧近远中各一垂直切口。然而在该病例中，术者 F4 进行了 21 区牙槽嵴顶切口及 11、22、23 龈沟内切口，同时在 23 远中轴角处附加垂直于龈缘的垂直切口（图 4-1-45），这样做有什么好处呢？ 首先，减少了一侧垂直切口，消除了垂直切口可能产生的瘢痕，也缩短了垂直切口缝合所耗费的手术时间；避开龈乳头是由于在龈乳头区进行的任何切口都有导致龈乳头高度丧失的风险，垂直切口在 23 远中轴角处，相比在侧切牙做垂直切口减少了对美学的影响。另外，垂直切口在牙龈缘处需要垂直，避免在牙龈缘处形成角形切口影响血供。那么，**GBR 术可否不做垂直切口呢？** 如图 4-1-46 所示，术者仅通过每侧延伸 2~3 个牙位的龈沟内切口翻起了更大范围的黏骨膜瓣，即获得了充足的术区视野及术区减张，进一步减少了手术瘢痕的产生。

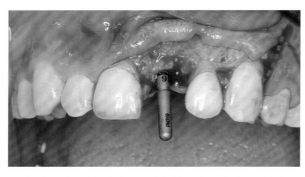

图 4-1-45 牙槽嵴顶切口及 11、22、23 龈沟内切口，同时在 23 远中避开龈乳头处附加垂直切口

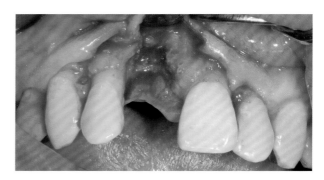

图 4-1-46 嵴顶水平切口和龈沟内切口，充分暴露术区

2. 翻瓣 相较于常规种植手术，GBR 术由于植骨需要，术区暴露范围更大，垂直向需暴露至骨缺损区以上 2~3mm。

3. 定点、定向、逐级扩孔与植入种植体 定点与定向方法与常规种植手术相同，不同的是，GBR 术由于翻瓣范围大，备孔过程中可以更好地观察邻牙釉牙骨质界位置，确保种植体植入至理想深度（图 4-1-47）。为了实现理想的骨增量效果，在备孔过程中可以通过慢速备洞的方式收集自体骨屑，将其与颗粒状骨替代材料混合后回填至骨缺损区。

完成种植体植入之后开始 GBR 术程序。

4. 黏骨膜瓣减张 用 15 号刀片从唇侧黏骨膜瓣的膜龈联合根方 1mm 锐性切断骨膜，然后用刀背分离弹性纤维进行减张，若需要更大范围的减张，可用骨膜剥离子进一步分离，直到创口可以达到无张力缝合（图 4-1-48）。

5. 填充骨替代材料 将自体骨屑与颗粒状骨替代材料混合后填入到 21 唇侧骨缺损区（图 4-1-49），多项临床研究和笔者多采用去蛋白的牛骨基质（deproteinized bovine bone

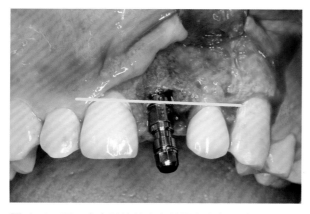

图 4-1-47 术中种植体肩台位置参考邻牙釉牙骨质界

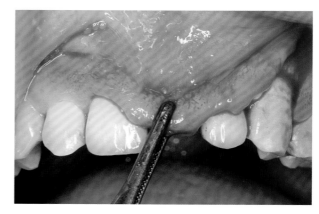

图 4-1-48 黏膜瓣减张

mineral，DBBM）作为骨替代材料，并用自体血浸润。填充骨替代材料时需压实，恢复骨弓轮廓，与相邻组织不应有台阶。需要注意的是，颗粒状移植材料本身在引导成骨的过程中，植骨体积由于可能的外力挤压、自身吸收及二期手术翻瓣等原因造成体积的减小，为了减少骨吸收率，因此多项临床研究建议在一期手术时可过度增量1~2mm。

6. 覆盖胶原膜 修整可吸收胶原膜使其完全覆盖骨替代材料（图4-1-50），并伸入到缺牙区牙槽嵴顶覆盖封闭螺丝。

7. 胶原膜固定 为防止胶原膜移位，可使用可吸收缝线水平褥式缝合或者骨膜钉固定胶原膜。

8. 缝合 对于此病例，可在种植位点近中及远中龈乳头处行锚式缝合，将软组织与天然牙紧密贴合，避免骨替代材料漏出；垂直切口处斜向下间断缝合；嵴顶处水平褥式缝合结合间断缝合严密关创（图4-1-51）。对于采用了龈沟内切口使得唇侧被翻起的天然龈乳头处，可以通过垂直褥式缝合复位天然龈乳头（图4-1-52）。

术后CBCT可见，种植体三维位置理想，且通过GBR术使种植体唇侧骨宽度增加至3.8mm（图4-1-53~图4-1-55）。

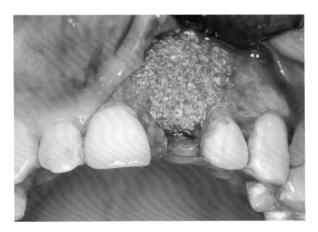

图 4-1-49　21唇侧骨缺损区填充骨替代材料

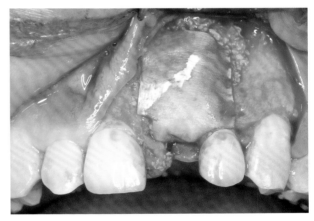

图 4-1-50　从唇侧至嵴顶覆盖胶原膜

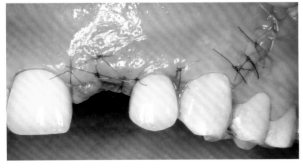

图 4-1-51　龈乳头处锚式缝合，垂直切口处斜行间断缝合，嵴顶处水平褥式缝合 + 间断缝合

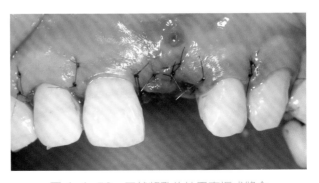

图 4-1-52　天然龈乳头处垂直褥式缝合

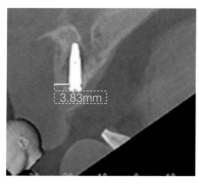

图 4-1-53 术后 CBCT 示种植体唇腭向位置理想，唇侧骨宽度增加至 3.8mm

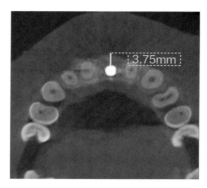

图 4-1-54 术后 CBCT 示种植体唇腭向位置理想，唇侧骨宽度增加至 3.8mm

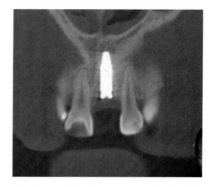

图 4-1-55 术后 CBCT 示种植体近远中向位置理想

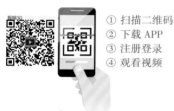

① 扫描二维码
② 下载 APP
③ 注册登录
④ 观看视频

视频 30 结合 GBR 术的延期种植手术

三、单颗上颌前牙即刻种植手术

已有临床研究证明，即刻种植与传统的延期种植相比，种植体生存率无统计学差异。前面详细介绍了单颗上颌前牙延期种植手术的规范化流程，那么在即刻种植中又有哪些不同呢？

（一）即刻种植的理想条件

大多数临床研究表明，在美学区的即刻种植，存在较高的软组织退缩风险。因此，需要严格控制以下适应证：

1. 唇侧骨板（图 4-1-56）①唇侧骨板高度：位于理想龈缘下不超过 3mm；②唇侧骨板的厚度：有的学者建议大于 1mm 才能进行即刻种植，有的建议唇侧有骨板即可进行即可种植。笔者建议在低笑线和美学要求不高的患者，可适当扩大适应证。

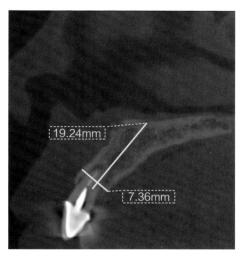

图 4-1-56　唇侧骨板完整，厚度在 1~
2mm

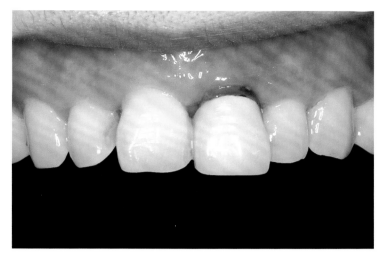

图 4-1-57　厚龈生物型，角化黏膜宽度大于 3mm

2. 唇腭侧软组织完整。

3. 模拟植入种植体，种植体与唇侧骨板间隙为 1.5~2mm。

4. 牙龈为厚龈生物型（图 4-1-57），角化黏膜宽度大于 3mm。

5. 种植体能获得良好的初期稳定性。

当患者满足以上理想条件时，即可实现不翻瓣的即刻种植手术，通过在种植体唇侧间隙内填入骨替代材料来代偿唇侧骨板的吸收。在患者具有良好依从性的情况下，术后可采用种植体支持的即刻修复作为过渡性义齿。

（二）理想的种植体位置

在评估病例符合即刻种植适应证后，术前还需确定理想的种植体位置，那么在即刻种植中，理想的种植体位置与延期种植中的考量是否完全一致呢？来看下面这个病例，如图 4-1-58~图 4-1-60 所示，患牙 21 无法保留，理想种植体位置冠根向应该位于理想龈缘下 2.5~4mm，虚拟植入植体需要满足种植体颈部与拔牙窝骨壁之间的间隙与唇侧骨板的厚度之和至少 2mm，此为即刻种植中的"三二原则"；种植体理想的穿出角度为种植体唇侧边缘的位置应位于理想龈缘唇侧至少 2mm，距离理想修复体腭侧龈缘 1mm，冠方的延伸应该通过两侧邻牙切缘连线或稍偏腭侧一些，但不宜越过舌隆突，否则可能造成咬合过紧无法修复。同时还需要考虑根尖有至少 3mm 的骨能使种植体获得大于 35N·cm 的初期稳定性。

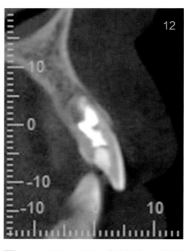

图4-1-58 21 Ⅲ度松动，无法保留

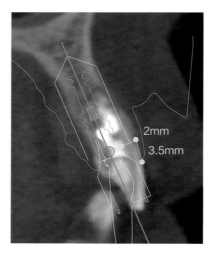

图4-1-59 虚拟摆放植体，满足"三二原则"

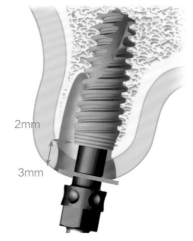

图4-1-60 即刻种植理想种植体位置模式图

（三）手术程序

在完善了术前评估及分析后，应该如何进行规范化的即刻种植手术呢？

1. 术中麻醉 不翻瓣的即刻种植即刻修复术式的麻醉范围较小，仅需种植术区唇腭侧的浸润麻醉。

2. 微创拔牙

（1）牙冠较长，伴有Ⅲ度以上松动，可以直接用牙钳拔除（图4-1-61，图4-1-62）。

（2）临床中经常会遇到一些残冠或者残根，此时直接拔除可能会导致唇侧菲薄的骨板受到损伤，影响即刻种植手术的后期修复效果，因此临床中常通过分根的方式微创拔除患牙，避免唇侧骨壁的损伤。**那么应该如何进行分根呢？最佳的分根状态是怎样的呢？**

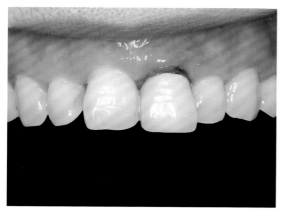

图4-1-61 21牙冠较长，Ⅲ度松动

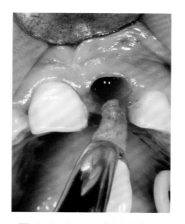

图4-1-62 牙钳直接拔除

"去净腐质，似断非断，一挺即断，三三三"原则是笔者在临床中遵循的微创分根原则，即分根时需要留出微创牙挺进入的空间，从𬌗方观察此间隙一般与近远中的牙根宽度基本一致，近远中牙根宽度、分根间隙各占距 1/3 的空间，即为所述的"三三三"，这样做的目的首先是可以保证分根过程中有足够的视野；其次此间隙恰好可以容纳牙挺，做到一挺即断。另外，可以保证侧壁剩余的牙体组织有足够的强度，不致在拔出过程中碎裂。在使用高速涡轮机进行分根时应保留部分牙骨质不穿透，从而避免误伤唇腭侧骨板。为了避免分根导致的唇腭侧骨壁损伤，笔者已经开始尝试进行近远中向分根，还是满足"去净腐质，似断非断，一挺即断，三三三"原则。

需要注意的是，在分根前应结合 CBCT 测量牙根长度，进而指导分根操作时钻针进入的深度，从而避免在分根过程中损伤骨板。**具体该如何操作呢？**

一般需要选择较为明显的参考点如牙根的边缘或者牙龈的边缘。在实际操作中，唇侧的参考点是术中最方便观察的，因此临床医师常选择在矢状面测量牙根长度，同时可观察牙根的形态和方向。在确定了上述要点后即可进行微创的分根程序。

图 4-1-63~ 图 4-1-68 所示临床微创分根拔牙的详细流程，其较为完整地体现了笔者前述的十五字原则。

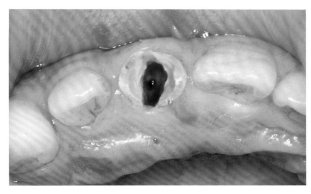

图 4-1-63 唇腭侧分根，分根间隙与近远中牙根为三等分

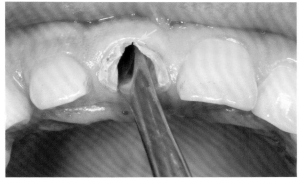

图 4-1-64 微创挺轻轻挺断牙根，黄箭头示唇侧牙根纵向断裂

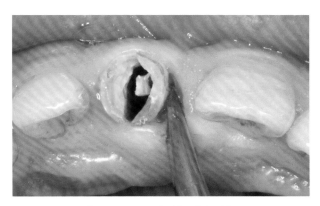

图 4-1-65 挺松一侧牙根

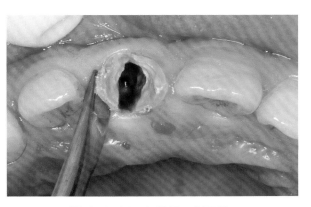

图 4-1-66 挺松另一侧牙根

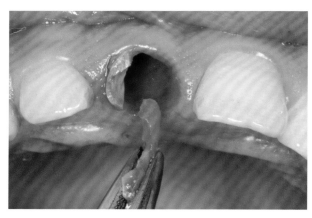
图 4-1-67 拔除松动的一侧牙根

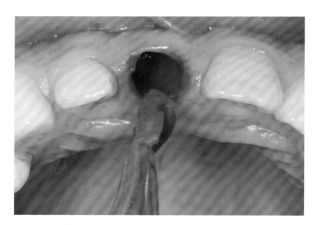
图 4-1-68 拔除松动的另一侧牙根

为了避免唇侧软硬组织的吸收，获得更好的美学效果，近年有学者提出了"盾构术"（socket-shield）的概念，即在即刻种植手术中通过保留唇侧健康牙根片来保留牙周膜，从而避免唇侧骨板因为血运的减少而发生吸收。那么在此技术中，分根主要采用近远中向分根，先拔除腭侧的牙根，然后将唇侧根片磨薄。根据目前有限的文献报道，盾构术在前牙美学区表现出了比传统即刻种植更少的软硬组织吸收，然而仍旧缺乏长期随机对照研究或前瞻性研究来证明其有效性。

（3）拔牙创的处理：拔牙后需仔细搔刮牙槽窝，使用刮匙或挖器搔刮净肉芽组织、残片及骨屑，可使用球钻轻轻打磨骨壁配合冲水将内部残渣进一步去除，如有条件可以使用 Er: YAG 激光处理牙槽窝壁。

3. 扩孔及植入种植体 在即刻种植中，特别是理想条件下不翻瓣的即刻种植手术较常规的种植手术有一定的特殊性，有哪些需要注意的呢？

（1）定点和定向：为了保证种植体的初期稳定性及即刻种植的"三二原则"（即刻植入种植体后，唇腭方向上种植体颈部与拔牙窝骨壁之间的间隙与唇侧骨板的厚度之和至少 2mm，种植体距离腭侧边缘 1mm，垂直方向上种植体平台位于牙龈下 2.5~4mm），定点位置通常在拔牙窝腭侧中份或者下 1/3，那么应该如何明确定点位置呢？

此时需要术前根据 CBCT 进行评估。如图 4-1-59，医师在术前虚拟植入了 1 颗种植体，此时种植体的中心轴线与腭侧骨壁的交点即为术中理想定点的位置。

扩孔方向在近远中向为两侧邻牙的角平分线，唇腭向沿着腭侧骨的方向，通过两侧邻牙切缘连线或稍偏腭侧。但在实际操作中，经常会发生种植体偏唇侧的情况（图 4-1-69，图 4-1-70），这是什么原因造成的呢？即刻拔除患牙后，种植窝洞预备主要在腭侧斜坡形的骨壁上，钻针容易打滑，同时唇腭侧的骨阻力差距较大，在预备过程中，钻针易受到来自腭侧的阻力而偏向唇侧。

那么术中如何做到可视、可感知，以达到准确的定位呢？

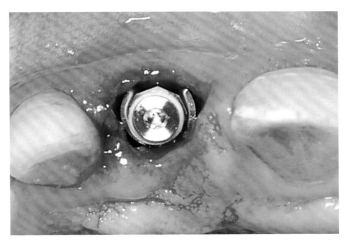

图 4-1-69 种植体颈部与拔牙窝骨壁之间的间隙与唇侧骨板的厚度之和不足 2mm

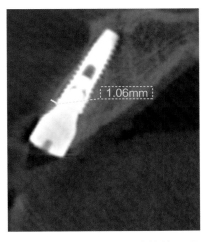

图 4-1-70 CBCT 示种植体明显偏唇侧

1）在术中可通过牙周探针检测腭侧骨方向，将左手示指和拇指分别放在牙槽骨的唇侧和腭侧，通过术者的本体感受来辅助定位（图 4-1-71）。

2）正式扩孔前，用钻针分别触碰唇腭侧骨壁，反复感受两者中间的空间范围，同时，通过钻针确认扩孔轴向（图 4-1-72）。

3）由于腭侧骨较致密而唇侧为空的拔牙窝，钻孔时，务必使用锋利的钻针，保持 1 000rpm 以上的扩孔速度，同时有意识向腭侧加力，保证支点稳定才能确保扩孔时钻针不会偏向唇侧拔牙窝（图 4-1-73，图 4-1-74）。

除此之外，在上颌前牙区延期种植部分提到过可以根据术前诊断蜡型，制作压膜的简易导板，辅助定点和定向，此法同样适用于即刻种植（图 4-1-75，图 4-1-76）。

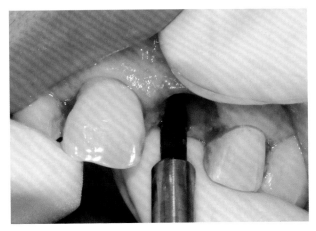

图 4-1-71 左手示指和拇指分别放在牙槽骨的唇侧和腭侧，钻针分别触碰唇腭侧骨壁

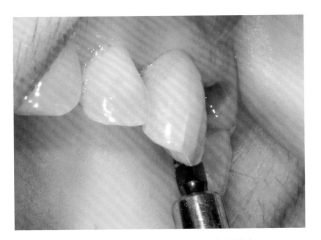

图 4-1-72 通过钻针确认扩孔轴向

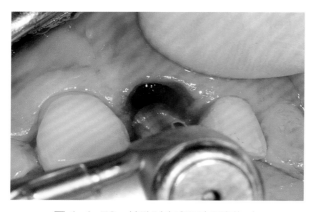

图 4-1-73 扩孔时有意识向腭侧加力

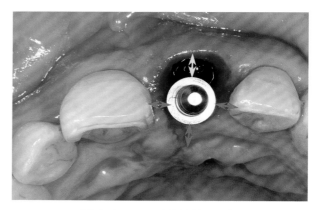

图 4-1-74 种植体轴向理想

术中笔者使用 2.0mm 平行杆，带有 4.3mm 直径圆盘进一步确认植体轴向，圆盘距离牙龈缘有 2mm 以上的距离（黄色箭头示），距离腭侧龈缘 1mm（绿色箭头示），离近远中天然牙接触点等距（红色箭头示）

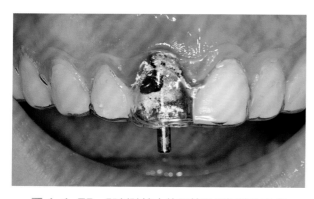

图 4-1-75 即刻种植中使用简易导板辅助定点

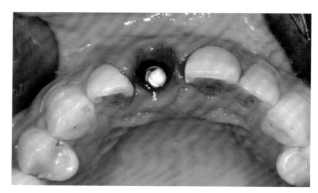

图 4-1-76 取下简易导板，定点和轴向均较为理想

（2）定深：美学区对种植体植入的深度要求严苛，即刻种植中，理想的种植体肩台位于理想龈缘下 2.5~4mm，过深或者过浅都会伴随一定的美学风险。**那么在不翻瓣的即刻种植中，如何控制扩孔深度？**

1）扩孔的深度一般以种植位点的龈缘为参考（若经过术前的美学设计，种植位点的龈缘位置不是理想的龈缘位置，可以计算实际龈缘到理想龈缘的距离来确定扩孔深度），深度为种植体长度 + 黏膜厚度，可以借助牙周探针或者工具盒中的牙龈厚度测量尺测量，以微调种植体的垂直向位置。

2）也可借助压膜保持器将龈缘位置标注出来，作为术中的参考（图 4-1-77，图 4-1-78）。

（3）逐级扩孔：扩孔过程中需要始终保持钻针在理想的位置，时刻观察钻针与唇侧骨壁保持有 2mm 间距，每扩大一级，均应使用指示杆来确认位置，如图 4-1-79 所示，从𬌗面可以看到两个洞形，一个为拔牙窝，另一个为腭侧种植窝，在种植体植入时，可以利用其上方的携带体作为参照，判断种植体平台的深度（图 4-1-80，图 4-1-81）。

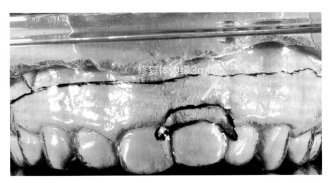

图 4-1-77 压膜保持器标注龈缘位置

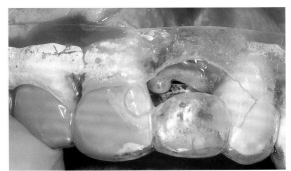

图 4-1-78 植体位于标注的龈缘下 3~4mm

图 4-1-79 𬌗面可见两个洞形，唇侧为拔牙窝（黄色箭头示），腭侧为种植窝洞（蓝色箭头示），提示种植体离唇侧骨壁有 2mm 以上的距离，且种植窝洞在理想修复体范围内

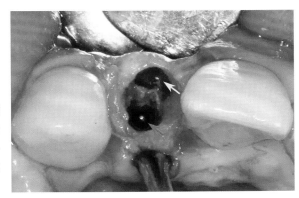

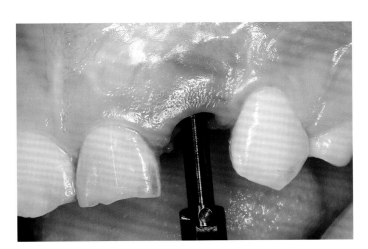

图 4-1-80 利用种植携带体来辅助判断植入深度，此病例的种植体持钉器带有 3mm 的高度指示器

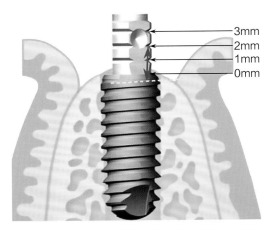

图 4-1-81 不同系统的种植携带体标志不同

（4）植入种植体：**即刻种植中如何选择合适的种植体呢?** 研究表明，选择锥形种植体更容易获得初期稳定性，一定程度上可以避免牙槽窝底部穿孔，同时减少种植体植入过程中来自腭侧的阻力。

4. 间隙内植骨 尽管部分学者认为小于 2mm 的间隙会发生自发性骨再生，新骨会与暴露的种植体表面发生骨结合。但是多个临床研究仍然建议无论唇侧间隙有多大，均应严密充填低替代率的骨替代材料，如脱蛋白小牛冻干骨或羟基磷灰石含量较高的双相磷酸三钙，以防止唇侧骨的吸收。**那么在这么小的间隙内如何保证骨替代材料可以紧密地填满整个间隙呢?** 首先使用牙周探针探查此间隙的深度，然后先旋入一个高度等于或者高于龈缘的愈合基台（即愈合基台高度高于牙龈缘），将骨替代材料少量多次的进行输送，使用牙周探针将骨替代材料从根方开始一点一点压实直至骨替代材料无法压入（图 4-1-82，图 4-1-83），骨替代材料最终填塞至与理想龈缘平齐（图 4-1-84）。

5. 关闭创口 不翻瓣的即刻种植无法采用间断缝合直接拉拢关闭创口，那么应该如何进行创口关闭呢? 目前最常用的方式有即刻修复（图 4-1-85）、大直径愈合基台及游离结缔组织移植（图 4-1-86）等方法。随着材料学的发展，目前已有临床医师采用胶原塞来进行创口的覆盖。

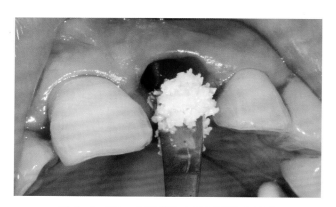
图 4-1-82 少量多次向跳跃间隙内植骨

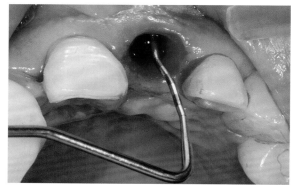
图 4-1-83 使用牙周探诊填塞骨替代材料

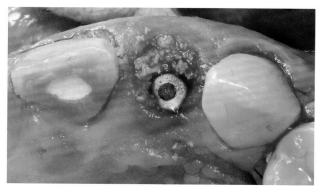
图 4-1-84 骨替代材料最终填塞至与理想龈缘平齐

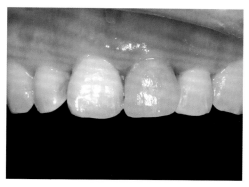

图 4-1-85 采用即刻修复进行创口关闭

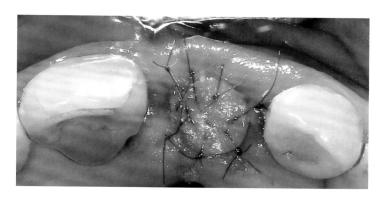

图 4-1-86 带上皮的游离结缔组织移植关闭创口

从最终的美学效果及治疗周期的角度考虑，即刻修复可以引导牙龈组织以类似天然牙颈部的形态生长，可充分保存龈乳头的完整及牙龈的外形轮廓，是作为首选考虑，但是此方法需要综合考虑多方面因素才可使用，详见本章第二节。

如果种植体初期稳定性好，患者口腔卫生维持良好，可以使用大直径愈合基台结合可吸收性明胶海绵关闭创口，可在一定程度上维持牙龈轮廓。

对于初期稳定性较差，口腔卫生自我维护能力较差，有吸烟、饮酒等不良习惯的患者，可行埋入式愈合，临床中主要通过环切腭侧角化龈通过游离龈来关闭创口。

前面主要介绍了最理想条件下不翻瓣即刻种植的手术流程，那么对于一些唇侧骨壁厚度不足1mm，薄龈生物型的患者，如果按照上述流程进行即刻种植，最常见的并发症是唇侧牙龈的退缩和唇侧轮廓塌陷，进而引发美学缺陷。那么，对于这类病例是否可以实现不翻瓣的即刻种植呢？患者G4（图 4-1-87），11 无法保留，薄龈生物型，唇侧骨板厚度小于 1mm（图 4-1-88），医师 G4采用的术式是不翻瓣即刻种植 + 同期去上皮的结缔组织移植来避免牙龈退缩和轮廓塌陷，降低美学风险。具体流程如图 4-1-89~ 图 4-1-99 所示。

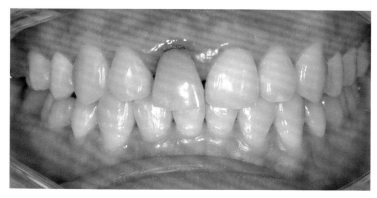

图 4-1-87 11 无法保留，软组织完整，薄龈生物型

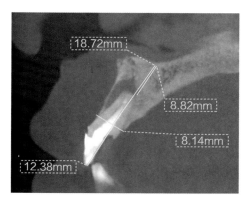

图 4-1-88 唇侧骨壁完整，但唇侧骨板厚度小于 1mm

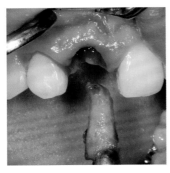

图 4-1-89 微创拔除 11

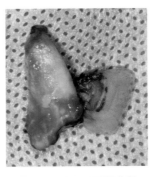

图 4-1-90 牙根完整

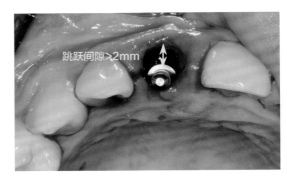

图 4-1-91 逐级扩孔，植入种植体，种植体颈部距离牙槽窝唇侧骨壁有约 2mm 间隙

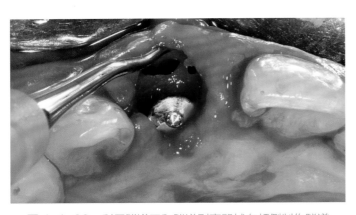

图 4-1-92 利用隧道刀和隧道剥离器械在颊侧制作隧道

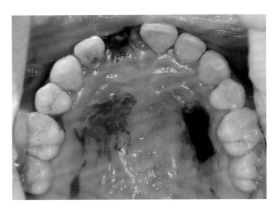

图 4-1-93 磨牙区和前磨牙区腭侧取结缔组织

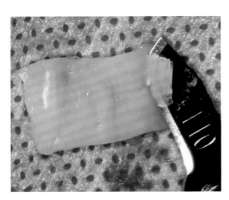

图 4-1-94 取下带上皮的结缔组织，去上皮化

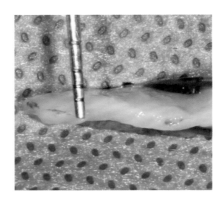

图 4-1-95 结缔组织厚度约 1mm

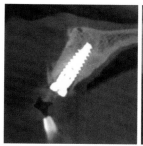
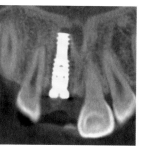

图 4-1-96　一期术后 CBCT

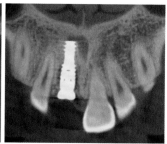

图 4-1-97　一期术后 6 个月 CBCT

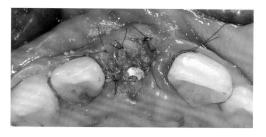

图 4-1-98　一期术后口内像

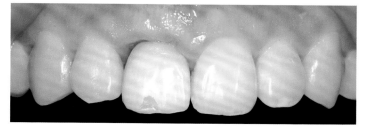

图 4-1-99　术后 6 个月临时修复，种植位点的黏膜较术前更偏冠方，便于临时修复体塑形

需要强调的是，针对此类病例，上述的临床操作方法现有的临床证据仍然较少，临床使用中应谨慎选择。

那么对于存在骨缺损，而软组织完整或者软组织轻度缺损的单颗牙残冠或残根，**是否可以进行即刻种植呢？** 在保证种植体可以植入理想的位点，同时获得良好初期稳定性时，可以采用翻瓣的即刻种植结合同期 GBR 的术式。具体流程如图 4-1-100~ 图 4-1-114 所示。

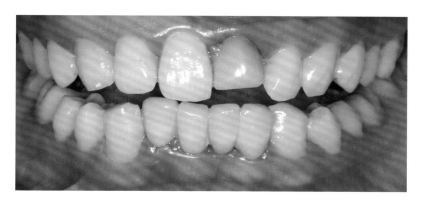

图 4-1-100　21 无法保留，软组织冠方完整，根方有瘘管

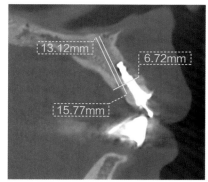

图 4-1-101　CBCT 未显示唇侧骨板，说明骨板缺失或者骨板菲薄（骨板厚度小于 0.5mm 常常在 CBCT 不显影）

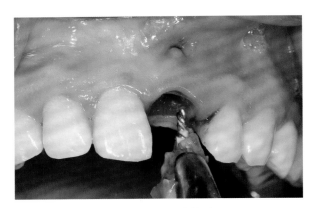

图 4-1-102 微创拔除 21

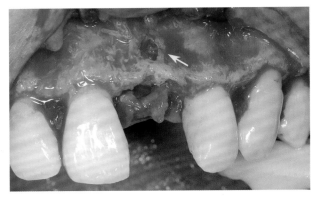

图 4-1-103 翻瓣暴露骨缺损区，显示冠方骨板菲薄，根方骨板与软组织瘘管有对应的缺损（黄色箭头示）

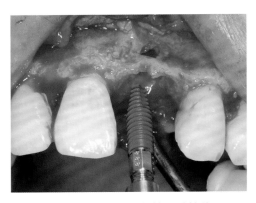

图 4-1-104 即刻植入种植体

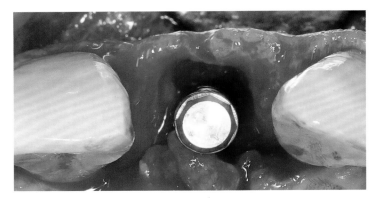

图 4-1-105 种植体轴向理想，自切缘穿出

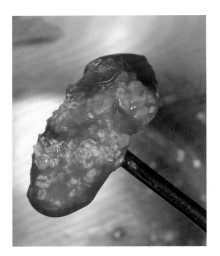

图 4-1-106 制作黏性骨饼

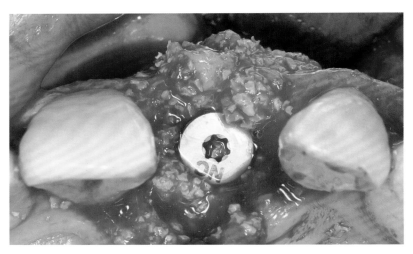

图 4-1-107 间隙及唇侧骨缺损处植骨

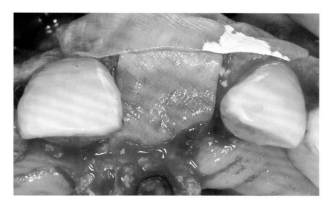

图 4-1-108　覆盖胶原膜

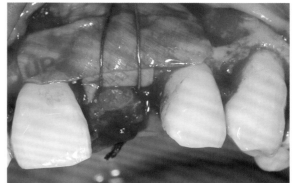

图 4-1-109　水平褥式缝合固定胶原膜，唇侧黏骨膜瓣减张

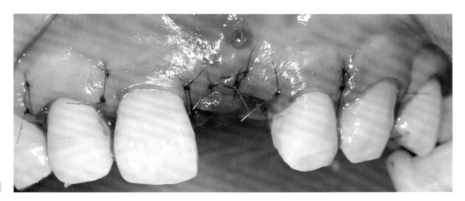

图 4-1-110　无张力关闭创口

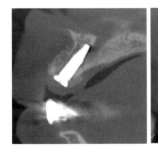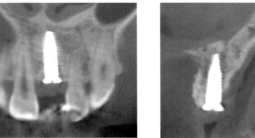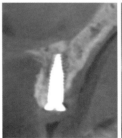

图 4-1-111　术后即刻 CBCT

图 4-1-112　术后 6 个月 CBCT

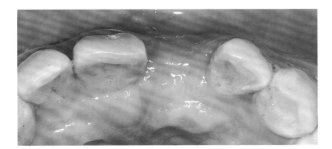

图 4-1-113　术后 6 个月口内像

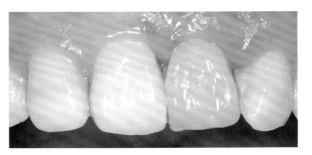

图 4-1-114　术后 6 个月行临时修复

这一节中笔者主要向大家介绍了单颗上颌前牙的延期种植以及即刻种植手术的规范流程。对于不同的临床情况，笔者以病例的形式展示了一些相应的术式选择，一般而言对于软、硬组织完整的拔牙窝，可优先考虑采取不翻瓣的即刻种植，配合唇侧间隙内填入低替代率骨替代材料对抗唇侧骨板的吸收，术后采用种植体支持的即刻修复作为过渡性义齿；若唇侧骨板厚度不足1mm或者患者为薄龈生物型，可以考虑在种植同期进行软组织移植；对于存在骨缺损，而软组织完整或者软组织轻度缺损（高度缺损小于3mm，角化黏膜宽度大于3mm）的拔牙窝，在保证种植体可以植入理想的位点，同时获得良好初期稳定性时，可以采用翻瓣的即刻种植，配合GBR术；而对于软、硬组织都存在明显缺损的拔牙窝，则需要先进行位点保存，延期种植。

医疗机构名称：_____

检查人员：_____　　检查日期：_____

检查要求	落实标准	检查结果
常规延期种植手术		
麻醉	1. 表面麻醉	☐
	2. 局部浸润麻醉	☐
	3. 切牙孔阻滞麻醉	☐
理想种植体位置	1. 近远中向　平分修复间隙或位于设计龈缘最低点根方	☐
	2. 唇腭向　种植体唇侧边缘的位置应位于理想唇侧龈缘至少 2mm；距离腭侧龈缘 1mm	☐
	3. 垂直向　理想龈缘下 2.5~4mm	☐
切口及翻瓣	1. 正确切口设计	☐
	2. 完整翻开黏骨膜瓣	☐
	3. 牵拉黏骨膜瓣,充分暴露颊腭侧骨壁	☐
定点、定向、定深	1. 定点时,钻针平分近远中邻牙外形高点或位于设计龈缘最低点	☐
	2. 定向时,参照术前设计确定穿出位置	☐
	3. 定深时,以对侧同名牙龈缘作参考或使用简易导板作为龈缘指示,判断定深	☐
逐级扩孔,颈部成型、攻丝	1. 每一钻预备后,检查轴向及预备深度	☐
	2. 根据骨质情况,正确进行颈部成型及攻丝	☐
植入种植体	1. 慢速手机植入或手动植入	☐
	2. 确认种植体位置、轴向、深度合适	☐
	3. 检查初期稳定性	☐
种植体封闭	1. 正确选择埋入式愈合或非埋入式愈合	☐
	2. 选择直径、高度正确的愈合基台	☐
缝合	1. 选择正确缝合方法,对位缝合	☐
	2. 检查伤口有无渗血等	☐

检查要求	落实标准	检查结果
	结合 GBR 术的延期种植手术	
切口及翻瓣	1. 正确切口设计	☐
	2. 完整翻开黏骨膜瓣	☐
	3. 牵拉黏骨膜瓣,充分暴露颊腭侧骨壁	☐
定点、定向、定深	1. 定点时,钻针平分近远中邻牙外形高点或位于设计龈缘最低点	☐
	2. 定向时,参照术前设计确定穿出位置	☐
	3. 定深时,以对侧同名牙龈缘作参考或使用简易导板作为龈缘指示,判断定深	☐
逐级扩孔,颈部成型、攻丝	1. 每一钻预备后,检查轴向及预备深度	☐
	2. 根据骨质情况,正确进行颈部成型及攻丝	☐
植入种植体	1. 慢速手机植入或手动植入	☐
	2. 确认种植体位置、轴向、深度合适	☐
	3. 检查种植体初期稳定性	☐
填充骨替代材料	1. 将自体骨屑与颗粒状骨替代材料混合,可用自体血浸润后置于种植位点唇侧骨缺损区	☐
	2. 压实骨替代材料,恢复骨弓轮廓,平缓过渡	☐
	3. 过度增量 1~2mm	☐
覆盖胶原膜并固定	1. 修整胶原膜	☐
	2. 可吸收缝线水平褥式缝合或骨膜钉固定	☐
减张	1. 骨膜减张切口	☐
	2. 分离弹性纤维	☐
缝合	无张力关闭创口	☐

检查要求	落实标准	检查结果
	不翻瓣的即刻种植手术	
适应证评估	1. 唇侧骨板厚度大于 1mm 为宜,唇腭侧软组织完整	☐
	2. 种植体与唇侧骨板间隙为 2mm	☐
	3. 牙龈以厚龈型为宜,角化黏膜宽度大于 3mm	☐
	4. 种植体可进入牙槽骨 3mm,以获得良好的初期稳定性	☐
微创分根拔牙	1. 根据"三三三原则"进行唇腭侧分根	☐
	2. 微创牙挺分别于近远中骨壁挺松两侧牙根	☐
	3. 手术室内拔除牙根	☐
	4. 刮匙搔刮净肉芽组织、残片及骨屑	☐
定点和定向	1. 牙周探针检测腭侧骨方向,钻针分别触碰唇腭侧骨壁,感受两者之间偏腭侧的空间范围	☐
	2. 高速扩孔,稳定预备,并有意识向腭侧施力	☐
定深	1. 深度　参考理想龈缘为种植体长度 +(2.5~4)mm	☐
	2. 可借助压膜保持器标注龈缘位置,作为参考	☐
逐级扩孔,植入种植体	1. 观察同心圆扩大至种植体直径唇侧边缘与唇侧骨壁保持有 2mm 间距	☐
	2. 指示杆确认种植体轴向准确	☐
	3. 种植体植入时利用携带体判断植入深度	☐
	4. 尽量选择锥形的种植体	☐
间隙内植骨	1. 使用牙周探针探查跳跃间隙深度	☐
	2. 旋入愈合基台	☐
	3. 辅助使用牙周探针,少量多次植骨	☐
	4. 骨替代材料填塞至与理想龈缘平齐	☐
关闭创口	1. 种植体初期稳定性好,患者口腔卫生维持良好　临时修复体关创	☐
	2. 初期稳定性较差,患者口腔卫生自我维护能力较差　辅助游离软组织或软组织替代物关创	☐

第二节
单颗上颌前牙缺失的
即刻修复

即刻修复可在种植术后即刻恢复患者缺牙区形态，是美学区种植治疗的重要环节。是否能够进行即刻修复需从患者的自身情况、术区的骨质骨量、种植体的初期稳定性等方面考量。经过多项临床研究和笔者在临床工作中的经验总结，建议当即刻手术满足以下条件时，方可考虑行即刻修复：

1. 种植体初期稳定性良好。

2. 健康状态良好　无骨代谢障碍、糖尿病、自身免疫疾病，或慢性系统性疾病处在稳定控制期。

3. 咬合稳定　无深覆𬌗、深覆盖。

4. 无不良习惯　无吸烟、酗酒等不良习惯，不建议过量饮酒的患者进行即刻修复，以免过量饮酒后不可控的咬合创伤，干扰种植体骨结合。

5. 无磨牙症。

6. 可以保持良好的口腔卫生习惯。

7. 依从性较好，可保证定期复诊。

那么，临床中如何进行即刻修复呢？

一、树脂翼板法

患者 H4 术中已行 21 即刻种植，种植体轴向理想，初期稳定性超过 35N·cm，拟进行即刻修复。医师 H4 首先在术前制取了工作模型（图 4-2-1），并在 21 位点磨除牙冠部分（图 4-2-2），此时应注意保留 21 龈缘，便于后期制作临时修复体时进行参考，并在未来种植体植入区域磨出孔洞以利于替代体就位。

术中植入种植体并确认种植体位置合适（图 4-2-3）及初期稳定性良好后（（图 4-2-4），选择适宜的开窗式转移体与种植体相连接。随后使用自凝树脂材料将转移体与邻牙相连接，形成双侧翼板（图 4-2-5），待树脂凝固后即可取下转移体（图 4-2-6），完成术中种植体位置的复制。

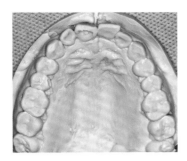

图 4-2-1　术前工作模型

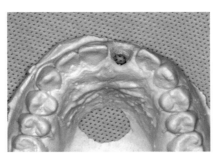

图 4-2-2　磨除工作模型上 21 牙冠部分

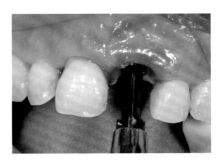

图 4-2-3　植入种植体，确认种植体位置理想

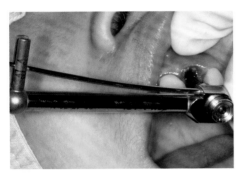

图 4-2-4　种植体初期稳定性大于 35N·cm

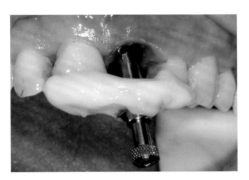

图 4-2-5　开窗式转移体两侧注射自凝树脂，形成树脂翼板

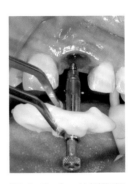

图 4-2-6　待树脂凝固后，取下转移体

这样转移种植体的位置精确度如何呢？事实上，在将转移体就位于模型上时，仍存在一定偏差的可能，如树脂材料覆盖的天然牙过少，无法提供足够的固位及稳定性，则无法进行精确转移。因此，为了增加转移精确度，笔者建议树脂覆盖范围应延伸至缺牙区两侧各两个牙位（图 4-2-7，图 4-2-8）。

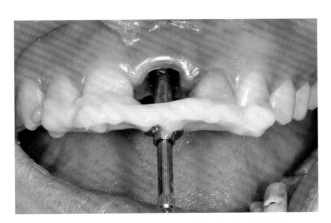

图 4-2-7　树脂注射范围延伸至相邻两个牙位

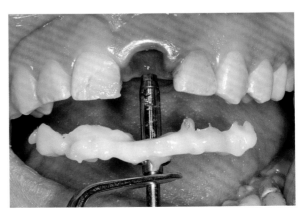

图 4-2-8　取下转移体及树脂翼

另外，注射树脂材料时需注意以下细节：

1. 注射枪无法达到消毒级别，应由主刀和助手以外的巡回人员进行注射，注射枪枪头应避免直接接触术区。

2. 注射树脂时不可进入邻牙倒凹的位置，以免树脂凝固后转移体无法顺利取出。

3. 在拧松和取下转移体时，注意不可触碰树脂，以免污染，如果不慎触碰，应及时更换无菌手套，再进行后续的手术操作。

取下转移体后移送至手术室外，将带有树脂翼的转移体与替代体连接，然后置于预先制备好的模型上（图4-2-9），注意充分调磨石膏，保证其被动就位。就位后采用临时修复体材料充填石膏与替代体间隙，待其凝固后取下转移体（图4-2-10）。再连接合适的临时基台，根据理想穿龈形态进行临时修复体制作（图4-2-11）。口内试戴临时修复体时，应在颈部预留龈乳头附着及生长的空间，且由于此时修复体不能负重，需调整至与对颌牙无咬合接触（图4-2-12，图4-2-13）。

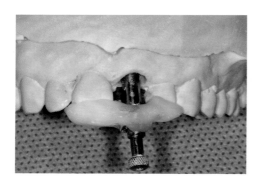

图4-2-9　转移体与替代体连接，就位于模型上

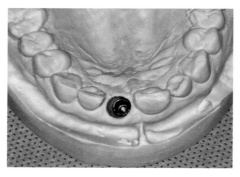

图4-2-10　待石膏硬固后，移除转移体

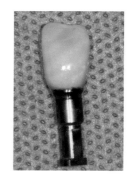

图4-2-11　制作临时修复体

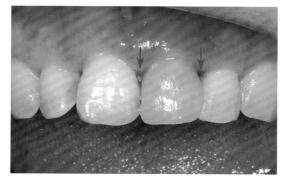

图4-2-12　临时修复体颈部缩窄，预留龈乳头附着及生长的空间（蓝色箭头示目前龈乳头位置）

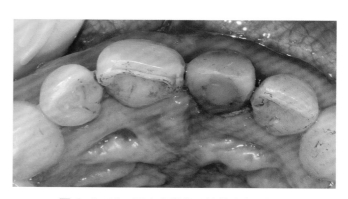

图4-2-13　牙尖交错位及前伸咬合无接触

二、临时修复体预成法

前述做法需椅旁堆塑修复体，在实际操作中耗费大量时间，有什么方法可以减少椅旁操作时间呢？术前可在患者 I4 的模型上预先制作翼板辅助就位的临时修复体（图 4-2-14，图 4-2-15）。根据术前设计种植体的位置，在临时修复体上预先开孔，为确保术中临时基台可顺利就位，孔洞直径可超出临时基台直径 1mm。在完成种植体植入后，就位临时基台及临时修复体（图 4-2-16，图 4-2-17），随后在临时基台与临时修复体之间注射自凝树脂，此时可用棉球对临时基台螺丝孔进行封闭，避免树脂材料封闭临时基台螺丝孔。待树脂凝固后，取下临时修复体。此时术者可继续完成后续手术操作。另一助手即可在诊室中进行临时修复体的制作，从而减少椅旁操作时间，减少患者不适（图 4-2-18）。

通常建议戴用临时修复体的时间为 3~6 个月，待牙龈塑形完成后再行最终修复的制作。

除以上介绍的两种方法外，即刻修复还可以通过数字化取模法设计并制作临时修复体，这部分内容将在本章第七节介绍。

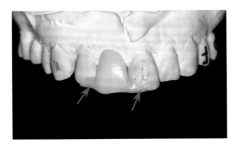

图 4-2-14 术前预成的带翼临时修复体（蓝色箭头示修复体翼部）

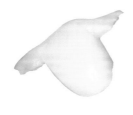

图 4-2-15 术前预成的带翼临时修复体

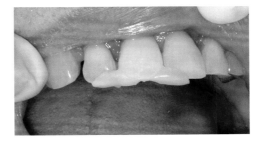

图 4-2-16 修复体完全就位

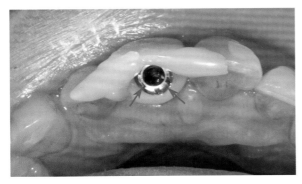

图 4-2-17 临时基台从切缘略偏腭侧穿出（蓝色箭头示临时基台）

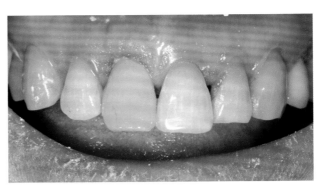

图 4-2-18 完成的临时修复体试戴

医疗机构名称：_____

检查人员：_____ 检查日期：_____

检查要求	落实标准	检查结果
适应证评估	1. 种植体初期稳定性良好	☐
	2. 健康状态良好	☐
	3. 咬合稳定　无深覆𬌗、深覆盖	☐
	4. 无吸烟、过量饮酒等不良习惯	☐
	5. 无磨牙症	☐
	6. 可以保持良好的口腔卫生习惯	☐
	7. 依从性较好，可保证定期复诊	☐

树脂翼板法

检查要求	落实标准	检查结果
术前准备	1. 术前制取工作模型	☐
	2. 工作模型中磨除种植位点牙冠部分	☐
	3. 保留种植位点龈缘形态	☐
	4. 种植位点预留未来替代体空间	☐
术中转移	1. 将适宜的开窗式转移体与种植体连接	☐
	2. 速凝树脂连接转移体与邻牙，形成双侧翼板	☐
	3. 待树脂凝固后取下转移体	☐
制作临时修复体	1. 将带有树脂翼的转移体与替代体连接，置于工作模型中	☐
	2. 临时修复材料充填石膏与替代体间隙	☐
	3. 凝固后取下转移体	☐
	4. 连接临时基台，制作临时修复体	☐
	5. 口内戴入临时修复体	☐
	6. 检查临时修复体形态	☐
	7. 咬合调整	☐

续表

检查要求	落实标准	检查结果
适应证评估	1. 种植体初期稳定性良好	☐
	2. 健康状态良好	☐
	3. 咬合稳定　无深覆𬌗、深覆盖	☐
	4. 无吸烟、过量饮酒等不良习惯	☐
	5. 无磨牙症	☐
	6. 可以保持良好的口腔卫生习惯	☐
	7. 依从性较好,可保证定期复诊	☐

临时修复体预成法

检查要求	落实标准	检查结果
术前准备	1. 术前制取工作模型	☐
	2. 制作翼板辅助就位的临时修复体	☐
	3. 修复体预开孔	☐
术中操作	1. 种植体植入后,就位临时基台及临时修复体	☐
	2. 棉球封闭临时基台螺丝孔	☐
	3. 在临时基台与临时修复体之间注射自凝树脂	☐
	4. 树脂凝固后,取下临时基台及修复体	☐
修整临时修复体	1. 手术室外修整临时修复体	☐
	2. 手术结束后进行试戴,调整咬合及穿龈形态	☐

第三节
单颗上颌前牙缺失的
种植二期手术术式选择

在前面的章节中我们详细介绍了后牙二期手术的术式选择及临床流程，其中所述的大部分流程同样适用于上颌前牙单颗牙种植术后的二期手术。这一节将以病例的形式来介绍上颌前牙区单颗牙二期手术的一些常用术式及临床流程。

一、偏腭侧切口

在上颌前牙区，常遇到这种情况，CBCT 显示患者 J4 唇侧骨量充足，但唇侧软组织突度小于天然牙，位于邻牙龈缘连线唇侧，距离达到理想突度小于 2mm。此时医师 J4 选择的是牙槽嵴顶偏腭侧切口，将牙槽嵴顶的软组织推向唇颊侧，增加唇颊侧的丰满度，具体临床操作程序如**图 4-3-1~图 4-3-5** 所示。

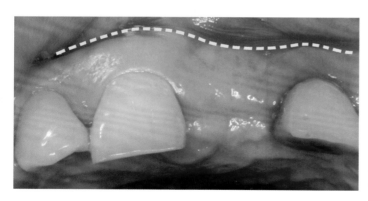

图 4-3-1 21 种植区软组织健康，角化黏膜充足，唇侧轮廓略有凹陷（黄线示）

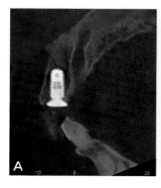
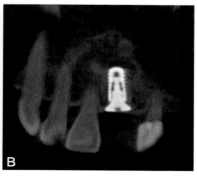

图 4-3-2 影像学检查示21唇、舌侧骨壁完整、充足，近远中向无骨吸收

A. 唇舌向　B. 近远中向

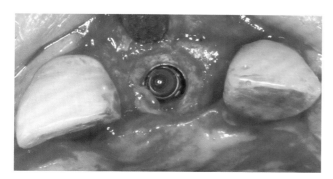

图 4-3-3　偏腭侧做切口，翻起全厚瓣，旋下原愈合基台

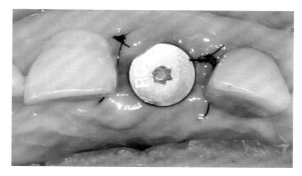

图 4-3-4　更换合适穿龈高度的愈合基台，间断缝合关闭创面

但在采用偏腭侧切口恢复唇侧丰满度的过程，常存在如图 4-3-6 所示的更换愈合基台后，愈合基台近远中创口难以关闭的情况，应该如何处理呢？此时需要结合患者角化龈的量进行 L 形转瓣来更好的关闭创口，具体临床操作程序如图 4-3-6~ 图 4-3-9 所示。

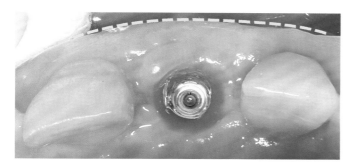

图 4-3-5　二期手术术后 2 周，可见唇侧丰满度明显改善（黄线示）

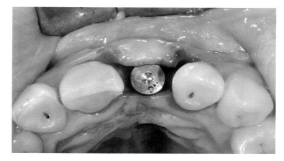

图 4-3-6　更换高愈合基台，近远中创口无法关闭

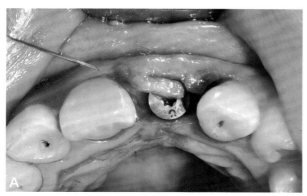

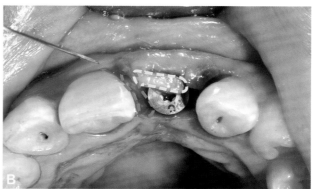

图 4-3-7　L 形转瓣切口

A. 在唇侧瓣做切口，形成近中带蒂的软组织瓣　B. 切口设计：预估愈合基台近中软组织的缺损情况（绿线示），唇侧进行相同长度和宽度的黏膜瓣制备（黄线示）

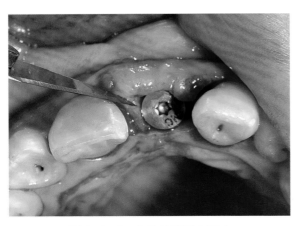

图 4-3-8　将乳头瓣转向近中

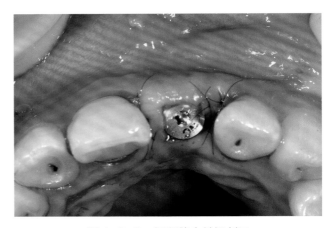

图 4-3-9　间断缝合关闭创口

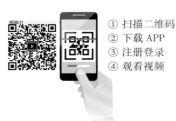

① 扫描二维码
② 下载 APP
③ 注册登录
④ 观看视频

视频 31　偏腭侧切口（模型）

二、U 形瓣卷入技术

　　U 形瓣卷入技术也可用于上文所述的小于 2mm 的塌陷，与偏腭侧切口的区别主要在于，术前需要比较明确种植体和愈合基台的位置，来看下面这个病例，患者 21 种植术后 6 个月，唇侧塌陷小于 2mm，口内照可以看到愈合基台部分暴露，可明确愈合基台位置，满足 U 形瓣卷入的适应证。将种植体上方的软组织卷入到唇颊侧，恢复患者唇颊的丰满度，具体临床流程如图 4-3-10~图 4-3-15 所示。

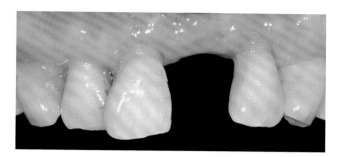

图 4-3-10 21 种植术后 6 个月,需行二期手术

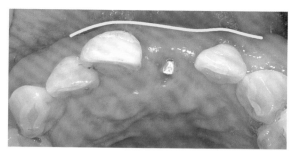

图 4-3-11 软组织健康,21 区唇侧轮廓轻微凹陷(黄线示)

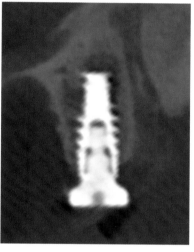

图 4-3-12 CBCT 示唇腭侧骨壁完整

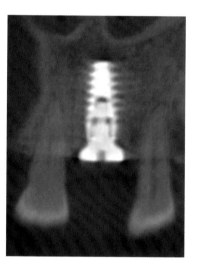

图 4-3-13 CBCT 示近远中向无骨吸收

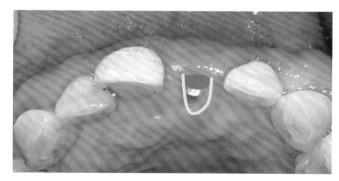

图 4-3-14 患者愈合基台部分暴露,医师采用 U 形切口(黄线示)形式的小翻瓣,将唇侧黏膜瓣(红色区域示)去角化后卷入唇侧

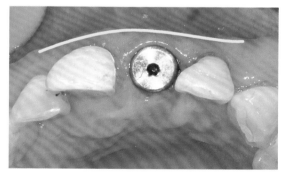

图 4-3-15 更换愈合基台后,21 区唇侧轮廓与邻牙一致(黄线示)

三、腭侧半厚瓣的唇侧插入技术

前面主要介绍了上颌前牙区二期手术术前发现唇侧软组织突度在邻牙龈缘连线唇侧，距离达到理想突度小于 2mm 时的处理方式，那么对于如图 4-3-16 所示，种植术区唇侧软组织突度进一步塌陷，位于邻牙龈缘连线腭侧，距离达到理想突度大于 2mm 的情况（图 4-3-17），又该选哪种术式呢？还能否采用偏腭侧切口呢？此时笔者建议选择腭侧半厚瓣的唇侧插入技术增加唇侧丰满度。

那么腭侧半厚瓣的唇侧插入技术是如何进行的呢？

1. 先在腭侧做 n 形半厚切口（图 4-3-18）

（1）15C 刀片在牙槽嵴顶偏腭侧做保护龈乳头的半厚切口（不宜过深，标准厚度 1mm），可减少上方软组织坏死的可能性。

（2）邻牙保护龈乳头切口（距龈乳头约 1~2mm）。

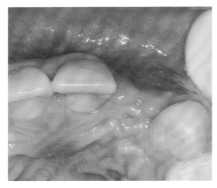

图 4-3-16　一期手术术后 6 个月，唇侧软组织突度位于邻牙龈缘连线腭侧，距离达到理想突度大于 2mm

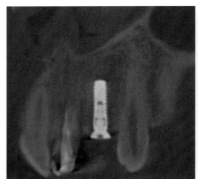 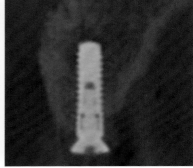

图 4-3-17　二期手术术前 CBCT 示唇侧骨量大于 2mm

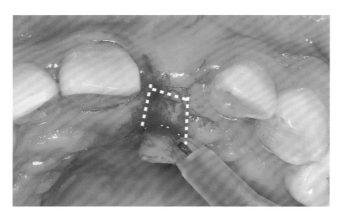

图 4-3-18　腭侧做 n 形半厚切口

（3）在腭侧做长约 5~10mm 的表层黏膜瓣垂直切口，此切口仍为半厚切口，不切透骨膜。

2. 锐性分离腭侧半厚瓣（图 4-3-19）

（1）术者体位：可以做到从船方观察，术者仅需看上皮表面，刀片不刺穿上皮即可，不需要看上皮下刀片游走深度。

（2）刀片在腭侧上皮下游走，要看到刀片透出的影子，慢慢走深，厚薄均匀。

（3）刀片与腭侧黏膜表面保持平行（图 4-3-20）。

3. 唇侧切口（图 4-3-21） 腭侧近远中切口向唇侧延伸（蓝色），为全厚切口，长度到达轴角即可（减少在唇侧看见切口的可能性），便于带蒂结缔组织卷入。

4. 腭侧深层结缔组织瓣 U 形切口（图 4-3-22） 腭侧做上皮下结缔组织全厚切口（蓝色），切口方向与表层瓣切口平行，将黏骨膜瓣与骨面切透，离断，获得带蒂的黏骨膜瓣。

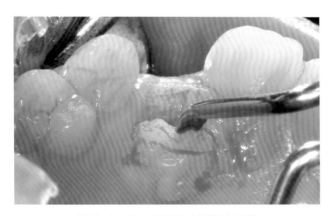

图 4-3-19　锐性分离腭侧半厚瓣

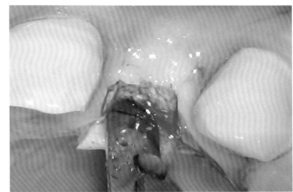

图 4-3-20　刀片与腭侧黏膜表面保持平行

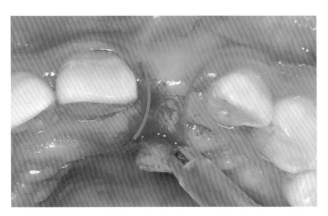

图 4-3-21　切口向唇侧延伸

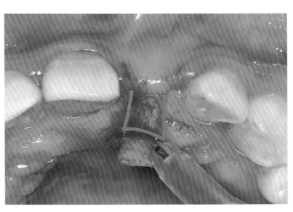

图 4-3-22　腭侧深层结缔组织瓣 U 形切口，切到骨面

5. 翻起腭侧上皮下结缔组织（带骨膜）（图4-3-23，图4-3-24） 锐性切断腭侧深层结缔组织瓣并行唇侧切口后，向上剥离带蒂瓣至唇侧，若一期手术使用的是愈合基台，则翻瓣会较为困难，此时不可强行剥离，可借助刀片锐性分离。此过程需要轻柔操作，保证瓣完整及切口的整齐，如果翻瓣不精确，则会使深层结缔组织过于紧张或松弛，引起血供不足、患者不适等。

6. 将带蒂黏骨膜瓣卷入唇侧 唇侧瓣沿骨面轻轻剥离，将腭侧结缔组织瓣卷入唇侧，水平褥式缝合固定种植位点的腭侧结缔组织瓣与唇侧黏膜瓣。

（1）剥离范围：需要轮廓增量的区域（图4-3-25）。

（2）将腭侧的去上皮带蒂结缔组织翻转置入唇侧组织袋内，并保留腭侧供区表面黏膜瓣以关闭腭侧供区（图4-3-26）。

7. 换用高愈合基台，通过间断缝合关闭腭侧垂直切口及颊侧小切口（图4-3-27，图4-3-28）。

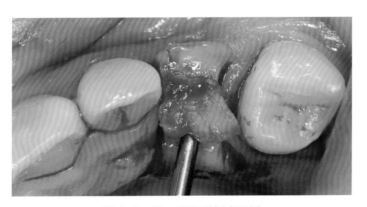

图4-3-23 翻起腭侧半厚瓣

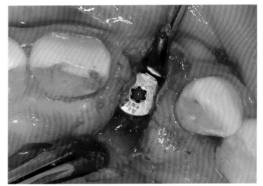

图4-3-24 暴露愈合基台

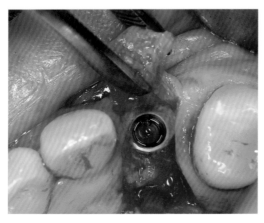

图4-3-25 翻瓣范围

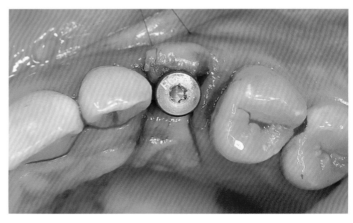

图4-3-26 腭侧半厚瓣卷入唇侧，水平褥式缝合固定

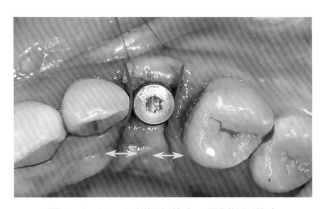

图 4-3-27　腭侧间断缝合，唇侧间断缝合

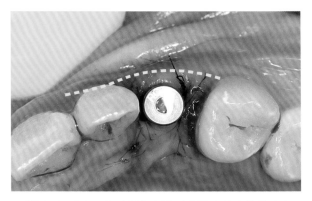

图 4-3-28　唇侧丰满度得到明显改善（黄线示）

① 扫描二维码
② 下载 APP
③ 注册登录
④ 观看视频

视频 32　腭侧半厚瓣的唇侧插入技术

医疗机构名称：_____

检查人员：_____   检查日期：_____

检查要求	落实标准	检查结果
二期手术术前评估	1. 一期愈合时间	☐
	2. 口内检查有无异常	☐
	3. 选择合适的放射检查方式	☐
	4. 放射检查结果判读	☐
	5. 判断能否进入二期手术流程	☐
	6. 选择正确的处理方式	☐
偏腭侧切口		
适用情况	1. 唇侧软组织突度位于邻牙龈缘连线唇侧，但距理想突度小于2mm	☐
	2. 愈合基台完全被软组织覆盖	☐
麻醉	常规局部浸润麻醉	☐
切开、翻瓣	1. 牙槽嵴顶偏腭侧切口	☐
	2. 翻开全厚黏骨膜瓣，术区暴露充分	☐
取下覆盖螺丝	1. 多数情况可以直接拧松后取下	☐
	2. 骨组织覆盖时球钻去除骨阻力	☐
上愈合基台	1. 选择直径、高度合适的愈合基台	☐
	2. 骨组织阻挡时去除多余骨组织	☐
	3. 清洁种植体内部	☐
	4. 就位直径、高度合适的愈合基台	☐
关创	1. 近远中间断缝合，严密关创	☐
	2. L形转瓣采用间断缝合＋交叉外八字关创	☐

检查要求	落实标准	检查结果
U 形瓣卷入技术		
适用情况	1. 唇侧软组织突度位于邻牙龈缘连线唇侧,但距离理想突度小于 2mm	☐
	2. 愈合基台部分显露或可通过导板等确认种植体位置	☐
麻醉	常规局部浸润麻醉	☐
切开、翻瓣	1. 愈合基台周围作 U 形切口	☐
	2. 唇侧黏膜瓣去角化后卷入唇侧	☐
更换愈合基台	1. 取下原覆盖螺丝或愈合基台	☐
	2. 更换为直径、高度合适的愈合基台	☐
腭侧半厚瓣唇侧插入技术		
适用情况	种植术区唇侧软组织轮廓位于邻牙龈缘连线腭侧,距离理想突度大于 2mm	☐
麻醉	常规局部浸润麻醉	☐
切口设计	1. 偏腭侧嵴顶切口、腭侧垂直半厚切口	☐
	2. 邻牙保护牙龈乳头切口	☐
分离腭侧半厚瓣	1. 术者体位正确	☐
	2. 刀片在腭侧上皮下游走,逐渐走深,厚薄均匀	☐
	3. 刀片与腭侧黏膜表面保持平行	☐
唇侧切口	腭侧近远中全厚切口向唇侧延伸达轴角处,并且不进入美学区	☐
腭侧深层切口	1. 腭侧行上皮下结缔组织全厚切口	☐
	2. 将黏骨膜瓣与骨面切透,离断	☐
翻起腭侧上皮下结缔组织	1. 锐性切断腭侧深层结缔组织瓣	☐
	2. 向冠方剥离,形成唇侧带蒂黏骨膜瓣	☐
将带蒂黏骨膜瓣卷入唇侧	1. 潜行剥离唇侧黏膜瓣后,将腭侧结缔组织瓣卷入唇侧	☐
	2. 水平褥式缝合固定腭侧结缔组织瓣	☐
关创	1. 换用合适的愈合基台	☐
	2. 间断缝合关闭腭侧垂直切口及颊侧小切口(可选)	☐

第四节
单颗上颌前牙缺失的
临时修复

上颌前牙种植修复中，为了短期内满足患者的美观需求，可以为患者制作临时修复体。按照修复时间不同，临时修复可以分为两大类，即种植体骨结合完成之前的临时修复体与种植体骨结合完成之后的临时修复体。在骨结合完成之前，种植体不能负重，修复体需要由邻牙或软组织支撑，此时可以制作的修复体包括：内嵌树脂修复体的压膜式义齿、腭侧带翼板的树脂粘接桥、可摘局部义齿；而在种植体骨结合完成之后，负重不会影响种植体的稳定性，可以制作种植体支持式临时修复体。**这些修复方式各有何特点？又该如何制作呢？**

一、骨结合完成之前的临时修复体

骨结合完成之前临时修复体需满足一定的要求，即在合理范围内满足患者美观需求、容易制作、耐用、没有任何间断性的垂直向压力，笔者推荐使用以下三种：

（一）内嵌树脂修复体的压膜式义齿

这类修复体制作简便，仅需在已完成诊断蜡型制作的研究模型上进行真空热塑压膜，获得带有诊断蜡型形态的压膜，随后在缺牙区填充与天然牙牙色相近的树脂材料，待树脂材料固化后即可完成压膜式义齿的制作（图4-4-1），制作方法与种植外科手术中应用的压膜式外科导板类似，适用于种植术前或种植体植入术后的临时修复，由于该临时修复方式制作较为简易，可在种植术前完成制作，术后对压膜式义齿进行调改，避免压迫术区及龈缘即可实现术后即刻配戴（图4-4-2，图4-4-3），并可获得良好的效果，因此临床使用较为广泛。与可摘局部义齿相同，压膜式义齿在咀嚼以及睡眠过程中均需取下并及时清洗。

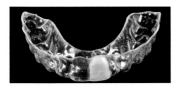

图 4-4-1　压膜式义齿

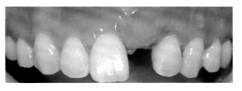

图 4-4-2　21 行种植术拆线后（正面观）

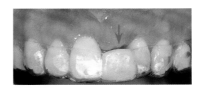

图 4-4-3　配戴压膜式义齿时需避让术区软组织（蓝色箭头示调空的部位）

（二）腭侧带翼板的树脂粘接桥

这类修复体可以在研究模型上按照诊断蜡型效果制作，也可通过数字化手段按照虚拟排牙效果设计、切削而成（图 4-4-4，图 4-4-5）。树脂桥主要通过邻牙粘接的方式进行固位，可用于拔牙术后或种植体植入后的短期临时修复。对于仅需要在种植修复前暂时维持美观而无意愿修复邻牙的患者，这种方法在设计时仅需要复制对侧同名牙形态，配戴时可做到邻牙舌侧不预备而实现粘接后的良好固位效果，并通过咬合调整使其无干扰（图 4-4-6~ 图 4-4-9）。这类修复体较压膜式义齿而言，美观效果更可预期，且避免了每日摘戴，笔者在临床工作中对其使用逐渐增多，但需嘱患者该树脂桥仅起到美观的作用，不可用于咬物，因此不适用于无法避免咬合接触、依从性不佳的患者。

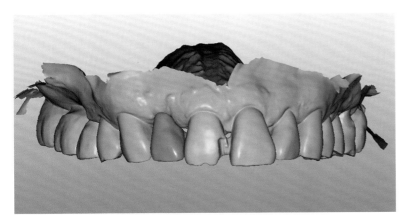

图 4-4-4　数字化手段设计的腭侧带翼临时修复体

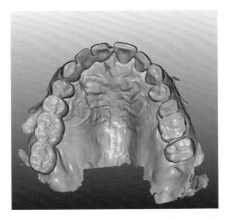

图 4-4-5　数字化手段设计的腭侧带翼临时修复体（蓝色箭头示翼部）

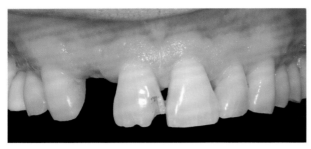

图 4-4-6　12 缺失

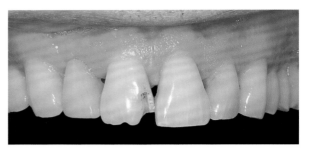

图 4-4-7　戴用临时修复体效果

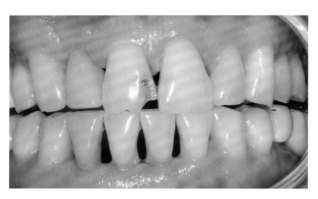

图 4-4-8　前伸运动无干扰

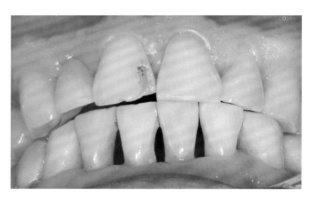

图 4-4-9　侧方运动无干扰

（三）唇侧树脂粘接桥

对于邻近天然牙龈缘位置或牙体形态不理想，需要一并进行美学设计的患者，是否可以在临时修复阶段获得更好的美学效果呢？

患者 K4 21 缺失，唇侧轮廓凹陷（图 4-4-10），计划行 21 种植手术，同期行 GBR 术；12 与 11 间存在散在间隙，且 12-22 牙冠形态不匹配（图 4-4-11），患者希望改善前牙形态。

为获得良好的修复效果，医师 K4 首先为其进行了面部扫描，分别记录了自然状态及微笑状态下的面部形态（图 4-4-12，图 4-4-13），用以分析前牙暴露量、笑线等美学因素；并通过侧貌采集获取鼻翼耳屏线位置（图 4-4-14），从而在虚拟𬌗架上设计修复体形态，三维模拟最终修复体的美学与功能运动（图 4-4-15，图 4-4-16）。图 4-4-15 中粉色部分为患者原有牙体形态，灰色为理想修复体，为一包绕切端及舌侧 1/3 的树脂贴面桥。完成唇侧贴面树脂桥切削后，术前在患者口内试戴，可见修复体密合度良好，色泽偏白，与邻牙不协调（图 4-4-17），随即进行了个性化染色（图 4-4-18）。

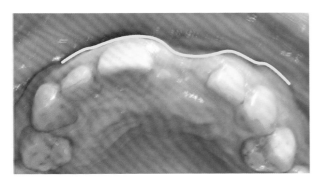

图 4-4-10　21缺失，唇侧轮廓凹陷

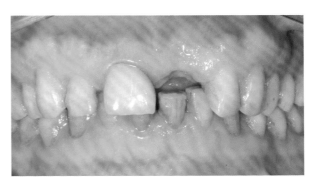

图 4-4-11　12与11间存在散在间隙，且12—22牙冠形态不匹配

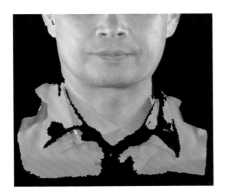

图 4-4-12　面部扫描（自然状态正面像）

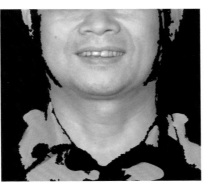

图 4-4-13　面部扫描（微笑状态正面像）

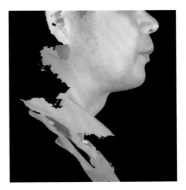

图 4-4-14　面部扫描（自然状态侧面像）

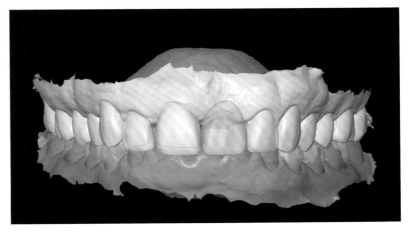

图 4-4-15　理想修复体形态

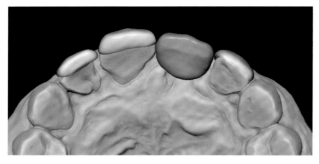

图 4-4-16 理想修复体形态，可见包绕切端及舌侧 1/3

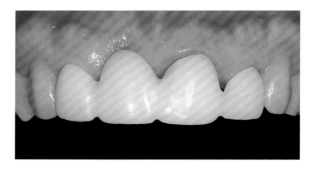

图 4-4-17 树脂贴面桥口内试戴，密合度良好，色泽偏白

这样的树脂贴面在配戴时有什么要注意的呢？

1. 提前与技师沟通，明确修复体就位方向。唇侧贴面多为斜向 45° 就位。

2. 基牙使用 37% 磷酸点酸蚀。点酸蚀位置应在牙冠中部及切端，避开颈部等牙釉质较薄的位置。

3. 粘接前在邻牙龈沟内预埋牙线，便于去除龈缘附近溢出的粘接剂。

4. 修复体颈缘需根据术后软组织形态进行调整，避免对软组织产生压迫。

图 4-4-18 和图 4-4-19 所示粘接完成效果，可见其形态、色泽均较为美观、自然，既恢复了缺牙间隙，又关闭了天然牙散在间隙。

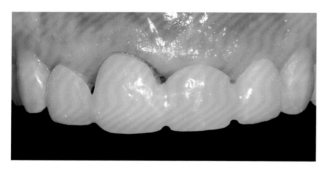

图 4-4-18 树脂贴面桥个性化染色后，粘接完成效果（唇面观）

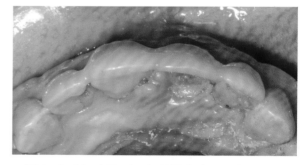

图 4-4-19 树脂贴面桥粘接完成效果（𬌗面观）

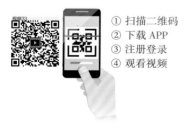

① 扫描二维码
② 下载 APP
③ 注册登录
④ 观看视频

视频 33 唇侧树脂粘接桥戴牙

二、骨结合完成之后的临时修复体

种植体支持式临时修复体的作用是在戴入最终修复体之前，通过临时修复引导和塑形种植体周软组织，以形成与邻牙对称、协调的软组织轮廓。**那么这种修复方式的时机如何？应该如何制作呢？**

患者3个月前于11牙位植入种植体，二期手术术前复查可见软硬组织愈合良好（图4-4-20，图4-4-21）。

在完成二期手术后，即可同期或在拆线时取模制作临时修复体（图4-4-22）。**如图4-4-23所示，技师所制作的这一修复体在形态上有什么问题呢？**可以看到，修复体的颈部为凸面形态，而理想的临时修复体穿龈轮廓应为凹面形，龈缘冠方为凸面形，呈S形曲线（图4-4-24），这样的形态有利于龈缘组织向冠方爬行，并在颈部形成足够厚的软组织。穿龈轮廓应高度抛光，使其平滑无锐角，模仿天然牙的平滑颈缘。同时，穿龈部分近远中向应缩窄，为龈乳头的附着预留空间（图4-4-25）。

戴入临时修复体后，应注意观察哪些方面呢？

（1）观察软组织是否受压变白：过度的压迫牙龈会影响牙龈血供，造成牙龈退缩。笔者对于软组织压迫的观察标准是，若5分钟内软组织血供无明显恢复，则需要进行调整。

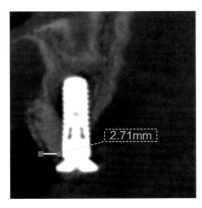

图4-4-20 二期手术术前复查，可见种植体骨结合良好

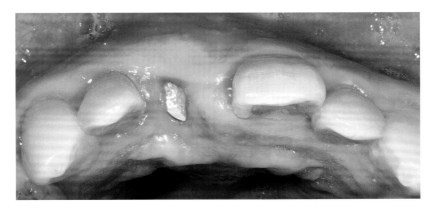

图4-4-21 二期手术术前复查，可见软组织愈合良好

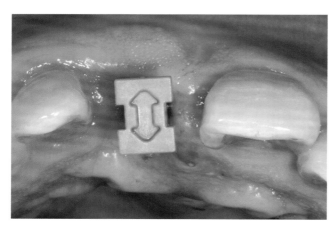

图 4-4-22　非开窗式取模

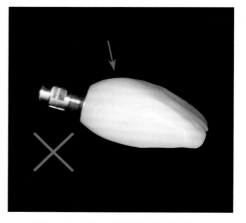

图 4-4-23　错误的修复体形态

颈部为凸面形（蓝色箭头示）

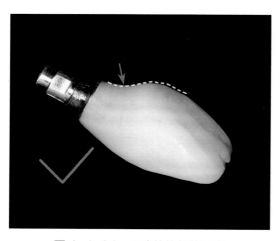

图 4-4-24　正确的修复体形态

穿龈部分为凹面形（蓝色箭头示），龈上部分为凸
面形，呈 S 形曲线（黄色虚线示）

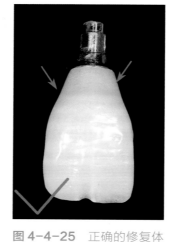

图 4-4-25　正确的修复体
形态

穿龈部分的近远中向缩窄
（蓝色箭头示）

　　（2）是否满足修复的美学要求：如修复体与对侧同名牙外形是否协调、牙弓轮廓是否协调、龈
缘位置是否对称（图 4-4-26，图 4-4-27）。下面的病例可以看到，11 龈缘略低于 21 龈缘，此
时应在修复体唇侧颈部添加树脂，使牙冠推挤龈缘向上。若种植位点龈缘高度略高于对侧同名牙，
应进一步调磨修复体的穿龈部分的近远中向，为牙龈的冠向移位预留空间。

　　（3）咬合检查：进行临时修复体修复时种植体已完成了骨结合，应按照最终冠的咬合调整原则形
成"牙尖交错位轻接触，前伸部分引导，侧方咬合无引导"的状态（图 4-4-28～图 4-4-30），而
考虑到临时修复体由树脂材料制成，强度较低，也可以将咬合调整为均无接触的状态（图 4-4-31～
图 4-4-33）。

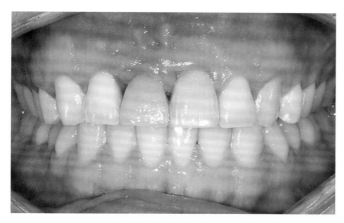

图 4-4-26 临时修复体形态与对侧同名牙协调

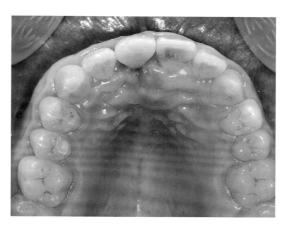

图 4-4-27 牙弓轮廓协调

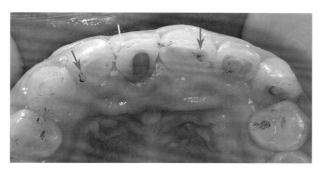

图 4-4-28 牙尖交错位轻接触（蓝色箭头示天然牙咬合存在蓝色及红色印迹，黄色箭头示种植牙仅存在蓝色印迹，提示种植牙咬合为轻接触）

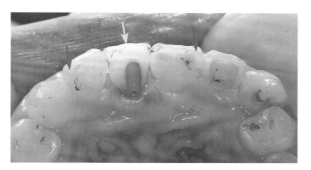

图 4-4-29 前伸咬合部分引导（蓝色箭头示天然牙存在蓝色引导印迹，黄色箭头示种植牙存在蓝色引导印迹，但轻于天然牙，提示种植牙参与前伸咬合，与天然牙共同进行前伸引导）

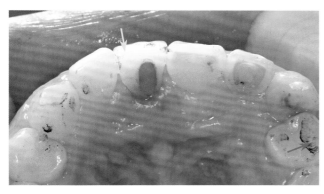

图 4-4-30 侧方咬合无引导（蓝色箭头示天然牙引导印迹，黄色箭头示种植牙无引导印迹）

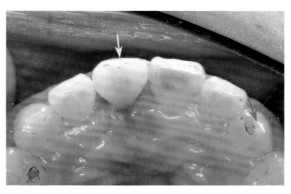

图 4-4-31 牙尖交错位无接触（蓝色箭头示天然牙存在咬合点，黄色箭头示种植牙无咬合点）

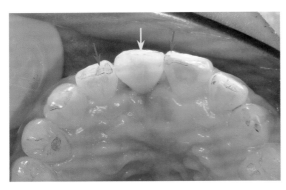
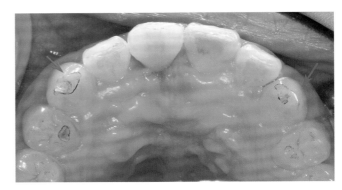

图 4-4-32　前伸咬合无引导（蓝色箭头示天然牙引导印迹，黄色箭头示种植牙无引导印迹）

图 4-4-33　侧方咬合无引导（蓝色箭头示天然牙引导印迹，黄色箭头示种植牙无引导印迹）

临时修复体需要每月复查，通过削减或增加树脂材料逐步建立理想的修复体形态。**理想状态下的牙龈塑形应该达到怎样的效果呢？**

1. 种植临时修复体牙龈高度与对侧同名牙牙龈高度一致。

2. 临时修复体牙龈边缘曲线与对侧同名牙协调对称。

3. 临时修复体近远中无黑三角，牙龈乳头充填满意。

4. 牙龈唇侧丰满度与邻牙协调一致。

5. 种植体周形成稳定的角化黏膜。

在这个病例中，我们可以看到，11 龈缘略低于 21 龈缘，此时应在修复体唇侧颈部添加树脂，使牙冠推挤龈缘向上。若种植位点龈缘高度略高于对侧同名牙，应进一步调磨修复体穿龈部分的近远中向，为龈缘的冠向移位预留空间。在配戴临时修复体后 2 个月的时间内，11 近远中龈乳头逐渐充盈，最终关闭了黑三角（图 4-4-34~ 图 4-4-36），且龈缘高度与 21 相近。应注意的是，临时修复体对软组织的塑形作用是有限的，若软组织存在明显缺乏或龈缘高度明显不调，应考虑种植同期或二期手术时进行软组织手术。

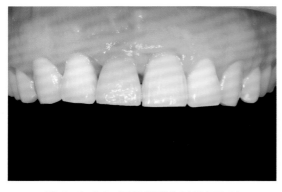
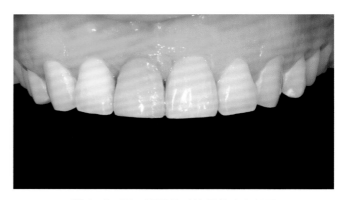

图 4-4-34　开始配戴临时修复体时

图 4-4-35　配戴临时修复体 1 个月后

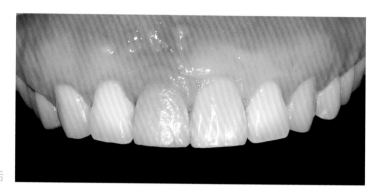

图 4-4-36 配戴临时修复体 2 个月后

临时修复体复查时，除了粉红美学，还应检查软组织及咬合状态。要想达到所期待的穿龈轮廓和黏膜质量，需定期调整临时修复体外形 1~3 次，最终理想的软组织轮廓的形成需要 6~8 周。在戴入临时修复体后 3~12 个月，种植体周黏膜才趋于成熟和稳定，因此临时修复体需至少配戴 3 个月。

通过上述病例的展示，相信大家对单颗上颌前牙种植体支持的临时修复的时机，正确的修复体形态及试戴时的注意事项有了一定的认识。那么，为了获得理想的种植体周黏膜塑形效果，**具体的临床操作流程包括哪些呢？**

对于本章第一节中所述的若患者仅仅涉及单颗牙位点的种植修复，不涉及邻牙的修复，则其临床操作流程如下：

1. 取模 时机为二期手术拆线时（图 4-4-37）。

（1）旋下愈合基台，生理盐水反复冲洗，清洁种植体周的牙龈袖口（图 4-4-38）。

（2）口内就位非开窗式转移体（图 4-4-39）。

（3）拍摄根尖片辅助判断转移体已完全就位。

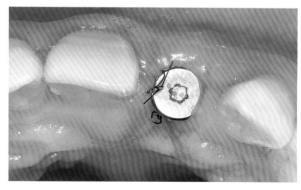

图 4-4-37 取模时机，即二期手术拆线时

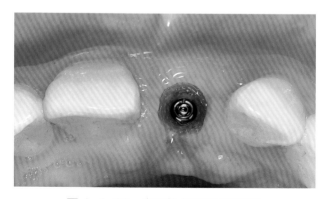

图 4-4-38 生理盐水冲洗牙龈袖口

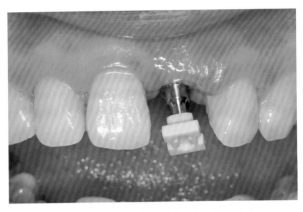

图 4-4-39　口内就位非开窗式转移体

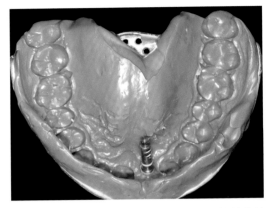

图 4-4-40　完成的聚醚橡胶印模，连接替代体

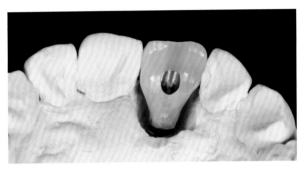

图 4-4-41　修复体固位方式为螺丝固位

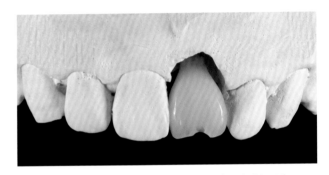

图 4-4-42　切缘位置与对侧同名牙保持一致

（4）选择大小合适、不易形变的托盘，并检查托盘是否与牙弓、转移体匹配，聚醚橡胶或者硅橡胶取模，待材料完全硬固后自口内取下托盘，旋下口内转移体，与替代体相连回插入阴模内（图 4-4-40）。

（5）冲洗干净牙龈袖口，重新旋入已完成清洁的愈合基台，比色。

2. 临时修复体设计

（1）固位方式为螺丝固位（图 4-4-41）。

（2）修复体形态：切缘位置与对侧同名牙保持一致（图 4-4-42）。

（3）穿龈设计：穿龈部分为凹面形，形成自然过渡（图 4-4-43）。

3. 口内试戴

（1）观察黏膜压迫程度。

（2）美学调整：牙冠形态是否与同名牙对称；调整穿龈形态，与对侧同名牙牙龈高度及牙龈曲线保持一致（图 4-4-44～图 4-4-46）。

（3）咬合调整：形成"牙尖交错位轻接触，前伸与天然牙共同引导，侧方咬合无引导"的状态（图 4-4-47～图 4-4-49）。

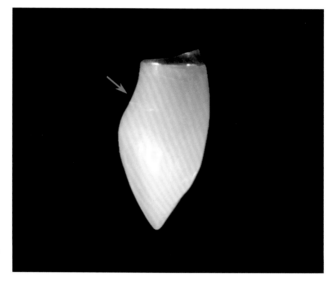

图 4-4-43 穿龈部分为凹面形，形成自然过渡（蓝色箭头示）

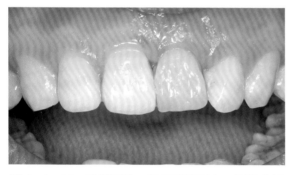

图 4-4-44 美学调整，观察牙冠形态、龈缘曲线

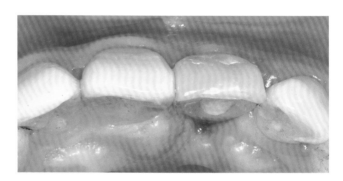

图 4-4-45 美学调整，从𬌗方观察牙龈轮廓

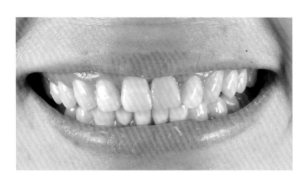

图 4-4-46 美学调整，观察牙冠形态、龈缘曲线

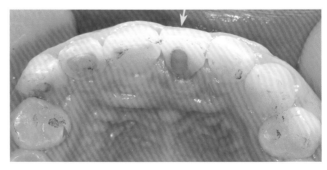

图 4-4-47 咬合调整，牙尖交错位轻接触（蓝色箭头示天然牙咬合存在蓝色及红色印迹，黄色箭头示种植牙仅存在蓝色印迹且咬合点较少，提示种植牙咬合为轻接触）

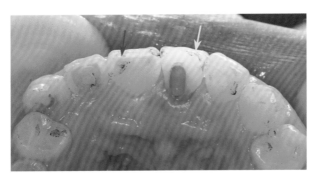

图4-4-48 咬合调整，前伸咬合部分引导（蓝色箭头示天然牙存在蓝色引导印迹，黄色箭头示种植牙存在蓝色引导印迹，但轻于天然牙，提示种植牙参与前伸咬合，与天然牙共同进行前伸引导）

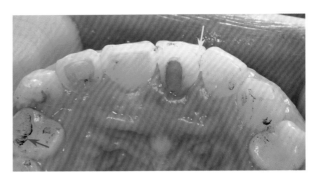

图4-4-49 咬合调整，侧方咬合无引导（蓝色箭头示天然牙存在侧方引导印迹，黄色箭头示种植牙无侧方引导印迹）

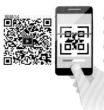

① 扫描二维码
② 下载 APP
③ 注册登录
④ 观看视频

视频34 种植体支持式临时修复体戴牙

若患者出现了第一节中提到的邻近天然牙存在旧修复体需要重新修复、牙齿排列不齐致咬合不良或天然牙存在散在间隙需要重新分配间隙等病例，**临时修复阶段具体是如何操作的呢？**

患者 L4 11 缺失，21、22 为烤瓷修复体（图4-4-50），存在美学缺陷，医师 L4 在术前进行了诊断蜡型及 mock-up（图4-4-51），已行以修复为导向的种植外科手术。患者在二期手术术后 2 周进行 11 种植临时修复时（图4-4-52），需要同时进行天然牙的修复，这样更有利于种植体与邻近天然牙之间龈乳头的诱导。操作步骤包括以下方面：

1. 取下 21、22 原有修复体，视基牙情况进行预备或精修（图4-4-53）。

2. 基牙排龈，使用双组份硅橡胶印模材料对 11 种植体与 21、22 天然牙同时取模（图4-4-54）。

3. 参考诊断蜡型制作 11—22 树脂临时修复体（图4-4-55），并在口内试戴，可见 11 与 21 修复体之间留出了龈乳头的生长空间（图4-4-56）。根据上文提到的牙龈塑形原则进行定期复查与调整。

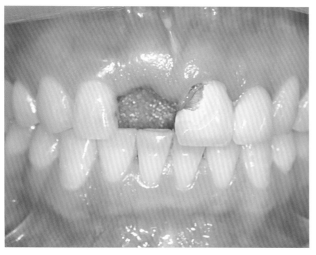

图 4-4-50 术前可见患者 11 缺失，21、22 为烤瓷修复体

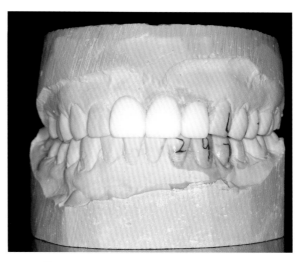

图 4-4-51 术前制作 11—22 诊断蜡型

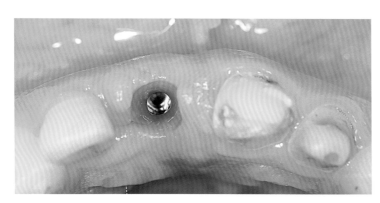

图 4-4-52 二期手术术后 2 周，计划行种植临时修复

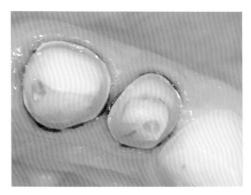

图 4-4-53 天然牙进行预备及精修

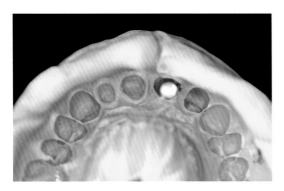

图 4-4-54 种植体与天然牙同时取模

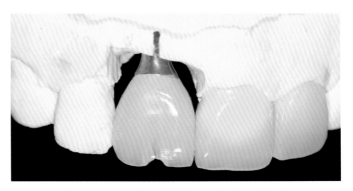

图 4-4-55 参考诊断蜡型制作临时修复体

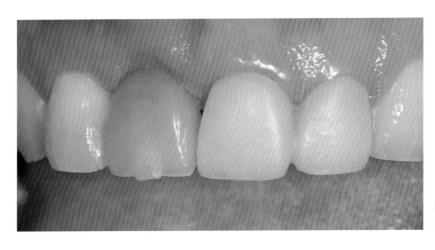

图 4-4-56　临时修复体就位口内进行试戴

① 扫描二维码
② 下载 APP
③ 注册登录
④ 观看视频

视频 35　种植牙与相邻天然牙一同进行临时修复

医疗机构名称：＿＿＿＿＿＿＿＿＿＿＿＿＿＿＿＿＿＿＿＿＿＿＿＿＿＿＿＿

检查人员：＿＿＿＿＿＿＿＿＿＿＿＿＿＿＿＿＿　　检查日期：＿＿＿＿＿＿＿＿＿＿＿＿＿＿

检查要求	落实标准	检查结果
修复时机	1. 种植体骨结合完成	☐
	2. 二期手术同期或拆线时取模	☐
取模	1. 旋下愈合基台，生理盐水冲洗牙龈袖口	☐
	2. 口内就位转移体	☐
	3. 拍摄根尖片辅助判断转移体完全就位	☐
	4. 制取印模	☐
	5. 取下转移体，就位愈合基台	☐
	6. 比色	☐
临时修复体设计及制作	1. 固位方式　螺丝固位	☐
	2. 基台选择　抗旋临时基台	☐
	3. 修复体形态　与对侧同名牙保持一致	☐
	4. 穿龈设计　穿龈部分为凹面形，龈下部分为凸面型，形成 S 形曲线	☐
口内试戴	1. 观察黏膜压迫程度	☐
	2. 美学调整	☐
	3. 咬合调整	☐
随访	1. 时间　每个月复查，需至少配戴 3 个月	☐
	2. 内容　检查粉红美学、穿龈轮廓形态及软组织质量、咬合情况	☐

✓ 第五节
单颗上颌前牙缺失的
种植模型制取

在完成软组织塑形后，即可取模制作最终修复体。这一过程包括复制缺牙区软组织轮廓、比色、选择合适的修复方式等。本节将从以上三个方面进行介绍。

一、个性化取模

在完成软组织塑形后，应怎样将软组织塑形效果保持，并复制于最终修复体上呢？

患者 M4 配戴 11 临时修复体塑形 3 个月后，龈缘高度与 21 龈缘平齐，近远中龈乳头与对侧同名牙龈乳头高度一致，唇侧软组织轮廓丰满无塌陷，取下临时修复体后可见牙龈袖口角化良好（图 4-5-1~ 图 4-5-3），医师 M4 判断 11 已达到取模时机。

个性化取模有不同方法，这里主要介绍临床上使用最多的开窗式个性化转移体法：

（1）取下临时修复体，并将其与替代体相连。随后利用硅橡胶对临时修复体穿龈部位及替代体进行包绕（图 4-5-4），包绕范围应超过临时修复体的穿龈部位 1~2mm。

（2）待硅橡胶凝固后，取下临时修复体，替代体则留在硅橡胶内部，而替代体上方即形成了临时修复体的阴模。在操作过程中，如果硅橡胶中的替代体没有良好的固位力，容易出现旋转，此时

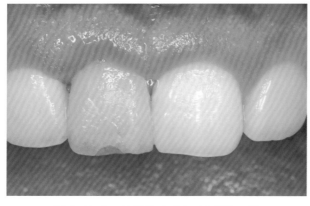

图 4-5-1 11 龈缘高度与 12 龈缘一致

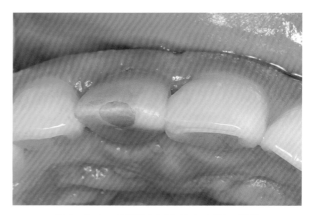

图 4-5-2 唇侧软组织轮廓丰满无塌陷

可以利用石膏、自凝树脂或树脂等材料在替代体表面添加抗旋结构（图4-5-5），增加替代体的固位力，从而保证替代体在操作过程中始终保持稳定的状态。

（3）选择适宜直径的开窗转移体，将开窗转移体与硅橡胶内的替代体相连（图4-5-6），并将自凝树脂注入硅橡胶阴模以复制临时修复体的穿龈形态，待自凝树脂硬固后取下开窗式转移体，这样即复制了临时修复体的穿龈形态，形成了个性化转移体（图4-5-7）。

（4）将带有临时修复体穿龈形态的个性化转移体于口内就位（图4-5-8，图4-5-9），根尖片确认转移体就位后开始进行开窗式取模（图4-5-10），使用树脂托盘在11牙位开窗，制取聚醚橡胶印模（图4-5-11）。

（5）制取印模后将临时修复体戴入口内。至此，利用个性化转移体法完成了11的个性化取模。

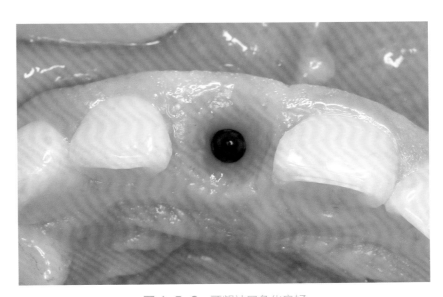

图 4-5-3　牙龈袖口角化良好

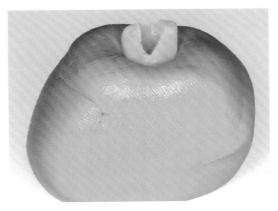

图 4-5-4　利用硅橡胶包绕临时修复体穿龈部位及替代体

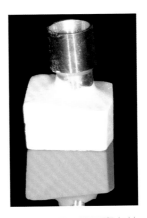

图 4-5-5　用石膏在转移体表面增加抗旋结构

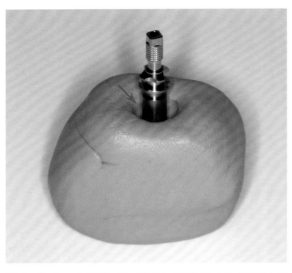

图 4-5-6 将开窗式转移体与硅橡胶内的替代体相连，见转移体和硅橡胶之间有缝隙（蓝色箭头示）

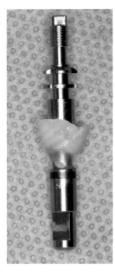

图 4-5-7 个性化转移体

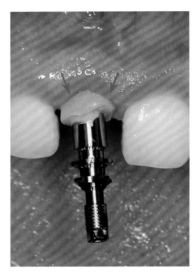

图 4-5-8 将带有临时修复体穿龈形态的个性化转移体于口内就位，可见个性化转移体充满穿龈空间（蓝色箭头示）

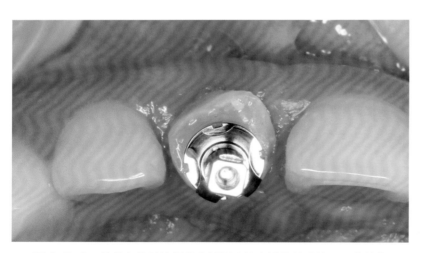

图 4-5-9 将带有临时修复体穿龈形态的个性化转移体于口内就位

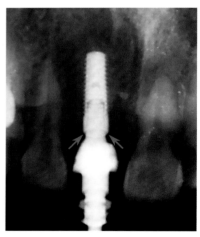

图 4-5-10 根尖片确认转移体就位良好（蓝色箭头示种植体内连接部位与转移体密合）

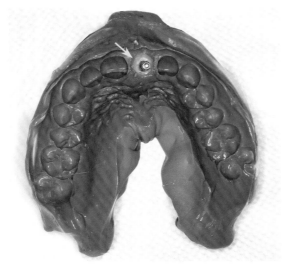

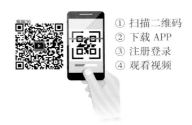

① 扫描二维码
② 下载 APP
③ 注册登录
④ 观看视频

图 4-5-11　完成印模制取，可见个性化转移体于印模材料内（黄色箭头示）

视频 36　个性化取模

二、比色

上颌前牙区的种植修复，美学常常作为最主要治疗的目标，而最终修复体的颜色是影响最终美学效果的重要因素之一，尤其对于单颗上颌前牙缺失，种植修复体颜色与邻牙如何实现协调一致是修复阶段的一个难题。比色是实现这些目标的基础。目前口腔摄影被广泛用来记录患者牙体颜色并将其传递给口腔技师。在此，将通过临床病例的方式向大家阐述美学区域肉眼比色及口腔摄影的步骤要点与方法。

（一）比色前分析

通常可将目标牙体分为 3 个部分，即颈部、体部和切端，对每个区域分别进行比色（图 4-5-12）。

（二）比色

1. 比色操作步骤　在使用比色板进行比色时，能不能直接将整套比色板置于目标牙齿附近，进行"海选"式比色呢？显然是不行的。在比色时，为了得到最精确的结果，需要按照一定的步骤，快速选出目标牙齿颜色。此处以常用的 3D-Master 比色板为例，说明常规的比色步骤。

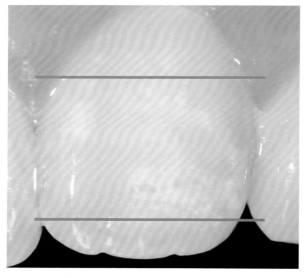

图 4-5-12 目标牙齿三分区比色

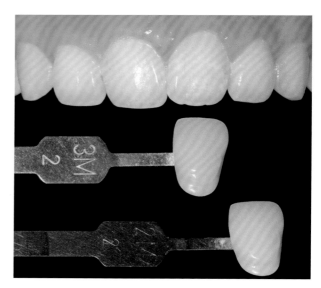

图 4-5-13 确定目标牙齿的明度

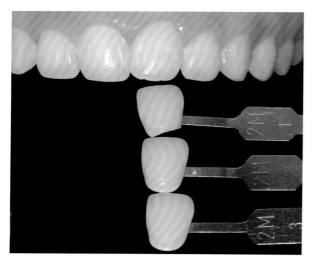

图 4-5-14 确定目标牙齿的饱和度

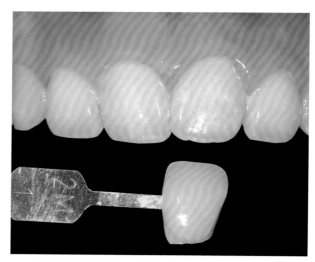

图 4-5-15 最终确认目标牙齿的色相

（1）首先确认明度（value）：将五个明度等级中，饱和度 2、色相 M 者取出与天然牙比较，决定明度（图 4-5-13）。

（2）确定饱和度（chroma）：确定的明度等级中，将色相 M 者取出，决定饱和度（图 4-5-14）。

（3）最后确定色相（hue）：确定的亮度、饱和度等级中，决定色相（图 4-5-15）。

2. 口腔摄影注意要点

（1）不仅要拍摄目标牙齿，同时要将比色片纳入，作为技师选色配色时的参考。注意需将比色片相应的颜色编号清晰地展现出来。

（2）比色片和目标牙齿位于同一冠状平面，确保二者背景颜色相同。

（3）在分区比色拍摄时，比色片和目标牙齿对应的区域应该尽量地靠近。对切端和体部进行比色时，比色片和牙齿应该保持切对切的状态（图4-5-16）。而在对颈部进行比色时，则应该保持比色片和牙齿颈部相对的状态进行拍摄（图4-5-17）。

（4）拍摄时有条件尽量在口内放置标准黑或者标准灰的背景板，否则口腔内颜色容易对比色造成干扰（图4-5-18）。

（5）原则上一张比色照片内只放置一片比色片，多片比色片则需拍摄多张照片。切忌在同一画面内放置过多比色片（图4-5-19），避免技师在参考时产生视觉疲劳及视觉误差。

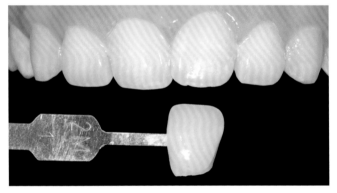

图4-5-16 对比天然牙切端和体部颜色时，需要将比色片与牙齿切对切放置

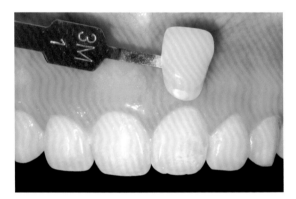

图4-5-17 对比天然牙颈部颜色时，需要将比色片颈部对天然牙颈部放置

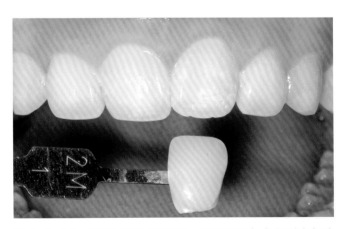

图4-5-18 比色时没有背景板，口腔内颜色容易对比色造成干扰

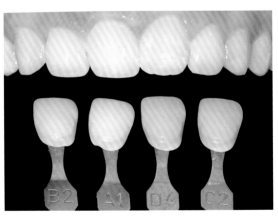

图4-5-19 照片中纳入过多比色片，容易造成技师在参考时产生视觉疲劳及视觉误差

三、修复设计

种植上部结构的固位方式主要包括螺丝固位和粘接固位两种，在美学区，应该如何确定修复体的固位方式呢？

美学区种植修复选择何种固位方式主要取决于种植体长轴穿出的方向。理想的前牙种植体轴向应使其长轴从修复体腭侧穿出，上部修复是通过螺丝固位的方式直接与种植体颈部相连接。其优点是完全没有粘接剂残留的风险，而且不需要破坏修复体即可就位及取下修复体。另外，对于部分种植系统，若偏向唇侧的角度在 25° 以内，也可以使用该系统的原厂角度基台——角度螺丝通道（angulated screw chanel，ASC）基台对种植体轴向进行修正，从而转化为螺丝固位（图 4-5-20~ 图 4-5-23）。

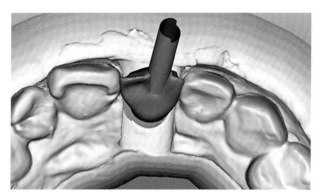

图 4-5-20 种植体长轴从切端穿出

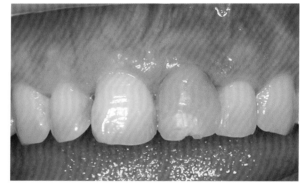

图 4-5-21 螺丝通道从切端穿出，切缘瓷层太薄

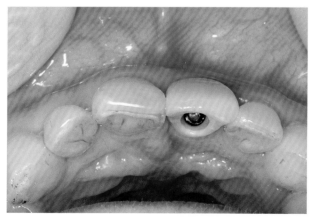

图 4-5-22 通过角度基台将穿出位置从切端纠正到腭侧

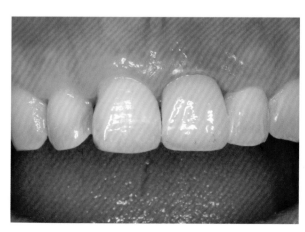

图 4-5-23 完成修复

在临床中由于解剖条件不同（比如前庭沟存在凹陷）、术者自由手误差等原因，使得种植体不能植入在最佳的轴向倾斜角度上，螺丝通道会从切端或者切端偏唇侧穿出，此时需要采用粘接固位，避免螺丝通道影响美观。另外，对于螺丝通道可从切端偏腭侧穿出，但是螺丝通道可能会导致牙冠切缘瓷层太薄等情况，此时如选择螺丝固位方式，一方面会影响切端瓷的透光性而导致美学风险，另一方面增加了修复体崩瓷的风险。在这种情况下笔者建议应选择粘接固位方式进行修复。

对于不同的固位方式，基台是如何选择的呢？前牙与后牙相比既有共性也有特性。共性在于两者均要求基台材料表面可以形成良好的上皮附着，从而使种植体周组织保持稳定，且具有较高的抗折裂性能，因此均可以选择成品的纯钛基台（图4-5-24），当穿龈较深时，也可以选择可研磨基台进行个性化设计。对于螺丝固位的基台选择和后牙基台选择基本相同，而对于粘接固位的基台，又有一些特殊之处。

1. 对于前牙区，当种植体轴向从修复体切端或者切端偏唇侧穿出，只能设计为粘接固位，而此时螺丝孔会牺牲一定粘接高度，为保证粘接效果，应至少除腭侧外三个面均有5mm基台粘接高度（图4-5-25），并且尽量制作为类似天然牙备牙后的个性化形态，增加粘接面积并便于粘接剂的去除。

2. 为避免穿龈过深，粘接剂无法去除（图4-5-26），修复体边缘位于龈下不能超过2mm，而为了保证美学效果，修复体唇侧及近远中边缘需要位于龈下至少0.5mm。

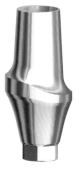

图4-5-24　美观基台（纯钛）

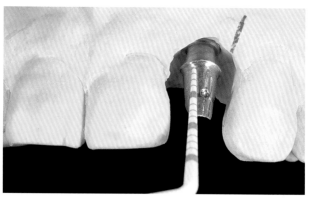

图4-5-25　基台粘接高度应保证除腭侧外每个面都达5mm

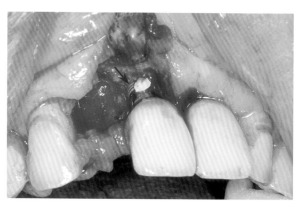

图4-5-26　基台穿龈过深，粘接后粘接剂残留（蓝色箭头示）

3. 根据修复体对牙龈的塑形情况，目前粘接固位的基台有以下两种主要形式：

（1）直径较窄的成品钛基台：主要通过牙冠与牙龈接触进行软组织塑形和改建。

（2）个性化基台：设计为牙体预备形态，主要通过钛基台对穿龈进行塑形。个性化基台是根据患者独特的种植体植入位置、牙龈形态、缺牙间隙，由医师和技师进行个别设计或调改的基台。

目前个性化基台应用最多的是可研磨基台及计算机辅助设计/计算机辅助制作（computer-aided design/computer-aided manufacturing，CAD/CAM）基台，这种基台可以对穿龈位置、基台高度、基台形态均进行个性化设计，如图 4-5-27 所示，基台设计为牙体预备体形态，首先尽可能保证 5mm 的基台粘接高度（图 4-5-28，图 4-5-29），在此基础上，腭侧基台边缘可设计为平龈，其他部位基台边缘位于龈下 0.5~1mm（图 4-5-30，图 4-5-31）。

4. 对于薄龈生物型患者，为避免金属基台影响美学效果，可以使用窄基台设计，目前临床中已开始采用 Ti-base 为基底的个性化设计的氧化锆基台（图 4-5-32），这类基台保证美学效果的同时又有良好的机械特性。

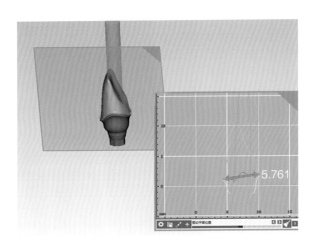

图 4-5-27　预备体形态，根方直径 5.8mm

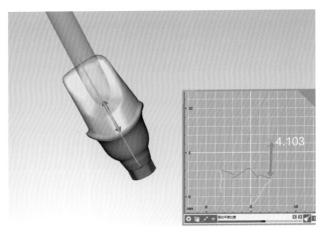

图 4-5-28　腭侧粘接高度 4.1mm

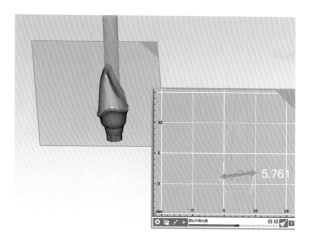

图 4-5-29 唇侧粘接高度 9.0mm

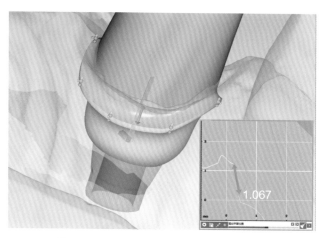

图 4-5-30 唇侧肩台位于龈下约 1mm

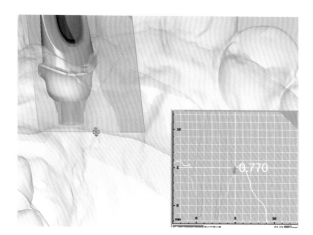

图 4-5-31 腭侧肩台位于龈下 0.8mm

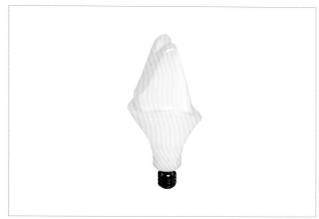

图 4-5-32 个性化氧化锆基台

医疗机构名称：_____

检查人员：_____ 检查日期：_____

检查要求	落实标准	检查结果
取模时间	1. 取模时机——牙龈塑形完成 2. 软组织、修复体、咬合和邻接评估	☐ ☐
取模物品准备	1. 螺丝刀、替代体、一次性器械盘、漱口杯、三用枪、冲洗针、生理盐水和聚醚 2. 自凝树脂，加成型硅橡胶 3. 开窗式转移体、托盘	☐ ☐ ☐
制作个性化转移体	1. 取下临时修复体，与替代体相连接 2. 硅橡胶包绕临时修复体穿龈部位及替代体 3. 凝固后取下临时修复体，形成硅橡胶阴模 4. 开窗式转移体与硅橡胶内的替代体相连接 5. 自凝树脂注入硅橡胶阴模 6. 树脂凝固后取下开窗式转移体，完成制作	☐ ☐ ☐ ☐ ☐ ☐
工作模型制取	1. 小棉球填倒凹 2. 就位个性化转移体，根尖片辅助确认就位 3. 托盘准确开孔，并可于口内正确就位 4. 选择适宜印模材料制取印模 5. 检查印模	☐ ☐ ☐ ☐ ☐
对颌模型制取	1. 制取对颌模型 2. 印模检查	☐ ☐
连接替代体	1. 准确连接替代体 2. 转移体－替代体复合体在印模内无旋转、移位	☐ ☐
比色	1. 依次选择合适的明度、饱和度、色相的比色板 2. 切端及体部比色 3. 颈部比色	☐ ☐ ☐
模型灌注	1. 注射人工牙龈 2. 人工牙龈硬固后灌注石膏模型 3. 石膏硬固后分离印模与工作模型	☐ ☐ ☐
固位方式及基台选择	1. 根据植体穿出位点选择合适的固位方式 2. 粘接基台的要求　基台边缘在龈下 0.5~1mm、粘接高度≥5mm、瓷层空间达到强度要求	☐ ☐

本章前五节主要介绍了上颌前牙区单颗牙缺失种植修复的术前评估、延期种植手术与即刻种植手术、即刻修复、二期手术及取模的临床流程，本节将介绍上颌前牙区单颗牙缺失的戴牙流程。在第二章中我们详细介绍了单颗后牙缺失的戴牙流程，主要包括粘接固位和螺丝固位的戴牙，那么前牙区和后牙区在戴牙过程中有什么不同呢？

图 4-6-1 为患者 21 最终修复后的口内像，大家认为这样的修复体有什么问题呢？

可以看到 21 牙冠明显将龈缘推向了根方，导致 21 龈缘高于 11 龈缘且黏膜发白；其次色泽偏黄，没有颈部、体部、切端的颜色变化；另外切端也长于对侧同名牙。因此，在行单颗上颌前牙的修复试戴时，首先要观察牙冠颜色、形态是否与对侧同名牙协调（图 4-6-2）。

其次是咬合的调整，单颗上颌前牙种植修复应遵循种植修复的一般原则，即种植牙咬合轻于天然牙。

1. 牙尖交错𬌗 单颗上颌前牙咬合一般为牙尖交错位轻接触或者不接触，表现为用 12μm 咬合纸检查应完全没有咬合印迹，用 100μm 咬合纸检查不应有明显的咬合印迹（图 4-6-3）。

2. 前伸运动 若种植牙为中切牙或者侧切牙，前伸需要与其他牙齿共同引导，引导痕迹弱于天然牙（图 4-6-4）；若种植牙为尖牙，前伸运动时应没有咬合印记。

3. 侧方运动 若种植牙为中切牙或者侧切牙，侧方运动时可形成理想的尖牙保护𬌗，即种植牙此时脱离接触，避免侧向力（图 4-6-5）；若种植牙为尖牙，此时不能由种植牙单独引导，而应设计为与相邻的前磨牙共同引导，形成组牙功能𬌗。

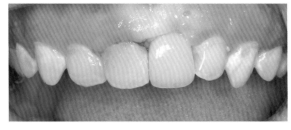

图 4-6-1　21 穿龈位置、颜色、切端长度均存在问题

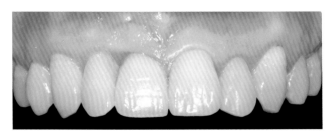

图 4-6-2　观察牙冠颜色、形态是否与对侧同名牙协调

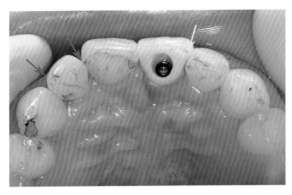

图 4-6-3 牙尖交错位轻接触（蓝色箭头示天然牙咬合点，黄色箭头示种植牙咬合点）

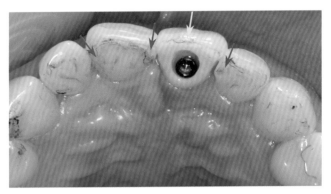

图 4-6-4 前伸运动与天然牙共同引导，引导印迹轻于天然牙（蓝色箭头示天然牙引导印迹，黄色箭头示种植牙引导印迹）

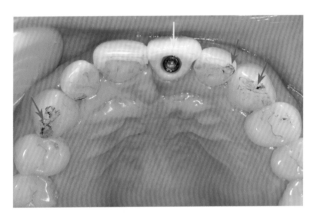

图 4-6-5 侧方运动无引导（蓝色箭头示天然牙存在侧方引导印迹，黄色箭头示种植牙无侧方引导印迹）

前面的章节中我们介绍了上颌前牙区种植修复体的固位方式主要分为螺丝固位和粘接固位两种形式，接下来将详细讲述这两种不同固位方式的戴牙流程。

一、粘接固位修复体的戴牙

1. 戴牙前准备

（1）模型检查工作

1）修复体：修复体位置及形态应与余留天然牙相协调，唇（颊）舌面凸度适当，𬌗面及邻面形态与天然牙相近（图 4-6-6，图 4-6-7）。

2）牙冠固位力：基台具有一定的抗修复体旋转作用，牙冠不能在基台上发生明显旋转。

3）基台𬌗面与对颌牙间的修复空间约 1.5~2mm。

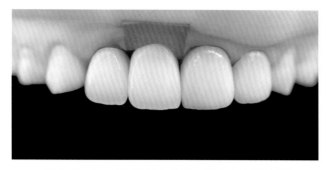
图 4-6-6　检查修复体位置、形态与邻牙协调

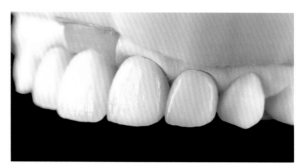
图 4-6-7　检查修复体形态与邻牙协调

4）基台至少 3 个面的粘接高度应≥5mm（图 4-6-8，图 4-6-9）。

5）检查修复体外部形态，应具有良好的穿龈形态。

（2）口内检查（图 4-6-10，图 4-6-11）

1）临时修复体塑形牙龈情况。

2）口腔卫生状况，邻近天然牙的牙体及牙周情况。

3）种植术区及天然牙的黏膜是否存在红肿、出血、溢脓等炎症表现。

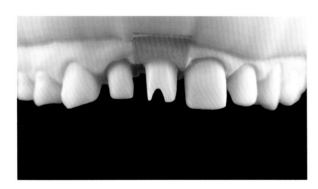
图 4-6-8　检查基台，唇侧粘接高度应≥5mm

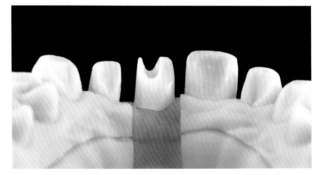
图 4-6-9　检查基台，腭侧粘接高度应≥5mm

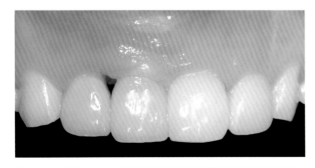
图 4-6-10　口内检查可见临时修复体塑形效果良好，牙龈无红肿、溢脓

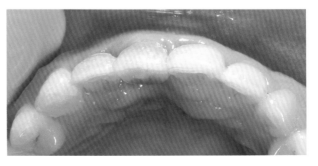
图 4-6-11　口内检查可见牙龈凸度良好

2. 戴牙步骤

（1）旋下临时修复体。

（2）生理盐水冲洗袖口（图4-6-12）。

（3）利用就位树脂key就位修复基台。

（4）检查及去除骨组织/邻牙/软组织阻力，具体方法参考表2-4-1。

（5）临时粘接：用水门汀对修复体进行临时粘接，随后通过拍摄根尖片检查基台、牙冠就位情况（图4-6-13）。

（6）调𬌗，检查牙尖交错位、前伸、侧方咬合无干扰。

（7）制作粘接代型（图4-6-14）。

（8）取下牙冠，抛光、清洁、消毒、干燥牙冠及基台表面。

（9）施加扭矩负荷，达到相应种植系统要求的扭矩。

（10）封洞材料封闭螺丝孔（图4-6-15）。

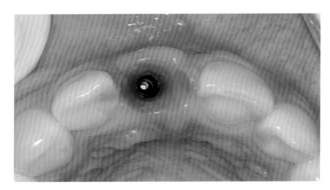

图4-6-12　生理盐水冲洗牙龈袖口

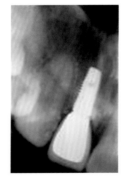

图4-6-13　根尖片辅助确认基台及牙冠就位

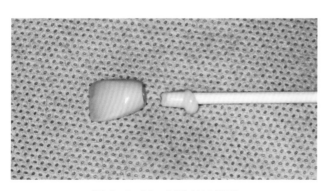

图4-6-14　制作粘接代型

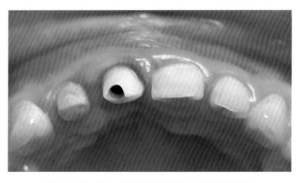

图4-6-15　需要封洞材料封闭螺丝孔

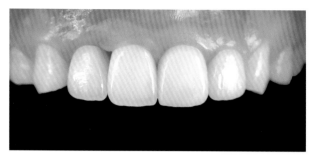

图 4-6-16　完成粘接（正面观）

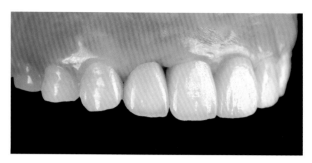

图 4-6-17　完成粘接（右侧面观）

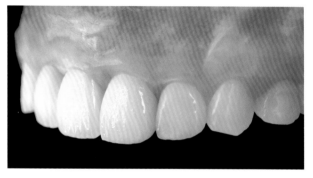

图 4-6-18　完成粘接（左侧面观）

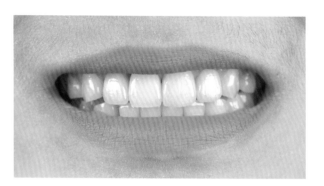

图 4-6-19　口外观

（11）玻璃离子粘接剂薄薄一层涂于牙冠组织面，先就位于粘接代型，清理溢出的粘接剂，然后缓慢将牙冠就位于口内，去除颈部溢出的粘接剂，探诊检查边缘是否密合，判断牙冠是否就位，然后手辅助压住牙冠，使用牙线去除邻面的粘接剂，等待彻底硬固（图 4-6-16~图 4-6-19）。

（12）再次检查咬合。

二、螺丝固位修复体的戴牙

在笔者临床工作中，前牙区螺丝固位方式主要为基台与修复体作为一体化冠整体与种植体通过螺丝连接的方式（图 4-6-20，图 4-6-21），这种方式省略了口内粘接的步骤，椅旁操作较为简单，下面将介绍此种固位方式的戴牙流程。

1. 修复体就位

（1）取下临时修复体，生理盐水冲洗牙龈袖口（图 4-6-22，图 4-6-23）。

（2）将一体化冠就位于口内，用螺丝固位基台专用的螺丝刀旋紧基台螺丝。

（3）若存在邻接过紧或者软组织阻力，会出现修复体螺丝才拧一两圈就已经拧紧的情况，此时应调磨邻接、去除软组织阻力，方法同粘接固位修复体戴牙中的牙冠就位。

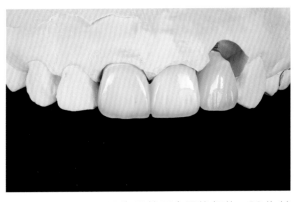

图 4-6-20　11、21 为天然牙全冠修复体，22 为基台与修复体一体化冠（唇面观）

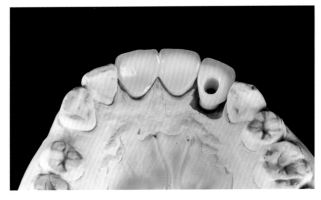

图 4-6-21　11、21 为天然牙全冠修复体，22 为基台与修复体一体化冠（腭侧观）

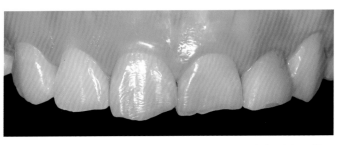

图 4-6-22　22 临时修复体塑形 3 个月后，穿龈形态理想

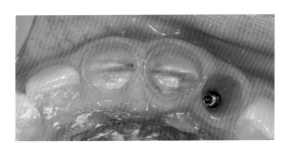

图 4-6-23　生理盐水冲洗牙龈袖口

（4）完全被动就位之前不可以最大扭矩拧紧修复体螺丝。

2. 确认无软组织阻力且邻接关系适宜后，拍摄根尖片检查修复体就位情况（图 4-6-24）。

3. 调𬌗原则同粘接固位修复体。

4. 预紧螺丝　不同种植体系统其中央螺丝的预紧力不同，必须严格根据厂家要求预紧中央螺丝。

5. 达到预紧力后，用生胶带封闭中央螺丝孔，树脂封洞。

6. 再次检查咬合，牙尖交错位、前伸、侧方咬合时树脂上均不可有咬合接触点。

图 4-6-25~ 图 4-6-27 所示最终修复完成的效果。

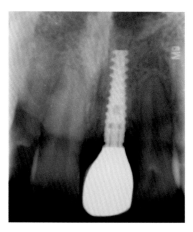

图 4-6-24 根尖片确认修复体就位

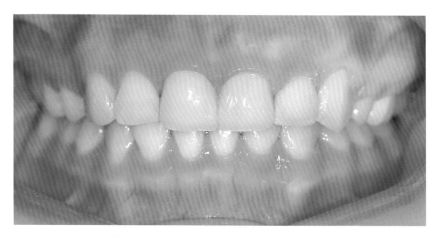

图 4-6-25 最终修复完成效果（唇面观）

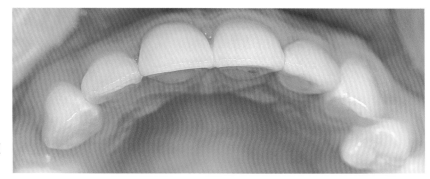

图 4-6-26 最终修复完成效果（腭侧观）

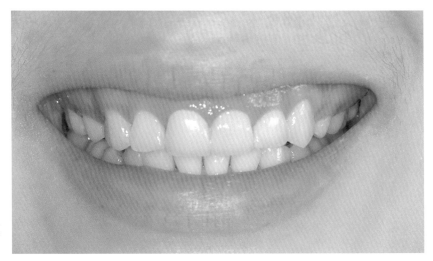

图 4-6-27 最终修复完成效果（微笑像）

医疗机构名称：_____

检查人员：_____　　检查日期：_____

检查要求	落实标准	检查结果
粘接固位修复体		
模型检查	1. 修复体　修复体位置及形态应与余留天然牙相协调	☐
	2. 牙冠固位力,基台至少3个面粘结高度应≥5m,基台需具有一定的抗修复体旋转作用	☐
	3. 基台拾面与对颌牙间的修复空间达到强度要求	☐
	4. 检查修复体外部形态,应具有良好穿龈形态	☐
口内检查	1. 临时修复体塑形牙龈情况	☐
	2. 口腔卫生状况,邻牙及牙周情况	☐
戴牙步骤	1. 旋下临时修复体	☐
	2. 生理盐水冲洗袖口	☐
	3. 利用就位树脂key、基台标记或牙冠就位修复基台	☐
	4. 检查、去除戴牙阻力,就位修复体	☐
	5. 确认修复体形态良好,临时粘接	☐
	6. 拍摄根尖片检查基台、牙冠就位情况	☐
	7. 调拾,检查牙尖交错位、前伸、侧方咬合无干扰	☐
	8. 制作粘接代型	☐
	9. 取下牙冠,抛光、清洁、消毒、干燥牙冠及基台表面	☐
	10. 施加扭矩负荷	☐
	11. 封洞材料封闭螺丝孔	☐
	12. 玻璃离子粘接	☐
	13. 去除邻面的粘接剂	☐
	14. 再次检查咬合	☐
螺丝固位修复体		
模型检查	1. 修复体　修复体位置及形态应与余留天然牙相协调	☐
	2. 基台拾面与对颌牙间的修复空间达到强度要求	☐
	3. 检查修复体外部形态,应具有良好穿龈形态	☐
口内检查	1. 临时修复体塑形牙龈情况	☐
	2. 口腔卫生状况,邻牙及牙周情况	☐
戴牙步骤	1. 取下临时修复体,生理盐水冲洗牙龈袖口	☐
	2. 螺丝固位一体化冠就位于口内	☐
	3. 检查、去除戴牙阻力	☐
	4. 拍摄根尖片检查基台、牙冠就位情况	☐
	5. 调拾,检查牙尖交错位、前伸、侧方咬合无干扰	☐
	6. 施加扭矩负荷	☐
	7. 封洞材料封闭螺丝孔	☐
	8. 再次检查咬合	☐

前面的六节内容主要介绍了单颗上颌前牙缺失的规范化治疗程序，而在口腔数字化技术高速发展的今天，数字化引导技术可帮助临床医师更轻松、更精确地植入种植体，得到精确的植入位置，为获得满意的美学修复效果打下良好的基础。目前种植外科阶段应用较成熟的数字化引导技术包括数字化导板和数字化导航两类，修复阶段主要包括数字化印模。本节将详细介绍单颗上颌前牙缺失的数字化治疗程序。

一、术前设计

术前设计主要包括数字化微笑设计、虚拟排牙、种植手术导板设计和数字化导航设计等。

（一）数字化微笑设计

在本章第一节的术前准备中，提到了在种植手术前使用经验性排牙后口内 mock-up，制作压膜式导板引导外科手术的方法。但是对于一些邻近的天然牙有旧修复体需要重新修复或者天然牙存在散在间隙的病例，经验性排牙有时会与实际情况存在偏差（图 4-7-1~ 图 4-7-3）。图 4-7-4 所示病例虽然是一个连续多颗前牙缺失的病例，但是可以展示出数字化微笑设计的优势。

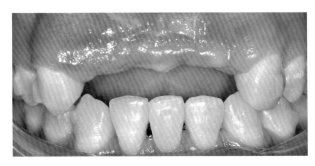

图 4-7-1　术前口内记录

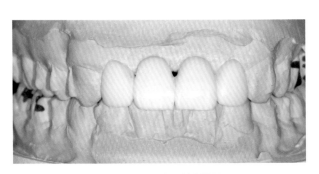

图 4-7-2　经验性排牙

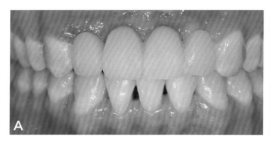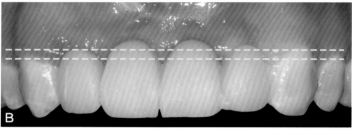

图 4-7-3　口内 mock-up

A. 经验排牙口内 mock-up　B. 中切牙龈缘位置不合理，偏根方

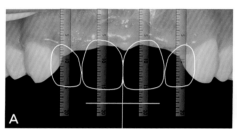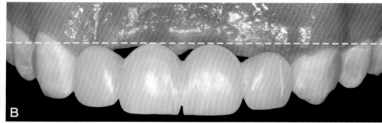

图 4-7-4　数字化微笑设计

A. 数字化微笑设计指导排牙　B. 口内 mock-up 前牙较为协调

数字化微笑设计是如何进行理想的术前设计的呢？ 这需要从数字化微笑设计的原理开始介绍。

数字化微笑设计（digital smile design，DSD）是运用预设的数码摄影、摄像技术记录患者面部表情运动、情绪变化，并基于牙与面部各项比例参数的分析，判断牙、牙龈、唇及面部微笑的协调关系。医师可运用电脑软件，基于牙与面部美学参数重新设计牙齿的位置、形态，获得模拟饰面，利用数码标尺获得模拟修复体相应参数，从而制作诊断蜡型、制订治疗计划以及促进医患沟通。

数字化美学设计已经广泛应用于修复、正畸等领域，是兼顾红白美学、口-面美学与面部美学的新兴治疗手段，考虑静态与功能状态下的修复效果，是单颗上颌前牙缺失病例数字化治疗流程的第一步，**那么 DSD 的标准流程是什么呢？**

1. 临床照片收集

（1）口外面像（图 4-7-5）

1）下颌姿势位像：用于分析面部比例及测量内眦间距离，可根据下颌姿势位时上颌切牙的暴露量确定是否需要调整牙冠暴露量，女性通常为 3.4mm，男性相对较少，约为 1.91mm；随着年龄增长暴露量逐渐减小（图 4-7-6）。

2）微笑像：切缘相连的曲线通常向下凹，与下唇的自然凹陷相协调。理想的切缘连线与笑线、下唇线相一致。同时，根据微笑像可测量中切牙微笑时的牙龈暴露量（图 4-7-7）：

① 低位：微笑时上颌前牙暴露≤75%。

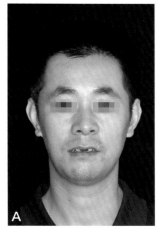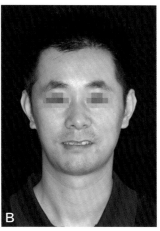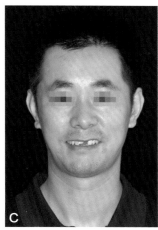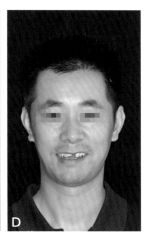

图 4-7-5　术前面像

A. 下颌姿势位像　B. 轻笑像　C. 微笑像　D. 大笑像

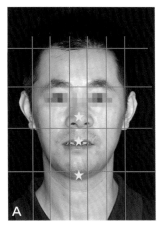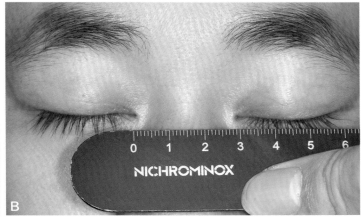

图 4-7-6　下颌姿势位像分析

A. 分析面部比例　B. 测量内眦间距离

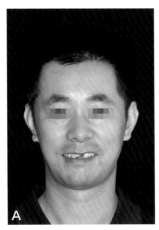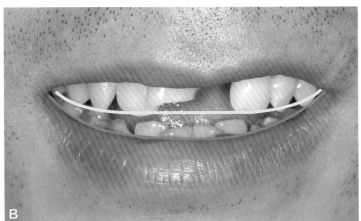

图 4-7-7　微笑像分析

A. 微笑像　B. 切缘连线与笑线、下唇线相一致

② 中位：微笑时上颌前牙暴露 75%~100%，龈乳头较少暴露。

③ 高位：微笑时显露 100% 上颌前牙及部分牙龈。

④ 露龈笑：微笑时牙龈暴露量超过 3~4mm。

3）大笑像：主要用于分析露龈笑。

（2）发音像（图 4-7-8）

1）发 /m/ 音：类似下颌姿势位，评估切牙长度与下唇的关系，也是 DSD 设计的核心照片之一，用于测量切牙中线和切牙的暴露量。

2）发 /i/ 音：确定上颌切牙长度，一般来说，当年轻患者发 /i/ 音的时候，上颌切牙几乎占据全部上下唇间隙。如过短，需增加至间隙的 80% 以上。

3）发 /s/ 音：上下颌牙达到最大的临近水平，用于对下颌运动的轨迹进行评估。上颌牙齿稍微伸长、轻微的上颌切牙舌倾或下颌前牙唇倾都会影响发音的准确性。准确发 /s/ 音时，上下颌牙齿一定不会接触。也可用于确定垂直距离，如上下颌牙弓之间有较大间隙，则需要增加垂直距离，若垂直距离过高，/s/ 不易发出。

4）发 /f/ 音：发 /f/ 音时，切缘刚接触到下唇干湿分界线为宜，如患者能够准确、流畅地发 /f/ 音，提示上颌切牙长度和侧貌恢复适宜。

（3）90° 侧位像、45° 侧位像：测量鼻唇角，分析唇部凸度与面部关系（图 4-7-9）。

（4）口内像（图 4-7-10~ 图 4-7-16）

1）全牙列咬合像：1 张，用于分析上、下颌咬合关系，上下颌前牙覆𬌗、覆盖关系。

2）侧方咬合像：2 张，用于分析后牙区咬合关系、磨牙咬合关系。

3）上下颌全牙弓像：2 张，用于分析全牙弓排列及位置关系（图 4-7-13，图 4-7-14）。

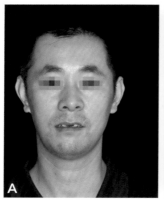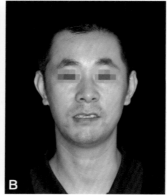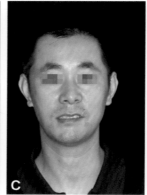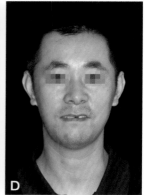

图 4-7-8 发音像

A. 发 /m/ 音　B. 发 /i/ 音　C. 发 /s/ 音　D. 发 /f/ 音

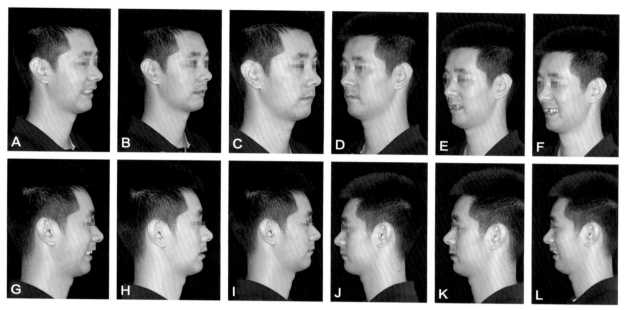

图 4-7-9 90°、45°侧位像

A. 右侧大笑45°侧位像　B. 右侧微笑45°侧位像　C. 右侧下颌姿势位45°侧位像　D. 左侧下颌姿势位45°侧位像　E. 左侧微笑45°侧位像　F. 左侧大笑45°侧位像　G. 右侧大笑90°侧位像　H. 右侧微笑90°侧位像　I. 右侧下颌姿势位90°侧位像　J. 左侧下颌姿势位90°侧位像　K. 左侧微笑90°侧位像　L. 左侧大笑90°侧位像

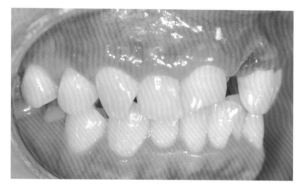

图 4-7-10　侧方咬合像，分析右侧后牙区咬合关系

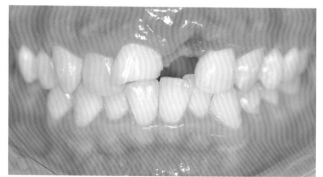

图 4-7-11　全牙列咬合像，分析上下颌咬合关系

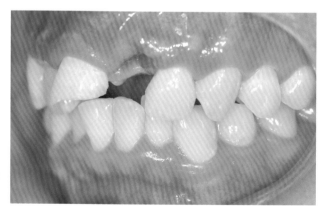

图 4-7-12　侧方咬合像，分析
左侧后牙区咬合关系

365

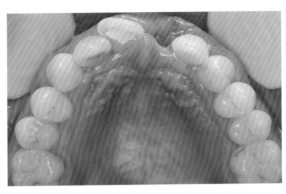

图 4-7-13 上颌全牙弓像，分析上颌弓排列及位置关系

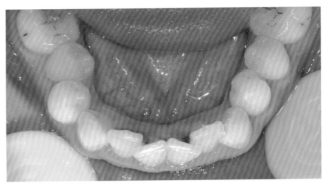

图 4-7-14 下颌全牙弓像，分析下颌弓排列及位置关系

4）上下颌前牙黑背板像（图 4-7-15）：2 张，用于整体牙齿颜色状况分析，色彩分析，形态及对称度分析。其中，上颌前牙黑板像是 DSD 设计的核心照片之一，拍摄精度要求非常高，笔者通常会从不同角度拍摄 8~10 张（图 4-7-16），然后挑选黑背板像与口外微笑像牙列重合度最高的一张照片进行进一步 DSD 设计（图 4-7-20）。拍摄时患者平躺，鼻底－颏底连线平行于地面，先从侧面看，把相机摆到患者面中线的垂直顶端，再看镜头，从面中线的正上方－额头方连续弧线拍照 10 张，注意一直盯住镜头不拿开看，对焦到切牙乳头，拍照轨迹是以中切牙之间龈乳头为圆心的弧线（图 4-7-16）。

2. 确定上颌中切牙切端位置（图 4-7-17，图 4-7-18）

（1）上颌中切牙切缘切龈向位置：主要参考下颌姿势位时切牙暴露量，女性上颌切牙的可见度平均值（3.4mm）大于男性（1.91mm）；年轻患者平均值（3.37mm）明显大于中年患者（1.26mm）。

（2）上颌中切牙切缘唇舌向位置：主要参考上颌前牙牙长轴唇舌向倾斜度；发"f"音时，切缘位置即为切牙切缘咬在下唇干湿交界线以及前牙覆𬌗覆盖的设计。

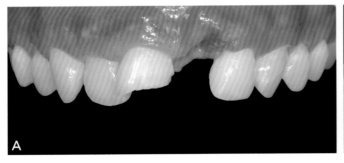

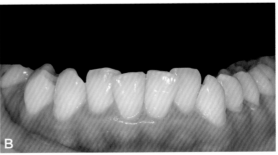

图 4-7-15 上下颌前牙黑背板像

A. 上颌黑背板像 B. 下颌黑背板像

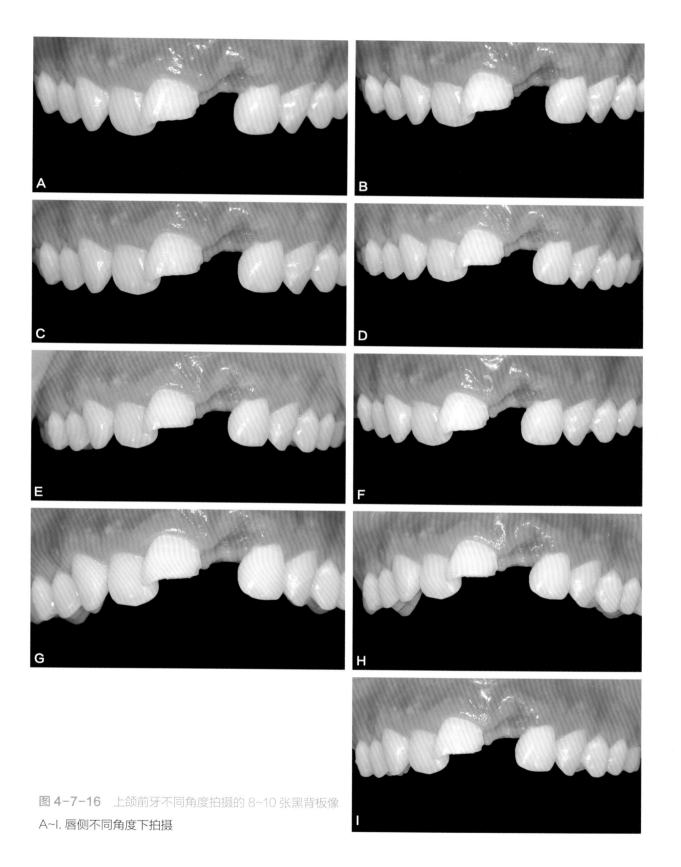

图 4-7-16　上颌前牙不同角度拍摄的 8~10 张黑背板像

A~I. 唇侧不同角度下拍摄

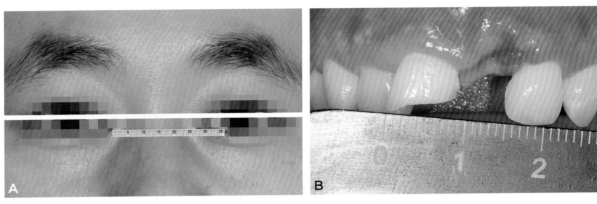

图 4-7-17 测量内眦距及口内牙齿宽度，将现实中的距离转换到虚拟测量尺上

A. 测量内眦距　B. 测量牙齿宽度

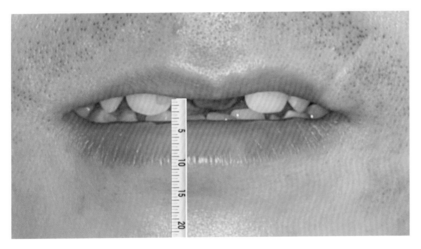

图 4-7-18 一般以下颌姿势位时切缘的暴露量来确定中切牙切缘的位置

（3）在微笑像上画出中线，并画出大笑时上唇线、下唇线及理想切缘的位置（图 4-7-19）。

3. 确定上颌中切牙的长度及龈缘位置　把黑背板口内像与口外像重合后（图 4-7-20），便可将中切牙切缘位置、笑线、面部中线转移至口内照上，以此为基础，根据上颌中切牙临床牙冠宽长比（75%~80%）；完全微笑时牙龈缘暴露量（小于 2~3mm）及上颌中切牙临床牙冠平均长度（10~11mm），即可确定出中切牙的长度和龈缘位置。

4. 确定上颌侧切牙和尖牙的长度及龈缘位置（图 4-7-21）　在确定了中切牙之后，侧切牙及尖牙可以根据上颌前牙牙冠宽度比（黄金分割比例或 Preston 比例）、下唇弧度（微笑时上颌前牙切缘曲线与下唇弧度平行）及龈缘曲线（中切牙龈缘与尖牙平行，侧切牙龈缘较中切牙偏切方 1mm）确定侧切牙和尖牙的长度及龈缘位置。

① 扫描二维码
② 下载 APP
③ 注册登录
④ 观看视频

视频 37　DSD 流程

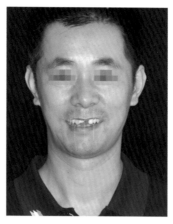

图 4-7-19　在微笑像上画出中线，并画出大笑时上唇线、下唇线及理想切缘的位置

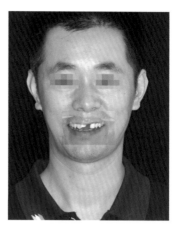

图 4-7-20　黑背板口内像与口外像重合

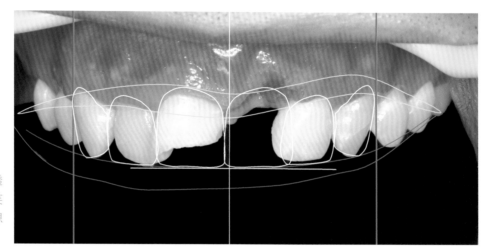

图 4-7-21　将口外像透明化，把患者中线，大笑时上唇线、下唇线及理想切缘位置转移至口内像上

一般而言，牙齿形态（方圆形或者尖圆形）的选择需要结合患者喜好及面型进行决定。

以上所述的是对于单颗前牙或多颗前牙间隔缺失时标准的 DSD 流程，在这里笔者补充另一个简化的，也是由 Christian Coachman 教授提出的 DSD 流程。与标准流程相比，主要简化在不需要拍摄 10 张不同角度的口内黑背板像与口外像重合，用于重合的关键照片只有 2 张（图 4-7-22），拍摄这 2 张照片的关键是相机需使用三角架固定保持不动，患者保持头位不动，可以在患者头部后面抵一个基本无重量的纸盒，先拍摄使用拉钩牵拉的口外像（图 4-7-22A），然后保持头位不动，慢慢将拉钩放下，拍摄患者微笑口外像（图 4-7-22B），将两张照片重合（通过口外标志点如瞳孔、鼻尖、眉间点等及口内的牙齿重合）后进行 DSD 设计。

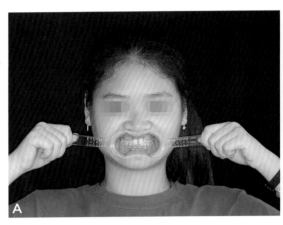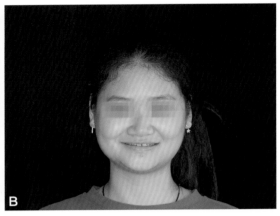

图 4-7-22 简化 DSD

A. 保持头位不动，先拍摄使用拉钩牵拉的口外像　B. 头位不动，拍摄患者微笑口外像

（二）虚拟排牙，mock-up 确定理想龈缘位置（图 4-7-23~ 图 4-7-26）

经过 DSD 设计之后，即可将 DSD 设计传递给技师，技师参照 DSD 设计在口扫 / 仓扫数据重建的模型上进行数字化虚拟排牙。在确认虚拟排牙形态、功能良好后，即可打印虚拟排牙模型。

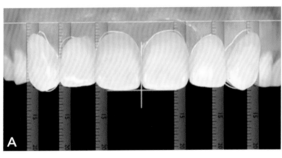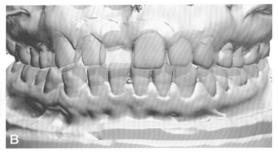

图 4-7-23 术前设计

A. DSD 设计　B. 虚拟排牙

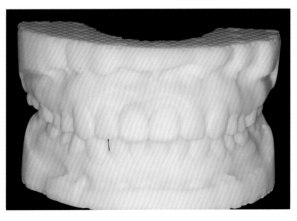

图 4-7-24 打印虚拟排牙模型

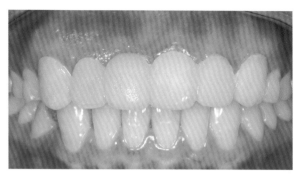

图 4-7-25　口内 mock-up，微调

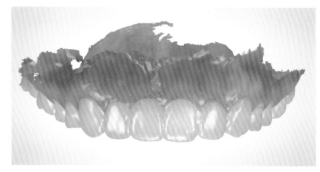

图 4-7-26　口扫记录理想龈缘的位置，以指导种植体的位置

经过口内 mock-up，进一步调整牙齿突度、龈缘位置后，再进行口扫记录最终的龈缘位置，指导种植规划。

（三）种植手术导板设计

通过前面的步骤，临床医师可通过数字化微笑设计及虚拟排牙确定理想龈缘的位置，那么接下来如何实现以修复为导向的数字化术前设计呢？

前面的章节已经详细介绍了种植数字化导板的设计及制作的全过程，本节将以病例引入的方式介绍前牙区数字化种植设计的流程。患者 N4 21 缺失，在通过数字化微笑设计及虚拟排牙确定理想龈缘位置后，医师 N4 开始进行以修复为导向的种植设计，首先在冠状面上，种植体摆放的位置要距离邻牙至少有 1.5mm 安全距离；矢状面上种植体的颈部平台位于唇侧理想龈缘下 2.5~4mm，龈缘内 2mm，同时位于腭侧理想牙齿轮廓内 1mm，不能因为追求螺丝固位而超出腭侧牙齿理想轮廓之外，而造成患者口内的异物感。初步摆放后结合实际的骨形态及轮廓进行种植体轴向的微调，如果矢状面上牙槽骨根方存在较大倒凹，那么为了避免根方种植体穿出骨壁，需要略微调整轴向使得种植体从切端偏唇侧穿出（图 4-7-27~ 图 4-7-29）。

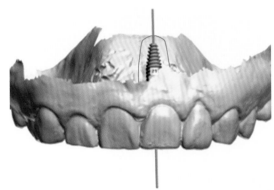

图 4-7-27　种植体穿出位点在切缘偏舌侧

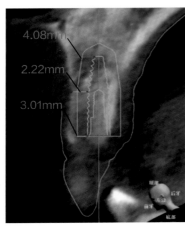

图4-7-28 种植体颈部平台在理想龈缘下2.5~4mm，从切端偏舌侧穿出，保证其唇侧骨板大于2mm

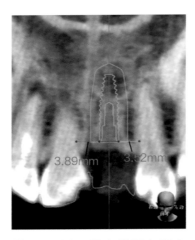

图4-7-29 距离邻牙有至少1.5mm安全距离

种植体位置设计好后即可进行导板设计，设计基本要点主要包括以下方面（图4-7-30~图4-7-32）：

1. 支持牙位 4个或者4个以上。

2. 观测窗设计 缺牙区的近中和远中的牙上靠近缺隙侧都有观察窗，更远离缺隙的位置还需要有1~2个观察窗。

3. 冷却孔设计 颊舌侧都需要设计冷却孔，或者在种植区域将导板悬空设计，便于冷却水进入。

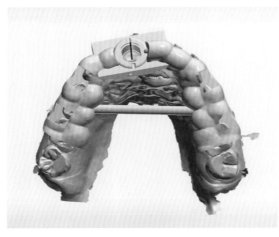

图4-7-30 导板设计

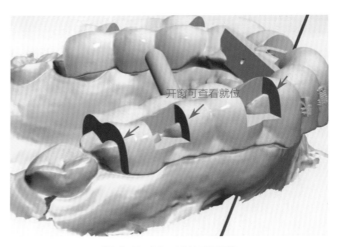

图4-7-31 设计观察窗

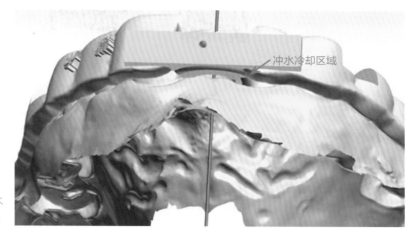

图 4-7-32 设置冲水
冷却区域进行术中冷却

那么在即刻种植中又是如何设计的呢？患者 O4 22 无法保留，通过术前评估，可以进行即刻种植。医师 O4 以现有龈缘位置作为理想龈缘位置进行了数字化设计（图 4-7-33~ 图 4-7-37）。

（四）种植手术导航设计

为了获得更有预期的修复效果，美学区种植数字化技术除了数字化导板外，还有数字化导航的应用。数字化导航技术通过红外光学定位系统实时追踪参考板和手机上的二极管，从而定位患者口腔和手机的实时位置，同时通过计算机匹配技术将在虚拟世界中设计的手术计划匹配到真实的患者口内。上述过程分别称为"标定"和"配准"。

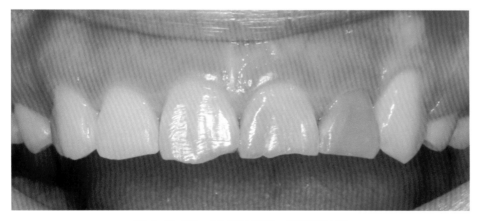

图 4-7-33 22 无法保留，行即刻种植

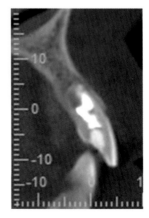

图 4-7-34 22 唇侧骨
板完整，根方剩余骨量
充足

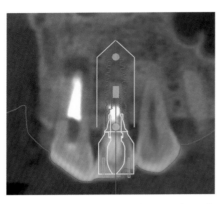

图 4-7-35　种植体距离邻牙有至少 1.5mm 安全距离

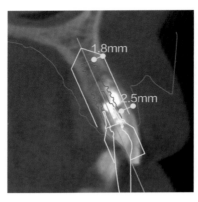

图 4-7-36　种植体与唇侧骨板之间保留至少 2mm

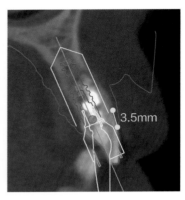

图 4-7-37　现有龈缘位置作为理想龈缘位置，种植体平台在龈缘下 3mm，轴向从切端偏腭侧穿出

　　通过立体定位跟踪系统，在手术中确定手术器械与患者的相对空间位置关系，并与术前 CT 模型整合显示在一起，实时引导手术进行，同时可以实现手术器械的可视化与实时跟踪。

　　导航技术在近年来逐渐广泛运用于临床实践，那么，**如何规范化的使用导航实现单颗上颌前牙缺失的术前设计呢？** 笔者以一例 11 缺失患者的数字化导航引导种植手术为例，介绍数字化导航引导单颗上颌前牙缺失种植手术的治疗流程。

　　患者 P4 11 缺失，无法保留，寻求种植修复，计划为患者进行数字化引导种植手术。

1. 临床照片收集

　　（1）局部微笑像：用于分析微笑时前牙与唇部的关系。图 4-7-38 中患者 P4 为低位笑线，微笑时切缘连线与下唇线一致，美学风险较低。面部微笑像（正面、侧面）用于评估患者微笑时的面部关系（图 4-7-39）。

　　（2）全牙列咬合像：用于分析患者咬合关系，上下颌前牙覆𬌗覆盖关系，磨牙关系等，图 4-7-40A~C 中患者 P4 前牙为 I 度深覆𬌗、正常覆盖，磨牙为中性关系。前牙小开口像主要用于分析上、下颌中线位置关系（图 4-7-40E），可见患者中线不对称，11 修复距离过宽。上下颌牙列像主要用于记录患者牙弓位置、排列关系及全口牙齿磨耗（图 4-7-40D，图 4-7-40F）。

　　（3）上下颌前牙美学区黑背板像：用于分析患者美学区牙齿颜色、形态及对称性（图 4-7-41，图 4-7-42）。分析可见，患者 11 龈缘与 21 龈缘较一致。

　　（4）唇侧丰满度像：帮助医师分析患者软硬组织丰满度，辅助手术计划的制订（图 4-7-43）。该患者唇侧丰满度明显不足，提示一期手术需要在唇侧植骨增加其丰满度。

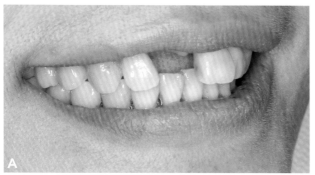
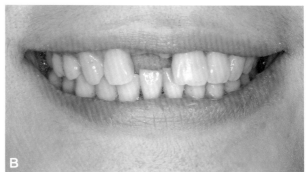
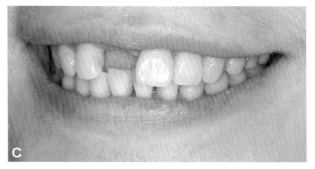

图 4-7-38　局部微笑像，分析微笑时前牙与唇部关系

A. 局部微笑像（右侧）　B. 局部微笑像（正面）　C. 局部微笑像（左侧）

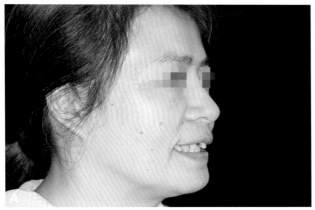
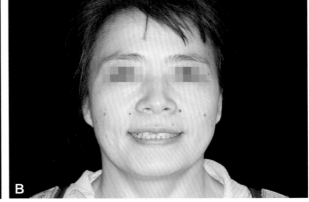
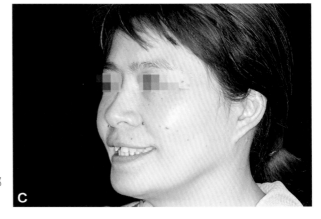

图 4-7-39　面部微笑像，评估微笑时面部关系

A. 面部微笑像（右侧）　B. 面部微笑像（正面）　C. 面部微笑像（左侧）

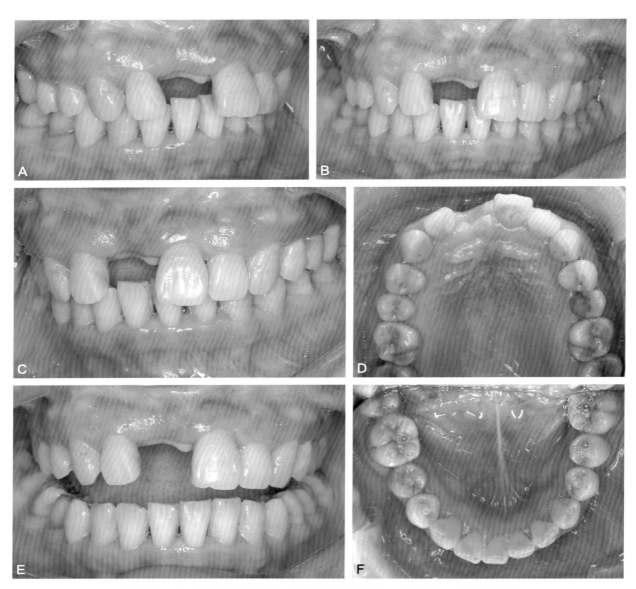

图 4-7-40　牙列及牙弓信息，用于分析患者咬合、覆𬌗覆盖、中线关系等

A. 全牙列咬合像（右侧）　B. 全牙列咬合像（正面）　C. 全牙列咬合像（左侧）　D. 上颌牙列像：25 牙冠变色　E. 前牙小开口像　F. 下颌牙列像

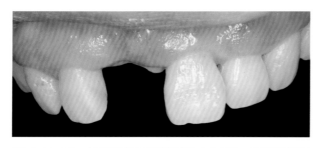

图 4-7-41　前牙美学区黑背板像（上颌），分析牙齿颜色、形态及对称性，同时提供前牙龈缘信息，患者龈缘较为对称

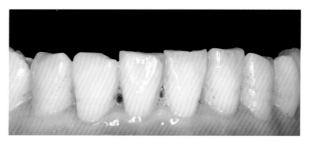

图 4-7-42　前牙美学区黑背板像（下颌），反映下颌牙列信息，患者下颌牙略微不齐

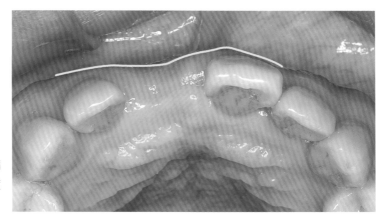

图 4-7-43　唇侧丰满度像（黄线示唇侧丰满度不足）

2. CBCT 及 DICOM 信息获取　为了获得更好的美学效果，前牙区种植应该遵循"三二原则"，即唇舌方向上种植体颈部位于理想龈缘内至少 2mm，垂直方向上种植体平台应位于龈下 2.5~4mm，那么如何在手术设计时获知准确的理想龈缘位置呢？以下是笔者常用的两个方法：

（1）放射性 U 形管技术：先获得患者的研究模型制作美学蜡型，使用放射性阻射材料将理想修复体 mock-up 到患者口内；将合适的 U 形管注射硅橡胶或聚醚橡胶配戴到患者缺牙区，U 形管应该覆盖目标牙位及邻牙。取下 U 形管，修整并去掉影响就位的多余材料，再次复位口内检测是否稳定。在配戴 U 形管的情况下拍摄 CBCT 并获取 DICOM 数据，将获得的 DICOM 数据导入导航系统中即可进行术前设计（图 4-7-44）。

（2）虚拟排牙：另一种获得理想修复体信息的方法是虚拟排牙，患者按照常规流程配戴 U 形管拍摄 CBCT，一般至少要拍摄单颌 CBCT。数字化口扫获得患者牙列及咬合信息，将两者拟合，随后在导航设计时虚拟排牙（图 4-7-45）。

此过程中容易出现的问题及解决方案如下：

1）mock-up 后修复体松动：mock-up 后需要仔细检查使用阻射材料制备的修复体是否稳固，如有松动，可以用流体树脂固定在邻牙上（图 4-7-46）。

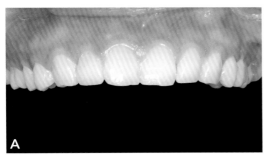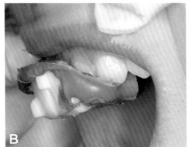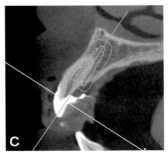

图 4-7-44　放射性 U 形管技术

A. mock-up　B. 配戴 U 形管拍摄 CBCT　C. 将 DICOM 数据导入导航系统中进行术前设计

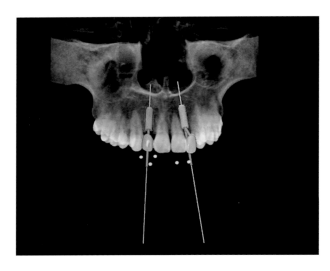

图4-7-45 虚拟排牙

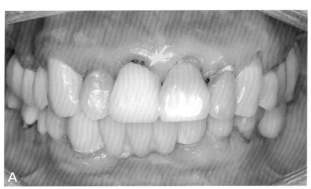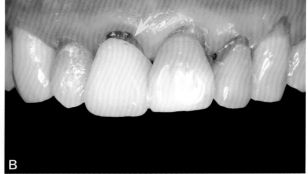

图4-7-46 修复体松动，与A图相比，B图中修复体明显向冠方移位，箭头处可明显看出

2）残根阻挡材料就位：患者有残根情况可能会阻挡 mock-up 材料就位，此时可以根据对侧同名牙信息进行虚拟排牙或者适当调磨残根（图4-7-47）。

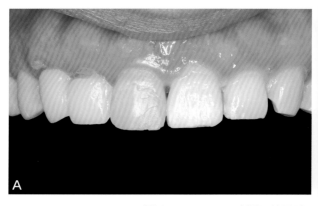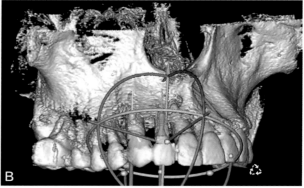

图4-7-47 12残根阻挡导致 mock-up 不到位，使用虚拟排牙

A. 口内 mock-up　B. 虚拟排牙

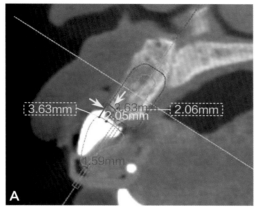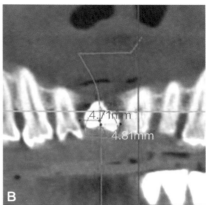

图 4-7-48　种植体位置
设计

A. 三二原则（黄色箭头示）
B. 平分修复体近远中间隙

3. 种植体位置设计　按照"三二原则"设计种植体位置，其余同常规种植体设计（图 4-7-48）。

二、数字化引导的种植手术

（一）数字化导板引导下的种植手术

1. 种植术前　在完成了以修复为导向的种植体位置及导板设计，即可打印数字化导板。术前需要进行导板的试戴，通过多角度观察不同位置的观察窗，确认导板与天然牙是否接触密合，是否存在晃动等情况（图 4-7-49，图 4-7-50）。

2. 导板消毒　导板试戴合适后进行导板冷灭菌消毒。

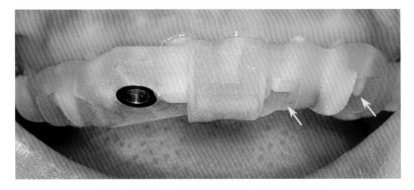

图 4-7-49　术前试戴导板，检查导板就位

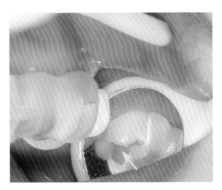

图 4-7-50　多角度观察就位窗

主要通过导板上的多个就位窗观察导板是否与牙齿贴合

3. 种植手术　在就位数字化外科导板后，按照术前推荐的钻针及压板型号，进行逐级预备。一般第一钻可以先采用短钻针初预备，通过平行杆确认轴向及位置正确后，再采用长钻针预备至预定深度，其目的在于如果经短钻针预备后发现轴向出现偏差，可通过长钻针进行相应改向。若第一钻即预备至理想深度，则不利于轴向的纠正。之后按照顺序进行逐级预备，每一钻预备后均应采用平行杆检查轴向、深度是否正确。手术中需要时刻观察以下方面（图4-7-51）：

（1）导板和牙齿的贴合（黄色箭头）。

（2）压板和导板的密合（蓝色箭头）。

（3）钻针是否完全到位（钻针与唇板之间无间隙）。

下面的病例主要呈现数字化导板引导下的全程手术流程（图4-7-51~图4-7-59）：

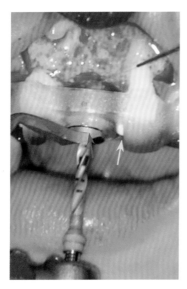 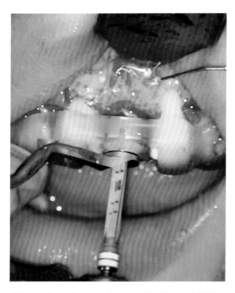 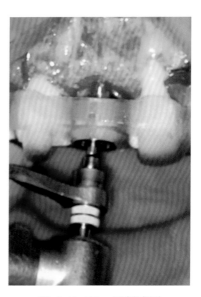

图4-7-51　φ2.2mm先锋钻进行初步预备　　　　图4-7-52　φ2.8mm进行进一步预备　　　　图4-7-53　颈部成型

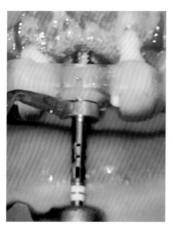 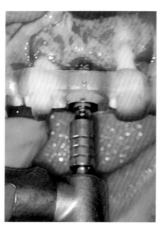 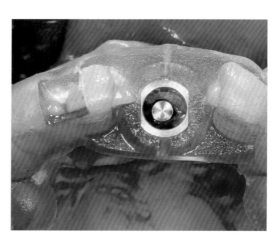

图4-7-54　攻丝　　　　图4-7-55　种植体植入　　　　图4-7-56　种植体位置良好

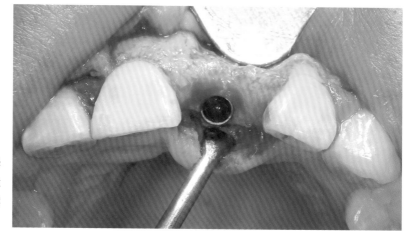

图 4-7-57 取下导板，种植体位置与术前设计一致，紧贴腭侧骨壁

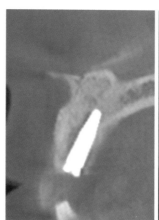

图 4-7-58 术后 CBCT

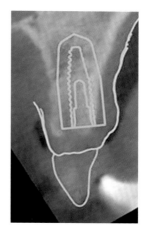

图 4-7-59 术前设计种植体紧贴腭侧骨壁

① 扫描二维码
② 下载 APP
③ 注册登录
④ 观看视频

① 扫描二维码
② 下载 APP
③ 注册登录
④ 观看视频

① 扫描二维码
② 下载 APP
③ 注册登录
④ 观看视频

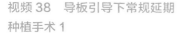

视频 38　导板引导下常规延期种植手术 1

视频 39　导板引导下常规延期种植手术 2

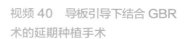

视频 40　导板引导下结合 GBR 术的延期种植手术

数字化导板引导下的前牙区延期种植手术可以实现全程引导，但是在即刻种植中，由于导板不便于术者在术中抵抗来自腭侧的骨板阻力，笔者建议仍然是半程引导，自由手抵抗腭侧骨板阻力植入，避免植体偏向唇侧，具体怎么做呢（图 4-7-60~ 图 4-7-64）？

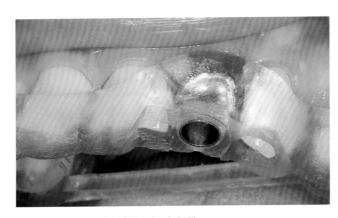

图 4-7-60　导板引导下初步备孔

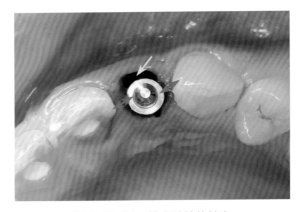

图 4-7-61　检查种植体轴向

使用带有圆盘的指示杆，圆盘边缘模拟修复体边缘，其距离龈缘 2mm 以上（黄色箭头示），腭侧边缘在理想修复体范围内，离近远中天然牙接触点等距（蓝色箭头示）

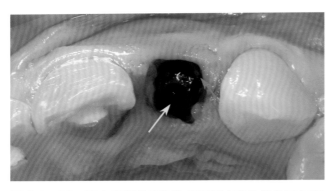

图 4-7-62　两个窝洞分别为种植窝洞（黄色箭头示）和拔牙窝洞（绿色箭头示）（殆面观）

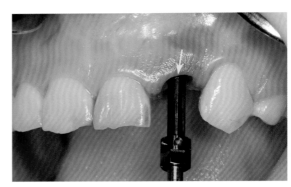

图 4-7-63　自由手植入种植体，同时抵抗来自腭侧骨板的阻力，植入深度以唇侧龈缘为参照，黄色箭头示种植体颈部平台位于龈缘下 3mm

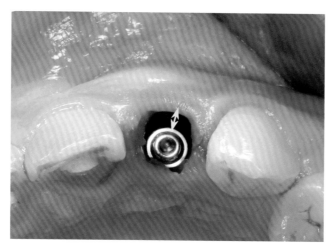

图 4-7-64　种植体与唇侧有大于 2mm 跳跃间隙（黄色箭头示）

① 扫描二维码
② 下载 APP
③ 注册登录
④ 观看视频

视频 41　导板引导下即刻种植手术

1. 为了避免导板引导下钻孔，钻针可能向骨质较少、即唇侧偏斜的问题，笔者尝试采用在导板的引导下，先使用大直径的扩孔钻或者牙槽嵴修整钻头在 2 000rpm 的情况下高速修整腭侧骨壁，修整至术前设计的种植体和唇侧窝洞接触的高度，从而减少了从小直径钻针扩孔过程中，钻针向唇侧偏移的可能性。

2. 就位导板，在导板引导下逐级扩孔，转速为 2 000rpm。

3. 取下导板，使用导向杆检查扩孔方向是否正确。

4. 自由手下，抵抗腭侧阻力植入种植体。

（二）数字化引导下导航手术

1. 术前准备　完成导航标定和配准。

2. 数字化导航引导种植手术　按照术前设计进行种植窝洞预备，每换一根钻针均需要在导航系统中切换对应的钻针，最终完成种植体植入（图 4-7-65~ 图 4-7-70）。

3. 拆除导航设备，完成接下来的手术操作，术后拍摄 CBCT（图 4-7-71，图 4-7-72）。

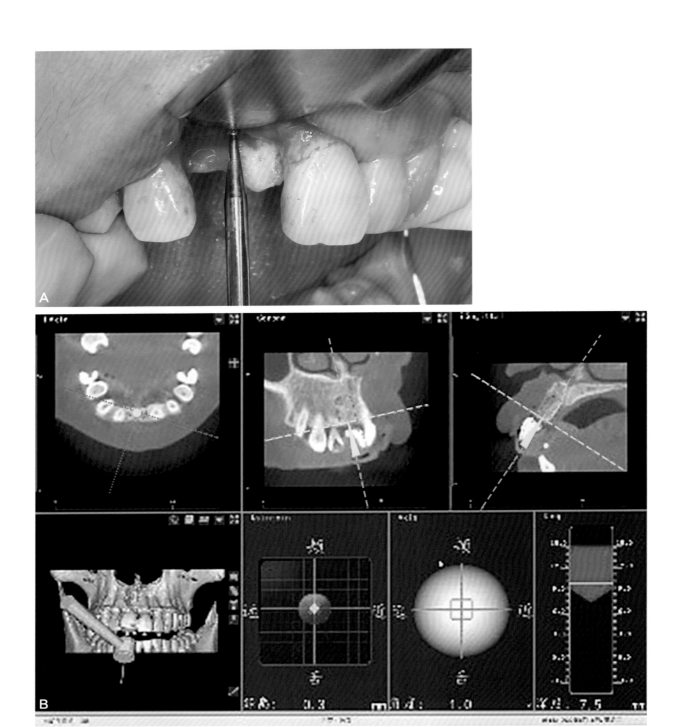

图 4-7-65　φ1.4mm 球钻定点

A. 口内像　B. 导航系统记录

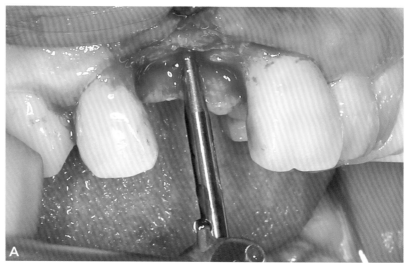

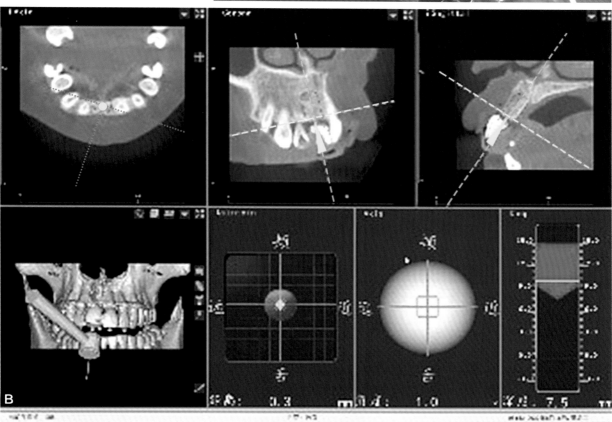

图 4-7-66　φ2.3mm 球钻定点

A. 口内像　B. 导航系统记录

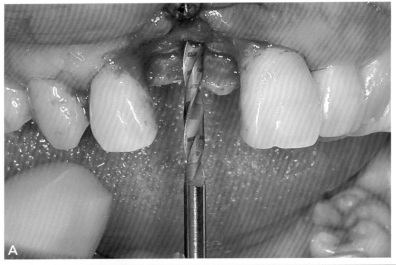

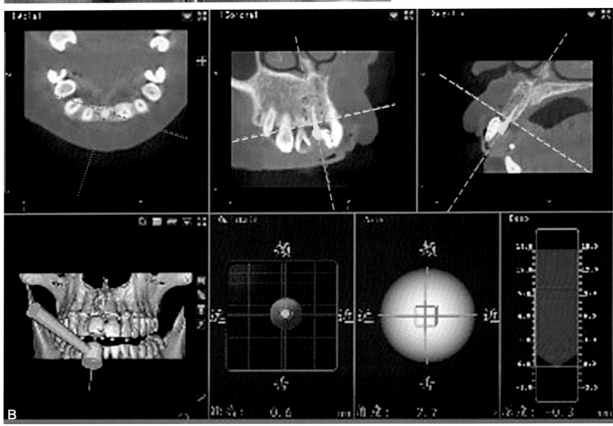

图 4-7-67　φ2.2mm 扩孔钻

A. 口内像　B. 导航系统记录

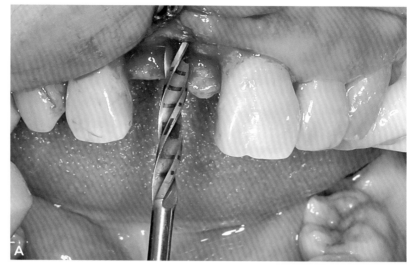

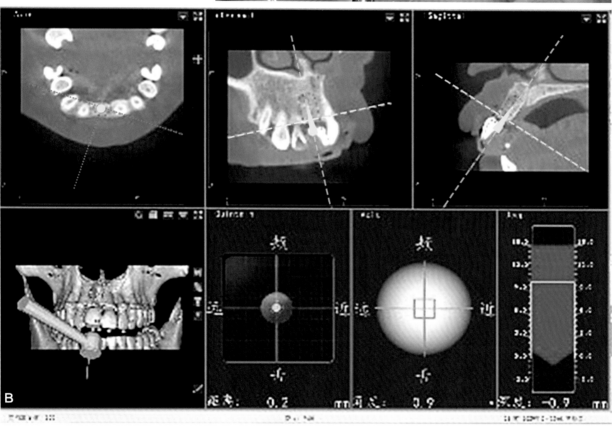

图 4-7-68 φ2.8mm 扩孔钻

A. 口内像　B. 导航系统记录

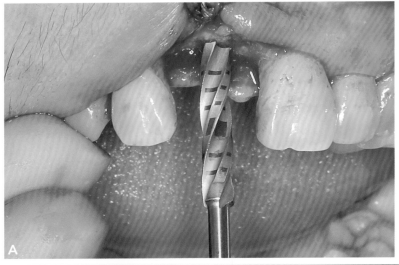

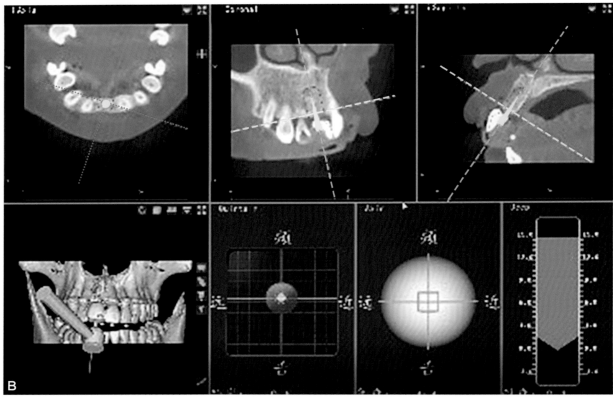

图 4-7-69　φ3.5mm 扩孔钻

A. 口内像　B. 导航系统记录

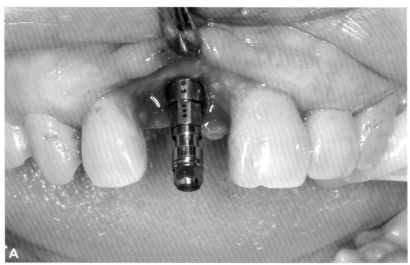

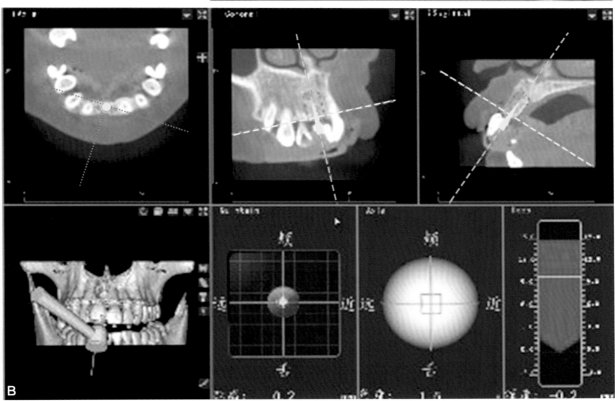

图 4-7-70　植入种植体

A. 口内像　B. 导航系统记录

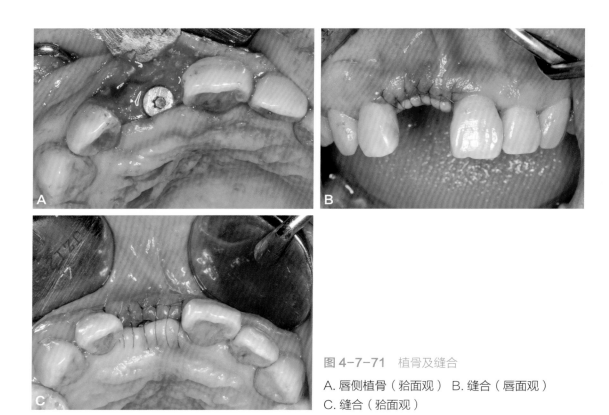

图 4-7-71　植骨及缝合

A. 唇侧植骨（𬌗面观）　B. 缝合（唇面观）

C. 缝合（𬌗面观）

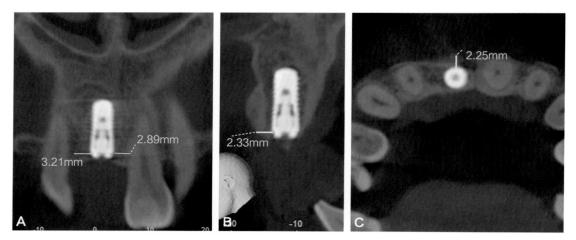

图 4-7-72　11 术后 CBCT 示种植体位置、轴向良好，唇侧骨弓轮廓良好

A. 冠状面　B. 矢状面　C. 水平面

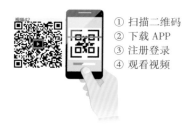

① 扫描二维码
② 下载 APP
③ 注册登录
④ 观看视频

视频 42　导航引导下延期种植手术

三、数字化取模及修复

（一）即刻修复中的数字化流程

第三节详细介绍了如何用传统的方法实现即刻修复，**那么借助数字化手段，即刻修复又是如何实现的呢？**

患者 Q4 进行了 21 即拔即种，植入植体后可见种植体位置理想，初期稳定性为 35N·cm（图 4-7-73）。医师 Q4 拟进行数字化即刻取模。先将专用的扫描杆与种植体连接（图 4-7-74），采用口内扫描枪进行逐个区域扫描，得到完整的口内扫描记录（图 4-7-75）。在电脑上参考 11 形态，对 21 临时修复体的外形进行虚拟设计，按照理想穿龈形态设计穿龈部分（图 4-7-76），设计完成后导出数据制作 21 临时修复体（图 4-7-77），口内试戴（图 4-7-78）。

上述的数字化方法依然需要患者术后等待 1~2 天的时间才可以实现修复体的试戴。**那么是否可以提前预制好临时修复体，实现即刻修复呢？**

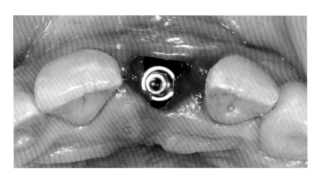

图 4-7-73 即刻植入种植体

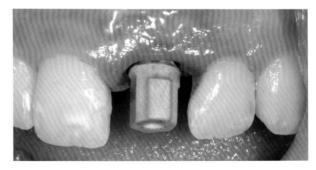

图 4-7-74 连接扫描杆

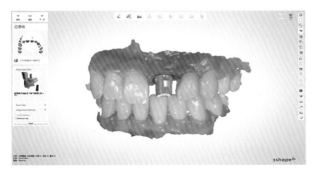

图 4-7-75 获取口内扫描数据

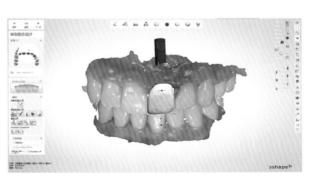

图 4-7-76 设计 21 牙冠形态

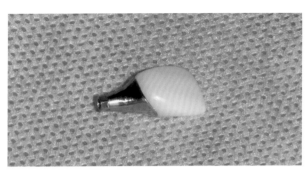

图 4-7-77　制作 21 临时修复体

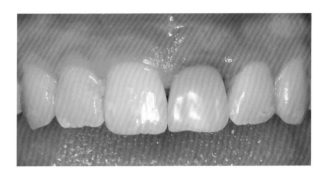

图 4-7-78　临时修复体口内试戴

　　在治疗前对患者全口进行口扫，并拍摄 CBCT。扫描后参考对侧同名牙形态对 12 临时修复体进行设计，将扫描数据与 CBCT 拟合，同时根据数据进行种植体植入设计，制作导板。最终在术前即可获得预成的临时修复体，在导板引导下精确植入种植体后，即可在口内试戴预成临时修复体，必要时需取下临时修复体根据实际情况进行适当调改。这一方法大大缩短了临床操作时间，可以实现手术当天即刻修复（图 4-7-79~ 图 4-7-86 ）。

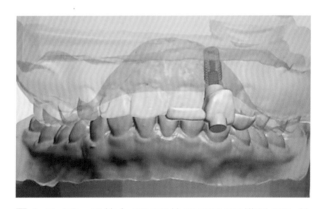

图 4-7-79　已结合 CBCT 的 DICOM 和模型 STL 数据打印牙壳，计划术后口内 pick-up

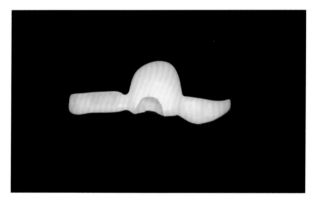

图 4-7-80　打印临时修复体外壳

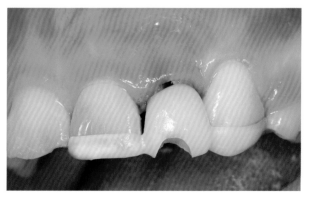

图 4-7-81　术前口内试戴

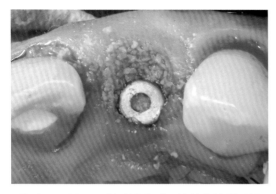

图 4-7-82　即刻种植术后，种植体位置理想

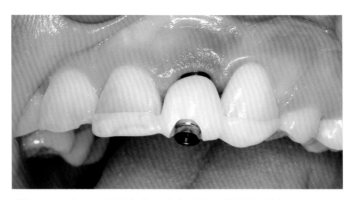

图 4-7-83　口内数字化预成临时修复体外壳就位，pick-up

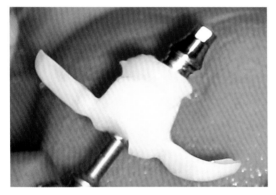

图 4-7-84　pick-up 后，口外修整

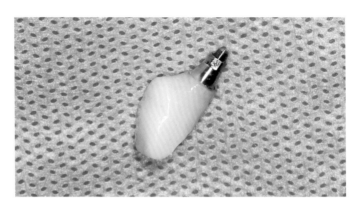

图 4-7-85　修整后的临时修复体形态

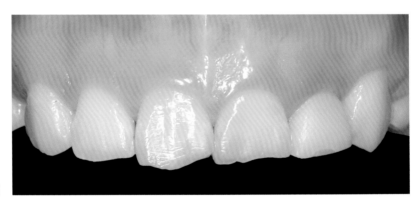

图 4-7-86　即刻修复术后 6 个月

（二）最终修复数字化流程

正如本章第四节详细叙述的前牙区种植取模时个性化穿龈形态的复制方法，**如果采用数字化扫描技术能否实现更加精准的穿龈形态复制呢？**

患者 R4 在临时修复体塑形一段时间后，已获得稳定的牙龈形态，医师 R4 拟采用数字化方法进行终印模制取。首先，在患者口内配戴有临时修复体的情况下进行口内扫描，从而得到临时修复体以及患者口内的软硬组织形貌；接着，取下临时修复体后为患者戴入扫描杆，然后口内扫描获取种植体位置的信息；最后，口外扫描临时修复体获取包括穿龈区在内的整体形态。通过临时修复体及天然牙的形貌数据，可以将三组图像进行配准重叠，最终以临时修复体的穿龈轮廓为基础生成软组织袖口，在精确复制了种植体周牙龈袖口及种植体三维位置的图像上进行最终修复体的设计制作（图 4-7-87~ 图 4-7-94）。

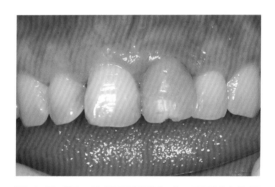

图 4-7-87 软组织塑形完成，可见 21 修复体龈缘与 11 龈缘高度一致

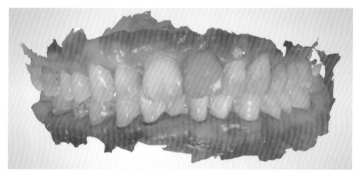

图 4-7-88 配戴临时修复体的口内扫描数据

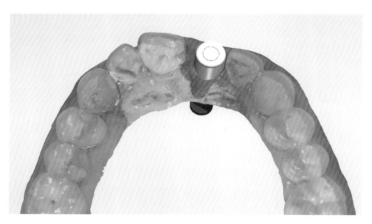

图 4-7-89 连接扫描杆后进行口内扫描

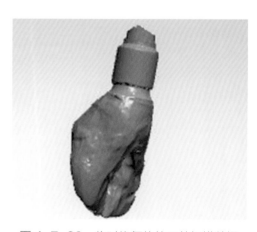

图 4-7-90 临时修复体的口外扫描数据

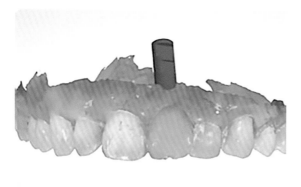

图 4-7-91　三组图像进行配准

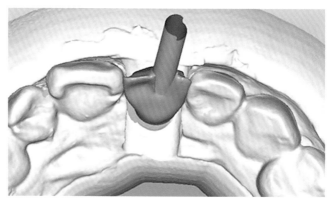

图 4-7-92　设计最终修复体

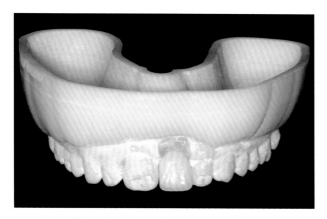

图 4-7-93　最终修复体制作完成

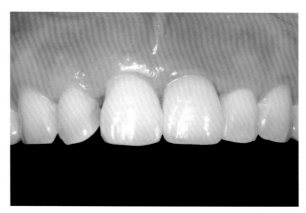

图 4-7-94　完成最终修复

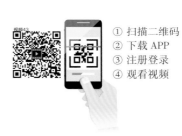

① 扫描二维码
② 下载 APP
③ 注册登录
④ 观看视频

视频 43　口扫取模

　　在本章中，笔者分别从术前美学设计（DSD）及手术规划（虚拟设计植体位置、设计导板、规划导航方案），种植手术（导板和导航引导下的一期手术），术后修复（即刻修复、临时修复、最终修复）三个方面详细介绍了单颗上颌前牙缺失的数字化流程。针对每一部分的临床要点及注意事项，笔者结合具体的病例进行了进一步的解释和说明。在数字化技术的引导下，上颌前牙种植修复会越来越精确化、标准化、美学化。

5

第五章

连续上颌前牙缺失种植的
规范化治疗清单

连续上颌前牙缺失是牙列缺损的常见情况，常为外伤或牙周病导致。连续缺失常伴有较单颗前牙缺失更严重的软硬组织缺损，因此更具美学与功能恢复的挑战（**表 5-0-1**）。针对连续上颌前牙缺失病例的治疗特点与难点，本章将从种植手术、即刻修复、二期手术、临时修复、模型制备、最终修复与数字化治疗流程等方面，介绍处理连续上颌前牙缺失病例的基本流程与注意事项。

表 5-0-1 单颗上颌前牙缺失病例与连续上颌前牙缺失病例特点的比较

	单颗上颌前牙缺失病例	连续上颌前牙缺失病例
软硬组织缺损与重建难度	有邻牙支持，缺损常较轻，重建时易获得空间维持	缺少邻牙支持，缺损常较严重，重建时不易获得空间维持
龈乳头位置	位于种植体与天然牙之间	位于种植体与天然牙、种植体与种植体之间
龈乳头血供来源	邻牙牙周膜血管、牙槽骨来源血管与骨膜来源血管	骨膜来源血管及少量牙槽骨来源血管（种植体与种植体间）
术后龈乳头高度	血供较佳，龈乳头高度恢复良好	血供较差，龈乳头高度恢复不可预期
美学风险	风险较低	风险较高

第一节
如何进行规范化的连续上颌前牙
缺失病例的种植手术

连续上颌前牙缺失病例美学风险较高，治疗可预期性较单颗上颌前牙缺失病例差，因此充分的术前准备有助于评估预后与制订治疗计划，降低治疗风险，从而根据术前准备，完成兼顾功能与美学的连续上颌前牙缺失种植修复。在种植手术中，包括种植体的定点与轴向在内的操作细节与单颗上颌前牙缺失的病例有所差异。本节将循序渐进地介绍连续上颌前牙缺失种植手术的基本流程。

一、连续上颌前牙缺失病例的术前准备

连续上颌前牙缺失的术前准备包括术前检查、术前评估和导板制作等，术前准备的目标是根据完整的术前检查制订种植手术计划、评估外科与美学风险、完成治疗流程的医患沟通。**那么，连续上颌前牙缺失的种植术前具体的准备流程是什么样的呢？**

1. 术前检查

（1）影像学检查：CBCT 测量是制订手术计划的重要环节，通过 CBCT 可以辅助判断多颗牙种植手术的种植体数量、类型与种植位点。在前面的章节中已讨论了种植手术前 CBCT 的基本测量项目，上颌多颗前牙种植病例 CBCT 的测量项目也基本相同，包括水平修复距离、垂直骨高度以及重要解剖结构位置（鼻底与切牙管等），但由于前牙牙弓轮廓呈弧形，因此在水平修复距离测量时更需要注意适应牙弓轮廓弧度。

患者 A5 缺失 11、12，医师 A5 在测量 CBCT 时将 21、13 牙冠的近中外形高点相连，测量得出水平修复距离为 17.3mm（图 5-1-1），**此时所获得的水平修复距离是否正确呢？** 答案是否定的。前牙区与后牙区相比，牙弓弧度更为明显，因此在进行 CBCT 测量时，临床医师应当参照牙弓弧度以及对侧同名牙冠的位置进行测量，形成一条折线。在发现上述问题后，医师 A5 调整了测量方式，通过参照对侧同名牙牙冠进行测量，测量得出 11 水平修复距离为 9.5mm，12 水平修复距离为7.6mm（图 5-1-2）。

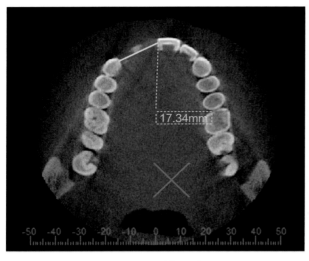
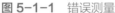

图 5-1-1　错误测量

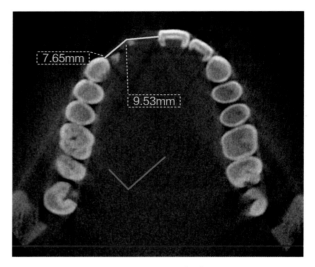

图 5-1-2　正确测量

在选择种植方案时，水平修复距离为重要评估因素。为保证生物学宽度，种植体与天然牙邻接点之间应相距 1.5mm 以上（至少 1mm）。在水平修复距离不足的前牙病例中，临床上可以使用窄径种植体进行种植修复。当选择窄颈种植体仍然不能满足最低水平修复距离时，笔者建议考虑行单端桥或种植桥修复。

（2）美学记录留取：连续上颌前牙缺失病例常伴有不同程度的软硬组织缺损，需要在种植手术同期或者二期手术时进行软硬组织增量。术前美学记录的留取对于及时发现与评估缺牙区软硬组织缺损，制订种植手术计划以及治疗策略尤为关键。临床中通常留取上颌前牙常规口内像 11 张，包括正位牙列咬合像、左右侧位牙列咬合像与对应的黑背板像，以及上下颌牙弓𬌗面像。

除此之外，还需要拍摄患者的面部照片，观察患者笑线与面中线的位置关系、不同笑容下牙体暴露量、鼻唇角等以判断患者的美学修复风险。数字化修复流程如数字化微笑设计，对于摄影方式有特殊的要求，详见第四章与本章第七节相关内容。

（3）咬合检查：连续上颌前牙缺失病例中需要特别注意口内咬合情况，包括开𬌗、反𬌗、深覆𬌗、深覆盖以及咬合干扰等特殊情况。当出现咬合关系异常影响种植修复的情况，可以在种植术前通过使用𬌗架、电子面弓记录当前咬合关系，设计个性化切导盘，并且排牙后再次在口内 mock-up 及调整，最后根据排牙结果指导种植手术，避免后期修复时产生咬合干扰。另外，当后牙缺失引起咬合距离不足或咬合不稳定时，笔者建议根据多学科会诊意见合理制订治疗方案，必要时可进行咬合重建。

以一例患牙周炎需要拔除多颗前牙并种植的老年患者 B5 为例，口内检查显示前牙为深覆𬌗，且患者 B5 的下颌前牙伸长，临床医师 B5 在进行经验性排牙与 mock-up 后发现，mock-up 所形成的上颌前牙易产生前伸干扰（图 5-1-3）。因此，在术前医师应记录患者的现有咬合关系，通过面弓转移与上𬌗架后所得到的前伸和侧方髁导斜度的数据，制作个性化切导盘（图 5-1-4，图 5-1-5）。在𬌗架上进行再次排牙及口内 mock-up，确保将来修复体可获得良好的咬合关系，避免在修复后出现咬合干扰。

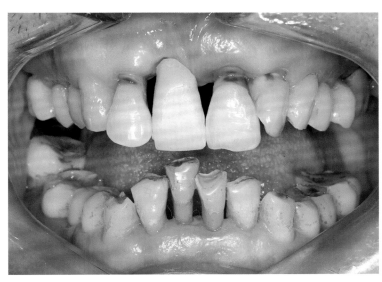

图 5-1-3　种植术前检查发现深覆𬌗

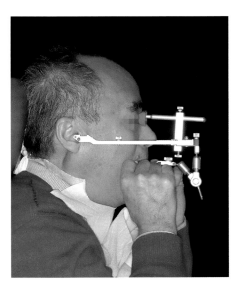

图 5-1-4　面弓转移

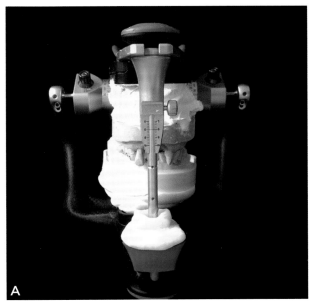

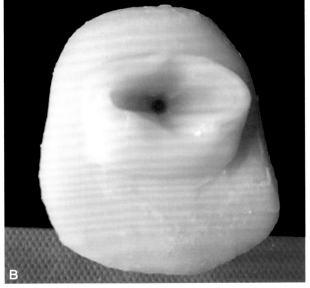

图 5-1-5　制作个性化切导盘

A. 𬌗架上测量前伸和侧方髁导斜度　B. 制作个性化切导盘

2. 术前风险评估 结合上述术前检查获得的信息，医师需要对病例进行完整的术前评估，除了种植手术的时机与种植体植入的理想位置外，还需要对复杂的连续上颌前牙种植的治疗过程与预后进行术前美学风险评估（esthetic risk assessment，ERA）以预测患者修复后的美学效果。除了第一章阐述的全身系统性疾病外，结合前牙单颗缺失的情况，现将与美学疗效相关性较大的因素总结如下：

（1）口颌系统因素

1）吸烟：目前研究结果表明，吸烟会影响术后创口愈合以及软硬组织增量后的组织再生与再血管化，并对口腔卫生产生较大影响，因此吸烟者美学修复效果相对较差。

2）咬合：对于存在对颌牙伸长、深覆𬌗与深覆盖等问题的病例，术前种植体三维位置、修复后牙列曲线或修复体形态等都需要进行特殊设计避免产生咬合干扰，以免造成美学风险。

3）笑线位置：低笑线者在说话与微笑时不会露出牙龈，因此美学风险较低，而高笑线及习惯拉开口唇观察的患者美学风险较高。

（2）硬组织因素：骨缺损可分为水平型骨缺损和垂直型骨缺损。按照 Cawood 和 Howell 提出的拔牙后牙槽骨吸收规律，牙缺失后，首先发生的是骨的水平宽度降低，之后将发生垂直高度降低。因此，垂直型骨缺损通常伴有水平骨宽度不足，需要同时进行水平与垂直骨增量术。另外，由于垂直型骨缺损不属于有利型骨缺损，骨替代材料的稳定较难，因此骨增量预后难以判断，美学风险更高。

（3）软组织因素

1）牙龈表型：根据牙龈组织不同的形态和厚度，可以将其分为不同的牙龈表型。临床中可将牙周探针探入龈沟内，通过观察牙周探针轮廓进行判别，若可视及牙周探针的轮廓，则为薄龈生物型；若不可视及探针轮廓，则为厚龈生物型。牙龈表型与软组织退缩和角化黏膜宽度之间有直接关系，薄龈生物型美学风险更高，软组织增量时需要配合结缔组织移植。

2）角化黏膜宽度：目前研究表明，种植体周角化黏膜宽度与软硬组织健康之间关系密切。种植体周角化黏膜宽度 <2mm，发生牙龈退缩以及种植体周软组织炎症的可能性增加，因此美学风险较高。

（4）天然牙因素

1）邻牙是否存在附着丧失：邻牙附着丧失的病例中恢复龈乳头高度尤为困难，一般认为邻牙接触点至牙槽嵴距离 >7mm，美学风险高。

2）邻牙是否存在修复体：当翻瓣范围涉及邻牙修复体时，可能导致邻牙牙龈退缩；邻牙修复体的颜色、形态等皆会影响整体的美学修复结果。

面对美学风险高，且患者美学期望值高者，医师需要及时识别并与患者进行沟通，降低其不合理的治疗预期。

3）天然牙牙冠形态：由于尖圆形（接触点位于牙冠切 1/3 处）修复体龈乳头相对较高，恢复较难，因此尖圆形较方圆形者，牙齿美学风险更高。

3. 压膜式导板的制作要求与误差　连续上颌前牙缺失的病例中，术中如何进行精准定点和定位经常困扰着经验不足的种植医师。为了获得更符合术前设计的种植结果，临床医师可以在术前制作压膜式导板指导种植。首先，医师需要术前取模，进行经验性排牙，口内 mock-up。为了使材料不易脱落，医师在口内 mock-up 时需将自凝材料注入至不少于 2 颗后牙的倒凹。若口内 mock-up 结果良好，则可在排牙的基础上压制树脂导板。然后，医师需要对导板的边缘进行修剪，使导板的边缘与理想龈缘相一致，进而术中根据导板边缘指导种植体定深。对于上颌前牙，中切牙与尖牙的龈缘较常位于同一水平（图 5-1-6 中上虚线），侧切牙龈缘则位于中切牙龈缘冠方 1mm（图 5-1-6 中下虚线），形成"高 - 低 - 高"的形态。最后，医师应当根据假想种植体穿出修复体的位置使用钻针在压膜式导板上进行钻孔，指导种植体的三维位置（图 5-1-7，图 5-1-8）。

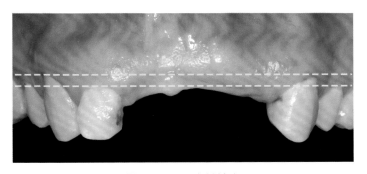

图 5-1-6　术前检查

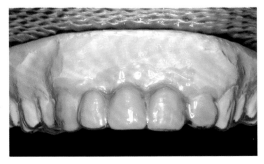

图 5-1-7　经验性排牙后制作压膜

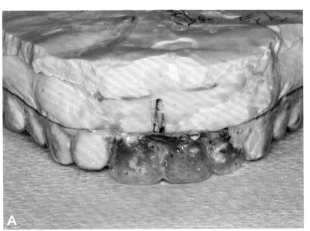

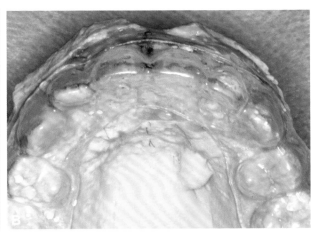

图 5-1-8　去除自凝材料，制作压膜式导板

A. 唇面观；B. 𬌗面观

然而，在制作压膜式导板时，时常会出现一些临床错误。患者 C5 术前 11—22 缺失，医师 C5 在完成印模制取后进行了经验性排牙，制作了压膜式导板，如**图 5-1-9~ 图 5-1-11** 所示，**医师 C5 在为患者制作压膜式导板的过程中是否存在问题呢？**

首先，错误出现在经验性排牙时未能注意龈缘位置，可以明显观察到 11、21 龈缘不在同一水平线上，且 22、23 龈缘过高。其次，蜡型 23 牙尖过陡，可能出现咬合干扰。最后，在前牙区种植时，压膜式导板的龈缘位置可以指示种植体的植入深度，因此若导板边缘过长，延伸出理想龈缘位置，则不能准确地指示种植手术。总结来说，术前经验性排牙必须准确，借助数字化的方式可以更为准确的模拟牙冠形态与龈缘位置。另外，压膜式导板必须进行精准修剪，进而才能准确指示龈缘位置。

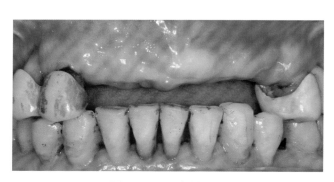

图 5-1-9 术前照片

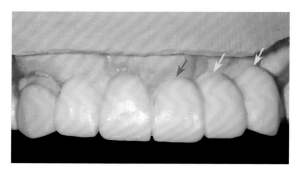

图 5-1-10 经验性排牙（红色箭头示 21 龈缘最根方位置，黄色箭头示 22、23 龈缘最根方位置，可见 21 龈缘位置低于 11 龈缘，22、23 龈缘位置高于 12、13 龈缘）

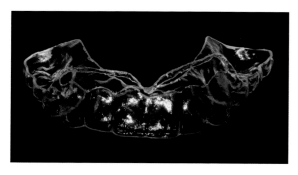

图 5-1-11 制作压膜式临时修复体

清单：连续上颌前牙缺失的种植手术术前准备确认表

医疗机构名称：_____

检查人员：_____ 检查日期：_____

检查要求	落实标准	检查结果
术前检查	1. 影像学检查 2. 美学记录留取 3. 咬合检查	☐ ☐ ☐
术前风险评估	1. 口颌系统因素 2. 硬组织因素 3. 软组织因素 4. 天然牙因素	☐ ☐ ☐ ☐
压膜式导板制作	1. 术前取模 2. 经验性排牙 3. 口内 mock-up 4. 根据排牙结果制作压膜式导板 5. 修整压膜式导板	☐ ☐ ☐ ☐ ☐

二、连续上颌前牙缺失病例的术中流程

1. 麻醉与切口设计 连续上颌前牙缺失病例的种植手术可以参考第四章第一节中的麻醉与切口设计。

2. 定位

（1）种植体的近远中向定位：可以通过定位套装进行辅助定位（图 5-1-12），应当先定位靠近天然牙的种植体。种植体与天然牙之间的距离应大于 1.5mm（至少 1mm）。另外，为维持龈乳头高度，种植体邻接点之间的距离应在 3mm 以上。当水平修复距离不足时，临床中除了考虑使用窄颈种植体外，还可根据实际情况选择使用单端桥或种植桥修复。

（2）种植体的唇腭向定位：可参考单颗前牙定位原则。

3. 备洞与植入 常规备洞时需要注意使用指示杆检查方向，桥的多颗种植体之间应尽量平行。种植体的植入深度距离理想龈缘下 2.5~4mm。

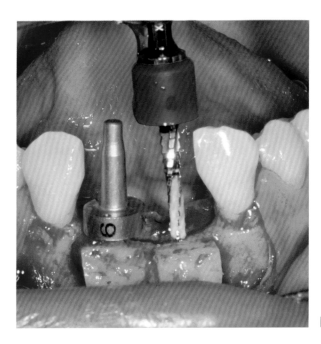

图 5-1-12 定位套装辅助定位

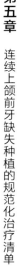
那么具体操作流程是怎样的呢？ 患者 D5 缺失 11、21，12 与 22 为预备体（图 5-1-13，图 5-1-14）。医师 D5 通过 CBCT 检查，判断患者牙槽嵴骨宽度与高度足够，适合进行常规种植手术（图 5-1-15）。由于患者角化黏膜宽度足够，未见明显的唇侧软组织塌陷，因此医师可以做牙槽嵴顶切口与邻牙龈沟内切口，并进行翻瓣，充分暴露牙槽嵴唇腭侧边缘，便于唇腭向定位（图 5-1-16）。首先，医师 D5 使用了定位套装对先锋钻位置进行了定位。术前设计 11、21 牙冠宽度为 7mm，但需注意 12、22 修复后牙冠瓷层厚度约为 1mm，因此需使用直径为 8mm 的定位环（图 5-1-17，图 5-1-18）。定位后，医师 D5 使用扩孔钻逐级备洞，参考邻牙牙长轴方向，且 2 颗种植体方向应尽量平行（图 5-1-19）。术中医师 D5 通过参考邻牙龈缘（肩台水平）的位置确定了种植体的植入深度（图 5-1-20，图 5-1-21）。

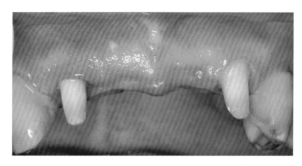

图 5-1-13 术前口内像（唇面观）

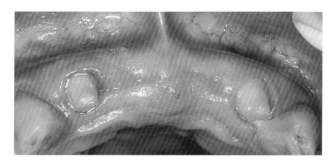

图 5-1-14 术前口内像（𬌗面观）

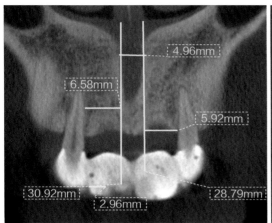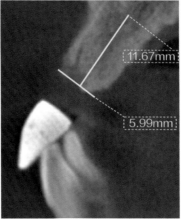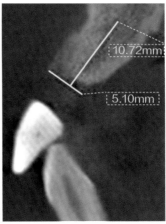

图 5-1-15　术前 CBCT 分析

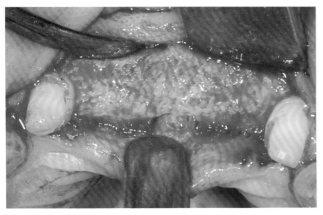

图 5-1-16　牙槽嵴顶切口与邻牙龈沟内切口，充分翻瓣显示骨嵴边缘

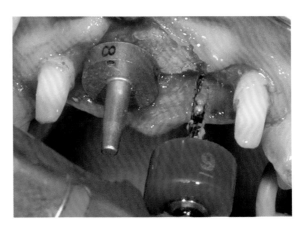

图 5-1-17　使用定位套装进行定位

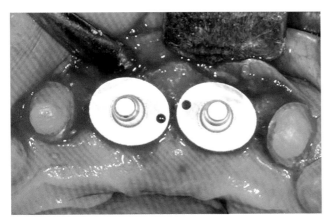

图 5-1-18　放置指示杆

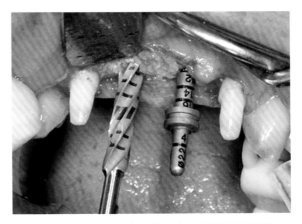

图 5-1-19　根据指示杆与邻牙轴向备洞

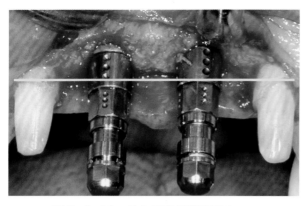

图 5-1-20 植入至理想龈缘下 3mm

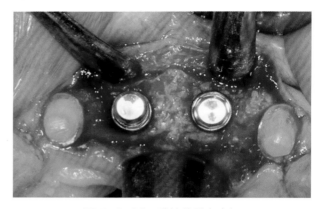

图 5-1-21 种植体轴向良好

4. 引导骨再生术 引导骨再生术的常规操作步骤与注意事项已在第四章中提及，在此以一个 13—24 缺失的病例，对引导骨再生术在连续上颌前牙缺失病例中的临床操作进行介绍（**图 5-1-22**）。

（1）切口与翻瓣：邻牙龈沟内切口向近远中延伸至 1~2 颗邻牙，达到非美学区，随后使用垂直切口，充分暴露需要植骨的区域。值得注意的是，龈沟内切口与垂直切口的相交处应位于牙龈轴角处且垂直于龈缘，不宜经过龈乳头本身，否则易影响龈乳头血供，造成龈乳头退缩。垂直减张切口应位于 2 颗邻牙间（**图 5-1-23**）。

若术区骨壁不完整、曾进行过大手术或瘢痕较严重者，翻瓣需要从两侧骨壁完整的区域进行，在充分翻瓣后（**图 5-1-24**），完成种植体植入（**图 5-1-25**）。

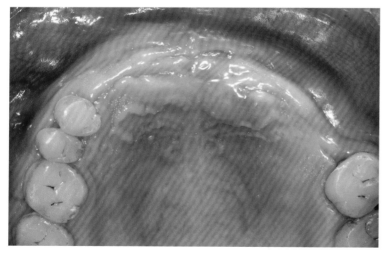

图 5-1-22 术前口内记录

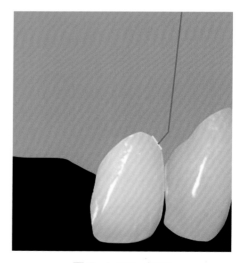

图 5-1-23 切口

黄色实线为牙龈轴角，为可做切口的范围；红色实线为垂直切口，始段垂直于龈缘，后段经过 2 颗天然牙之间

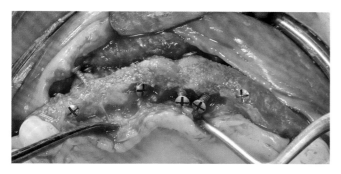

图 5-1-24　切开与翻瓣

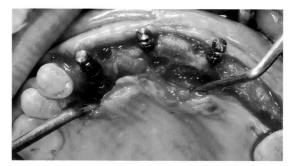

图 5-1-25　完成种植体植入

（2）减张：完成种植体植入后，使用15号C刀片在植骨区域的根方1mm处切断根方骨膜，骨膜剥离子分离弹性纤维并锐性分离骨膜。若术区瘢痕深度大于1mm，则需要使用15C刀片切到较软的组织，再开始分离弹性纤维（图5-1-26）。整个分离过程注意勤换刀片。减张后黏骨膜瓣可盖过嵴顶切口到腭侧。

（3）自体骨与骨替代材料混合，自体骨可以在备洞的过程中通过慢速扩孔的方式获取（图5-1-27）。

（4）植入与自体骨混合的骨替代材料，将其压实，恢复骨轮廓，注意嵴顶处需要过量植骨，以保持骨量充足（图5-1-28）。

（5）覆盖与固定生物膜：先用剪刀修剪锐角，随后将一份生物膜近远中向覆盖在唇侧的骨替代材料上方，将另一份生物膜冠根向盖过牙槽嵴顶植骨区域。修剪牙槽嵴顶生物膜，使之与邻牙保持至少1mm距离。将胶原膜拉平整，并保持一定的张力。对于大范围的GBR术，临床中可使用4-0可吸收缝线，采用根向水平褥式缝合固定生物膜，先固定近远中胶原膜，再固定中央的胶原膜，防止骨替代材料被挤出植骨区域。也可采用骨膜钉对生物膜进行固定（图5-1-29）。

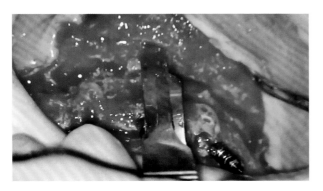

图 5-1-26　切断根方骨膜

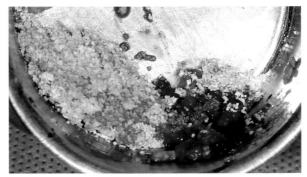

图 5-1-27　自体骨与骨替代材料混合

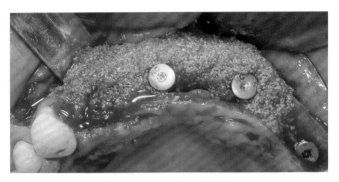

图 5-1-28　术区骨增量

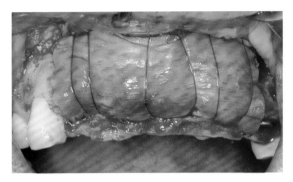

图 5-1-29　水平缝合固定胶原膜

（6）缝合：同单颗上颌前牙引导骨再生术，对于连续前牙缺失病例需要减张缝合，即采用4-0可吸收缝线进行水平－垂直褥式缝合，其中在唇侧两针为垂直分布，腭侧两针为水平分布。然后，在牙槽嵴顶正中切口使用6-0缝线进行水平内褥式缝合，使用7-0缝线进行无张力缝合。最后，对垂直切口使用7-0缝线进行斜向下缝合，使瓣向冠方复位，而邻牙龈乳头则采用单侧垂直褥式缝合，缺牙区与邻牙间的龈乳头可采用锚式缝合（图5-1-30）。

5. 缝合　除了前面章节所提到的关闭创口的方式外，对于牙槽骨丰满度不足的病例，也可以在一期手术时采用腭侧半厚瓣配合临时修复来恢复软组织轮廓。在一个11、12缺失，21、13残根的病例中，医师E5为患者E5拔除了21、13残根，行即刻种植，准备进行13、21种植桥修复。术前观察到桥体部位软组织水平轮廓塌陷，可进行腭侧半厚瓣术，改善桥体部位软组织轮廓（图5-1-31~图5-1-35）。

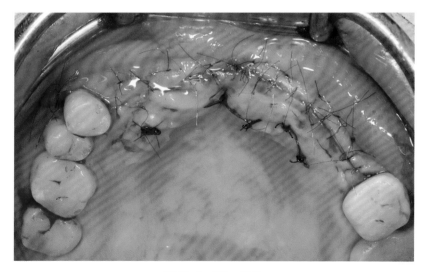

图 5-1-30　缝合

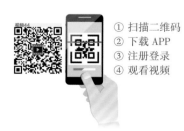

① 扫描二维码
② 下载 APP
③ 注册登录
④ 观看视频

视频 44　连续上颌前牙缺失的引导骨再生术

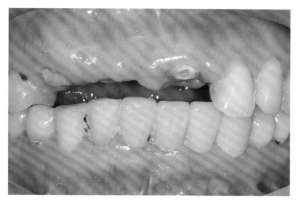

图 5-1-31 术前口内像（唇面观）

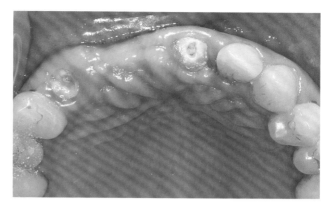

图 5-1-32 术前口内像（𬌗面观）

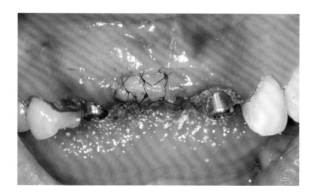

图 5-1-33 桥体部位行腭侧半厚瓣术（唇面观）

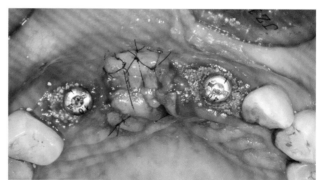

图 5-1-34 桥体部位行腭侧半厚瓣术（𬌗面观）

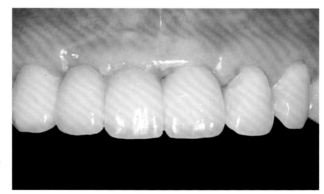

图 5-1-35 最终修复时
软组织轮廓恢复

医疗机构名称：_____

检查人员：_____   检查日期：_____

检查要求	落实标准	检查结果
常规延期种植手术		
麻醉	1. 表面麻醉 2. 局部浸润麻醉 3. 切牙孔阻滞麻醉	☐ ☐ ☐
理想种植体位置	1. 近远中向　平分修复间隙或位于设计龈缘最低点根方 2. 唇腭向　种植体唇侧边缘的位置应位于理想唇侧龈缘至少2mm；距离腭侧龈缘1mm 3. 垂直向　理想龈缘下 2.5~4mm	☐ ☐ ☐
切开翻瓣	1. 正确切口设计 2. 完整翻开黏骨膜瓣 3. 牵拉黏骨膜瓣,充分暴露颊腭侧骨壁	☐ ☐ ☐
定点、定向、定深	1. 合适的辅助定点方式　压膜式导板、远中辅助切口和定位辅助套装 2. 定点时,先定位靠近天然牙的牙位,继而以已定位牙位的指示杆辅助定位 3. 定向时,参照术前设计或压膜式导板确定穿出位置 4. 定深时,以对侧同名牙龈缘作参考或使用简易导板作为龈缘指示,判断定深	☐ ☐ ☐ ☐
逐级扩孔,颈部成型、攻丝	1. 每一钻预备后,检查轴向及预备深度 2. 根据骨质情况,正确进行颈部成型及攻丝	☐ ☐
种植体植入	1. 慢速手机植入或手动植入 2. 确认种植体位置、轴向和深度合适 3. 检查种植体初期稳定性	☐ ☐ ☐
种植体封闭	1. 正确选择埋入式愈合或非埋入式愈合 2. 选择直径、高度正确的愈合基台	☐ ☐
缝合	1. 选择正确缝合方法,对位缝合 2. 检查伤口有无渗血等	☐ ☐

检查要求	落实标准	检查结果
	结合 GBR 术的延期种植手术	
切口及翻瓣	1. 正确切口设计	☐
	2. 完整翻开黏骨膜瓣	☐
	3. 牵拉黏骨膜瓣,充分暴露颊腭侧骨壁	☐
定点、定向、定深	1. 合适的辅助定点方式　压膜式导板、远中辅助切口和定位辅助套装	☐
	2. 定点时先定位靠近天然牙的牙位,继而以已定位牙位的指示杆辅助定位	☐
	3. 定向时,参照术前设计或压膜式导板确定穿出位置	☐
	4. 定深时,以对侧同名牙龈缘作参考或使用简易导板作为龈缘指示,判断定深	☐
逐级扩孔,颈部成型、攻丝	1. 每一钻预备后,检查轴向及预备深度	☐
	2. 根据骨质情况,正确进行颈部成型及攻丝	☐
种植体植入	1. 慢速手机植入或手动植入	☐
	2. 确认种植体位置、轴向和深度合适	☐
	3. 检查种植体初期稳定性	☐
填充骨替代材料	1. 将自体骨屑与颗粒状骨替代材料混合,可用自体血浸润后置于种植位点唇侧骨缺损区	☐
	2. 压实骨替代材料,恢复骨弓轮廓,平缓过渡	☐
	3. 过度增量 1~2mm	☐
覆盖胶原膜并固定	1. 修整胶原膜	☐
	2. 可吸收缝线水平褥式缝合或骨膜钉固定	☐
减张	1. 骨膜减张切口	☐
	2. 分离弹性纤维	☐
缝合	无张力关闭创口	☐

✔ 第二节
如何进行规范化的连续上颌前牙
缺失病例的即刻修复

连续上颌前牙缺失病例的即刻修复形式为桥修复，其即刻修复与单颗上颌前牙缺失病例有较大差异，包括即刻修复的适应证与取模流程。出于临时修复体固位性与稳定性的考虑，除了单颗前牙的即刻修复条件外，适应证将更加严格。在取模流程中，需要考虑桥体部位的塑形以及两种植体之间取模的准确性。

一、适应证

临床医师需要严格把控连续上颌前牙缺失病例的即刻修复适应证，以下情况需要谨慎选择即刻修复：

1. 不适宜进行单颗上颌前牙缺失即刻修复病例的情况，详见第四章第二节。

2. 连续上颌前牙缺失常伴随软硬组织缺损，在手术中进行了大量骨增量术以及种植体初期稳定性不足的病例需要谨慎考虑。

二、即刻修复流程

连续上颌前牙缺失的即刻修复形式常为种植体支持式联冠／固定桥，那么采用联冠／固定桥进行即刻修复时的取模有哪些难点呢？ 首先，采用联冠／固定桥修复时，需要注意 2 颗种植体的位置关系，若一个种植体位置复制不准确，修复体在戴入过程中可能就无法顺利就位。因此需要将对应转移体进行固定连接。另外，临时修复时基台难以获得共同就位道，而且出于树脂临时修复体易断裂的考虑，在设计上常选择单端桥修复。

那么采用联冠／固定桥对连续上颌前牙缺失病例进行即刻修复时的取模流程是怎样的呢？ 患者 F5 13—21 缺失，在 13 与 21 位点植入种植体后，医师 F5 综合考虑初期稳定性、咬合关系等因素后，拟行即刻修复。

（1）植入种植体后，放置转移体，并使用丝线将转移体相连以支撑流体树脂（**图 5-2-1**）；部分厂家建议如 2 颗种植体之间轴向偏差大于 20°~25°，由于缺乏共同就位道，在进行连接后转移体难以同时脱位，此时不建议进行连接。

（2）制作树脂翼板，需要注意树脂需延伸至少2个牙位，且不应注射入倒凹中（**图5-2-2**）。

（3）在预先制取的模型上磨除一部分石膏，为替代体预留位置，将替代体在模型上与转移体连接，制作单端临时修复体（**图5-2-3，图5-2-4**）。

（4）为防止临时修复体在戴入过程中发生断裂，完成单端桥制作及口内戴入后，应使用树脂材料对两修复体进行连接，形成一功能整体（**图5-2-5，图5-2-6**）。需要注意的是，桥体鞍部应与软组织形成卵圆形接触，诱导龈乳头生长。

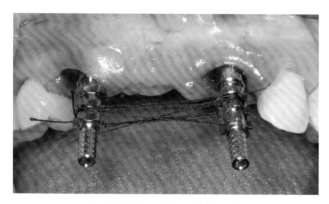

图 5-2-1　口内就位转移体

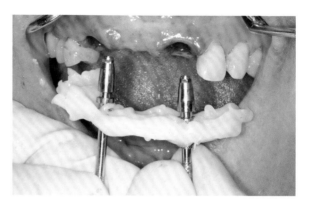

图 5-2-2　制作树脂翼板

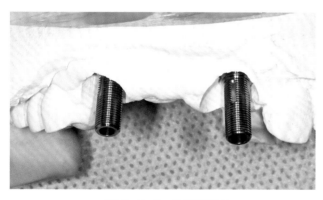

图 5-2-3　连接替代体

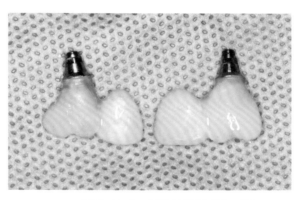

图 5-2-4　制作单端桥式临时冠

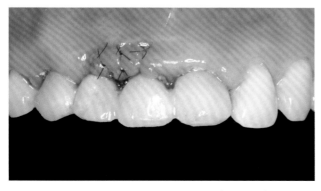

图 5-2-5　即刻临时修复完成（唇面观）

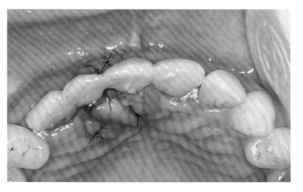

图 5-2-6　即刻临时修复完成（殆面观）

另外，在种植桥病例中，为了塑形桥体部位的软组织，还有一种特殊的即刻修复方式，患者 G5 缺失 12，11 与 21 为残根，13 为预备体（**图 5-2-7，图 5-2-8**）。术中，医师 G5 为患者拔除了 21，在 21 与 12 位点各植入 1 颗种植体，计划行 21 与 12 种植桥修复，但并没有立即拔除 11 残根，而是将其预备至牙槽嵴水平高度（**图 5-2-9，图 5-2-10**）。在术后，医师 G5 为患者 G5 进行了即刻修复（**图 5-2-11**）。在术后 2 周时，11 牙根被"埋入"牙龈下，桥体部位的龈乳头水平高度未发生明显变化，软组织塑形良好（**图 5-2-12**）。最终修复时，通过口内记录可见桥体部位软组织塑形良好，种植体间龈乳头未见萎缩（**图 5-2-13**）。

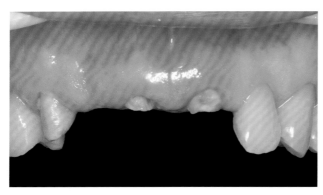

图 5-2-7　术前记录

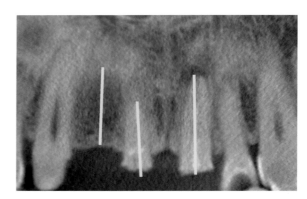

图 5-2-8　术前 CBCT

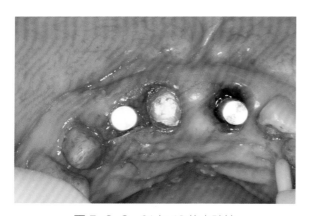

图 5-2-9　21 与 12 位点种植

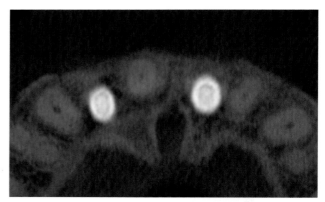

图 5-2-10　术后 CBCT 示种植体位置良好

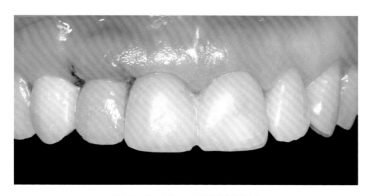

图 5-2-11　术后即刻修复

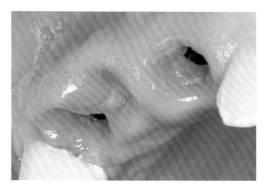

图 5-2-12　桥体部位软组织塑形满意

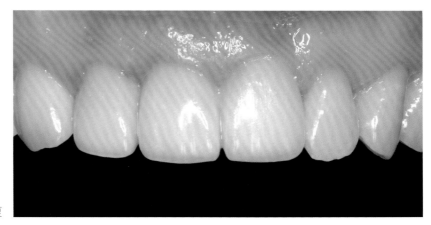

图 5-2-13　最终修复

上述技术被称为根部埋入技术（root submergence technique，RST），即在一期手术时不拔除种植桥之间的残根，就进行即刻修复，待桥体部位软组织塑形良好且稳定时再拔除残根，并继续临时修复，此时桥体部位的软组织形态基本不受影响，从而在桥体部位达到了良好的美学效果。

医疗机构名称：_____

检查人员：_____   检查日期：_____

检查要求	落实标准	检查结果
适应证评估	1. 种植体初期稳定性良好	☐
	2. 健康状态良好	☐
	3. 咬合稳定　无深覆𬌗、深覆盖	☐
	4. 无吸烟、过量饮酒等不良习惯	☐
	5. 无磨牙症	☐
	6. 可以保持良好的口腔卫生习惯	☐
	7. 依从性较好,可保证定期复诊	☐
术前准备	1. 术前制取工作模型	☐
	2. 工作模型中磨除种植位点牙冠部分	☐
	3. 保留种植位点龈缘形态	☐
	4. 种植位点预留未来替代体空间	☐
术中转移	1. 将适宜的开窗式转移体与种植体连接	☐
	2. 通过牙线、车针等连接转移体以支撑流体树脂	☐
	3. 部分厂家建议如两种植体之间轴向偏差大于 20~25°,不建议进行连接	☐
	4. 自凝树脂连接转移体与邻牙,形成双侧翼板	☐
	5. 待树脂凝固后取下转移体	☐
临时修复体制作	1. 将带有树脂翼的转移体与替代体连接,置于工作模型中	☐
	2. 临时修复材料充填石膏与替代体间隙	☐
	3. 凝固后取下转移体	☐
	4. 连接临时基台,制作临时修复体	☐
	5. 将连续多颗临时修复体分成多个单端桥式临时冠	☐
	6. 单端桥制作及口内戴入	☐
	7. 检查临时修复体形态	☐
	8. 使用树脂材料对多个单端桥修复体进行连接	☐
	9. 咬合调整	☐

✔ 第三节
如何进行规范化的连续上颌前牙
缺失病例的种植二期手术

在二期手术阶段，连续上颌前牙缺失病例较单颗牙缺失病例容易出现软组织垂直高度不足或轮廓不佳的问题，而二期手术时术区血供已恢复，软硬组织形态较为稳定，是进行软组织增量的最佳时期，因此可以考虑通过不同术式进行软组织增量。另外，连续上颌前牙缺失病例较单颗牙缺失病例来说，更需要重视种植体间切口的关闭，本节主要介绍三种常用的连续上颌前牙缺失病例的二期手术术式。

一、牙槽嵴顶水平切口 + 种植体周小切口

对于软硬组织较为理想的病例，不需进行软组织增量，牙槽嵴顶水平切口结合种植体周小切口可以避免转瓣造成的更大的创伤或瘢痕，此方法较为微创，但颊侧做小切口有角化黏膜退缩的风险，因此需要在角化黏膜较为充足的区域使用（图 5-3-1～ 图 5-3-4）。

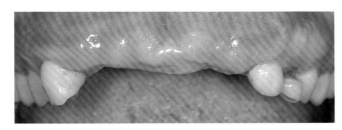

图 5-3-1 术前可见软组织高度尚可（唇面观）

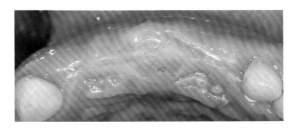

图 5-3-2 术前可见软组织丰满度尚可（殆面观）

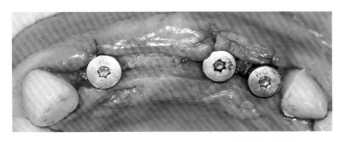

图 5-3-3 牙槽嵴顶切口 +12、22 种植体周小切口

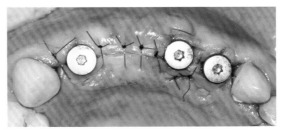

图 5-3-4 间断缝合关闭创口

二、偏腭侧切口 +L 形瓣

当牙槽嵴轮廓存在轻度缺陷时，可以采用偏腭侧切口进行改善。但做连续切口后，常常出现愈合基台之间的创口难以关闭的情况，尤其上颌前牙病例常需要直径较大的愈合基台支撑唇侧软组织轮廓。此时临床医师可以通过从腭侧转瓣，在关闭腭侧软组织创口的同时，增加种植体间龈乳头的高度（图 5-3-5~ 图 5-3-8）。

三、腭侧半厚瓣唇侧插入技术

连续上颌前牙缺失病例常面临软组织轮廓塌陷或桥体部位软组织高度不足等问题（图 5-3-9，图 5-3-10）。当偏腭侧切口不足以改善软组织轮廓时，临床医师可以运用腭侧半厚瓣技术，改善软组织轮廓，提高桥体部位软组织高度以及增加角化黏膜宽度。其具体步骤为：

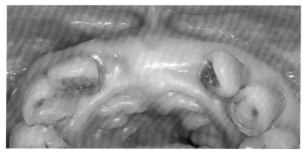

图 5-3-5　术前记录

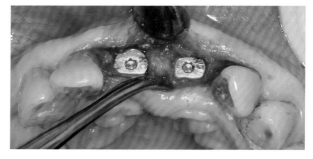

图 5-3-6　牙槽嵴顶偏腭侧切口

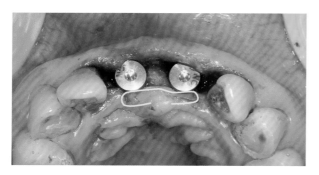

图 5-3-7　11 与 21 腭侧转瓣

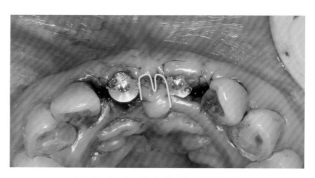

图 5-3-8　间断缝合固定转瓣

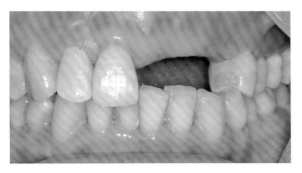

图 5-3-9　术前 21—23 区软组织高度不足

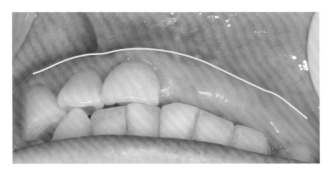

图 5-3-10　术前 21—23 区软组织丰满度不足

（1）使用 15C 刀片在牙槽嵴顶偏腭侧行保护龈乳头的半厚切口（距离龈乳头 1mm），切口不宜过深，标准厚度为 1mm，从而减少上方软组织坏死的可能性。同时，在腭侧做表皮黏膜瓣的半厚垂直切口。

（2）锐性分离腭侧半厚瓣：首先术者应在𬌗方观察上皮表面，刀片自嵴顶切口处进入腭侧黏膜瓣，以刀片不刺穿上皮为宜；随后刀片在腭侧上皮下游走，此时应观察到刀片透出的轮廓，慢慢走深，厚薄均匀；之后刀片需与腭侧黏膜表面保持平行，完成半厚瓣的制备；最后通过剥离子轻轻沿骨面翻起唇侧瓣（图 5-3-11）。

（3）更换愈合基台，桥体两端切开，结缔组织瓣形成三段，其中近远中小瓣卷入唇侧增加丰满度，并使用水平褥式缝合固定。中间段结缔组织瓣可通过间断缝合固定于牙槽嵴顶。也可在唇侧或牙槽嵴顶软组织瓣下插入结缔组织移植物，以增加水平或垂直软组织轮廓丰满度（图 5-3-11～图 5-3-14）。

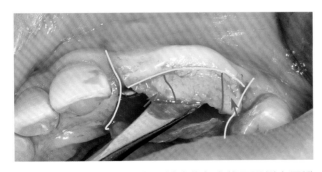

图 5-3-11　翻起腭侧半厚瓣（蓝色实线示腭侧半厚瓣分成三段的切口，蓝色箭头部分指需要卷入唇侧的部分，蓝色实线之间为需要缝合固定于牙槽嵴顶的部分）

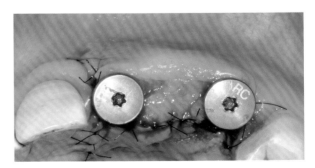

图 5-3-12　缝合固定腭侧半厚瓣

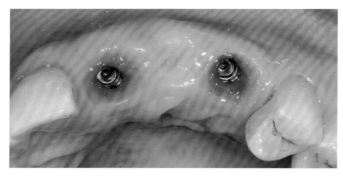

图 5-3-13 术后角化黏膜厚度增宽，软组织轮廓改善

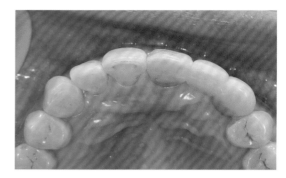

图 5-3-14 完成最终修复

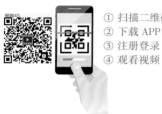

① 扫描二维码
② 下载 APP
③ 注册登录
④ 观看视频

视频 45 连续上颌前牙缺失的腭侧半厚瓣与结缔组织移植术

清单：连续上颌前牙缺失的种植二期手术准备确认表

医疗机构名称：_____

检查人员：_____ 检查日期：_____

检查要求	落实标准	检查结果
二期术前评估	1. 一期愈合时间	☐
	2. 口内检查有无异常	☐
	3. 选择合适的放射检查方式	☐
	4. 放射检查种植体骨结合	☐
	5. 判断是否进入二期流程	☐
	6. 选择正确的二期手术术式	☐

偏腭侧切口

检查要求	落实标准	检查结果
适用情况	1. 唇侧软组织突度位于邻牙龈缘连线唇侧，但距理想突度小于 2mm	☐
	2. 愈合基台完全被软组织覆盖	☐
麻醉	多个位点行局部浸润麻醉	☐
切开、翻瓣	1. 牙槽嵴顶偏腭侧切口	☐
	2. 连续多颗位点行长切口易偏斜，可采用甲紫等辅助标记切口	☐
	3. 翻开全厚黏骨膜瓣，术区暴露充分	☐
取下覆盖螺丝	1. 多数情况下，可以直接拧松后取下	☐
	2. 骨组织覆盖时球钻去除骨阻力	☐
上愈合基台	1. 选择直径、高度合适的愈合基台	☐
	2. 骨组织阻挡时去除多余骨组织	☐
	3. 清洁种植体内部	☐
	4. 就位直径、高度合适的愈合基台	☐
关创	L 形转瓣采用间断缝合 + 交叉外八字关创	☐

检查要求	落实标准	检查结果
腭侧半厚瓣唇侧插入技术		
适用情况	种植术区唇侧软组织轮廓位于邻牙龈缘连线腭侧,距离理想突度大于2mm	☐
麻醉	多个位点行局部浸润麻醉	☐
切口设计	1. 偏腭侧的嵴顶切口、腭侧垂直半厚切口 2. 邻牙保护牙龈乳头切口	☐ ☐
分离腭侧半厚瓣	1. 术者体位正确 2. 刀片在腭侧上皮下游走,逐渐走深,厚薄均匀 3. 刀片与腭侧黏膜表面保持平行	☐ ☐ ☐
唇侧切口	腭侧近远中全厚切口向唇侧延伸达轴角处,并且不进入美学区	☐
腭侧深层切口	1. 腭侧行上皮下结缔组织全厚切口 2. 将黏骨膜瓣与骨面切透,离断	☐ ☐
翻起腭侧上皮下结缔组织	1. 锐性切断腭侧深层结缔组织瓣 2. 向冠方剥离,形成唇侧带蒂黏骨膜瓣	☐ ☐
形成多段唇侧带蒂黏骨膜瓣	将唇侧带蒂黏骨膜瓣唇腭向切开,分为种植体、桥体对应部分	☐
将带蒂黏骨膜瓣卷入唇侧	1. 潜行剥离唇侧黏膜瓣 2. 将种植体对应的唇侧带蒂结缔组织瓣卷入唇侧,水平褥式缝合固定腭侧结缔组织瓣 3. 桥体对应的唇侧带蒂结缔组织通过间断缝合固定于牙槽嵴顶	☐ ☐ ☐
关创	1. 换用合适的愈合基台 2. 间断缝合关闭腭侧垂直切口及颊侧小切口	☐ ☐

第四节
连续上颌前牙缺失的
临时修复

相较于上一章节所讲的单颗前牙临时修复，连续前牙临时修复的操作更为复杂。首先，其原因在于当连续前牙缺失后，常出现不同程度的软硬组织缺损，尽管在一期种植手术过程中可同期行软硬组织增量，但软硬组织恢复效果往往难以预期，易造成临时修复过程中龈乳头高度不足、牙龈形态难以恢复等情况。另外，在连续前牙缺失采用冠桥修复的病例中，由于桥体下方缺乏种植体支持，软组织恢复往往更为困难。为获得良好的美学效果，前牙区常需要通过临时修复体对种植术区牙龈塑形。**那么，在连续前牙缺失的种植病例中，临床中应如何进行规范的临时修复呢？** 本节将通过临床病例详细阐述连续上颌前牙缺失临时修复的基本流程和方法，以及操作过程中的常见问题与防范方法。

一、非种植支持的临时修复方式

在连续前牙缺失病例的实际治疗过程中，患者通常希望可以即刻获得一副临时修复体，以对缺牙区进行掩饰，达到美观的作用，因此在行种植固定临时修复前临床医师往往需要为患者提供一副临时修复体来进行过渡，以维持患者在种植体愈合期间的社交活动，保证患者心理健康。临时修复体不仅解决了患者存在的美学诉求，而且起到维持修复空间，避免邻牙移动及对颌牙伸长的作用。**那么在患者不具备即刻修复的条件时，在临床中有哪些临时修复方式呢？**

（一）可摘局部义齿

通过聚甲基丙烯酸甲酯材料制作的过渡性义齿（图5-4-1），利用带有或不带有卡环的人工牙替代缺失牙，达到美观的作用。该临时修复方式制作简单，固位效果良好，适用于种植术前或种植体植入术后的临时修复，但由于该过渡性义齿利用邻牙固位，且需反复摘戴，易压迫牙龈造成缺牙区及邻牙龈缘退缩。另外，当种植术区同期行骨增量时，该过渡性义齿易压迫术区，影响成骨效果，因此临床中使用较少。

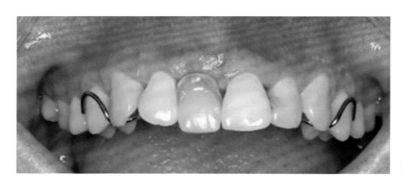

图 5-4-1　可摘局部义齿

（二）压膜式义齿

通过对已完成诊断蜡型制作的研究模型进行真空热塑压膜，完成压膜式义齿的制作（图5-4-2），临床使用较为广泛。与可摘局部义齿相同，压膜式义齿在咀嚼以及睡眠过程中均需取下并及时清洗。

（三）粘接树脂桥

粘接树脂桥是指在研究模型中通过树脂排牙进而完成制作的树脂桥（图5-4-3），主要通过邻牙粘接的方式进行固位，该方式美学效果良好，易于调改。

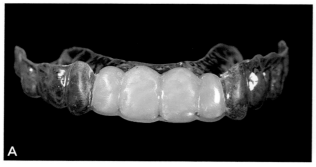
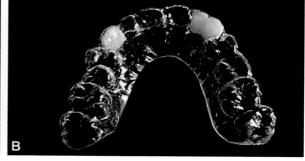

图 5-4-2　压膜式义齿
A. 正面观　B. 殆面观

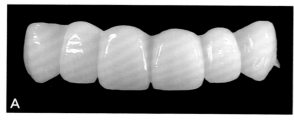
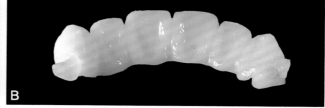

图 5-4-3　粘接树脂桥（Maryland 桥）
A. 唇面观　B. 腭侧观

二、种植体支持式固定临时修复中常见的问题

连续前牙缺失后，缺牙区龈乳头及龈缘由于缺乏牙体支持，迅速发生塌陷，因此种植体周软组织形态往往需要通过种植体支持式临时修复体进行塑形，以期恢复龈乳头及龈缘的形态，重建理想的龈乳头和龈缘轮廓。在进行软组织塑形时，需要了解患者的美学诉求，结合口内检查，对是否需要行种植体支持的固定临时修复作出正确判断。

1. 当患者无美学诉求，或口内牙龈明显退缩，通过临时修复体难以恢复龈乳头及龈缘时，则可考虑略过临时修复体塑形而直接进行最终修复或在短期塑形后取模行最终修复。

2. 患者有相应的美学诉求，则需要根据患者的美学诉求对治疗方案进行制订，在征得患者同意后行相应的种植体支持式固定临时修复。

那么连续前牙缺失牙龈塑形的要求是什么呢？良好的牙龈塑形包括理想的龈缘位置、龈乳头形态、与对侧同名牙是否协调和对称等诸多因素，而这些因素亦是进行临时修复体调整时的参考依据。为了更清晰的理解软组织塑形要求，先看这样一个病例。

患者 H5 行 21、23 种植体支持的临时修复桥修复 1 周后，口内观如**图 5-4-4** 和**图 5-4-5** 所示，**那么现在的牙龈形态是否需要进一步调整及塑形呢？是否可以进行后续的个性化印模制取了呢？答案是否定的，那么现在的牙龈形态有何不足呢？**

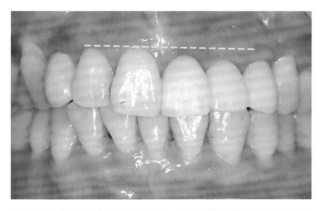

图 5-4-4　临时修复后 1 周，21 龈缘相较 11 龈缘更偏冠方（唇面观）

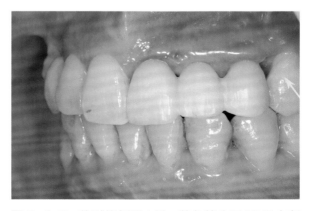

图 5-4-5　临时修复后 1 周，黄色箭头示 23 远中存在黑三角（左侧观）

仔细观察患者 H5 口内情况，不难看出 21、23 临时修复体近远中龈乳头得到了一定程度的恢复，但 21 龈缘相较 11 龈缘更偏冠方，两者存在 1mm 以上的高度差距，显然这一差距无法满足前牙的美观要求，因此医师 H5 对 21 临时修复体颈部进行了进一步调整，在临时修复体唇面的颈部 1/3 堆塑了一定量的树脂材料，进一步向根方推挤塑形 21 龈缘，此时需注意观察修复体牙龈色泽，在刚戴入临时修复体时，常出现牙龈受到挤压而发白的情况，如果 5~10 分钟后牙龈颜色向正常颜色变化，表明血运正在恢复，牙龈可以耐受。如果 10 分钟后牙龈仍然为白色，则需要磨除一部分堆塑的树脂，避免牙龈受到过度挤压而缺血坏死。

在经过调整后，患者 H5 再次复诊时 21 牙龈形态是怎样的呢？ 如图 5-4-6 和图 5-4-7 所示，21 近远中龈乳头得到了良好的恢复，高度与对侧同名牙龈乳头一致，且龈缘与 11 龈缘平齐。患者 H5 对临时修复体及牙龈形态表示十分满意，无相关美学抱怨。

因此，在判断患者 H5 软组织已完成塑形后，医师 H5 利用个性化转移体法对临时修复体进行了个性化取模，完成了最终修复（**图 5-4-8**）（具体取模操作方法见本章第五节）。

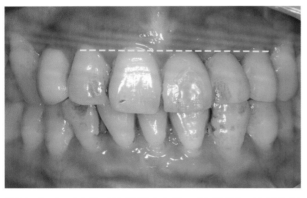

图 5-4-6 21 临时修复后 1 个月，21 龈缘与 11 龈缘基本一致（唇面观）

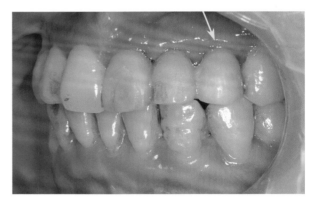

图 5-4-7 临时修复后 1 个月，23 近远中龈乳头恢复良好（左侧观）

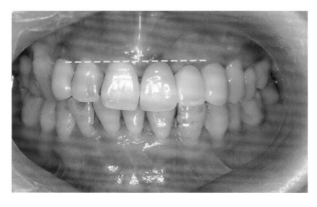

图 5-4-8 最终修复后可见 21 修复体龈缘与 11 龈缘协调一致（唇面观）

通过上述病例的展示，相信大家对美学区软组织的塑形及取模时机有了一定的认识。**为了达到理想状态下的牙龈塑形效果，医师应该如何进行规范化操作呢？**

连续前牙缺失牙龈塑形效果受到多个治疗步骤的影响，包括准确的连续前牙缺失种植联冠 / 桥修复取模、合理的咬合设计、标准化的临时修复体戴牙、临时修复体的动态调整等，笔者将通过临床病例详细阐述以上治疗的具体步骤。

（一）连续前牙缺失取模制作临时修复体

以该病例为例，患者 I5，12、22 二期手术术后 2 周，口内牙龈明显退缩且无相应美学诉求，拟行种植体支持式固定临时桥修复。

1. 取模前准备

（1）取模时机：二期手术术后 2 周。

（2）取模前检查：

1）软组织评估：黏膜是否存在红肿、出血、溢脓等炎症表现。

2）邻牙评估：是否存在邻牙松动、邻牙修复体向缺隙侧倾斜等情况。

3）咬合评估：在取模前需再次检查患者口内咬合情况，若患者余留牙咬合关系不稳定，则在取模后应制取咬合记录，必要时可进行面弓转移，上𬌗架制作个性化切导盘。

如图 5-4-9 所示，由于患者 I5 下颌前牙牙列拥挤，美蜡的上颌前牙牙弓形态扁平，无法形成正常的前伸引导，因此临床医师 I5 对其进行了面弓转移、上𬌗架，制作个性化切导盘；并告知患者将来修复体形态会比原有可摘义齿前突，修改美蜡后，重新口内 mock-up，患者对修改后的义齿形态表示满意（图 5-4-10~ 图 5-4-14）。

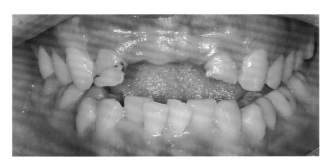

图 5-4-9　下颌前牙牙列拥挤

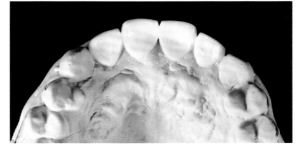

图 5-4-10　取模前检查患者的咬合情况，发现无法形成正常前伸引导

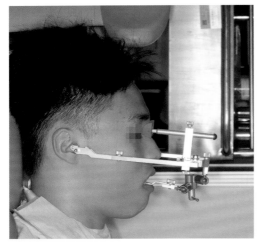

图 5-4-11　面弓转移

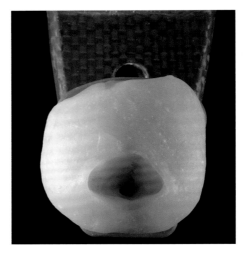

图 5-4-12　上𬌗架制作个性化切导盘

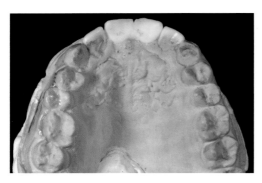

图 5-4-13　形成正常的前伸引导

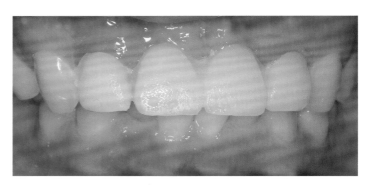

图 5-4-14　重新口内 mock-up

4）检查患者是否存在咽反射严重、张口度不足等情况，根据实际情况选择适应的印模制取方式。

（3）物品准备：三用枪、吸唾管、一次性器械盘、一次性水杯、牙椅操作台、避污膜、车针、低收缩率树脂材料、开窗式转移体、修复工具、生理盐水、5ml 注射器、开窗式托盘。

2. 取模步骤

（1）旋下愈合基台，生理盐水反复冲洗，清洁种植体周的牙龈袖口。

（2）口内就位开窗式转移体。

（3）拍摄根尖片辅助判断转移体已完全就位。

（4）通过低收缩率树脂材料将金刚砂车针固定于两个转移体之上，进行刚性连接；

（5）开窗式托盘：选择大小合适、不易变形的托盘，口内试戴托盘检查是否与牙弓相匹配，并在与转移体相对应的部位进行开窗，确保转移体可顺利穿出。

（6）准备合适的印模材料，先用印模材料输送枪推注印模材料至转移体周围，避免产生气泡，将盛有印模材料的托盘在口内就位，确认转移体已顺利穿出。

（7）检查印模：待印模材料凝固后，从开窗处旋松开窗转移体的中央螺丝，使转移体随印模材料一起脱位，检查确认印模清晰准确、无脱模后连接体代替进行模型灌注。

（8）生理盐水冲洗后重新就位愈合基台。

（9）制取咬合记录，比色，完成印模制取。

（二）咬合设计

与相邻天然牙更多轻接触的咬合设计。

美学区连续多颗牙缺失，在遵循种植修复咬合设计的一般原则前提下，应设计为浅覆𬌗浅覆盖，选择适合种植体生物力学的咬合方式，即在牙尖交错位咬合时为了保护前牙区修复体，需形成后牙接触时前牙不接触的咬合状态；在侧方和前伸运动时形成均匀的前牙引导，避免种植体支持的固定修复体出现过重的咬合引导。

（三）临时修复体的动态调整

建议在美学区应用动态挤压技术，通过在临时修复体颈部增加树脂材料，对牙龈组织产生一定挤压，同时在邻间隙部位调磨修复体，预留出软组织生长的空间。**那么在动态调整的过程中，有哪些需要注意的事项呢？**

1. 牙龈位置需与邻牙协调　参照微笑美学设计原则，尖牙、侧切牙、中切牙宜形成"高－低－高"的龈缘形态，左右对称。临床中应根据患者口内实际情况进行个性化调整，对于露龈笑的患者，可以调整侧切牙龈缘与中切牙、尖牙平齐，增加垂直向的视觉距离。

2. 临时修复体龈缘形态与对侧同名牙是否对称协调。

3. 形成良好的邻面接触。

4. 桥体底端接触方式　在不影响美观的前提下，桥体与其下方软组织应形成卵圆形接触，以利于患者保持义齿清洁卫生，并尽可能减小桥体与牙槽嵴黏膜的接触面积。另外，桥体的唇侧黏膜需与牙槽嵴顶接触，使颈缘线位置与邻牙协调一致，前牙应避免鞍式桥体。

5. 抛光　在完成修复体调整后应对修复体进行高度抛光，避免粗糙表面刺激牙龈组织，影响牙龈组织生长。

牙龈塑形是一个循序渐进的过程，种植体支持式固定临时修复体的复查对牙龈塑形效果有着重要的影响，**那么在复查过程需要注意些什么呢？**

1. 复查时间　通常为戴入临时修复体后 4 周左右复查，临床中应根据实际情况具体调整。

2. 复查内容

（1）软组织评估：黏膜是否存在红肿、出血、溢脓等炎症表现。

（2）修复体评估：临时修复体是否存在断裂、磨损、变色、松动等情况。

（3）咬合评估：检查是否存在咬合干扰。

（4）邻接评估：检查邻接是否良好，避免因垂直性食物嵌塞影响软组织恢复。

3. 修复体外形调整

（1）龈乳头形态、穿龈轮廓、龈缘与天然牙协调对称。

（2）桥体与软组织接触形态是否良好。

4. 口腔卫生宣教。

清单：连续上颌前牙缺失的临时修复确认表

医疗机构名称：_____

检查人员：_____ 检查日期：_____

检查要求	落实标准	检查结果
修复时机	1. 种植体骨结合完成	☐
	2. 二期手术拆线时取模	☐
取模	1. 旋下愈合基台,生理盐水冲洗牙龈袖口	☐
	2. 口内就位转移体	☐
	3. 拍摄根尖片辅助判断转移体完全就位	☐
	4. 刚性连接转移体	☐
	5. 托盘准确开孔,并可于口内正确就位	☐
	6. 制取印模	☐
	7. 取下转移体,就位愈合基台	☐
	8. 比色	☐
临时修复体设计及制作	1. 固位方式　螺丝固位	☐
	2. 基台选择　可选非抗旋临时基台	☐
	3. 修复体形态　与对侧同名牙保持一致,如对称缺失,可参考种植术前设计修复体形态	☐
	4. 穿龈设计　穿龈部分为凹面型,龈下部分为凸面型,形成 S 形曲线	☐
	5. 桥体设计　桥体与下方黏膜呈卵圆形接触	☐
口内试戴	1. 观察黏膜压迫程度	☐
	2. 美学调整	☐
	3. 咬合调整	☐
随访	1. 时间　每个月复查,需至少配戴 3 个月	☐
	2. 内容　检查粉红美学、穿龈轮廓形态及软组织质量、咬合情况	☐

第五节
连续上颌前牙缺失的
种植模型制取

前述内容中已介绍了连续上颌前牙缺失病例中软组织塑形的要求，**那么在完成塑形后，个性化取模的方法有哪些呢？** 临床中所使用的个性化取模方法大致可分为以下几种：

1. 开窗式个性化转移体法。

2. 非开窗式修复体水平取模法。

3. 人工牙龈充填法。

在临床实际操作中，部分临床医师常会遇到取模不准确等问题，接下来将通过病例展示临床中常用的开窗式个性化转移体法，以及取模过程中常见的问题和解决方法。

为了准确复制患者牙龈袖口的形态，临床中常将临时修复体的穿龈部分复制到开窗式转移体上，制作个性化转移体。这一方法精确度高，操作便捷，已在临床中得到广泛应用。**那么具体的操作流程是怎样的呢？**

患者 J5 的临时修复体已配戴 2 个月，口内检查示 11、12 龈缘与 21、22 龈缘平齐，近远中龈乳头与对侧同名牙龈乳头高度一致，满足了与对侧同名牙牙龈形态协调对称的要求（**图 5-5-1~图 5-5-3**），而 11 与 12、11 与 21、21 与 22 之间由于缺乏足够软硬组织支持，龈乳头难以恢复。与患者 J5 沟通后，患者 J5 不愿再次进行软硬组织增量，表示目前修复效果可以接受，因此医师 J5 拟对 12、22 进行个性化取模。

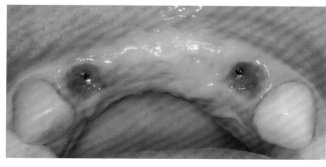

图 5-5-1 临时修复前

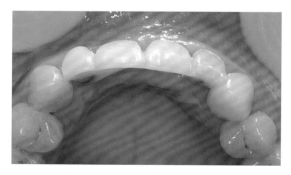

图 5-5-2 临时修复 2 个月后

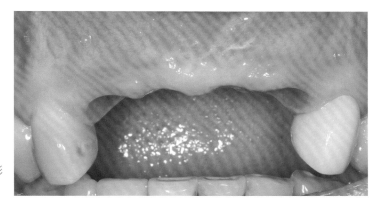

图 5-5-3 临时修复牙龈塑形后龈缘对称协调

首先，医师 J5 在取下临时修复体后，在口外将临时修复体与替代体进行连接，随后利用硅橡胶对临时修复体穿龈部位及替代体进行包绕（图 5-5-4）。**此时临时修复体应被包绕至何处呢？**由于需要复制的部分为临时修复体的穿龈形态，因此通常硅橡胶应包绕超过临时修复体的穿龈部位 1~2mm（图 5-5-5）。

待硅橡胶硬固后，取下临时修复体，替代体则位于硅橡胶内部，而替代体上方即形成了临时修复体的阴模。将开窗式转移体与硅橡胶内的替代体相连（图 5-5-6），为避免开窗式转移体在个性化印模制取过程中出现相对位置的变化，医师 J5 通过低收缩率的树脂材料及车针对 12、22 转移体进行了刚性固定（图 5-5-7）。随后将自凝树脂注入硅橡胶阴模以复制临时修复体的穿龈形态，待自凝树脂硬固后取下开窗式转移体，即复制了临时修复体的穿龈形态，形成了个性化转移体（图 5-5-8）。

最后将带有临时修复体穿龈形态的个性化转移体于口内就位（图 5-5-9），根尖片确认转移体就位后进行开窗式取模，制取印模后将临时修复体戴入口内。至此即利用个性化转移体法完成了 12、22 个性化取模。

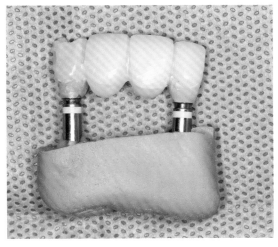

图 5-5-4 口外连接临时修复体与替代体

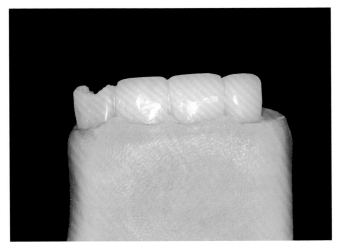

图 5-5-5 硅橡胶包绕临时修复体穿龈部位及替代体

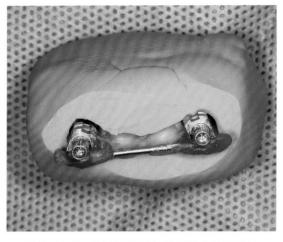

图 5-5-6　连接转移体与硅橡胶内的替代体

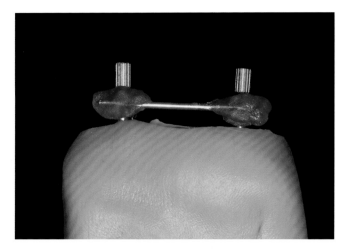

图 5-5-7　低收缩率树脂及车针刚性固定转移体

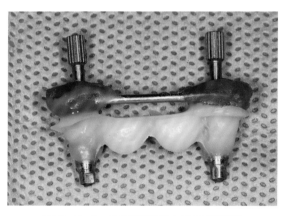

图 5-5-8　自凝树脂注入硅橡胶阴模

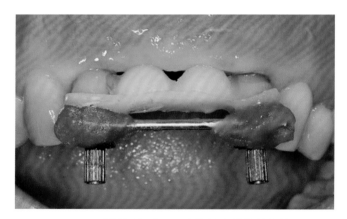

图 5-5-9　口内就位个性化转移体

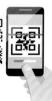

① 扫描二维码
② 下载 APP
③ 注册登录
④ 观看视频

视频 46　开窗式个性化转移体
法最终修复模型制取

那么在运用个性化转移体法制取印模的过程中可能会出现什么样的问题呢？又如何去防范和解决相关问题呢？笔者将通过如下病例进行介绍：

患者 J5 11、21、22 缺失，已于 11、22 各植入 1 颗种植体，计划行 11、22 种植桥修复。那么在术后 4 个多月，医师 J5 通过检查口内软组织情况及 CBCT 确认患者可行临时修复后，对 11、21、22 进行了临时修复，在调整 2 个月后，医师选择个性化转移体法对 11、21、22 临时修复体进行了个性化取模。利用硅橡胶对临时修复体及替代体进行了包绕（图 5-5-10），在取出临时修复体的过程中，替代体随着临时修复体被一同取出（图 5-5-11），医师 J5 发现这样的情况后，认为是临时基台螺丝未完全旋松所致，因此重新对临时修复体及替代体进行了包绕。

而在利用硅橡胶对临时修复体及替代体重新进行包绕后，虽然可取下临时修复体并完成个性化转移体的制作，但当医师 J5 将制作好的个性化转移体在口内就位时却发现，虽然 11 转移体可顺利就位，但是 21 转移体在患者口内却无法按临时修复体方向就位（图 5-5-12），出现了一定的角度偏差。这是什么原因所致呢？医师 J5 想到替代体曾出现被取出的现象，那么会不会是替代体的位置在此发生了变化呢？因此医师 J5 对硅橡胶进行了检查，发现替代体的位置确实出现了变化（图 5-5-13）。总结医师 J5 两次操作均失败的原因在于，硅橡胶中的替代体没有良好的固位力，导致在复制临时修复体穿龈形态的过程中替代体出现了位移。

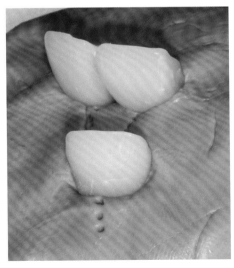

图 5-5-10 硅橡胶包绕临时修复体和替代体

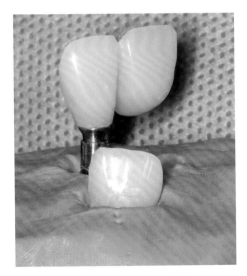

图 5-5-11 替代体和临时修复体被一同取出

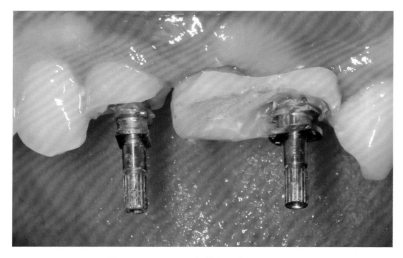

图 5-5-12　口内就位个性化转移体

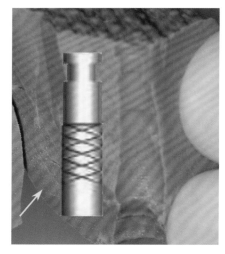

图 5-5-13　黄色箭头示该系统种植体替代体，可见硅橡胶内的替代体阴模出现了明显扭转

　　那么在临床中遇到这样的问题时应如何处理呢？ 对此笔者进行了如下改进：利用石膏、树脂等材料在替代体表面添加抗旋结构（**图 5-5-14**），增加替代体的固位力，从而保证替代体在操作过程中始终保持稳定的状态。

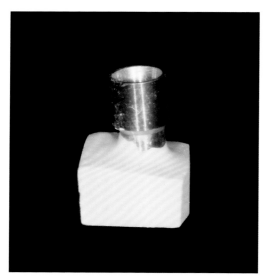

图 5-5-14　利用石膏增加替代体稳定性

医疗机构名称：＿＿＿

检查人员：＿＿＿＿＿＿＿＿＿＿＿＿＿＿＿＿＿＿＿＿＿ 检查日期：＿＿＿＿＿＿＿＿＿＿＿＿＿＿＿＿＿＿＿

检查要求	落实标准	检查结果
取模时间	1. 取模时机——牙龈塑形完成	☐
	2. 软组织、修复体、咬合和邻接评估	☐
取模物品准备	1. 螺丝刀、替代体、一次性器械盘、漱口杯、三用枪、冲洗针、生理盐水和聚醚	☐
	2. 自凝树脂，加成型硅橡胶	☐
	3. 开窗转移体、托盘	☐
	4. 刚性固定材料，如金刚砂车针、钢丝等	☐
制作个性化转移体	1. 取下临时修复体，与替代体相连接	☐
	2. 硅橡胶包绕临时修复体穿龈部位及替代体	☐
	3. 凝固后取下临时修复体，形成硅橡胶阴模	☐
	4. 开窗式转移体与硅橡胶内的替代体相连接并行刚性固定	☐
	5. 速凝树脂注入硅橡胶阴模	☐
	6. 树脂凝固后取下开窗式转移体，完成制作	☐
工作模型制取	1. 小棉球填倒凹	☐
	2. 就位个性化转移体，根尖片辅助确认就位	☐
	3. 托盘准确开孔，并可于口内正确就位	☐
	4. 选择适宜印模材料制取印模	☐
	5. 检查印模	☐
对颌模型制取	1. 制取对颌模型	☐
	2. 印模检查	☐
连接替代体	1. 准确连接替代体	☐
	2. 转移体－替代体复合体在印模内无旋转、移位	☐
比色	1. 依次选择合适的明度、饱和度、色相的比色板	☐
	2. 切端及体部比色	☐
	3. 颈部比色	☐
模型灌注	1. 注射人工牙龈	☐
	2. 人工牙龈硬固后灌注石膏模型	☐
	3. 石膏硬固后分离印模与工作模型	☐
固位方式及基台选择	1. 根据植体穿出位点选择合适的固位方式	☐
	2. 粘接基台的要求 基台边缘在龈下 0.5~1mm、粘接高度≥5mm、瓷层空间达到强度要求	☐

☑ 第六节
连续上颌前牙缺失的
种植修复戴牙

在前述内容中已介绍了连续上颌前牙缺失病例中取模的方法，那么在完成模型制备后，连续前牙缺失的种植修复戴牙的具体操作流程是怎样的呢？连续前牙缺失的种植修复上部修复体的设计方案主要分为三类，即多颗种植体分别支持的单冠、多颗种植体支持的联冠和多颗种植体支持的固定桥。根据设计方案的不同，修复戴牙的具体操作流程也对应有所不同。那么**戴牙的具体操作流程分别是什么呢？**

一、连续上颌前牙缺失的单冠修复戴牙流程

由于在连续多颗前牙缺失单冠修复的病例中，采用的是多颗种植体分别支持的单冠设计方案，其戴牙流程与上一章节中所讲述的单颗前牙修复戴牙相一致，具体流程如**图 5-6-1** 所示。

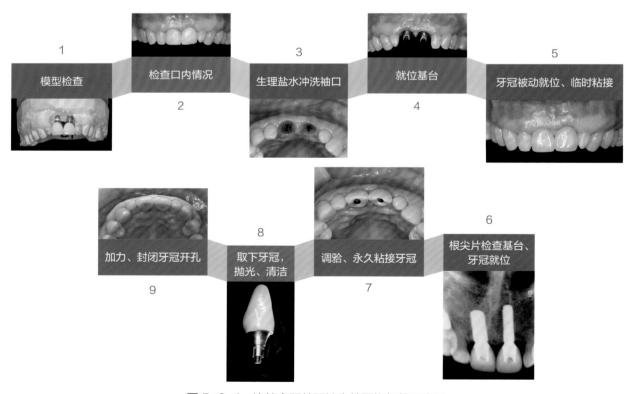

图 5-6-1 连续多颗前牙缺失单冠修复戴牙流程

二、连续上颌前牙缺失的种植联冠及桥的修复戴牙流程

　　多颗种植体支持的联冠和多颗种植体支持的固定桥所采取的设计方案，均将多颗种植体通过修复体进行连接，形成一功能整体，在模型制备、修复戴牙等方面的操作流程上基本一致，接下来将通过以下病例展示具体操作流程。

　　患者 L5 12—22 采用多颗种植体支持的临时桥修复 3 个月，前期已完成手术、二期手术、临时修复、最终取模等流程，已进入戴牙程序。**对于这样一个病例临床中应该如何进行规范化戴牙呢？**

1．戴牙前准备

（1）模型检查

1）修复体完整性、外形及边缘密合性。

2）牙冠固位力。

3）基台𬌗面与对颌牙间的修复空间约 1.5~2mm。

4）前牙基台较难达到各面粘接高度 >5mm，可采用个性化基台增加粘接面积。

5）检查修复体外部形态，应具有良好的穿龈形态；修复体位置及形态应与余留天然牙相协调，唇（颊）舌面凸度适当，𬌗面及邻面形态与天然牙相近，具有正常的窝沟点隙及外展隙，利于食物自然溢出。

6）良好的邻接关系，软组织与桥体龈端形成良好的接触。

（2）口内检查

1）口腔卫生状况，在每次就诊时均进行口腔卫生宣教。

2）黏膜是否存在红肿、出血、溢脓等炎症表现。

2．戴牙步骤

（1）旋下愈合基台 / 临时修复体（图 5-6-2）。

（2）生理盐水冲洗袖口。

（3）就位基台（图 5-6-3）。

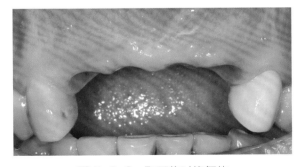

图 5-6-2　取下临时修复体

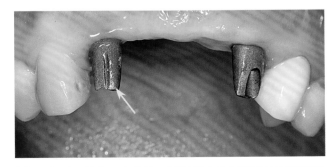

图 5-6-3　基台口内就位，黄色箭头示标记线位于正唇侧

（4）用螺丝刀拧紧螺丝后，就位树脂 key，并确认基台、天然牙均与树脂 key 密合（图 5-6-4）。

（5）检查及去除骨组织 / 邻牙 / 软组织阻力。

（6）临时粘接用水门汀或藻酸盐印模材料对修复体进行临时粘接，随后通过拍摄根尖片检查基台、牙冠就位情况（图 5-6-5）。

（7）调𬌗，检查牙尖交错位、前伸、侧方咬合无干扰（图 5-6-6~ 图 5-6-8）。

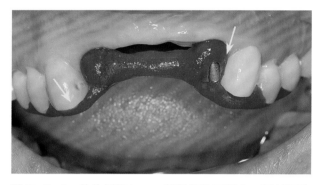
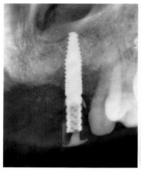
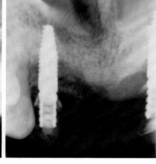

图 5-6-4　就位树脂 key，黄色箭头示基台、天然牙均与树脂 key 密合

图 5-6-5　根尖片检查基台、牙冠就位情况

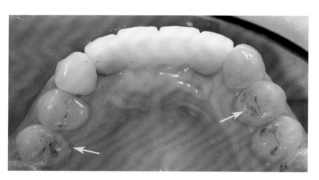

图 5-6-6　调牙尖交错𬌗，轻咬合不接触、重咬合轻接触，桥均不接触（黄色箭头示天然牙印迹为蓝中带红，表明天然牙为重咬合）

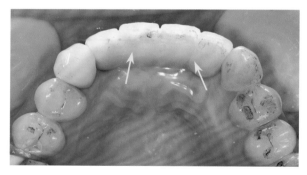

图 5-6-7　调前伸𬌗，多颗种植义齿应均匀引导（黄色箭头示种植义齿均存在均匀前伸的引导印迹）

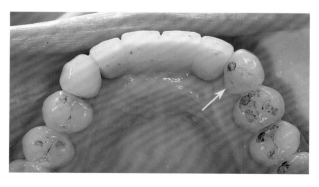

图 5-6-8　调侧方𬌗，尖牙为天然牙，形成尖牙保护𬌗（黄色箭头示工作侧尖牙存在侧方引导印迹，引导侧方运动）

（8）取下牙冠，抛光、清洁、消毒、干燥牙冠及基台表面。

（9）施加扭矩负荷，达到相应种植系统要求的扭矩。

（10）封洞材料封闭螺丝孔后树脂充填，封闭牙冠开孔。

（11）再次检查咬合，避免树脂形成咬合高点。

和单颗牙螺丝固位类似，前牙连续缺失使用 PIB、ASC、SRA 等桥固位的基台同样需要确定多个螺丝的被动就位，其余戴牙步骤与单颗牙螺丝固位没有太大差异。

那么作为一个初学者在连续前牙缺失的种植联冠及桥修复过程中可能会出现什么样的问题呢？又该如何去防范和解决相关问题呢？ 笔者将通过以下病例展示。

患者 M5，戴牙后 1 年复查发现修复体切端崩瓷（图 5-6-9，图 5-6-10），这是什么原因所致呢？

通过检查患者 M5 咬合，发现患者修复体存在前伸𬌗干扰，医师 M5 在戴牙时仅去除了牙尖交错𬌗干扰，而没有去除前伸及侧方𬌗干扰，导致修复体异常受力，最终崩瓷。

在临床中遇到这样的问题时应如何处理呢？

首先需要为患者重新取模，转移咬合关系，上𬌗架，制作新义齿。其次，需要形成良好的咬合状态，**连续前牙缺失的种植联冠及桥具体应如何调𬌗呢？** 美学区连续多颗牙缺失和单颗前牙缺失的种植修复咬合设计要求基本一致，同样遵循种植修复咬合设计的一般原则，种植义齿的接触要轻于天然牙。多颗前牙桥修复的种植义齿，应尽量避免在牙尖交错𬌗或功能运动中的咬合接触。

（1）牙尖交错𬌗：与第三章中提到的后牙桥的咬合设计不同的是，前牙桥无论在牙尖交错𬌗还是功能运动的任一时刻均应无咬合接触，用 12μm 咬合纸检查应完全没有咬合印迹，而用 100μm 咬合纸检查时不形成明显的咬合印迹。

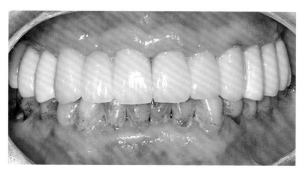
图 5-6-9　最终修复体戴牙

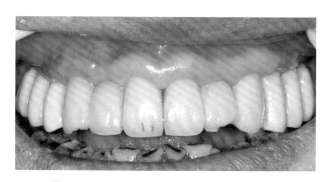
图 5-6-10　戴牙后复查发现修复体切端崩瓷

（2）侧方运动：理想状况下，侧方运动应该由工作侧的尖牙接触来引导下颌运动，而其余牙脱离接触。如果切牙为种植义齿，侧方运动时应完全脱离接触，避免造成侧向力；当工作侧的尖牙是种植义齿时，侧方运动时不能设计为由该尖牙单独引导，而应纳入相邻牙共同引导，以便形成有效的神经反馈调控，防止产生过大的侧向力。在材料强度允许的情况下应设计为尖牙保护𬌗，折中设计可采用由侧切牙、尖牙和前磨牙共同引导的组牙功能𬌗。

（3）前伸运动：前伸运动时多颗种植义齿应均匀引导，调磨至 12μm 咬合纸无咬合印迹，而用 100μm 咬合纸检查时前牙应形成均匀引导印迹。必要时可扩大种植体支持的修复体上的咬合印迹，减小桥前伸引导接触面积。

以上为连续前牙缺失的种植修复的咬合设计，与后牙缺失的种植修复有什么不同呢（表 5-6-1）？

表 5-6-1　连续后牙缺失与连续前牙缺失的种植修复咬合设计比较

	后牙缺失	前牙连续缺失
牙尖交错𬌗	1. 轻咬合不接触、重咬合轻接触 2. 天然牙上均匀分布的蓝色、红色咬合印迹 3. 种植义齿上只有均匀分布的蓝色印迹,无红色印迹	前牙桥无论在牙尖交错𬌗还是功能运动的任一时刻均应无咬合接触
侧方𬌗	种植义齿上无从红色咬合印迹向侧方延伸出来的蓝色印迹	1. 若切牙为种植义齿,尖牙为天然牙,则侧方运动时种植义齿应脱离接触,形成尖牙保护𬌗 2. 若尖牙是种植义齿,则应形成组牙功能𬌗
前伸𬌗	种植义齿上无从红色咬合印迹向前延伸出的蓝色印迹	1. 多颗种植义齿应均匀引导 2. 必要时可扩大种植体上的咬合印迹,减小桥前伸引导接触面积

再来看另外一例连续前牙缺失的种植桥修复病例。患者 N5 12—22 缺失，戴牙后种植桥反复脱落，重新粘接 3 次，**是什么原因导致该修复体反复脱落呢？**

临床医师 N5 通过检查发现口内种植体穿龈较深，同时选择的基台过短且直径过小，无法提供足够的粘接面积（图 5-6-11，图 5-6-12）。另外，在戴牙前并没有检查基台粘接高度，导致选择的基台无法为修复体提供足够的固位。**那么正确的处理方式是怎样的呢？**

临床医师 N5 重新为患者 N5 进行了个性化取模，并在现有修复体的基础上对咬合关系进行了记录，参考天然牙预备体外形设计个性化基台，增加了基台的长度和直径，从而为修复体提供了足够的粘接面积（图 5-6-13~ 图 5-6-16）。

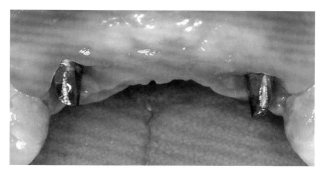

图 5-6-11　基台过短

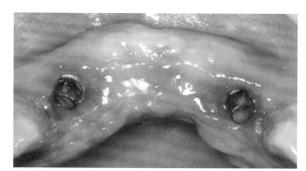

图 5-6-12　基台直径过小

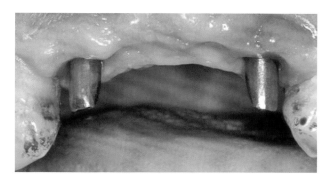

图 5-6-13　个性化基台

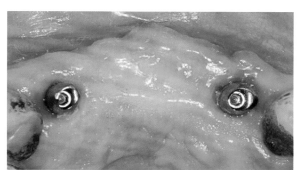

图 5-6-14　个性化基台直径

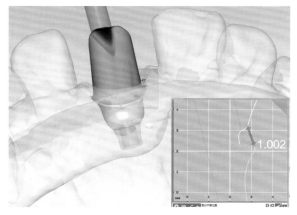

图 5-6-15　基台类似天然牙预备体形态

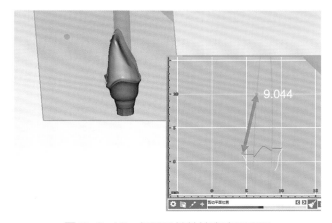

图 5-6-16　保证足够粘接高度及面积

当患者经历一系列的复杂治疗并完成最终修复后，是否意味着治疗已经结束了呢？ 从上面的病例不难看出，答案是否定的，患者戴牙后的维护对于种植义齿长期良好的使用是至关重要的，尤其当种植义齿出现以下任何一种情况时均应尽快就诊：①种植义齿或义齿部件松动、脱落；②种植义齿损坏，包括修复体崩裂、金属支架断裂及义齿折断等；③种植义齿周围疼痛，黏膜红肿、溢脓等。

连续前牙缺失患者的定期复诊还应注意哪些内容呢？ 首先，临床中通常建议患者分别在戴牙后1个月、3个月、6个月和1年后进行复诊，以后每年定期复诊1~2次，如有不适，应及时复诊。其次，复诊时应包括以下项目：

　　（1）询问患者的主观感觉：是否出现疼痛、松动等异常感觉。

　　（2）临床检查：评估修复体、种植体周软组织、口腔卫生状况、美学和咬合情况。

　　（3）影像学检查：种植体周骨吸收情况、评估种植体周骨密度、是否存在粘接剂残留、种植体机械结构的内部情况如基台是否完全就位、义齿是否折裂等。

　　（4）强化口腔卫生宣教，特别是义齿邻间隙和种植桥龈端部分的清洁，以及水牙线、牙间隙刷等的使用。

医疗机构名称：_____

检查人员：_____ 检查日期：_____

检查要求	落实标准	检查结果
模型检查	1. 修复体　修复体位置及形态应与余留天然牙相协调	☐
	2. 牙冠固位力，基台至少 3 个面粘接高度应≥5m，基台需具有一定的抗修复体旋转作用	☐
	3. 基台殆面与对颌牙间的修复空间达到强度要求	☐
	4. 检查修复体外部形态，应具有良好穿龈形态	☐
	5. 良好的邻接关系，软组织与桥体龈端形成良好接触	☐
口内检查	1. 临时修复体塑形牙龈情况	☐
	2. 口腔卫生状况，邻牙及牙周情况	☐
戴牙步骤	1. 旋下临时修复体	☐
	2. 生理盐水冲洗袖口	☐
	3. 利用就位树脂 key、基台标记或牙冠就位修复基台	☐
	4. 检查、去除戴牙阻力，就位临时修复体	☐
	5. 确认修复体形态良好，临时粘接	☐
	6. 拍摄根尖片检查基台、牙冠就位情况	☐
	7. 调殆，检查牙尖交错位、前伸、侧方咬合无干扰	☐
	8. 制作粘接代型	☐
	9. 取下牙冠，抛光、清洁、消毒、干燥牙冠及基台表面	☐
	10. 施加扭矩负荷	☐
	11. 封洞材料封闭螺丝孔	☐
	12. 桥体及种植体周预留牙线，玻璃离子粘接	☐
	13. 去除邻面及桥体下方粘接剂	☐
	14. 再次检查咬合	☐

✔ 第七节
连续上颌前牙缺失的
数字化治疗

连续上颌前牙缺失病例往往伴随着复杂的软硬组织缺损与美学修复风险，传统的治疗方式无疑在预后评估、外科精确性与修复时长方面有其局限性。如今，随着"修复引导种植"的概念深入人心，数字化诊断与治疗手段在口腔领域的应用已日益成熟，这些技术为评估患者美学治疗预后、引导外科手术以及提高临床操作效率提供了新的思路与方法。本节将介绍上颌前牙连续缺失的数字化诊断与治疗的操作流程，包括数字化微笑设计、虚拟排牙、种植手术导板设计、数字化印模、临时修复体制作、个性化基台与牙冠的设计等。

一、连续上颌前牙缺失的数字化微笑设计

在本章第一节的术前准备中，已经提到了在种植手术前使用经验性排牙后口内 mock-up，制作压膜式导板引导外科手术。**那么，这种方式是否适用于每一个连续上颌前牙缺失的病例呢？**对于需要先进行植骨手术的病例，传统压膜式导板无法通过经验性排牙指导植骨范围。另外，传统压膜式导板只能对缺牙位点的种植进行指导，对于邻牙存在牙龈退缩的病例，无法提供整体的美学修复方案。**是否有更好的方法可以在种植术前实现修复预测，并在术中提供精确的手术引导呢？**

患者 O5 缺失 11-22（图 5-7-1），医师 O5 为其进行了经验性排牙，并在口内 mock-up（图 5-7-2，图 5-7-3）。然而，患者 O5 并不满意口内 mock-up 效果，原因在于术前缺牙区存在软硬组织垂直高度缺损，经验性排牙并未考虑理想龈缘位置，导致牙冠设计较长，中切牙的龈缘明显高于尖牙，甚至侧切牙龈缘亦高于尖牙（图 5-7-4）。因此，医师 O5 为患者 O5 进行了数字化微笑设计（图 5-7-5），将中切牙龈缘位置设定为双侧尖牙龈缘的平均高度位置，将侧切牙龈缘位置设定为中切牙龈缘冠方 1mm（图 5-7-6）。在第二次口内 mock-up 时，患者 O5 对结果表示满意，医师随后进行了口扫，根据口内 mock-up 结果设计了种植外科导板。

可见，数字化微笑设计可以带来理想的术前设计效果。**那么连续上颌前牙缺失病例与单颗缺失病例的术前微笑设计是一样的吗？**将由另一个病例进行讨论。

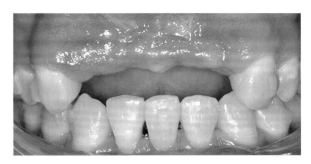

图 5-7-1　术前口内记录

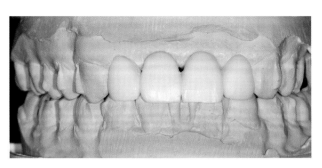

图 5-7-2　经验性排牙

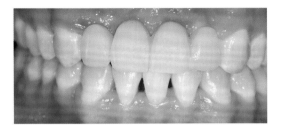

图 5-7-3　口内 mock-up

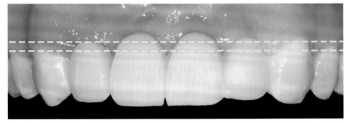

图 5-7-4　中切牙龈缘明显高于尖牙，侧切牙龈缘亦高于尖牙

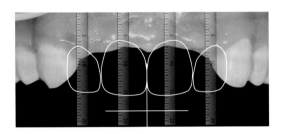

图 5-7-5　数字化微笑设计

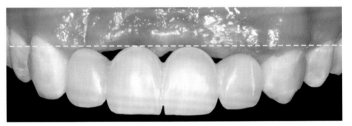

图 5-7-6　检查龈缘位置

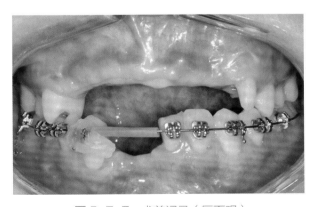

图 5-7-7　术前记录（唇面观）

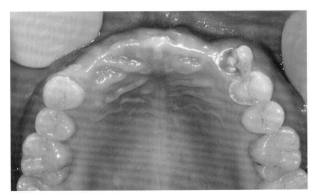

图 5-7-8　术前记录（𬌗面观）

患者 P5 13—22 缺失，23 为预备体（图 5-7-7，图 5-7-8），在这种情况下能否进行精确的数字化微笑设计呢？

答案是否定的，因为 DSD 需要结合牙弓曲线以及其他前牙形态进行分析，在连续多颗牙缺失的病例中，难以通过牙弓曲线与牙齿形态进行排牙，或者重合口内像与口外像。**在这种情况下，应该如何进行精准的 DSD 设计呢?**

医师 P5 先取模进行了经验性排牙（图 5-7-9）。在口内 mock-up 后，医师 P5 又遇到了连续多颗牙缺失常见问题——排牙结果比其余天然牙的龈缘位置高，这是术前软组织量不足导致的（图 5-7-10）。虽然经验性排牙美学效果不佳，但是医师 P5 可以按照其结果进行口内像与口外像的拟合，从而根据 mock-up 所获得的美学效果进行更为精准的 DSD 设计（图 5-7-11）。

因此，由这个病例可以发现，当缺失牙数目较多无法进行准确的数字化微笑设计时，临床医师可以先进行经验性排牙或者初次数字化微笑设计，将结果进行口内 mock-up，在此基础下进行数字化微笑设计，并二次修正。

随着数字化微笑设计的发展，目前三维数字化微笑设计逐渐进入临床应用。三维数字化微笑设计通过面部扫描与口内光学扫描，获得患者的面部与口内三维记录，在此基础上进行排牙，根据排牙结果使用 CAD/CAM 切削修复体，并在口内 mock-up（图 5-7-12~ 图 5-7-16）。若患者对排牙效果表示满意，则可以按照排牙结果进行种植导板设计。

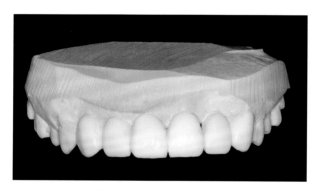

图 5-7-9 经验性排牙

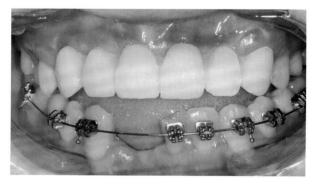

图 5-7-10 口内 mock-up

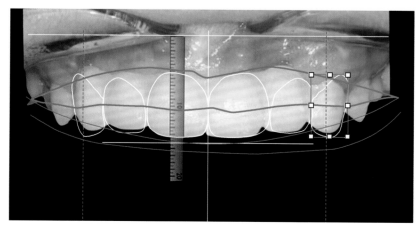

图 5-7-11 在经验性排牙基础上再次进行数字化微笑设计

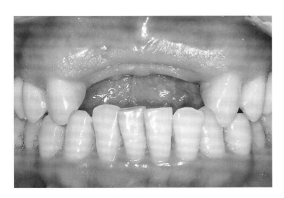

图 5-7-12　口内记录

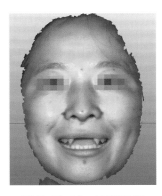

图 5-7-13　面部扫描

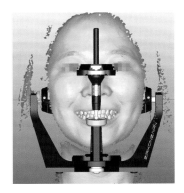

图 5-7-14　利用虚拟𬌗架参考咬合关系排牙

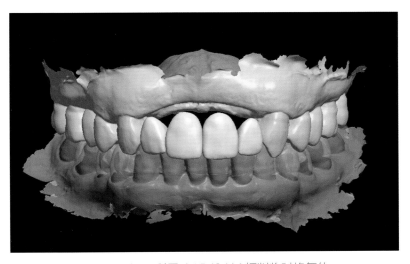

图 5-7-15　利用 CAD/CAM 切削临时修复体

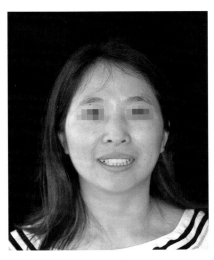

图 5-7-16　口内 mock-up

三维数字化微笑设计较传统方式具有以下优势。首先，对于前牙连续缺失多颗或咬合特殊的病例，口内像和口外像难以重叠，利用传统方式进行微笑设计的排牙设计效果与美学预测结果较不匹配。而三维数字化微笑设计具备虚拟𬌗架的功能，可记录咬合情况，拟合面部情况与口内情况较为准确。其次，三维数字化微笑美学设计与 CAD/CAM 切削临时修复体相配合，不需要技师对照口内记录进行蜡型制作，更为方便、快捷与准确。

二、连续上颌前牙缺失的种植手术导板设计

常规单颗前牙种植时医师可通过参考邻近的解剖结构（例如邻牙的形态和轴向、对颌牙的位置与轴向、牙弓形态等）来确定种植体的轴向、位置及深度，但是连续前牙缺失时，由于软硬组织吸收，种植体之间的相对位置、距离、轴向、平行度难以确定，因此与单颗前牙缺失相比，种植手术导板的应用对于连续前牙缺失患者的治疗更有意义。

通过前面的步骤完成了数字化微笑设计第二次口内 mock-up 并进行了调整，通过口扫记录了理想龈缘位置。**那么在连续前牙缺失病例中，如何进行数字化导板的设计呢？连续前牙缺失病例的数字化种植导板设计与单颗前牙缺失病例又有何不同呢？**

图 5-7-17 和图 5-7-18 中的两个导板与图 5-7-19 和图 5-7-20 中的两个导板有什么不同呢？

显而易见，**图 5-7-17 和图 5-7-18** 所示的导板增加了固位针的设计。在连续前牙缺失的病例中，由于多颗牙缺失，仅仅依靠牙支持式导板可能难以实现导板固位稳定，因此对于缺失牙较多，余留牙咬合不稳定的患者需要设计固位钉增加导板固位，避免术中翘动、移位。固位钉的设计需要避开重要的邻近解剖结构（如切牙管、鼻底、邻近牙根、种植体），距离天然牙、种植体有至少 1mm 安全距离；固位钉的穿出轴向设计时需要注意能否在口内实现，患者的张口度是否能满足固位钉就位，避免干扰种植手术过程的操作。

下面将以一例前牙区连续缺失病例的数字化种植设计流程来具体介绍两者的不同。

患者 Q5 13—23 缺失，医师 Q5 先进行经验性排牙，口内 mock-up，在此基础上进行数字化微笑设计后第二次口内 mock-up，通过口扫记录了理想龈缘位置，将模型扫描获取的 STL 数据与 DICOM 数据拟合，进行以修复为导向的种植设计（**图 5-7-21~ 图 5-7-26**）。

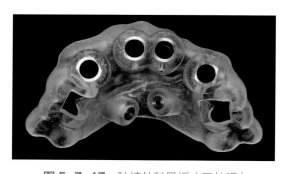

图 5-7-17 种植外科导板（口外观）

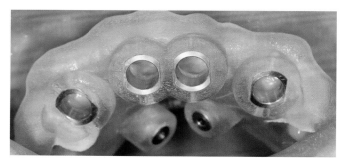

图 5-7-18 种植外科导板（口内观）

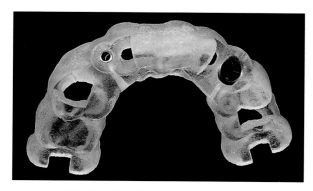

图 5-7-19 种植外科导板（13、23）

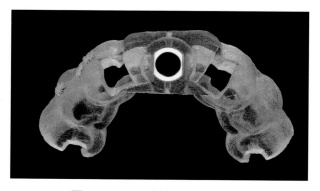

图 5-7-20 种植外科导板（11）

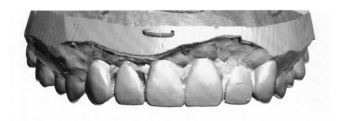

图 5-7-21 DICOM 与 STL 数据重合

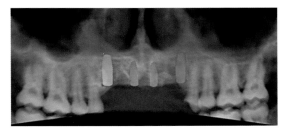

图 5-7-22 13—23 缺失，设计 13、11、21、23 4 颗种植体

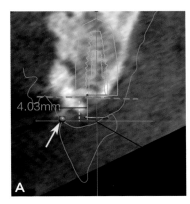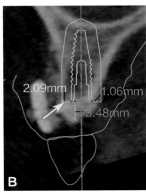

图 5-7-23 种植体颈部平台位于理想龈缘下 2.5~4mm（图 A 黄色箭头示），种植体从切端偏舌侧穿出（图 B 黄色箭头示），保证植体唇侧骨板大于 2mm

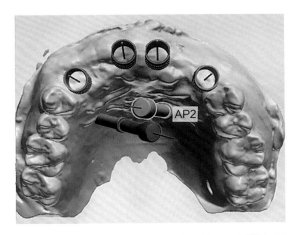

图 5-7-24 为了保证导板的稳定性，腭侧增加两个固位针

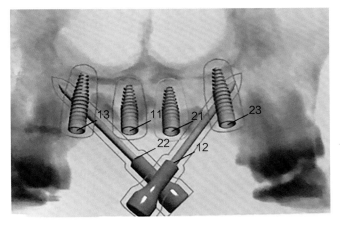

图 5-7-25 固位针与天然牙、种植体之间至少存在 1mm 安全距离

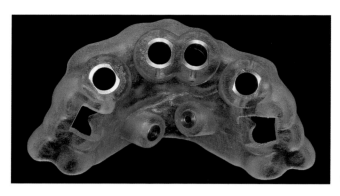

图 5-7-26 导板设计，牙支持＋腭侧 2 颗固位针联合支持

三、连续上颌前牙缺失数字化引导的种植手术

在完成了以修复为导向的种植体位置及导板设计，即可进行数字化引导下的种植手术。术前检查确认导板就位（通过观察窗）及需要翻瓣的范围；术中需要观察压板与导环之间是否密合，预备深度是否达到，导板是否出现翘动。下面将继续以病例 Q5 来介绍连续上颌前牙缺失的数字化种植手术流程（图 5-7-27）。

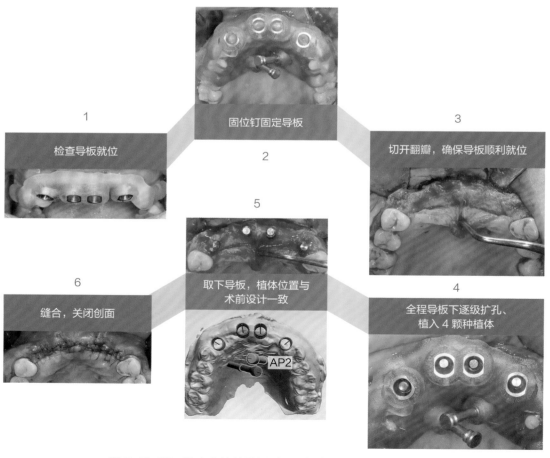

图 5-7-27 数字化外科导板引导下的连续上颌前牙缺失种植

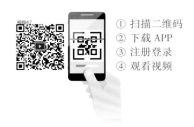

视频 47 数字化外科导板引导
下的连续前牙缺失种植

此外，与连续后牙缺失的导板引导手术在预备种植床时类似的情况如下：

（1）备洞时通常先预备离天然牙最近的位点，此位点翘动幅度最小，导板引导下备洞误差最小；如果是 3 个以上牙位应该先预备两侧位点，然后从两边向中间预备。

（2）植入顺序不同，不同厂商的全程导板的种植体植入顺序不同，这里以临床常见的 Straumann、Nobel 品牌为例来说明 12—22 连续缺失时正确的备洞、植入顺序。

1）Straumann 的全程导板固位针是插入种植床中的，因此该种植体导板下的备洞和植入的顺序是 12 和 22 常规备洞至最后一钻，插入导板固位杆，然后预备、植入 11 和 21 种植体，随后视情况判断 12 和 22 位点是否需要颈部成型、攻丝，最终植入 12 和 22 种植体。

2）Nobel 的全程导板固位杆是安装在种植体上的，因此备洞和植入的顺序是预备、植入 12 和 22 种植体，并装配引导式基台以固定导板，最后预备，植入 11 和 21 种植体。

四、连续上颌前牙缺失的种植手术导航设计

除数字化导板技术外，数字化导航技术近年来亦逐渐广泛运用于临床实践，那么，**如何规范化的使用导航实现连续上颌前牙缺失的治疗呢？** 现以一例 12、13 冠折患者的数字化导航引导即刻种植手术为例，介绍数字化导航引导连续上颌前牙种植手术的治疗流程。

患者 12、13 冠折，无法保留，计划为患者进行导航引导即刻种植。**术前准备流程及术中操作流程是怎样的呢？**

（一）导航引导下行多颗上颌前牙种植手术——术前准备

连续上颌前牙缺失病例美学风险较高，治疗可预期性较单颗上颌前牙缺失病例差，充分的术前准备有助于评估预后与制订治疗计划，降低治疗风险。数字化导航技术除需进行本章第一节所述的术前准备外，还应进行如下准备：

1. 术前美学记录的留取　对于及时发现与评估缺牙区软硬组织缺损，对制订种植手术计划以及治疗策略尤为关键。通常需要留取患者微笑时的局部和面部像、咬合及牙列像、前牙美学区黑背板像及唇侧丰满度像。

（1）局部微笑像：用于分析微笑时前牙与唇部的关系，此患者为低位笑线，微笑时切缘连线与下唇线一致，美学风险较低。面部微笑像则用于分析患者微笑时的面部关系（图5-7-28）。

（2）全牙列咬合像（正面、侧面）：用于分析患者的咬合关系、上下颌前牙覆𬌗覆盖关系、磨牙关系，此患者前牙为正常覆𬌗覆盖关系，右侧磨牙为中性偏近中关系，左侧为中性关系。前牙小开口像主要用于分析上、下颌中线位置关系，此患者中线基本对称。全牙弓像主要用于记录患者牙弓位置、排列关系及全口牙齿的磨耗（图5-7-29）。

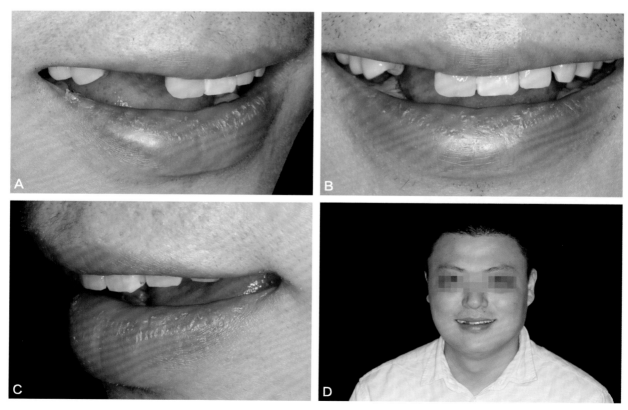

图5-7-28　患者面部及局部微笑像

A. 局部微笑像（右侧）　B. 局部微笑像（正面）　C. 局部微笑像（左侧）　D. 面部微笑像（正面）

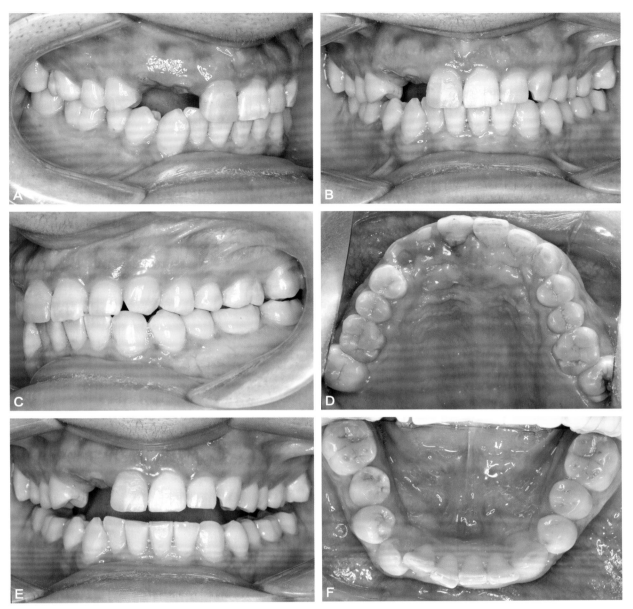

图 5-7-29 患者牙列及牙弓信息

A. 全牙列咬合像（右侧） B. 全牙列咬合像（正面） C. 全牙列咬合像（左侧） D. 上颌牙列像 E. 前牙小开口像
F. 下颌牙列像

（3）上下颌前牙美学区黑背板像：用于分析患者美学区牙齿颜色、形态及对称度。分析可见，此患者缺牙区牙龈与对侧同名牙相比存在一定程度的退缩，患者美学要求不高，未来修复时牙冠会比对侧同名牙略长，患者可以接受；对下颌前牙牙列分析，可见此患者牙列不齐，未来修复时有可能调磨，患者可以理解（图 5-7-30，图 5-7-31）。

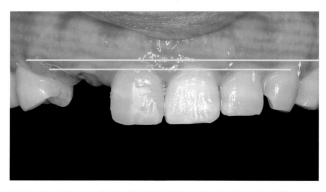

图 5-7-30 上颌前牙黑背板像，患者 12、13 龈缘与对侧同名牙相比略有退缩，患者美学要求不高，修复时牙冠可能会比对侧同名牙长

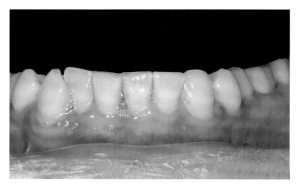

图 5-7-31 下颌前牙黑背板像，下颌牙列略不齐，未来修复时可能需要调磨

（4）唇侧丰满度像：用于分析患者软组织丰满度，辅助手术计划的制订（图 5-7-32）。该患者唇侧丰满度尚可，唇侧骨板完整的情况下，不需在唇侧骨壁外额外进行骨增量手术以恢复其唇侧丰满度。

2. 在完成术前美学记录的留取及分析后，为患者配戴 U 形管并拍摄 CBCT，获取颌骨 CBCT 及 DICOM 信息（图 5-7-33，图 5-7-34）。

3. 数字化导航设计 在完成 CBCT 及 DICOM 数据的获取后，即可进行数字化导航外科手术的术前设计（图 5-7-35~ 图 5-7-38），具体操作过程同前文所述导航设计，主要包括以下方面：

（1）虚拟排牙：通过术前美学记录分析调整牙体大小、轴向及形态，确定理想的切缘及龈缘位置。

（2）遵循前牙美学区种植的"三二原则"进行种植体三维位置设计，同时平分修复空间。

（3）种植体根方在骨内长度应超过 3mm，以保证初期稳定性。

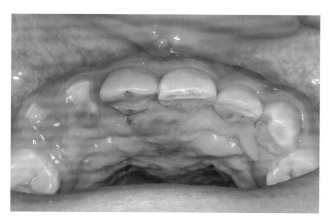

图 5-7-32 唇侧丰满度像，患者唇侧丰满度良好

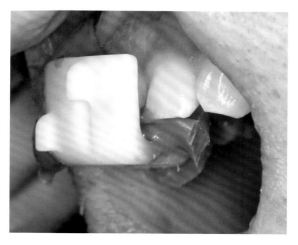

图 5-7-33 配戴 U 形管拍摄 CBCT

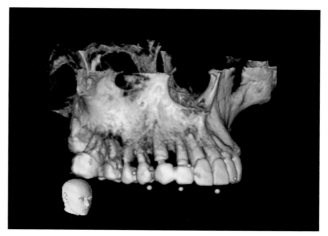

图 5-7-34 术前 CBCT

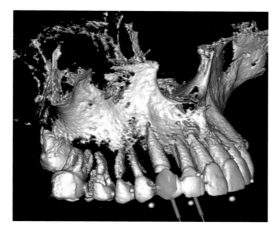

图 5-7-35 种植体平分修复间隙

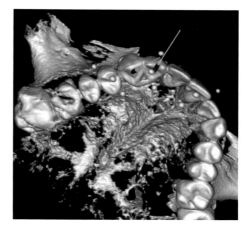

图 5-7-36 种植体中心从舌侧穿出

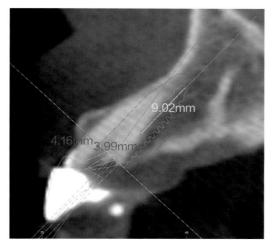

图 5-7-37 12 种植体设计

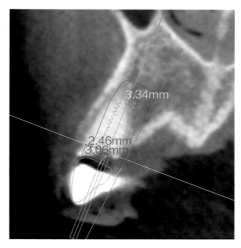

图 5-7-38 13 种植体设计

（二）导航引导下行多颗上颌前牙种植手术——手术流程

1. 导航术前需对参考装置进行标定及手术配准（图 5-7-39，图 5-7-40）。术者在进行配准时，可通过手指辅助 U 形管固位以免其松动影响配准结果。

2. 医师在拔除残根后，按照术前设计进行种植窝洞预备（图 5-7-41），每换一根钻针均需在导航系统中切换对应的钻针，导航引导过程中轴向和位置应保持为绿色，当深度指示由黄色转变为红色则说明深度到位，最终医师在导航的引导完成了 12、13 种植体的植入（图 5-7-42~ 图 5-7-48）。

3. 完成种植体植入后即可拆除口内导航装置，避免影响术者后续手术操作，按照计划完成后续植骨及缝合，术后拍摄 CBCT 检查种植体位置、轴向和周围骨量（图 5-7-49~ 图 5-7-52）。

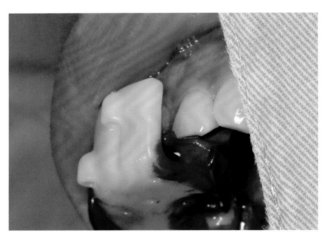

图 5-7-39 U 形管复位，与牙面贴合无间隙

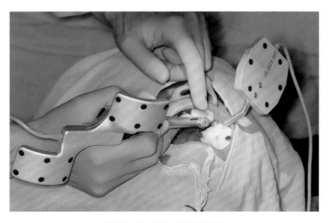

图 5-7-40 导航配准

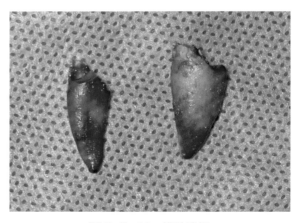

图 5-7-41 拔除残根

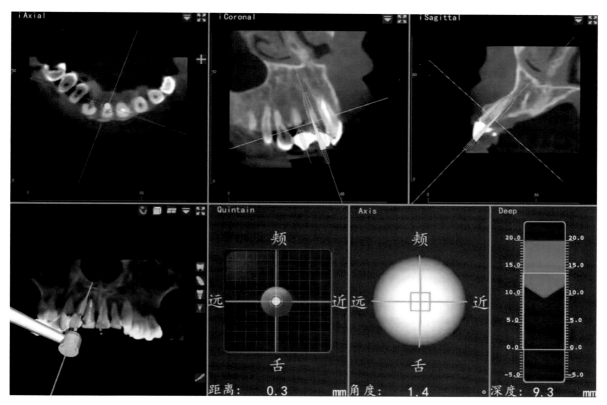

图 5-7-42　12 种植体用 φ1.4mm 球钻

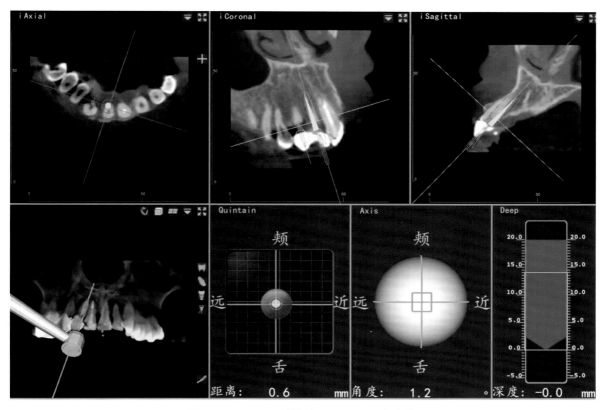

图 5-7-43　12 种植体用 φ2.2mm 先锋钻

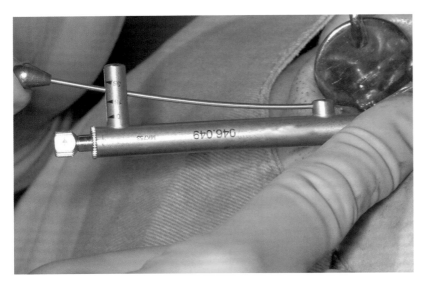

图 5-7-44 植入 12 种植体
显示初期稳定性良好

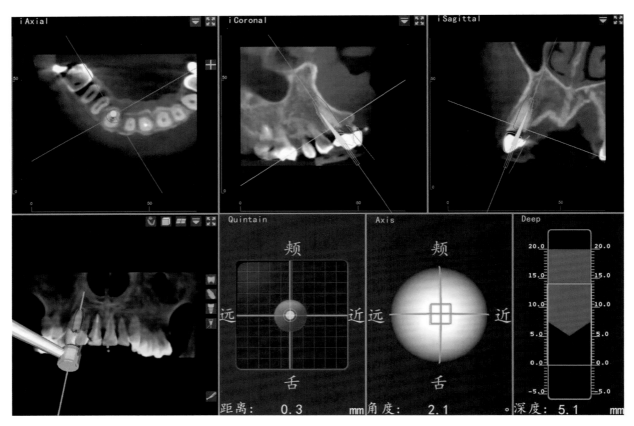

图 5-7-45 13 种植体用 φ1.4mm 球钻

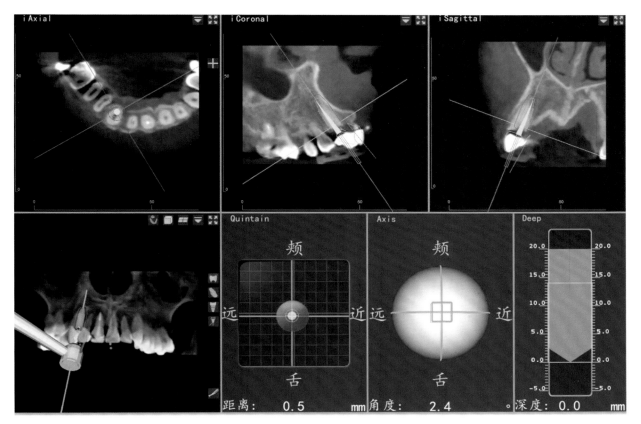

图 5-7-46　13 种植体用 φ2.2mm 先锋钻

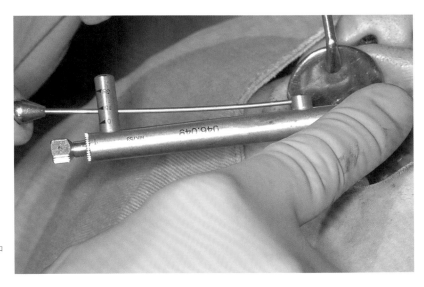

图 5-7-47　植入 13 种
植体显示初期稳定性良好

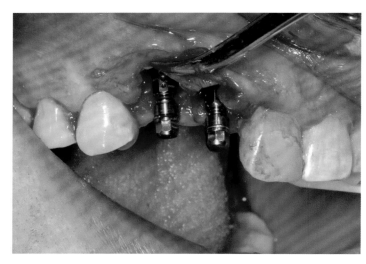

图 5-7-48　完成 12、13 种植体植入

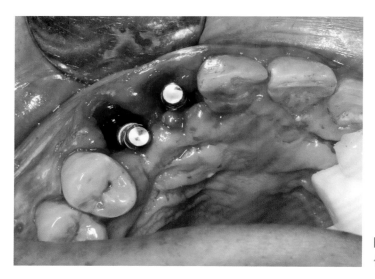

图 5-7-49　种植体与唇侧骨板间隙内填入骨替代材料

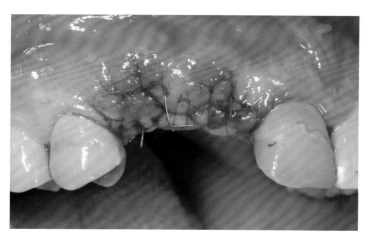

图 5-7-50　间断缝合关闭创口（唇侧观）

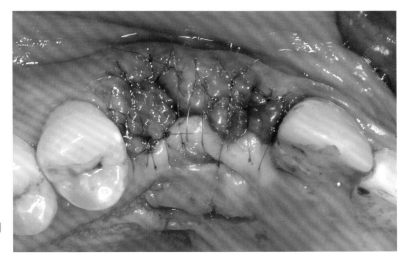

图 5-7-51 间断缝合关闭创口（骀面观）

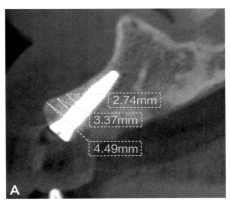

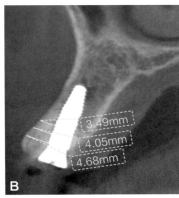

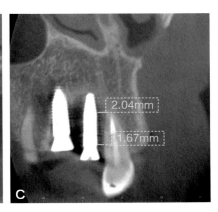

图 5-7-52 术后 CBCT 示种植体位置、轴向良好，骨量充足

A. 12 术后 CBCT　B. 13 术后 CBCT　C. 冠状面示种植体位置

① 扫描二维码
② 下载 APP
③ 注册登录
④ 观看视频

视频 48　数字化导航引导下的连续前牙缺失种植设计与实施

6

CHECKLIST

IN IMPLANT DENTISTRY ☑
TREATMENT OF
PARTIAL EDENTULISM

口腔种植治疗已逐渐成为修复牙列缺损或牙列缺失的重要手段，因其具有多学科性、治疗程序复杂、治疗周期长、治疗方案易变等特点，意味着种植治疗需要一个团队的交流与合作。种植医师无疑是团队的核心，但医护间的精准配合也是不可或缺的部分，医护之间的有效沟通及默契配合是种植外科手术成功的重要保障。**那么，护士应该如何与医师进行有效的医护配合？牙种植体植入术的护理程序又是怎样的呢？** 在本章中，将结合临床工作为大家介绍牙种植体植入术的护理程序。

第六章

口腔种植护理的
规范化操作清单

☑ 第一节
牙种植体
植入术护理

　　牙种植体植入术是种植治疗的第一步，也是至关重要的一步，需要医护共同配合，精准高效地完成牙种植体的植入，本节内容将从术前、术中和术后三个方面阐述牙种植体植入术的护理程序。

一、种植手术术前护理

　　种植医师在术前会对患者进行详细的口腔检查，**护士在术前应该怎么做呢？如何评估患者？具体评估哪些内容？术前准备又是怎样的呢？**

（一）术前评估与患者须知

　　1. 了解患者的期望值　　种植治疗并不是一劳永逸的，且费用相对昂贵，也存在手术失败或后期维护不当失败的风险，若患者花费时间和金钱却没有达到期望的效果，可能会引发患者对种植治疗的不满，甚至会引发医患纠纷。因此，评估患者的期望值十分必要。

　　2. 了解患者的心理状况，给予必要的术前心理指导　　多数患者对种植治疗缺乏了解，以及担心疼痛、出血、种植义齿使用寿命不长、费用昂贵等问题，易产生紧张、焦虑的情绪，此时护士可采用通俗易懂的语言，配合图片或视频等资料详细解释手术的相关情况，耐心解答患者提出的各种疑问，取得患者的信任与合作，从而缓解患者的紧张、焦虑情绪。

　　3. 指导患者签署高值医用耗材知情同意书　　告知患者根据现行医保规定，高值耗材不属于或部分不属于公费、大病统筹和社会基本医疗保险、新型农村合作医保报销的范围，须由个人承担，患者可以自行选择是否使用。

　　4. 指导患者签署口腔种植修复治疗知情同意书，填写患者基本信息核实表。

　　口腔颌面部存在诸多重要解剖结构，在行口腔种植手术的过程中常常伴随着一定的风险，因此，术前应详细告知患者种植手术可能存在的潜在风险，**那么潜在风险有哪些呢？**

　　（1）术中损伤神经、血管及邻近器官，如下牙槽神经等。

（2）神经损伤会造成疼痛、麻木或刺痛感：根据损伤的程度不同及个体差异，神经损伤症状所持续的时间长短不一，多数患者在数月至数年内可恢复正常，极少数患者表现为永久性损伤。

（3）疼痛、肿胀，药物过敏。

（4）局部皮下淤血及皮肤一时性变色。

（5）术中、术后出血。

（6）诱发全身并发症。

（7）牵拉口角导致口角裂开或淤伤。

（8）行上颌窦提升术时，有上颌窦穿孔的风险，术后可能会出现短期眩晕、流鼻血或鼻分泌物增加等症状。

（9）术中可能临时改变手术方案或终止手术。

（10）各种感染（细菌、真菌、病毒等）。

（11）种植体脱落：种植体可能因感染、个体差异或不明原因而导致骨结合不良，引起脱落。

5. 为患者预约具体手术时间，告知患者术前注意事项，可将相关内容上传到微信公众号或粘贴于科普宣教栏，便于患者查看及阅读（图6-1-1）。

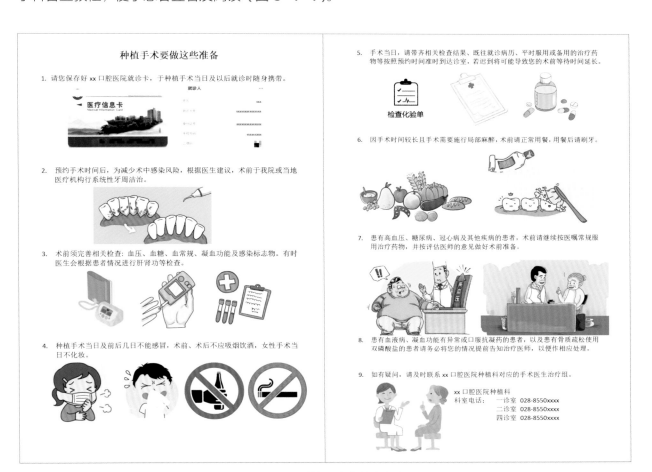

图6-1-1 种植手术术前注意事项

6. 患者口腔卫生指导　包括牙刷、牙线、牙间隙刷等口腔保健用品的规范使用，并告知患者术前1周需进行全口洁治，包括洁治方式、洁治的要求以及洁治的注意事项。

（二）术前准备

完善术前评估和指导后，接下来就要做好相应的术前准备，包括环境准备、用物准备、患者准备、医护人员准备。**那么术前准备具体有哪些呢？护士又该如何协助医师完善术前准备呢？**

1. 环境准备

（1）种植手术需遵循无菌原则，应在种植治疗室中进行，并做好术前空气消毒和物表消毒，减少细菌污染。

（2）备好种植机等常规仪器设备，检查牙椅、灯光、仪器设备等运行是否正常，调整牙椅便于接诊患者。

（3）为确保医疗质量安全，种植治疗室应常规配置抢救车和相关仪器设备（心电监护、氧气筒、除颤仪等），抢救车内药品、物品一览表见图6-1-2。

种植科抢救车药品、物品一览表

一、第一层：急救药品

常用急救药品名称、剂量及数量		
1.盐酸肾上腺素1mg/支×2支	2.盐酸异丙肾上腺素1mg/支×2支	3.硫酸阿托品0.5mg/支×2支
4.尼可刹米0.375g/支×2支	5.盐酸洛贝林3mg/支×2支	6.盐酸多巴胺20mg/支×2支
7.硝酸甘油5mg/支×2支	8.氢化可的松20mL×2支	9.50%葡萄糖注射液20mL支×2支
10.10%葡萄糖酸钙1g/支×2支	11.0.9%氯化钠注射液250mL/瓶×1瓶	12.5%葡萄糖注射液250mL瓶×1瓶

二、第二层：抢救物品(气道)

物品名称及数量
1.抢救器械盒：舌钳1个、开口器1个、压舌板1个、口咽通气道3个(大中小各1个)、鼻氧管1根、吸痰管1根、一次性橡胶手套4双(中、小号各2双)。2.简易呼吸器1套。

三、第三层：其他物品

物品名称及数量
汞柱式血压计1个、听诊器1个、电筒1把、电插板1个。

四、抽屉一：输液用品

无菌物品名称及数量	清洁物品名称及数量
20mL注射器2支、5mL注射器2支、输液器2个、7号头皮针1张、22号留置针1支、5支装棉签5包、爱尔碘1瓶。	胶布1卷、砂轮1个、压脉带1根。

五、抽屉二：急救文书

物品名称及数量
交接班本1本；门诊抢救车药品、临时医嘱单1张；护理记录单1张。

六、抢救车左侧：输液挂柱　　　　　　**七、抢救车背侧：胸外心脏按压木板**

图6-1-2　抢救车药品、物品

2. 用物准备

（1）一般用物：无菌手术衣、外科手套、防护用品（护目镜、面屏等）。

（2）无菌手术包：手术布包1个、外科手术器械1套、种植系统工具1套（图6-1-3）。

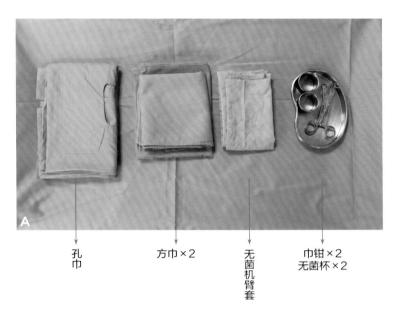

孔巾　　方巾×2　　无菌机臂套　　巾钳×2 无菌杯×2

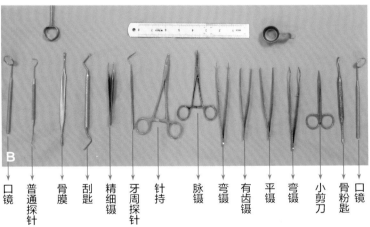

口镜　普通探针　骨膜　刮匙　精细镊　牙周探针　针持　脉镊　弯镊　有齿镊　平镊　弯镊　小剪刀　骨粉匙　口镜

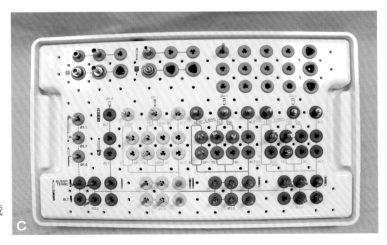

图6-1-3 无菌手术包

A.手术布包　B.外科手术器械
C.种植系统工具

475

（3）一次性用物：牙龈冲洗器、吸唾管及负压吸引管、手术刀片、缝针缝线、棉签、5mL 冲洗空针、麻醉针头、纱球等（图 6-1-4）。

（4）种植相关设备和耗材：种植弯机及马达、种植体、骨替代材料、胶原膜、愈合基台、覆盖螺丝等。

（5）种植手术文书：种植治疗病历、口腔种植修复治疗及高值耗材知情同意书、患者基本信息核实表、种植手术登记单、高值耗材使用登记表、牙钻使用登记表等（图 6-1-5）。

（6）其他用物准备：无菌生理盐水 2 瓶（常温 1 瓶，主要用于冲洗空针抽吸后冲洗口腔及术区、湿润棉球和纱布块，也可用于患者口腔消毒后出现不适的再次漱口；另一瓶建议温度在 2~4℃，与牙龈冲洗器连接，用于钻针高速转动时冲洗种植窝洞，避免骨灼伤）、无菌瓶镊罐、1% 聚维酮碘、75% 乙醇、一次性水杯等。

（7）特殊用物：根据手术术式的不同，有时需准备上颌窦提升器械、骨挤压器械、牙挺、牙钳等特殊用物（图 6-1-6）。

（8）药物准备：复方阿替卡因、2% 利多卡因或其他麻醉药物。

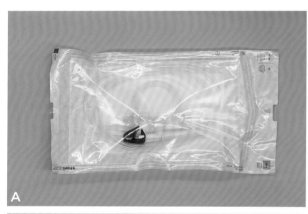
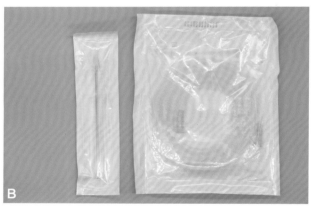
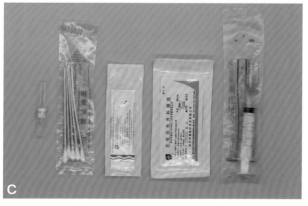

图 6-1-4　一次性用物

A. 牙龈冲洗器　B. 吸唾管及负压吸引管　C. 从左至右依次为：麻醉针头、棉签、刀片、缝针、5mL 冲洗空针

476

患者基本信息核实

患者姓名：　　性别：男/女　年龄：　　手机号：

近三年来你是否住过院或患过严重疾病吗？	□否 □是
如果是，是什么疾病：	
有无拔牙等手术史	□否 □是
如果有，是什么时候： □1年以内 □1-3年 □3年以上	

胸前区痛（心绞痛）	□否 □是	冠心病	□否 □是
高血压	□否 □是	糖尿病	□否 □是
头痛、头昏、晕厥	□否 □是	中风或脑溢血	□否 □是
甲亢	□否 □是	肝炎	□否 □是
肾炎	□否 □是	风湿病	□否 □是
是否有自发出血或淤斑，或止血困难 □否 □是		是否有血液类疾病	□否 □是

如有血液病请选择：□白血病 □贫血 □血小板减少性紫癜 □淋巴瘤

有无骨质疏松？ □无 □有　　如果有，有无服用双磷酸盐类药物　□无 □有

有无药品、食物等过敏史？ □无 □有　　如果有，请选择：
　□青霉素类过敏（阿莫西林、头孢等）　□有麻醉药过敏
　□食物过敏　　　　　　　　　　　　□其他过敏：
是否月经或妊娠期　　□否 □月经期 □妊娠期 □近期计划妊娠　术前是否进食 □是 □否
有无其他情况请说明：

若以上情况均属实，请患者或授权委托（监护人）在此签字

签字：　　　　　　　　　时间：20　年　月　日

手术计划：
预计植入种植体：
植骨：　　　　　　上颌窦提升方法：
备注：
　□影像资料：　　　　　□手术模板：
　□模型：　　　　　　　主刀医师签名：
　□手术日期：
　□血压：　　□脉搏：
　□术前给药：阿莫西林 2g/克林霉素 600mg　□术前治疗：
手术知情书已签：□种植同意书 □拔牙同意书 □费用和高值耗材知情同意书
局部麻醉：
　□2%利多卡因　　　□3%甲哌卡因
　□4%阿替卡因（必兰麻）□0.5%布比卡因
处方：□地塞米松 □冰袋
　□抗生素：　　　　　□镇痛药：
　□术后医嘱：
　□术后影像：
一期手术过程记录：

种植体/植骨材料标签：　　　　基柱：

A

---

xx 口腔医院
口腔种植修复费用和使用高值医用耗材知情同意书

患者姓名　　　性别　　年龄　　　门诊号

患者经医生检查，诊断为
医生认为适合采用　　　　　　　　治疗。按卫生部的建议，牙缺失的种植治疗标准流程为9步（部分复杂病例就诊会更多），医生已向患者或其家属全面、详细地介绍了病情及治疗计划，患者或其家属同意接受治疗，并已在治疗（手术）同意书上签字。

患者和家属已清楚在该治疗中需给患者使用口腔种植修复耗材，并同意在经招标后进入医院的口腔种植修复高值耗材中进行选择。

根据医保有关规定，此材料不属于或部分不属于公费、大病统筹等和社会基本治疗保险、新型农村合作医疗的报销范围，须由您个人承担，您可以选择是否使用，特此告知。在听取了经治医生对不同高值植入耗材的应用范围、性能特点、价格等的介绍后，患者和家属经过慎重考虑决定选择使用　　　　　　　　　高值耗材。

如治疗中需临时加用耗材或不宜使用上述耗材须改用其他耗材（改变品牌或型号）时，患者或其家属同意在得到医生告知的前提下（紧急情况除外），由医生视情需要进行调整。

我已知晓种植治疗的费用主要由种植手术阶段、种植二期手术（如需要）、上部修复阶段等费用组成，以上费用按阶段分次收取。根据患者情况可能还会增加骨组织增量技术、软组织增量技术、块状骨缺损修复术、牙龈外形美容塑形、氧化锆类全瓷修复、数字化基台美容修复、全瓷基台美容修复、牙龈瓷美容修复等美容收费项目。

本次仅收种植手术阶段费用（即手术费及种植体费用），未收种植二期、基台和牙冠等费用。

请签写：我已知晓知情同意书的相关内容。

患者（或法定监护人）签字：
患者代理人签字：
代理人与患者关系：
代理人身份证号码：
经治医师签字：

　　　　　　　　　　年　月　日

B

---

xx 口腔医院
口腔种植修复治疗知情同意书

| 患者姓名 | 性别 | 年龄 | 病历号 |

疾病介绍和治疗建议
医生已告知我患有　　　　　，需要在　　　麻醉下进行口腔种植修复治疗。同意在骨内种植体
我授权xx口腔医院种植科医生及其助手对我施行种植手术。
种植修复手术的阶段和目的：
　我明白第一阶段手术首先要在翻瓣上做切口，将黏膜翻开后在牙槽骨骨内制备小洞植入种植体，然后缝合。一般为局部麻醉，必要时进行全身麻醉，医生在术前会作说明。
　术后一周到两周复诊拆线。
　种植体植入4-6个月后，将由医生行二期手术，切开粘膜，暴露种植体后接上愈合基桩后行牙龈成型。此时可能由于存在软硬组织缺损，需要局部手术进行修整。
　牙龈愈合稳定后，由种植中心全科医生或修复医生在种植体上进行上部结构修复治疗。
　我已经被告知，第一阶段手术后，不应戴其经活体组织的活动义齿，以免影响种植体的骨结合，以前的旧义齿必须经过医生的调改或终止佩戴。将需要更长的愈合时间，只有种植体系统需要整合4-6个月后才能进行二期手术，我因遵循医嘱要求的饮食建议。复查中可能需要使用必要的药物，并进行手术或上部结构的修整，需缴纳相关的检查费以及相应的治疗处理费用。
　手术医生已经告知我包括切口位置在内的手术细节。

手术潜在风险和对策
　医生已告知如下口腔种植修复治疗中可能发生的一些风险，有些不常见的风险可能没有在此列出，具体的治疗方式根据不同病人的情况有所不同，医生告诉我，可与我的医生讨论有关我治疗的具体内容及特殊的问题。
　1、我理解任何麻醉都存在风险。
　2、我理解任何所用药物都可能产生副作用，包括轻度的恶心、皮疹等症状到严重的过敏性休克，甚至危及生命。
　3、我理解种植治疗可能发生的风险和并发症有：
　1）术中损伤神经、血管及邻近器官，如下牙槽神经　　；
　2）神经损伤造成的疼痛、麻木或刺痛感（通常只是暂时的，但也可能是永久性的）；
　3）疼痛、肿胀；药物过敏；
　4）局部皮下淤血及皮肤一时性变色；
　5）术中、术后出血；
　6）诱发全身并发症；
　7）牵拉口角裂开或擦伤；
　8）骨髓壁穿孔；
　9）骨组织的丧失或颌骨骨折；
　10）调改、修整包冠牙和对颌牙；
　11）上颌手术与上颌窦邻接手术，术中可能出现短期眩晕、流鼻血或鼻分泌物增加，也可能出现上颌窦穿孔；
　12）术中可能改变手术方案或终止手术；
　13）各种感染（细菌、真菌、病毒等）；
　14）种植体可能因感染、个体差异或不规范而导致骨整合不良或种植体脱落；
　15）修复体颜色与天然牙齿接近但不能完全相同，牙齿颜色复杂者更难配色，与天然牙齿存在色差；
　16）有时无法成功重塑功能和美观或美观达不到预期，如　　　　　　　　　；
　17）口腔种植修复后需定期复查、牙周维护和治疗。
　4. 我理解治疗后如果我不遵医嘱，可能影响治疗效果。

特殊风险或主要高危因素
　我理解根据我个人的病情，我可能出现以下特殊并发症或风险：

一旦发生上述风险和意外，医生会采取积极应对措施。

口腔种植术后注意事项
　1. 出血：术后24小时以内唾液中可能带有血丝。但如果有血凝块，请尽快联系手术医生或到医院就诊，通常情况下，可使用棉球压迫止血。

C

种植科牙钻使用登记表

年　月　日——年　月　日

D

高值耗材使用登记表

手术日期	病例号	患者姓名	性别	年龄	牙位	规格及型号	数量	医生签名	护士签名	备注

请将所用实物、标签与填写内容确认无误后签字　　　　　　科　室：
供应厂商名称及代表（签字、签章）　　　　　　　　　　科室负责人：

E

图 6-1-5　种植手术文书

A. 患者基本信息核实　B. 高值耗材知情同意书　C. 口腔种植修复治疗知情同意书　D. 种植科牙钻使用登记表
E. 高值耗材使用登记表

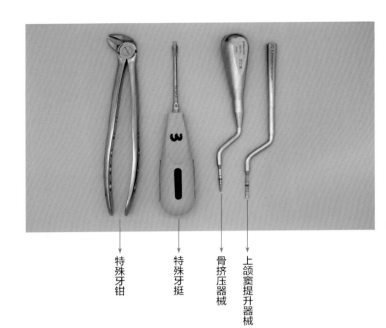

图 6-1-6　特殊用物

特殊牙钳　特殊牙挺　骨挤压器械　上颌窦提升器械

3. 患者准备

（1）术前核对：护士核对患者姓名、年龄、手术牙位、检验报告、手术医师、种植系统、种植体型号等基本信息。

（2）安放患者个人物品，头发较长的女性患者需戴一次性帽子。

（3）测量血压并记录，60岁及以上老人或其他全身系统性疾病患者，视情况在心电监护下行种植外科治疗。

（4）告知患者术中注意事项：告知患者手术流程、术式及麻醉方式、相关治疗步骤以及配合注意事项。告知患者消毒后的口周皮肤和无菌单均不可触碰，若感到任何不适及时告知，可轻举左手示意或轻哼一声，医师停止操作后方可讲话进行交流；术中若有小器械不慎掉落口中，应立即头偏向一侧保持不动，不要惊慌说话或做任何吞咽动作，避免误吞误吸。

（5）唇部润滑：为避免长时间的牵拉造成患者唇部干裂或口角拉伤，临床中常采用红霉素眼膏进行唇部润滑及保湿。

（6）口内、口外消毒

1）口内消毒：指导患者用按产品说明书稀释后的聚维酮碘消毒液，漱口3次，每次含漱1分钟。在配制口内消毒液的时候应注意，不同品牌的口内消毒液稀释比例不同，应严格按照产品说明书使用，避免浓度过高灼伤黏膜或浓度过低达不到消毒效果。

2）口外消毒：5%聚维酮碘棉球消毒面部及口周皮肤。

消毒范围： 上至眶下缘、下至上颈部、两侧至耳前（**图6-1-7**）。

（7）根据患者手术牙位和术式，调节椅位和椅背头。

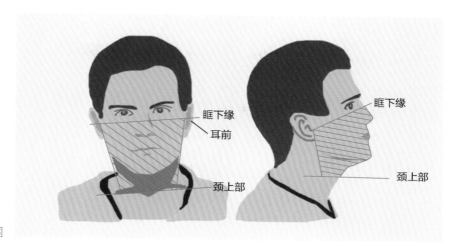

图 6-1-7　口外消毒范围

4. 医护人员准备

（1）护士穿洗手衣、戴手术帽、戴外科口罩或防护口罩，助手需加戴护目镜或面屏。

（2）助手及医师进行外科手消毒，穿无菌手术衣，戴外科手套。

（3）铺手术台：护士检查布包标签、名称、灭菌有效期、失效期和高温高压化学指示卡，查看布包有无破损、潮湿等（所有无菌手术包开包前均应检查上述内容），依次打开布包外层、第一层无菌桌单，助手打开手术无菌包内层。

（4）铺第二治疗台：护士将种植外科器械盒放于第二治疗台，打开外层包装，助手打开内层无菌包装，将外科器械盒拿起放置于手术台，将弯盘留于第二治疗台，以便放置连接好的种植弯机（图 6-1-8）。

（5）手术铺巾：依次铺头巾、胸前治疗巾和手术孔巾。助手用治疗巾包住眼部以上非手术部位，并用巾钳固定，注意松紧适宜；助手将治疗巾 1/3 处折叠，实边面对自己，双手持住实边，水平移至患者右侧，铺于患者颈部和胸前；助手沿对折线打开孔巾，与医师共同铺手术孔巾。

（6）连接吸唾管：护士检查吸唾管及负压吸引管的名称、灭菌标志、有效期，并检查包装有无破损、潮湿等（所有一次性无菌用物开封前均应检查上述内容），传递于手术台，助手将负压吸引管一端与吸唾管连接，另一端传递给护士连接负压；助手将负压吸引管固定于无菌孔巾。

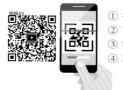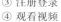

① 扫描二维码
② 下载 APP
③ 注册登录
④ 观看视频

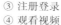

① 扫描二维码
② 下载 APP
③ 注册登录
④ 观看视频

① 扫描二维码
② 下载 APP
③ 注册登录
④ 观看视频

视频 49　穿手术衣及戴手套

视频 50　铺手术台

视频 51　手术铺巾

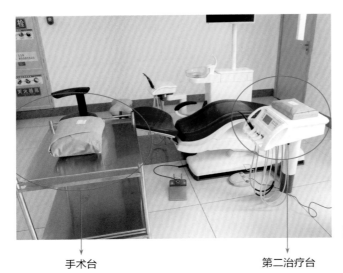

图 6-1-8　手术台及第二治疗台

手术台　　　　　　　　　　　　　　　第二治疗台

（7）连接种植机：护士传递种植弯机和一次性牙龈冲洗器于手术台，助手将一次性牙龈冲洗器安装在种植弯机出水口，并传递一次性牙龈冲洗器插口端于护士，护士将插口端插入生理盐水瓶中，并安装一次性牙龈冲洗器于种植机上。助手将种植弯机套上无菌机臂布套，与护士连接马达，护士调节主机面板参数进入种植治疗程序。助手轻踩种植机脚踏板工作键，检测种植机泵功能、旋转功能是否正常，冲洗系统的管路连接是否牢固。

（8）顺序放置种植手术器械（图 6-1-9）：护士传递种植手术工具盒于无菌器械台，与助手双人清点数目并记录。助手根据手术需求及使用顺序有序摆放手术器械，并组装多组件器械。

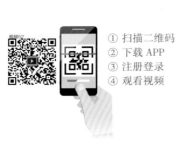

① 扫描二维码
② 下载 APP
③ 注册登录
④ 观看视频

视频 52　连接种植弯机

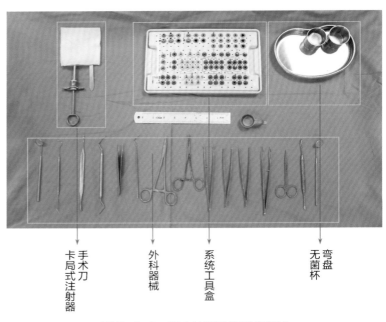

手术刀
卡局式注射器　　外科器械　　系统工具盒　　弯盘
无菌杯

图 6-1-9　顺序放置种植手术器械

（9）准备冲洗盐水、刀片、缝针、缝线、麻醉用物：护士检查生理盐水，将生理盐水倒入无菌杯内，护士将 5mL 空针传递给助手，助手抽吸生理盐水备用，建议将无菌纱布用生理盐水浸湿后放置于弯盘内，以便使用后的钻针湿式保存。护士检查并传递缝针、缝线、手术刀片、消毒后的麻药、麻醉针头等。可根据需求使用表面麻醉药物，将其涂抹于患者口腔黏膜表面以麻醉末梢神经达到无痛状态。局部麻醉前，助手需将消毒后的麻醉药物放于卡局式注射器内，并在巡回护士的协助下安装一次性麻药针头，或根据需求与护士连接无痛麻醉注射系统（CCLADS）。需要注意的是麻药针头使用前后均应使用纱球保护针头尖端，安装好的手术刀片也建议使用纱布遮盖，避免锐器伤。

（10）护士打开手术灯，根据手术部位调节光源，保障术区视野清晰。

（11）护士从电脑内调出 CBCT，便于医师术中查看。

5. 无菌技术要点　种植外科手术应严格遵循无菌操作原则，有任何疑似污染的情况应重新消毒或更换无菌物品，**那么无菌技术要点有哪些呢?**

（1）口腔消毒无菌技术要点：有效和可靠的术前口腔消毒是保证手术成功、预防术后感染的重要环节之一，包括口内消毒和口外消毒，其无菌技术要点如下：

1）患者自身良好的口腔卫生状况尤为重要，因此术前需常规进行全口洁治，关于植骨等复杂的手术，建议患者术前使用舌刷清洁舌部，牙间刷清洁牙间隙。临床上医师根据患者口腔局部情况常使用刮治器去除牙表面上的沉积物和污渍。

2）口内消毒应合理选用消毒剂，并按说明书进行稀释后使用，应保证患者漱口的次数及时长足够，漱口后嘱患者不要吐口水或咳痰，患者若对消毒液感到特别不适，口内消毒后可用无菌生理盐水再次漱口。

3）口外消毒应从术区中心开始，逐步向四周环绕涂布（感染创口相反），范围应为上至眶下缘、下至上颈部、两侧至耳前，消毒后患者的手或其他非无菌物品不得触碰患者已消毒部位。

4）应先口内消毒再口外消毒，不可更换顺序，若先口外消毒，患者口内消毒时含漱或吐出漱口液极易污染已消毒的口外区域。

（2）外科手消毒无菌要点：为保证手术效果，减少医院感染，种植手术前医护人员应严格外科手消毒，其无菌技术要点如下：

1）医务人员必须在洗手后再进行外科手消毒。

2）在整个手消毒过程中始终保持双手位于胸前并高于肘部。

3）手污染或疑似手污染时，应重新进行外科手消毒。

（3）戴手套无菌技术要点：医务人员进行无菌操作，接触患者破损皮肤、黏膜时，需要戴无菌手套，以预防病原微生物通过医务人员的手传播疾病和污染环境，其无菌技术要点如下：

1）修剪指甲以防刺破手套，选择合适的手套尺码。

2）戴手套时手套外面（无菌面）不可触及任何非无菌物品，已戴手套的手不可触及未戴手套的手及另一只手套的内面，未戴手套的手不可触及手套的外面。

3）戴手套后双手应始终保持在颈部以下、腰部或操作台面以上。

4）如发现手套有破损或疑似污染时应立即更换，更换时应以手套完整的手脱去应更换的手套，但勿触及该手的皮肤。

（4）穿手术衣无菌技术要点：穿无菌手术衣的目的在于保证接触手术区部位无菌，防止外源性感染，同时也可避免医务人员受到血液、体液或其他感染物质的污染，其无菌技术要点如下：

1）穿手术衣时于空旷处提起衣领抖开衣服，轻抛衣服双手准确插入衣袖，护士协助医师穿好手术衣，护士的手除可接触手术衣系带外，其他无菌区域不可触碰。

2）穿手术衣时手术衣腰带及下摆不得拖地，手不得接触衣服外表面和跨越无菌区。

3）等待手术时双手拱手于胸前，或置于胸前特制的衣袋里保持无菌。

（5）开无菌包无菌技术要点：应将无菌包放在清洁、干燥的平面上，其无菌技术要点如下：

1）开包前需检查无菌包上的高温高压化学监测指示卡上的名称、有效期，其次需检查无菌包有无破损、潮湿等。

2）护士的手只能接触包布外面，不可触及包布内面。

3）巡回护士打开布包外层、第一层无菌单，助手打开无菌包内层。

4）无菌包疑似污染或潮湿，应重新灭菌。

（6）铺巾无菌技术要点：口腔颌面部外形不规则，且有眼、鼻等器官，手术铺巾具有一定的难度，其无菌技术要点如下：

1）女性头发较长时应在铺巾前戴一次性帽子遮发，以无菌巾包头法，让患者主动或被动抬头，将重叠的两块无菌巾置于头颈下手术台上。头部放下后，将上层无菌巾分别自两侧耳前或耳后向中央包绕，使头和面上部均包于无菌巾内并以巾钳固定。

2）铺孔巾时应医护配合，将孔部对准术区，以巾钳或缚带固定。

（7）连接种植机无菌技术要点：种植机是种植外科手术必不可少的设备，连接种植机时应遵守无菌原则，其无菌技术要点如下：

1）应由护士和助手以及医师共同完成。

2）为确保弯机与马达连接部位安全，可将弯机与马达连接处套上无菌机臂布套。

3）医师传递一次性牙龈冲洗器插口端于护士时，护士的手应避免触碰一次性牙龈冲洗器的插口端和医师的手。

二、种植手术术中护理

在完成了上述种植术前准备后，即可进行牙种植体植入术，那么术中护士应该**如何协助医师完成种植手术？如何做好术中精准配合？**下面将按牙种植植入术的流程详细讲述。

（一）种植术中护理操作步骤

1. 麻醉

（1）助手牵拉口角并及时吸唾，根据需求涂抹表面麻醉药物，协助医师完成局部麻醉，可采用卡局式注射器局部麻醉或 CCLADS。若采用卡局式注射器局部麻醉，根据口腔四手操作锐器传递相关要求，传递和收回卡局式注射器（图6-1-10）均应使用弯盘，并用纱布保护工作端后放于手术台，以防锐器伤。

（2）助手传递纱球、镊子，嘱患者将其咬在术区压迫止血，等待麻药起效。

（3）助手将刀片装上手术刀柄备用，传递探针给医师检查麻醉效果。

2. 切开、翻瓣

（1）助手用弯盘传递手术刀（图6-1-11）给医师做牙龈切口，助手协助医师牵拉口角和吸唾。手术刀的传递与收回均应放在弯盘内进行传递，以防锐器伤。

（2）助手传递剥离子给医师，并手持另一剥离子协助翻开黏骨膜瓣，暴露术区骨面，传递骨刮器给医师，清理骨面软组织，暴露牙槽嵴，并协助吸唾。

1）器械传递要求：结合器械使用特点和使用顺序传递。

2）吸唾要求：在有效吸唾的同时，应避免吸唾管刺激患者咽部造成患者恶心不适而干扰医师的操作。

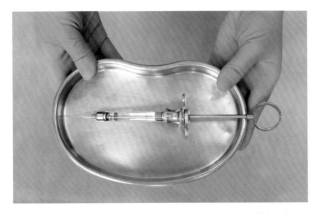

图6-1-10 弯盘传递卡局式注射器，避免锐器伤

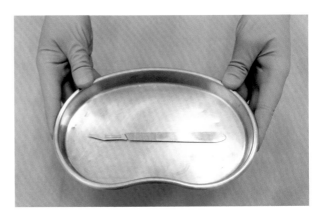

图6-1-11 弯盘传递手术刀，避免锐器伤

3. 修整牙槽嵴、定点

（1）助手传递大号球钻给医师并及时吸唾，医师安装大号球钻于种植弯机卡槽内，调节种植机参数至相应数值，用于修整牙槽嵴（建议由医师通过脚踏调整参数，脚踏调整更为方便省时，且医师可以根据需求随时调整；若医师不熟悉脚踏操作，可由护士在种植机主机面板上调整。使用不同的钻针均应按照钻针使用要求调节至相应参数）。

（2）助手传递剥离子给医师用于牵拉一侧黏膜瓣，手持另一剥离子协助医师牵拉另一侧黏膜瓣并及时吸唾，充分暴露术区视野。临床上也常使用丝线牵拉一侧黏膜瓣，助手及医师其中一人使用剥离子牵拉口角即可。

（3）医师取下大号球钻，助手传递小号球钻（根据种植系统不同，可传递先锋钻、侧向切割钻等）给医师，医师更换后用于定点。

钻针使用要求：每次使用钻针完毕，护士都应对使用过的钻针进行登记。助手熟练掌握医师使用钻针的程序，根据医师使用顺序传递钻针，医师使用后的钻针常有明显的骨屑和血渍，因钻针较为精细且常有凹槽、纹路，若未及时清理，待血渍干燥后，难以清洗，且手术中再次使用时对钻针磨耗较大，建议助手用湿纱球擦拭后放入湿纱布内湿式保存（图6-1-12）。

4. 定深
助手传递先锋钻给医师，医师装于弯机后定深。

5. 逐级备孔

（1）助手传递扩孔钻给医师，医师装于弯机后用于备孔，传递指示杆给医师，用于测量种植窝洞方向和深度。

（2）种植窝洞测量完毕后，助手传递大一号扩孔钻给医师逐级备孔。

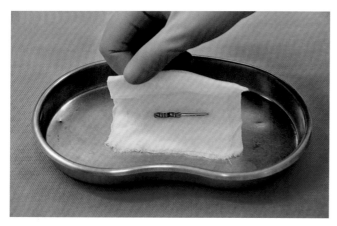

图6-1-12　钻针湿式保存

6. 颈部成型、攻丝 根据种植系统的不同使用颈部成型钻和/或攻丝钻。需要颈部成型时助手传递颈部成型钻给医师，医师装于弯机上用于颈部成型。需要攻丝时助手将机用适配器和机用攻丝钻传递给医师，医师安装于种植弯机上用于攻丝。

7. 植入种植体

（1）拆种植体包装：护士与医师核对种植体型号无误后，护士拆种植体置于手术台无菌弯盘内（图6-1-13），种植体应现拆现用，避免种植体长时间暴露于空气中。护士拆种植体时需注意以下问题：①拆种植体包装和传递种植体时不可污染种植体；②由于种植系统的不同其种植体包装也有所不同，护士常需要拆除外层树脂包装和纸盒包装，仅将最内层无菌包装传递给医师，因纸质包装未灭菌，不可仅拆除外层树脂包装就传递给医师；某些品牌需扭开无菌瓶将种植体倒入无菌碗内（亲水性种植体除外），因医师的手套上可能会有唾液和血液等，会导致手套湿滑不易扭开或用力过大手套破损等。

（2）助手协助医师牵拉口角，暴露术区视野，由医师旋入种植体，助手配合及时吸唾。

（3）护士对使用的种植体进行登记，并粘贴种植体标签于相应位置，做好高值耗材的管理。

（4）助手用无菌弯盘传递手用种植体适配器、固定扳手与棘轮扳手，协助医师取出种植体携带体。

（5）护士与医师核对覆盖螺丝或愈合基台信息，置于无菌弯盘内，并对使用的覆盖螺丝或愈合基台进行登记。

（6）助手用弯盘传递覆盖螺丝或愈合基台、手用改刀。协助医师将覆盖螺丝或愈合基台就位。

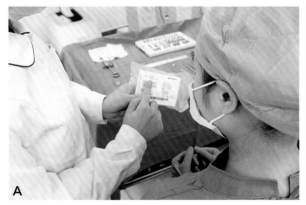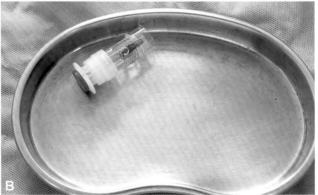

图6-1-13 传递种植体

A. 医护共同核对种植体型号 B. 将种植体传递于无菌弯盘内

8. 缝合

（1）关闭创口前，助手与护士双人核查清点种植手术工具盒数目，护士在器械清点单上记录。清点无误后，助手将缝针、缝线、缝合镊、持针器传递给医师，协助其缝合创口。

（2）助手传递口镜、冲洗空针给医师，医师冲洗患者术区及口腔，助手配合吸唾，冲洗完毕后助手将纱球用生理盐水湿润后轻拭患者口周血迹。

（二）种植手术常见问题

在种植外科手术中，患者常出现术中恶心呕吐、术后嘴唇干裂等情况，或是发生小器械滑脱患者误吞误吸等情况，**为什么会出现这样的情况呢？护士应如何避免相应问题的发生呢？**

1. 患者咽反射强烈，恶心、呕吐

原因分析：患者患有咽炎、对咽部刺激敏感或吸唾管放置于患者口内过深位置等。

解决技巧：手术前询问患者是否有咽炎并对其咽反射进行测试，针对咽反射强烈的患者应对其指导训练。护士正确吸唾，避免将吸唾器放置到患者口内过深的位置。

2. 钻针等小器械误吞误吸

原因分析：医师操作不当导致小器械掉落到患者口腔内，患者无防护意识直接吞咽。或是小器械使用时间过长工作端或卡口磨耗严重以至于固位不稳，使用时滑脱，例如手用改刀在旋入覆盖螺丝或愈合基台时，若改刀的工作端磨耗严重，在旋入时极易导致覆盖螺丝、愈合基台等掉落或者改刀直接掉入患者口中。

解决技巧：

（1）术前指导患者如有器械掉落口中，请勿做任何吞咽动作，应保持不动，头偏向一侧，不可惊慌讲话，等待医师将其取出或进一步解决。

（2）小器械拴线后使用（图6-1-14），临床上常采用将牙线或缝线拴在小器械不影响操作的部位，具体使用方法为用小拇指勾住拴线持小器械进入口内操作（图6-1-15）。采用此种方法的好处在于若小器械不慎掉落，医师可及时将其拉出口外，避免误吞误吸。

（3）使用前检查小器械工作端是否完好，如磨耗严重，应及时更换。

（4）制订小器械误吞误吸应急处理流程预案，若发生误吞误吸可按流程妥善处理。

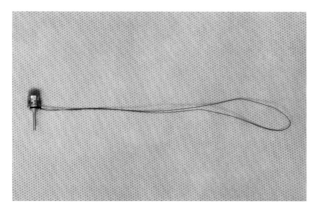

图 6-1-14　小器械拴线

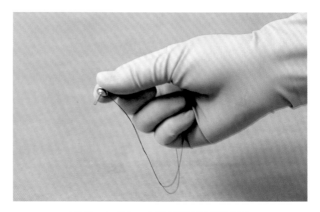

图 6-1-15　小器械拴线使用方法

口腔小器械误吞误吸应急预案及处理流程

【应急预案】

1. 患者因误吞误吸而发生病情变化后，椅旁护理人员要根据患者具体情况协助医师进行抢救处理。

（1）当患者处于神志清醒时：取站立身体前倾位，医护人员一手抱住上腹部，另一手拍背；或者立即将右手放入患者的口腔中，使其不能闭口，以阻断患者将异物咽下，并随即用左手托住患者头部使之向前倾，指导患者向治疗椅扶手处弯腰并低头，器械或异物可滑到口腔前部，用管钳或吸引器取出异物。

（2）当患者处于昏迷状态时：可让患者处于仰卧位，头偏向一侧，医护人员按压腹部，同时用负压吸引器进行吸引；也可让患者处于俯卧位，医护人员进行拍背。

2. 其他医护人员应迅速备好负压吸引用品（负压吸引器、吸痰管、生理盐水、开口器、喉镜等），遵医嘱给误吸患者行负压吸引，快速吸出呼吸道内吸入的异物。

3. 备好抢救仪器和物品，当患者出现神志不清、呼吸心跳停止时，应立即进行胸外心脏按压、气管插管、人工呼吸、加压给氧、心电监护等心肺复苏抢救措施，遵医嘱给予抢救用药。

4. 处理的同时及时通知上级医师、科主任、护士长。

5. 必要时请麻醉科会诊（联系电话：028-××××）。

6. 必要时行 X 线检查（放射科：028-××××）。

7. 必要时转送 ×××× 医院急诊科（×××× 医院急救电话：028-××××）。

8. 据实、准确地记录处理抢救过程，及时报告医务科（电话：028-××××；手机：188××××）。

【处理流程】

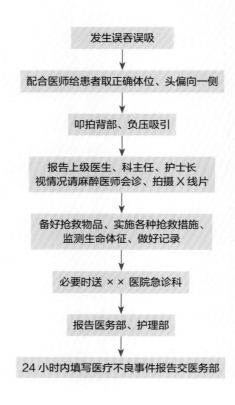

发生误吞误吸

↓

配合医师给患者取正确体位、头偏向一侧

↓

叩拍背部、负压吸引

↓

报告上级医生、科主任、护士长
视情况请麻醉医师会诊、拍摄X线片

↓

备好抢救物品、实施各种抢救措施、
监测生命体征、做好记录

↓

必要时送××医院急诊科

↓

报告医务部、护理部

↓

24小时内填写医疗不良事件报告交医务部

3. 患者术后口唇裂伤

原因分析： 术中患者口角长时间牵拉未采取防护措施或是牵拉用力过度。

解决技巧：

（1）临床中术前常采用红霉素眼膏进行唇部润滑及保湿，避免长时间的牵拉造成唇部拉伤及干裂。

（2）在医师操作间隙，可嘱患者闭口短暂休息，避免张口时间长而疲乏。

（3）牵拉患者口角时动作应尽量轻柔。

4. 患者过度紧张

原因分析： 患者对整个手术流程不是很清楚，担心手术失败，害怕术中疼痛、出血等，产生对整个手术的恐惧感。

解决技巧：

（1）术前指导应详细解释手术的相关情况，告知患者口腔种植手术流程等，减少患者对未知情况的恐惧。

（2）护士做好患者术前、术中心理护理，手术室可备一些压力球，过于紧张的患者可以将压力球捏在手中，转移注意力，缓解紧张情绪。

（3）若患者过度紧张无法缓解可在麻醉师辅助下行种植镇静手术。

5. 患者无心血管系统疾病，术前血压突然升高

原因分析： 患者突然进入陌生环境还不适应，害怕术中疼痛、出血，产生对手术的恐惧感，导致血压突然升高。

解决技巧：

（1）让患者熟悉周围环境，采用举例的方式与患者进行有效沟通，做好术前心理护理，减轻或消除患者的恐惧。

（2）使用安慰性和鼓励性语言指导患者配合手术。适当使用抚摸等肢体语言，指导其放松，缓解患者紧张的心理。

6. 患者无既往晕厥史，术后意外晕厥

原因分析： 患者无既往晕厥史，可能是患者手术完成后突然从口腔科综合治疗椅上起来，因直立性低血压造成的一过性晕厥。

解决技巧：

（1）手术完毕后调节椅位至坐位，嘱患者休息 3~5 分钟。

（2）观察患者的神志、意识、面色等，询问患者无不适后协助患者下椅位，送患者出诊室与家属见面。

（3）直立性低血压晕厥的急救处理

1）立即疏散人群。

2）解开患者衣领，采用头低足高位。

3）给予低流量吸氧，安置心电监护，观察患者生命体征。

4）必要时建立静脉通道，遵医嘱用药，补充血容量。

5）必要时给予升压药。

6）安抚患者家属。

（三）植入物和高值耗材的规范管理

医疗高值耗材对于医患安全至关重要，使用必须有严格的流程控制才能保证医疗质量，那么，**对于种植高值耗材应该如何进行管理呢？**

1. 高值耗材使用时应与医师双人核对，确认无误后再拆包装。

2. 高值耗材使用三登记，在手术同意书、手术记录单、高值耗材使用登记表进行登记并粘贴高值耗材标签（图 6-1-16），装订成册。每日的高值耗材使用情况由专人核对手术记录单并录入电脑保存，便于随时查阅，有条件的情况下可将纸质资料扫描保存，避免数据有误时而纸质材料遗失所

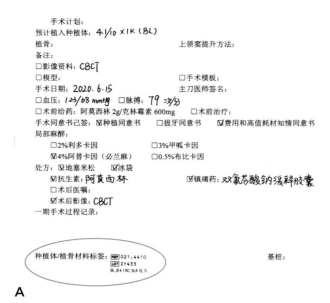

A

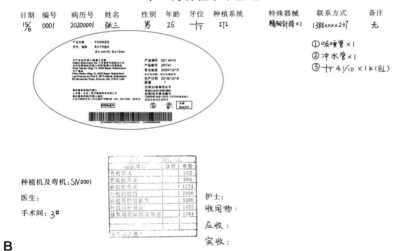

B

手术日期	病例号	患者姓名	性别	年龄	牙位	规格及型号	数量	医生签名	护士签名	备注
2020.6.15	20200001	张三	男	26	七	REF 021.4410 LOT ZY433 BL、Ø4.1RC、SLA、Ti	1k			
2020.6.15	20200002	李四	男	32	四	REF 021.6410 LOT ZY428 BL、Ø4.8RC、SLA、Ti	1k			
2020.6.15	20200003	蒋铭	女	29	五	REF 021.4408 LOT Y2298 BL、Ø4.1RC、SLA、Ti	1k			
2020.6.15	20200004	王镜	女	43	四	REF 021.6410 LOT ZK731 BL、Ø4.8RC、SLA、Ti	1k			

请将所用实物、标签与填写内容确认无误后签字
供应厂商名称及代表（签字、盖章）：

科　室
科室负责人：

C

图6-1-16 高值耗材使用三登记

A. 手术同意书　B. 手术记录单
C. 高值耗材使用登记表

导致的无法追溯，纸质档案资料也应根据相关规定妥善保管，以便追溯管理。为保证高值耗材使用情况统计的准确性，每月月底双人再次核对其使用情况，避免遗漏和统计错误。

三、种植手术术后护理

当成功地完成牙种植体植入后，并不意味着手术全过程的结束，术后器械维护及患者术后健康指导同样至关重要，**那么应该如何做好术后护理工作呢？**

（一）种植手术术后处置

1. 患者护理

（1）关闭手术灯，告知患者手术完成，依次取下吸唾管、无菌单、治疗巾，调节椅位至坐位，患者休息 3~5 分钟。

（2）患者休息时将冰袋递给患者，并指导冰敷方法。

（3）询问患者无不适后，协助患者下椅位，送患者出治疗室交接给家属（避免患者独自行走出现意外晕倒）。

（4）告知患者术后注意事项，做好复诊预约。

2. 口腔诊疗器械规范预处理

（1）马达线圈的收纳：马达取下后电缆线盘绕直径应大于 15cm（**图 6-1-17**），以免弯曲折叠影响电缆功能。

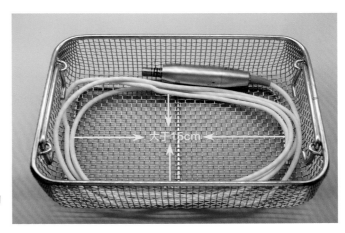

图 6-1-17 收纳时马达线圈的直径应大于 15cm

（2）种植弯机预处理：种植弯机使用后，应正确对其进行维护和保养，以维持弯机的正常工作、延长其寿命，更重要的是保障患者和医护人员的医疗安全，防止交叉感染。种植弯机保养方式不当，易造成弯机转速低、噪声大、轴承断裂以及交叉感染等问题。因此，种植手术过程中，对弯机进行正确的预处理尤为重要，具体方式如下（图6-1-18）：

1）擦拭弯机表面：可使用消毒纸巾，以去除表面明显的唾液及血渍等。

2）慢速冲洗机头：种植弯机在高速转动后停止的那一瞬间，涡轮会惯性旋转，管腔内呈负压状态，瞬间回吸，内部常有残留的骨屑和血渍等物质。治疗结束应及时冲洗，避免血液在弯机内部凝固以及骨屑等物质堵塞弯机，可使用无菌生理盐水慢速冲洗机头，将弯机置于不锈钢弯盘上方，脚踩工作键慢速冲洗，建议转速调至300rpm，正、反各冲洗15秒，将机头内的血渍及骨屑等物质最大限度地冲洗出来。也可使用专用的种植弯机清洁剂，将专用喷嘴插入弯机尾部注入清洁剂，建议每次3秒，重复3~4次，直到从弯机头部流出的清洁剂不含血渍、骨屑等异物。值得注意的是注入清洁剂时建议使用纱布包裹弯机头部，以避免注入的清洁剂从弯机头部四处喷溅。

3）注润滑剂：注润滑剂的方法同注清洁剂，需要特别说明的是血液一般会在30分钟之内凝固，若等血液凝固后再注润滑剂，即使注入润滑剂，也还是会有血液残留在手机内部，长期如此，会影响弯机转动甚至无法转动。因此，建议当种植手术进入缝合阶段，医师可及时将种植弯机取下，交由护士预处理。

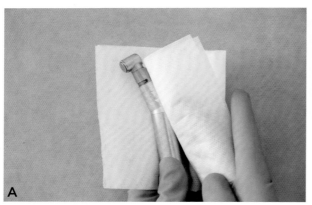
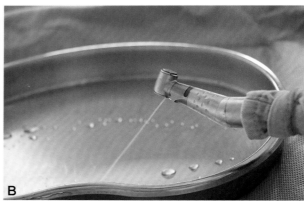
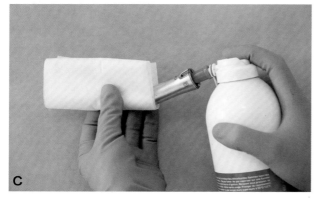

图6-1-18 种植弯机预处理

A. 消毒纸巾擦拭表面污渍　B. 慢速冲洗机头，去除弯机内部残留的杂质　C. 注清洁剂和润滑剂，清洁和润滑弯机

（3）钻针预处理：在流动水下，用软毛刷清洗钻针残留的骨屑和血迹。

（4）多组件物品的处理：卸开各组件后，清洁、消毒、灭菌备用。

3. 一般用物、环境整理

（1）手术完毕，助手应先将锐器（刀片、缝针等）整理出来，将术中锐器收集于锐器盒，避免造成锐器伤。

（2）用物按要求进行分类处理，非一次性用物消毒灭菌备用，应严格遵守器械一人一用一消毒（或灭菌）原则。

（3）按规范整理手术间，做好诊间消毒、物表消毒、空气消毒。

4. 完善相关护理记录。

（二）种植手术健康指导

1. 服药　指导患者遵医嘱用药，以防感染。告知患者若术后当天疼痛明显，可遵医嘱口服止痛药；轻微的隐痛或不适感则无须服用止痛药。

2. 饮食　告知患者术后 2 小时后可适量食用温凉清淡流质饮食，手术当天勿用患侧咀嚼食物，术后勿饮酒、吸烟，以减少对伤口的局部刺激。

3. 口腔卫生　除术区外，口腔其他区域常规清洁。术后 24 小时内禁止牙刷刷头触碰术区，避免引起伤口出血。用餐后可用漱口液漱口，防止食物残渣残留。勿用舌头或手触碰伤口，勿吮吸伤口。

4. 冰敷　告知患者术后 1~2 天可局部间断冷敷，以减轻伤口水肿反应。

5. 拆线　告知患者术后 7~10 天拆线。

6. 运动　术后注意休息，不能剧烈运动。

7. 如种植体为非埋入式（口腔内能看到金属帽或者直接装上了牙冠），请避免用舌头舔碰金属帽或牙冠，勿用金属帽或牙冠咬食硬物，饭后应注意清洗金属帽或牙冠，保持口腔卫生，如有不适或金属帽及牙冠松动请及时复诊。

8. 活动义齿　务必在医师指导下使用活动义齿。通常情况下，义齿需要调改或需要重新制作过渡义齿。切勿自行佩戴活动义齿，未在种植医师指导下自行佩戴活动义齿，很可能会影响到种植效果。

（三）种植术后常见症状及处理办法

患者术后可能会出现出血、肿胀、疼痛等常见症状，**应该如何处理呢？进行了上颌窦提升或骨增量的患者又有哪些注意事项呢？护士该如何针对相应的情况给出正确的健康指导呢？**

（1）出血：术后 24~48 小时内唾液中可能带有血丝，但如果有活动性出血，请尽快联系手术医师或到医院就诊。通常情况下，可提供患者无菌棉球压迫止血。一些创伤较大的手术和凝血时间较长的患者，出血的时间会有延长。

（2）肿胀：术后 2~3 天会出现术区（甚至唇部和颊部）的水肿或者青紫，术后前两天可使用冰袋冷敷以减轻水肿。冷敷时注意间断冷敷，避免造成冻伤。个别患者由于自身体质及一些复杂创伤较大的手术，术后肿胀时间会延长。

（3）疼痛：一般术后第 2~3 天疼痛明显减轻，如持续数日疼痛或数日后再度疼痛请及时就诊。

（4）感染：如果出现疼痛加剧、术区脓性分泌物、肿胀复发或加剧以及非其他疾病引起的持续发烧等症状，请尽快联系手术医师。

（5）感觉麻木：常规种植术后由于牵拉等原因会造成手术区域一过性麻木，常常会逐渐恢复。如果在局部麻醉药麻醉效果消失后，手术区域还有麻木的情况，可咨询手术医师，并遵医嘱进行术区维护以促进局部恢复。

（6）植骨术后常见症状：术后出现颗粒状物的部分脱出属于正常现象，应减少大张口等大幅度口腔运动，减少牵拉压迫术区黏膜，术后 3 个月内尽量避免压迫挤压或按摩植骨区域，如大量颗粒从伤口漏出，需要请医师检查。

（7）上颌窦提升术后常见症状：术后的前 3 天鼻腔分泌物有少量血丝是正常现象，不必恐慌。避免用力擤鼻涕，避免用力打喷嚏，注意保暖，避免感冒。遵医嘱使用抗生素滴鼻液避免感染，如果出现持续发热，鼻腔浓稠性分泌物应该联系医师及时检查。

清单：种植手术术前护理清单

医疗机构名称：_____

检查人员：_____ 检查日期：_____

检查要求	落实标准	检查结果
术前评估	1. 患者期望值及心理状况	☐
	2. 签署高值医用耗材知情同意书	☐
	3. 签署口腔种植修复治疗知情同意书,告知潜在风险	☐
	4. 指导患者填写基本信息核实表	☐
	5. 为患者预约手术时间,告知术前相关注意事项	☐
	6. 口腔卫生指导,告知患者术前需进行全口洁治	☐
环境准备	1. 诊间消毒、物表消毒、空气消毒	☐
	2. 备好种植机等常规仪器设备,检查运行状况	☐
	3. 常规配置抢救车和相关仪器设备	☐
用物准备	1. 一般用物　手术衣、手套和护目镜等	☐
	2. 无菌手术包　手术布包、外科器械和种植系统工具	☐
	3. 一次性用物　牙龈冲洗器、吸唾管和负压吸引管等	☐
	4. 种植相关耗材　种植体、覆盖螺丝和骨替代材料等	☐
	5. 其他用物准备　无菌生理盐水、聚维酮碘等	☐
	6. 特殊用物　上颌窦提升器械、骨挤压器械等	☐
	7. 药物准备　复方阿替卡因、2% 利多卡因等麻醉药物	☐
患者准备	1. 术前核对　护士核对患者姓名、年龄、牙位等	☐
	2. 安放患者个人物品	☐
	3. 测量血压并记录	☐
	4. 指导患者术中注意事项	☐
	5. 口内、口外消毒	☐
	6. 根据患者手术牙位和术式,调节椅位和椅背头	☐
医护准备	1. 着装规范,戴口罩、手术帽、护目镜等	☐
	2. 外科手消毒、穿无菌手术衣、戴外科手套	☐
	3. 铺手术台、铺第二治疗台、手术铺巾	☐
	4. 连接吸唾管、连接种植机	☐
	5. 顺序放置种植手术器械	☐
	6. 冲洗盐水、刀片、缝针、缝线和麻醉用物等	☐
	7. 护士调节手术光源,从电脑上调出 CBCT	☐

清单：种植手术术中护理清单

医疗机构名称：_____

检查人员：_____ 检查日期：_____

检查要求	落实标准	检查结果
麻醉	1. 医护共同核查手术牙位	☐
	2. 助手牵拉口角并配合及时吸唾	☐
	3. 麻醉　助手根据麻醉方式传递相关用物,传递纱球术区压迫止血,传递探针检查麻醉效果	☐
切口设计、翻瓣	1. 助手传递手术刀、剥离子、骨刮器给医师	☐
	2. 助手协助牵拉	☐
	3. 及时有效吸唾	☐
定点	1. 医患助体位正确	☐
	2. 传递大球钻修整牙槽嵴	☐
	3. 传递小球钻、先锋钻、侧向切割钻等定点	☐
	4. 传递指示杆检查定点位置是否正确	☐
定深	1. 传递先锋钻定深,达到术前设计深度	☐
	2. 传递指示杆检查深度、轴向	☐
逐级扩孔	1. 助手传递扩孔钻用于逐级扩孔	☐
	2. 每一级扩孔钻后,传递指示杆用于测量种植窝洞	☐
颈部成型、攻丝	1. 根据骨质情况传递颈部成形钻用于颈部成型	☐
	2. 根据骨质情况传递攻丝钻和适配器用于攻丝	☐
种植体植入	1. 医护双方核对种植体系统、型号、规格,护士拆种植体于手术台	☐
	2. 慢速手机植入或手动植入	☐
种植体封闭	1. 根据手术需求传递覆盖螺丝或愈合基台	☐
	2. 传递直径、高度正确的覆盖螺丝或愈合基台	☐
缝合	1. 传递缝针、缝线、持针器和小剪刀等	☐
	2. 协助医师牵拉、吸唾	☐
高值耗材	1. 护士与医师核对无误后再拆包装	☐
	2. 高值耗材使用三登记　护士将高值耗材使用情况登记于手术同意书、手术记录单、高值耗材管理记录本	☐
	3. 护士将高值耗材标签粘贴于相应位置	☐

第六章　口腔种植护理的规范化操作清单

6

清单：种植手术术后护理清单

医疗机构名称：_____

检查人员：_____ 检查日期：_____

检查要求	落实标准	检查结果
患者处置	1. 关闭手术灯，依次取下吸唾管、无菌单、治疗巾，调节椅位至坐位，嘱患者休息 3~5 分钟	☐
	2. 传递冰袋给患者，并指导冰敷方法	☐
	3. 协助患者下椅位，送出治疗室交接给家属	☐
	4. 将取药单、术后检查单交与患者并告知相关地点	☐
	5. 做好复诊预约，约拆线时间	☐
	6. 完善相关护理记录	☐
器械处置	1. 马达线圈的收纳	☐
	2. 消毒纸巾擦拭表面污渍	☐
	3. 慢速冲洗机头，去除弯机内部残留的杂质	☐
	4. 注清洁剂和润滑剂，清洁和润滑弯机	☐
	5. 清洗钻针残留的骨屑和血迹	☐
	6. 卸开多组件物品，再清洁、消毒、灭菌备用	☐
环境处置	1. 诊间消毒	☐
	2. 物表消毒	☐
	3. 空气消毒	☐
健康指导	1. 告知患者术后注意事项	☐
	2. 用药指导　指导患者遵医嘱用药，以防感染	☐
	3. 术后饮食指导	☐
	4. 口腔卫生指导	☐
	5. 口腔保健用品使用指导	☐
	6. 告知患者常见症状及处理办法	☐

根据种植手术类型可分为埋入式种植和非埋入式种植，埋入式种植需要在术后 3~6 个月种植体完成骨结合后，切开牙龈剥离黏膜暴露种植体，更换愈合基台对牙龈进行塑形；若非埋入式种植在种植术后 3~6 个月进行复查时，口内检查示种植体愈合基台部分暴露时，仍需行二期手术，更换更高愈合基台对牙龈进行塑形。**那么行种植二期手术时，护士应如何进行协助呢？**

一、种植二期手术术前护理评估

1. 种植二期手术和种植一期手术间隔数月的时间，医护依然需要按照一期手术的标准评估患者的系统疾病史和口腔情况。

2. 影像学检查　通过影像学检查（根尖片、全景片或 CBCT 等）判断患者种植体位置、周围骨质情况及骨结合程度等。

3. 心理 – 社会状况　可使用通俗的语言和交谈方式与患者进行有效沟通，患者是否了解种植二期手术的必要性，患者对种植义齿功能及美观的期望值，患者的经济承受能力，患者的精神状态和心理状况等，充分评估后进行个性化的心理护理，并告知患者与种植一期手术相比，二期手术创伤较小，以减轻患者紧张焦虑等不适。

4. 二期手术虽创伤较小，但操作过程中仍需进行局部麻醉，因此，术前需询问患者是否进食，若患者空腹时间较长，建议患者进食后清洁口腔，再行二期手术；测量患者血压，若患者血压过高可在心电监护下行二期手术。

二、种植二期手术术前准备

完善的术前准备是降低手术风险，保证手术成功的重要环节。种植二期手术包括环境准备、用物准备、患者准备和医护人员准备。**那么术前准备具体是怎样的呢？**

1. 环境准备

（1）空气消毒：二期手术可不在专门的种植治疗室中进行，一般口腔诊室即可。需要注意的是仍需常规做好空气消毒，减少空气中的菌落数，以防交叉感染，建议诊室定时开窗通风，保持空气流通，并使用人机共存的紫外线空气消毒净化设备持续改善空气质量。

（2）诊间消毒：可使用 75% 乙醇喷洒或使用消毒湿纸巾擦拭椅位后，在高频接触点粘贴隔离膜避污。遵循从左至右，由上至下的原则：①护理吸唾区：水 / 气枪和把手；②冷光灯开关及把手、头靠；③医师治疗区：治疗台面、把手、高低速手机接头和水 / 气枪。

（3）水路冲洗：口腔科综合治疗椅内部的水路系统是由狭窄而复杂的细孔树脂软管相互连接而成，可长达数米，水路系统其功能之一是在诊疗过程中为口腔科手机提供冲洗水，而在口腔综合治疗椅停气、涡轮手机停转的一瞬间，手机内部空气呈负压状态，可导致患者口腔中的唾液、微生物、切割碎屑、血液等回吸到手机内部，并可进入综合治疗椅的水路、气路系统。故建议每日开诊前，管道冲洗 2~3 分钟；每次治疗结束后，冲洗手机和水路 30 秒，以减少回吸污染，防止交叉感染。

2. 患者准备

（1）医师初步评估后根据需求选择合适的影像学检查，确定种植体位置及周围骨结合的情况，检查口腔黏膜。

（2）侵入性操作均需遵循无菌原则，二期手术仍需按照一期手术要求进行术前口内消毒，减少气溶胶传播疾病的风险，具体方法同一期手术。

（3）因二期手术是在诊室内进行，应嘱患者妥善保管个人财物。

（4）告知患者术中注意事项：告知患者手术流程及配合注意事项。若感到任何不适及时告知，可轻举左手示意或轻哼一声。需要特别强调的是术中若有小器械不慎掉落口中，应告知患者立即将头偏向一侧保持不动，不要惊慌说话或做任何吞咽动作，避免误吞误吸。

3. 用物准备（图 6-2-1）

（1）一般用物：防护用品（护目镜、面屏等）。

（2）器械准备：种植二期手术器械包、种植修复器械盒（内含修复螺丝刀、扭矩扳手等）、卡局式注射器（可根据需求准备 CCLADS）。

（3）一次性用物：一次性橡胶手套、检查盘、口杯、吸唾管、纱球、手术刀片、缝针缝线、麻醉针头、冲洗空针等。

（4）药物准备：复方阿替卡因、2% 利多卡因或其他麻醉药物。

（5）特殊用物准备：愈合基台。

（6）为确保医疗质量安全，诊室仍需常规配置抢救车和相关仪器设备（心电监护、氧气筒、除颤仪等）定点放置，必要时使用。

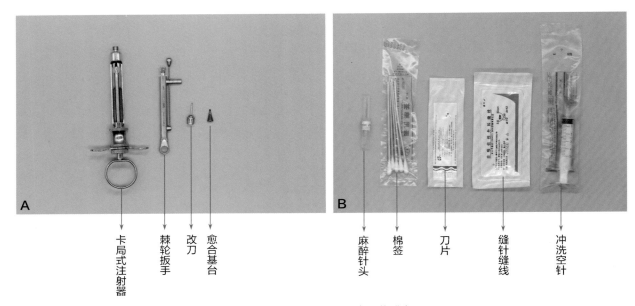

图 6-2-1 种植二期手术用物准备

A. 特殊器械及用物准备　B. 一次性用物准备

4. 医护人员准备　医护人员在二期手术中仍需遵循无菌操作原则以及做好标准防护，医护需戴口罩、帽子、护目镜/面屏，可不采用外科手消毒，"七步洗手法"洗手即可，戴一次性橡胶手套，必要时使用手术衣。

三、种植二期手术术中护理操作

在行二期手术时，建议四手操作，患者采取放松的仰卧位，医护采取舒适的坐位操作，医护双手在口腔治疗中配合操作，平稳迅速地传递所用器械及材料，从而提高工作效率及医疗质量，也可避免交叉感染。在操作前要求护士将用物准备齐全。**那么在手术过程中护士该如何进行有效的配合呢？**

1. 局部麻醉与一期手术大致相同，二期手术常规使用卡局式注射器进行局部麻醉，也可根据需要使用表面麻醉药物和 CCLADS。患者往往在手术开始麻醉时较为紧张，因此在等待麻药起效的过程中，可使用安慰性和鼓励性语言安抚患者，指导其放松并配合手术。仍需注意的是在传递和收回卡局式注射器时需使用弯盘，并用纱布块保护麻醉针头，以防针刺伤。

2. 护士传递探针给医师检查麻醉效果，传递探针时应注意保护工作端，避免锐器伤的发生。

3. 护士使用弯盘将手术刀传递给医师用于牙龈切开，传递剥离子用于分离黏膜。手术过程中应遵循四手操作原则，及时吸唾，充分暴露术区视野。

4. 传递螺丝刀，检查螺丝刀螺纹是否清晰，取出覆盖螺丝，根据牙龈的厚度选择合适的愈合基台，医师用螺丝刀将愈合基台固定在种植体上。

5. 传递缝针缝线，用于缝合创口。

四、种植二期手术术后处置

正确、及时、有效的术后处置能保证患者安全，保持诊室环境的整洁，避免交叉感染的发生。**那么在种植二期手术后护士应如何进行处置呢？**

1. 关闭手术灯，依次取下吸唾管、无菌单和治疗巾。

2. 调节患者椅位至坐位，嘱患者休息 3~5 分钟，避免因直立性低血压造成一过性的晕厥。

3. 观察患者神志、意识、面色等，询问患者无不适后协助患者下椅位，送患者出诊室与家属见面。

4. 告知患者术后注意事项，行术后健康指导，并做好复诊预约。

5. 完善相关护理记录。

6. 整理手术用物及环境。

（1）锐器处理：统一放置锐器盒内。上、卸刀片应使用持针器，勿徒手分离使用过的卡局式注射器和针管。

（2）器械预处理如**图 6-2-2** 所示。

（3）一次性用物按要求进行分类处理，非一次性用物消毒灭菌后备用，严格遵守器械一人一用一消毒（或灭菌）原则；按规范整理手术间；诊间消毒；空气消毒。

五、术后健康指导

健康指导是指让患者树立健康意识，促使患者改变不健康的行为生活方式，养成良好的行为生活方式，以降低或消除影响健康的危险因素。种植二期手术完成后，护士会对患者进行健康指导，**那么健康指导的内容有哪些呢？**

种植二期手术术后健康指导基本同种植一期手术，除此之外，还应告知患者以下内容：

1. 保持口内愈合基台清洁，可采用无菌棉签蘸清水擦拭干净。

2. 若愈合基台出现松动或脱落现象，及时就诊。

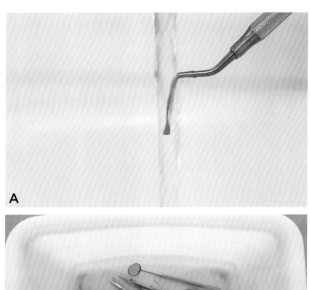

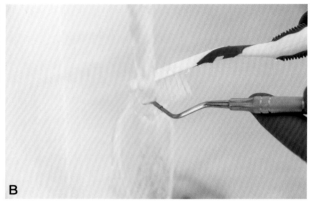

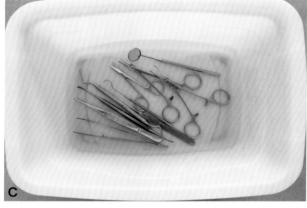

图6-2-2 器械预处理
A. 冲洗器械表面污渍　B. 工具刷洗
C. 多酶溶液浸泡湿式保存

医疗机构名称：_____

检查人员：_____ 检查日期：_____

检查要求	落实标准	检查结果
术前评估	1. 评估患者的系统疾病史和口腔情况	☐
	2. 影像学检查	☐
	3. 心理－社会状况	☐
	4. 检查患者口腔卫生和口腔黏膜情况	☐
术前准备	1. 空气消毒	☐
	2. 诊间消毒	☐
	3. 指导患者术中注意事项	☐
	4. 患者口内消毒	☐
	5. 一般用物及一次性用物准备	☐
	6. 相关手术器械准备	☐
	7. 药物准备	☐
	8. 特殊用物准备　愈合基台等	☐
术中配合	1. 体位正确	☐
	2. 调节灯光	☐
	3. 顺序摆放用物	☐
	4. 传递麻药,协助局部麻醉	☐
	5. 协助牵拉与吸唾	☐
	6. 传递探针给医师检查麻醉效果	☐
	7. 传递手术刀用于牙龈切开	☐
	8. 传递螺丝刀,取覆盖螺丝,安装愈合基台	☐
	9. 传递缝针缝线,用于缝合创口	☐
术后处置	1. 协助患者下椅位,交接给家属	☐
	2. 口腔诊疗器械规范预处理	☐
	3. 一般用物、环境整理	☐
健康指导	1. 术后注意事项	☐
	2. 口腔卫生指导	☐
	3. 预约复诊时间	☐

✔ 第三节
种植修复患者的护理

　　口腔种植修复分为口腔种植义齿印模制取和口腔种植义齿戴牙。良好修复体的制作过程离不开护士的精准配合。完善的护理程序有助于减少医患矛盾，减少差错事故的发生。**针对口腔种植义齿印模制取和口腔种植义齿戴牙，护理程序是什么样的呢？**

一、种植义齿印模制取的护理

　　种植义齿印模制取是指医师借助印模材料准确地复制出种植体所在的三维空间位置，如种植体与周围牙龈之间的位置关系。具体的印模方式可以分为开窗式印模制取和非开窗式印模制取。**那么，种植义齿印模制取护理评估和操作前准备有哪些？护理措施又是什么样的呢？**

（一）护理评估

　　1. 评估患者健康史　除了解和一期、二期手术一样的全身系统情况外，还需要了解与取模相关的印模材料过敏史，口扫取模需要了解患者有无心脏支架，避免引发意外。

　　2. 除了常规的口内检查，还需要检查口内是否存在明显倒凹、有无修复体，根据口内情况对倒凹进行填充，并告知患者在取模过程中有可能出现修复体脱落的情况。

（二）操作前准备

　　操作前完善的用物准备能提高医护人员的工作效率，减少交叉感染的发生。操作前准备包括患者准备、用物准备、医护人员准备，**那具体的内容有哪些呢？**

1. 患者准备

（1）与医师良好的沟通：良好的医护沟通，有利于提高工作效率。在操作之前，护士应及时有效地与医师沟通，了解患者的具体情况，包括患者基本信息（姓名、性别和年龄等），患者手术情况及取模方式等。

（2）心理护理：用通俗易懂的语言，做好与患者的沟通，耐心倾听患者说话，针对患者的疑问，耐心作答。做好患者心理护理，以消除患者紧张情绪。

（3）告知患者注意事项：在印模制取前，护士应用通俗易懂的语言告知患者种植修复印模制取的操作程序和注意事项。告知患者在医师放置印模转移体后，不可用力咬，避免损伤种植体；在印模制取完成取出转移体后，方可漱口或闭口等。

2. 用物准备

（1）常规用物：检查盘、口杯、吸唾管、冲洗空针、生理盐水、手套、纸巾、龈上刮治器、纱球、棉签。

（2）印模制取用物（图6-3-1，图6-3-2）。

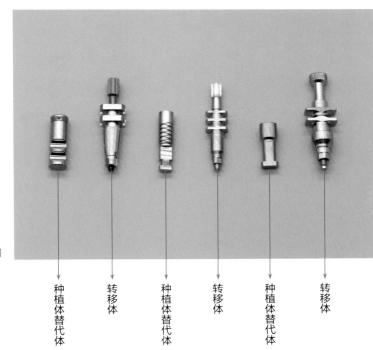

图6-3-1 开窗式印模制取用物

种植体替代体　转移体　种植体替代体　转移体　种植体替代体　转移体

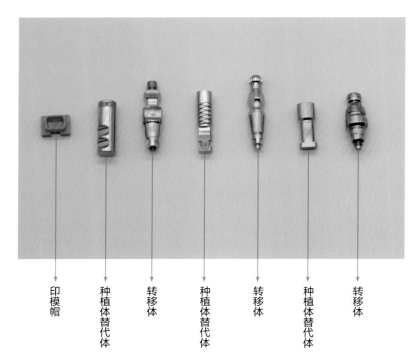

图 6-3-2 非开窗式印模制取用物

印模帽　种植体替代体　转移体　种植体替代体　转移体　种植体替代体　转移体

（3）托盘：硅橡胶和聚醚橡胶在初步凝固后质地较硬，脱模时需使用较大的脱位力量，如果托盘材料硬度不足以抵抗印模材料脱模时的脱位力量，就会产生轻度的不可复形变，造成取模误差，所以应尽量选用不锈钢托盘或者硬质树脂托盘（图 6-3-3，图 6-3-4）。开窗式印模制取中，口内连接转移体后，需在托盘相应转移体穿出的位置开孔，待印模材料凝固后，可从开孔处旋出中央螺丝，使转移体随印模材料一起脱位，获得种植体工作印模。

3. 护士准备　护士完成七步洗手法洗手，做好标准防护。

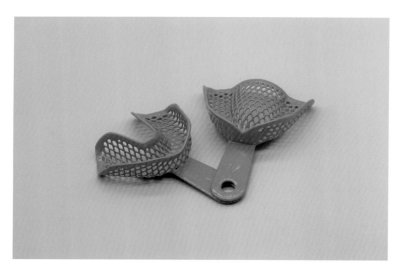

图 6-3-3 开窗式印模制取托盘

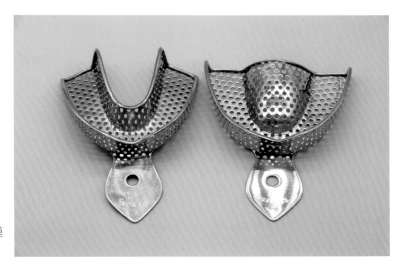

图 6-3-4 非开窗式印模
制取托盘

（三）护理操作步骤

完成护理准备后，在医师进行取模操作时同样离不开护士的配合，**那么开窗式印模制取和非开窗式印模制取护理操作步骤分别是什么样的呢？**

1. 开窗式印模制取

（1）清洁：传递种植工具，协助医师取出愈合基台，传递冲洗用具给医师，协助医师用生理盐水对牙龈袖口进行冲洗，以利于转移体口内就位，同时清洁牙龈袖口，避免异物感染。

（2）连接转移体：协助医师将转移体用中央螺丝固定到口内种植体上，注意及时有效吸唾、牵拉口角、压住患者舌体，为医师提供清晰的操作视野。

（3）试戴托盘：协助医师修整并试戴开窗式的个性化托盘，确保转移体中央螺丝能从托盘开窗处穿出。

（4）注射印模材料、托盘就位：将盛有精细印模材料（常用的取模材料有聚醚橡胶、加成型硅橡胶等）的托盘传递给医师，协助医师使托盘在口内就位。

（5）取出托盘：待印模材料凝固后（不同材料凝固时间不同，需参考产品说明书，聚醚材料口内保留时间约为 3 分钟；加成型硅橡胶的口内固化时间约为 2 分钟。温度升高，固化时间缩短；温度降低，固化时间延长），传递手用改刀给医师，协助医师从托盘开口处拧松固定螺丝，使其完全脱位后，将托盘从口腔中取出。

（6）连接替代体：将替代体传递给医师，协助医师在印模内安装种植体替代体，将替代体用中央螺丝固定在转移体上。

（7）比色：传递镜子给患者，传递比色板给医师，协助医师在自然光线下做好比色。若女性患者涂有口红，应协助患者擦去口红，避免影响比色的协调性。

（8）印模消毒：种植印模制取完毕后，应用流动水冲洗去除污垢与黏附物，待水干后，将印模消毒剂喷洒在印模表面，放置5~10分钟，再次用流动水冲洗并待干，需在30~60分钟后完成模型灌注。

（9）模型灌注：做好印模登记，并将消毒好的印模送技工室灌注模型。

（10）用物处理：先将冲洗空针、探针等锐器取出置于锐器盒里，取下吸唾管，然后分类处理用物，消毒备用，做好诊间消毒。

2. 非开窗式印模制取

（1）清洁：同开窗式印模制取。

（2）连接转移体：传递转移柱和印模帽给医师，协助医师将非开窗式转移柱固定于种植体上，并将印模帽固定在转移柱上。

（3）试戴托盘：将准备好的托盘传递给医师，试戴托盘并协助医师修整。

（4）注射印模材料、托盘就位：将盛有精细印模材料的托盘传递给医师，协助医师使托盘在口内就位。

（5）取出托盘：待印模材料凝固后，协助医师将托盘从口腔中取出，此时若托盘不易取出，可以用气枪对准牙列与模型间隙吹气，这样有助于医师将托盘顺利取出。

（6）连接替代体：在印模内安装种植体替代体，将替代体固定在转移体上。

（7）比色：同开窗式印模制取。

（8）印模消毒：同开窗式印模制取。

（9）模型灌注：同开窗式印模制取。

（10）用物处理：同开窗式印模制取。

（四）健康指导

1. 应保持口腔卫生，特别是手术部位的清洁。用餐后可用漱口液漱口，防止食物残渣残留。

2. 愈合基台可能会出现脱落的现象，一旦脱落，应及时与医师或护士联系。

3. 尽量避免用患侧咀嚼食物。

4. 忌烟酒以减少对伤口的局部刺激。

（五）常见问题

在种植印模制取过程中，常见问题为制备的印模有气泡，患者在取模过程中出现恶心、呕吐等，导致这些问题的原因是什么？又该如何解决呢？

1. 如何从护理方面减少取模过程中产生的气泡？

原因分析： 导致取模过程中产生气泡的因素很多，如果托盘内盛放的模型材料不连续就会导致取出的模型产生气泡。

解决技巧： 将精细印模材料盛入托盘时，需使托盘内的精细材料连续、均匀，且无间隙、无气泡。

2. 患者在取模过程中出现恶心或呕吐

原因分析： 患者本身患有咽炎、对咽部刺激敏感；在印模制取时，由于模型材料流动性强，可能会刺激喉咙引起轻微不适或呕吐感。

解决技巧：

（1）在操作前应评估患者有无咽炎，并指导患者在医师将取模材料放入口内时低头，保持鼻子吸气、口呼气的状态，直至取模结束。

（2）术前评估过于敏感的患者，可采用口扫进行模型制取。

医疗机构名称：_____

检查人员：_____ 检查日期：_____

检查要求	落实标准	检查结果
术前评估	1. 评估患者健康史，有无印模材料过敏史	☐
	2. 检查患者口腔情况，有无明显倒凹、修复体	☐
操作前准备	1. 环境准备	☐
	2. 常规用物　检查盘、吸唾管、冲洗空针、生理盐水、龈上刮治器、纱球和棉签等	☐
	3. 印模制取用物　托盘、植体带型、转移体等	☐
	4. 患者准备，口腔消毒	☐
	5. 医护人员准备	☐
操作中配合	1. 协助医师清洁牙龈袖口	☐
	2. 协助医师连接转移体	☐
	3. 协助医师试戴托盘	☐
	4. 注射印模材料、托盘就位	☐
	5. 协助医师取出托盘	☐
	6. 协助医师连接替代体	☐
	7. 传递比色板为患者比色	☐
	8. 印模消毒	☐
	9. 登记印模，送技工室灌注	☐
操作后处置	1. 协助患者下椅位，交接给家属	☐
	2. 口腔诊疗器械规范预处理	☐
	3. 一般用物、环境整理	☐
健康指导	1. 口腔卫生指导	☐
	2. 口腔保健用品使用指导	☐
	3. 预约复诊时间	☐

第六章　口腔种植护理的规范化操作清单

6

二、种植义齿修复的护理

口腔种植修复体戴牙的护理是口腔种植修复阶段的重要环节，护士应熟练掌握其护理流程与操作要求，以更好地配合医师的操作，获取最佳的治疗效果。常见的护理流程有护理评估、操作前的准备、护理操作步骤及健康指导等，**那口腔种植修复体戴牙的具体护理内容有哪些呢?**

（一）护理评估

1. 评估患者健康史　评估患者有无全身其他疾病，有无过敏史。

2. 评估患者身体状况　患者种植体植入部位的伤口愈合情况，口腔卫生状况。

3. 评估辅助检查结果　拍摄根尖片及全景片，以了解种植体与牙槽骨的结合情况。

4. 心理 – 社会状况　评估患者对种植义齿的修复及修复类型的认知情况；是否存在担忧心理；是否了解义齿的使用及保护、清洁等知识；了解患者对种植义齿的咀嚼功能、稳固性及美观的要求。

（二）操作前准备

1. 患者准备

（1）与患者有效沟通：使用通俗易懂的语言告知患者种植修复体戴牙的操作程序及注意事项，也可利用教学模型对患者做讲解或演示。告知患者操作过程中的注意事项，如果发生部件掉落，应尽量避免吞入，若发生误吞，请及时告知医师；如有任何不适，请举左手示意。

（2）心理护理：良好的心理护理可以提高患者就医体验感，耐心倾听并回答患者的问题，解除患者的疑虑，消除患者的紧张心理。

2. 用物准备（图6-3-5）

（1）戴牙用物：咬合纸（可根据需求准备200μm、100μm、40μm、12μm等厚度的咬合纸）、咬合纸夹、牙线、砂石针及金刚砂钻针、直手机、涡轮手机。

（2）粘接剂：根据治疗需求准备适合的粘接剂。

（3）特殊用物：基台封洞材料、粘固粉充填器、种植修复工具。

（4）其他用物：棉签、75% 乙醇等。

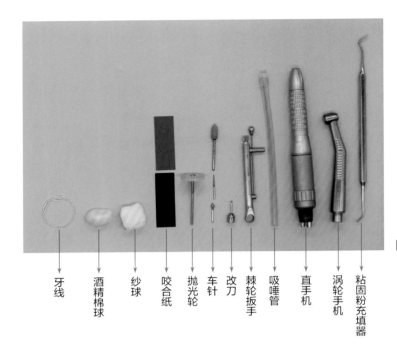

牙线　酒精棉球　纱球　咬合纸　抛光轮　车针　改刀　棘轮扳手　吸唾管　直手机　涡轮手机　粘固粉充填器

图 6-3-5　戴牙用物准备

（三）护理配合

戴牙是种植修复的重要环节，精准的医护配合有助于提高工作效率，提升患者的就医体验。**那么戴牙的护理程序又是怎样的呢？**

1. 调整患者椅位和灯光，使患者处于舒适也便于医师操作的体位，密切配合医师操作。

2. 及时传递医师所需的器械和工具，协助牵拉口角，牵拉口角时应注意避免拉伤患者口唇。在操作过程中应注意及时有效的吸唾，为医师提供清晰干燥的操作区域。

3. 医师在患者口内完成牙冠调整后，传递镜子给患者，医患沟通无意见后，准备调制粘接材料。常用的粘接材料有玻璃离子、复合体玻璃离子和树脂等。

4. 协助医师用纱球在患者口内隔湿　备 75% 乙醇棉球或纱布于治疗盘内，消毒吹干义齿、基台，调拌适量粘接剂，放入修复体内，协助医师完成义齿的粘接。待粘接剂凝固后，协助医师清除义齿周围多余的粘接剂。

5. 治疗结束后，分类处理使用过的器械及一次性用物。

（四）健康指导

详细和准确的健康指导有助于延长种植修复体的使用寿命，**那么种植修复体戴牙后的健康指导有哪些呢？**

1. 戴牙后 24 小时内勿使用患侧进食，避免过热、过冷、黏性食物，如果出现牙冠脱落等情况，请尽快联系医师，避免咀嚼过硬食物及偏侧咀嚼等不良习惯，防止种植义齿受力过大而影响其使用寿命。

2. 在戴牙后初期，患者可能会觉得牙龈肿胀、邻牙酸胀感，一般一段时间后会自行消失，如长期不适，应及时与医护人员联系。

3. 告知患者应少吸烟，吸烟是导致牙周炎和种植体周炎的危险因素，常规半年到 1 年应行牙周洁治术去除菌斑和牙石，保持口腔软组织健康。

4. 口腔卫生指导　患者戴用义齿后，应向患者详细讲解种植义齿使用的注意事项，指导患者养成良好的口腔卫生习惯，进行有效的口腔清洁，特别是种植基桩周围的清洁。建议用特制的牙间隙软刷清除食物残渣、软垢，以免种植体周围软组织感染，造成种植体周围骨组织吸收，并教会患者使用常用口腔保健用品。

（1）牙线（牙线棒）：将牙线摩擦进入牙间隙，直到牙龈，不要用力过大，上下左右缓慢摩擦，可有效清除残留食物、软垢及牙菌斑。

（2）牙间隙刷：对于牙间隙较大者，间隙刷头应尽量紧贴牙齿的牙龈边缘，将刷头斜向嵌入牙间隙，轻轻转动插入，来回运动即可达到清洁的目的。

（3）冲牙器：冲牙器为牙刷的辅助补充用具，设计为单水柱有限水量，专门冲洗牙间隙及牙龈沟等牙刷不易清洁的地方。

（4）漱口水：辅助刷牙以预防和控制口腔疾病，漱口可去除口腔内的食物残渣，保持口腔清洁。

5. 一般建议患者在戴牙第一年的第 1 个月、第 3 个月、第 6 个月、第 12 个月进行复诊，以后每年复诊 1~2 次。复诊时间并非一成不变，可根据检查结果调整复诊计划，必要时适当缩短间隔时间。此外，需向患者强调，当种植义齿出现以下任何一种情况时尽快就诊：①种植义齿或义齿部件松动、脱落；②种植义齿损坏，包括修复体崩裂、金属支架断裂及义齿折断等；③种植义齿周围疼痛，黏膜红肿、溢脓等。

（五）常见问题

1. 如何通过护理措施有效地减少在戴牙过程中产生的气溶胶

原因分析： 在进行调𬴊操作时，由于机械动能作用在涡轮机、三用枪等动力器械的工作头端，会不可避免产生大量喷溅物，这些喷溅物中含有大量的气溶胶，其含有血液、微生物、黏膜细胞、牙齿及牙石碎片、唾液等，若不及时处理，可能会造成治疗环境污染。

解决技巧：使用强吸可以快速有效地清除口内大量液体与固体碎屑，还可以有效减少调𬌗操作时产生的气溶胶，因此，在种植修复体戴牙操作中应尽量使用强吸。在吸唾时尽量不要触及患者咽喉区和软腭，避免引起患者的呕吐反射。

2. 如何避免因粘接剂的原因导致的牙冠脱落

原因分析：大多数粘接材料具有水溶性，若粘接过程中未做好隔湿，粘接剂调拌时水粉比例不正确等，都会影响粘接剂的粘接效果。

解决技巧：及时有效吸唾，吸唾时应注意保持工作区无水、无唾、无碎屑，在粘接前应协助医师做好隔湿，为医师提供清晰干燥的操作区域。不同的粘接剂应严格按照不同的调制方法调拌。

清单：种植义齿修复的护理清单

医疗机构名称：_____
检查人员：_____　检查日期：_____

检查要求	落实标准	检查结果
护理评估	1. 评估患者健康史	☐
	2. 评估患者身体状况	☐
	3. 评估患者辅助检查结果	☐
	4. 评估患者心理 – 社会状况	☐
操作前准备	1. 与患者有效沟通，讲解操作流程及相关注意事项	☐
	2. 做好心理护理，解释患者疑虑	☐
	3. 准备戴牙用物　咬合纸、咬合纸夹、牙线、砂石针及金刚砂钻针、直手机、涡轮手机。	☐
	4. 准备粘接剂	☐
	5. 准备基台封洞材料、种植修复工具	☐
操作中配合	1. 体位正确、调节灯光	☐
	2. 顺序摆放用物	☐
	3. 正确传递用物	☐
	4. 协助牵拉与吸唾	☐
	5. 调制粘接材料	☐
操作后处置	1. 协助患者下椅位，交接给家属	☐
	2. 口腔诊疗器械规范预处理	☐
	3. 一般用物、环境整理	☐
健康指导	1. 戴牙后饮食指导	☐
	2. 戴牙后常见症状	☐
	3. 戴牙后注意事项	☐
	4. 口腔卫生指导	☐
	5. 口腔保健用品使用指导	☐

IN IMPLANT DENTISTRY
TREATMENT OF
PARTIAL EDENTULISM

参考文献

（一）参考书

1. 陈江 . 口腔种植的风险防范 . 北京：人民军医出版社，2015

2. 宫苹 . 口腔种植学 . 北京：人民卫生出版社，2020

3. 林野 . 口腔种植学 . 北京：北京大学医学出版社，2014

4. 刘宝林 . 口腔种植学 . 北京：人民卫生出版社，2011

5. 宿玉成 . 口腔种植学 . 2 版 . 北京：人民卫生出版社，2015

6. 王虎，欧国敏 . 口腔种植影像学 . 北京：人民卫生出版社，2013

7. 张健 . 数字化口腔种植外科技术 . 沈阳：辽宁科学技术出版社，2016

8. 周学东，王翰章 . 中华口腔医学词典 . 北京：人民卫生出版社，2012

9. ATT W，WITKOWSKI S，STRUB J R. Digital workflow in reconstructive dentistry. Chicago：Quintessence，2019

10. WISMEIJER D，CHEN S，BUSER D. 国际口腔种植学会（ITI）口腔种植临床指南：美学区连续多颗牙缺失间隙的种植修复 . 第六卷 . 沈阳：辽宁科学技术出版社，2019

11. GRUNDER U. Implants in the Esthetic Zone: A Step-by-step Treatment Strategy. Chicago：Quintessence，2016

12. VICENTE JIM ÉNEZ-LÓPEZ. Occlusal adjustments in implants and natural dentition-3D occlusion. Chicago：Quintessence，2016

13. YUAN Q. Dental implant treatment in medically compromised patients. Berlin：Springer International Publishing，2020

（二）期刊杂志

1. 陈瑛，朱操云，夏烨，等 . 上颌窦侧壁开窗植骨种植术的护理配合 . 上海口腔医学，2019，28（2）：187-190

2. 杜书芳，唐华 . 糖尿病患者种植义齿临床预后评估体系的建立及相关护理 . 国际口腔医学杂志，2017，44（5）：555-558

3. 林野，李健慧，邱立新，等 . 口腔种植修复临床效果十年回顾研究 . 中华口腔医学杂志，2006，041：131-113

4. 范林莉，陈昕，甘雪琦，等 . 实用口腔种植手术的围手术期护理体会 . 中国急救医学，2017，37：231-232

5. 范庆莲，董凯，王维峰，等．六手护理配合在全口即刻种植修复中的应用探讨．中国口腔种植学杂志，2019，24（2）：89-91

6. 孙爱杰，吕丽华．标准作业流程在口腔种植护理配合中的应用．护士进修杂志，2015，（13）：1241-1242

7. 王群，朱欣欣．引导骨再生同期牙种植体植入术 52 例的护理配合．护理与康复，2015，14（5）：485-486

8. 王小双．数字化导板引导下口腔种植修复的整体护理配合．实用临床护理学电子杂志，2020，5（32）：190

9. 王宇，张玲，张叶，等．STA 系统在种植手术中的应用及护理配合．护士进修杂志，2013，（23）：2172-2173

10. 尹小青，高姗，金婷婷，等．系统化健康宣教结合回授法在老年种植患者健康指导中的应用．当代护士（上旬刊），2017，（10）：158-161

11. 郑晶，王丽琼．CGF 在种植手术中的应用及护理．护士进修杂志，2015，30（24）：2254-2255

12. ARAÚJO M G，SILVA C O，SOUZA A B，et al. Socket healing with and without immediate implant placement. Periodontol 2000，2019，79（1）：168-177

13. AYDEMIR C A，ARISAN V. Accuracy of dental implant placement via dynamic navigation or the freehand method：a split-mouth randomized controlled clinical trial. Clin Oral Implants Res，2020，31（3）：255-263

14. COACHMAN C，CALAMITA M A，SESMA N. Dynamic documentation of the smile and the 2D/3D digital smile design process. Int J Periodontics Restorative Dent，2017，37（2）：183-193

15. CHAPPUIS V，ARAÚJO M G，BUSER D. Clinical relevance of dimensional bone and soft tissue alterations post-extraction in esthetic sites. Periodontol 2000，2017，73（1）：73-83

16. CHEN S T，DARBY I B，REYNOLDS E C. A prospective clinical study of non-submerged immediate implants：clinical outcomes and esthetic results. Clin Oral Implants Res，2007，18（5）：552-562

17. CHEN Y Y，KUAN C L，WANG Y B. Implant occlusion：biomechanical considerations for implant-supported prostheses. J Dent Sci，2008，3（2）：65-74

18. CORTELLINI P，PRATO G P，TONETTI M S. The simplified papilla preservation

flap. A novel surgical approach for the management of soft tissues in regenerative procedures. International Journal of Periodontics & Restorative Dentistry, 1999, 1: 19 (6): 589-599

19. DANIEL S T, NADJA N, ELENA F, et al. Effects of soft tissue augmentation procedures on peri-implant health or disease: a systematic review and meta-analysis. Clin Oral Implants Res, 2018, 29 (Suppl 15): 32-49

20. D'HAESE J, ACKHURST J, WISMEIJER D, et al. Current state of the art of computer-guided implant surgery. Periodontol 2000, 2017, 73 (1): 121-133

21. DUQUM I S, BRENES C, MENDONCA G, et al. Marginal fit evaluation of CAD/CAM all ceramic crowns obtained by two digital workflows: an in vitro study using micro-CT technology. J Prosthodont, 2019, 28 (9): 1037-1043

22. ELIAN N, WALLACE S, CHO S C, et al. Distribution of the maxillary artery as it relates to sinus floor augmentation. International Journal of Oral & Maxillofacial Implants, 2005, 20 (5): 784-787

23. GIAN A H, JÜRG S, CHRISTOPH H F H, et al .Bone level changes at implants supporting crowns or fixed partial dentures with or without cantilevers. Clin Oral Implants Res, 2008, 19 (10): 983-990

24. GIOVANNI Z, LORENZO T, MICHAEL K M, et al. Autogenous soft tissue grafting for periodontal and peri-implant plastic surgical reconstruction. J Periodontol,2020,91 (1): 9-16

25. GÜL A N, KARSLI E, KURT G. Comparison of dental measurements between conventional plaster models, digital models obtained by impression scanning and plaster model scanning. Int Orthod, 2019, 17: 151-158

26. HÄMMERLE C H, ARAÚJO M G, SIMION M. Osteology Consensus Group 2011. Evidence-based knowledge on the biology and treatment of extraction sockets. Clin Oral Implants Res, 2012, 23 (Suppl 5): 80-82

27. HARRIS D, HORNER K, GRÖNDAHL K, et al. EAO guidelines for the use of diagnostic imaging in implant dentistry 2011. A consensus workshop organized by the European Association for Osseointegration at the Medical University of Warsaw. Clinical Oral Implants Research, 2012, 23 (11): 1243-1253

28. JACOB S A, NANDINI V, NAYAR S, et al. Occlusal principles and considerations for

参考文献

the osseointegrated prosthesis. Journal of Dental and Medical Sciences，2013，3（5）：47-54

29. JAVED F，AHMDE H B，CRESPI R，et al. Role of primary stability for successful osseointegration of dental implants：factors of influence and evaluation. Interventional Medicine and Applied Science，2013，5（4）：162-167

30. JODA T，FERRARI M，GALLUCCI G O，et al. Digital technology in fixed implant prosthodontics. Periodontol 2000，2017，73（1）：178-192

31. JOSÉ Z，CRISTINA R，JAN L，et al. Survival and complication rates of implant-supported fixed partial dentures with cantilevers：a systematic review. Clin Oral Implants Res，2009，20：59-66

32. KARA M U，KIRMALI O，AY S，et al. Clinical evaluation of lateral and osteotome techniques for sinus floor elevation in the presence of an antral pseudocyst. International Journal of Oral & Maxillofacial Implants，2012，27（5）：1205-1210

33. KUNCHUR R，NEED A，HUGHES T，et al. Clinical investigation of C-terminal cross-linking telopeptide test in prevention and management of bisphosphonate-associated osteonecrosis of the jaws. Journal of Oral and Maxillofacial Surgery，2009，67（6）：1167-1173

34. KNUUTI K S，SARASTE A. Guidelines on noncardiac surgery：cardiovascular assessment and management. The joint task force on non-cardiac surgery：cardiovascular assessment and management of the ESC and the ESA. European Heart Journal，2014，35：2383-2431

35. MAURICE S，TOMOHIRO I，HENRY S，et al. Advantages of the root submergence technique for Pontic site development in esthetic implant therapy. International Journal of Periodontics & Restorative Dentistry，2007，27（6）：521-527

36. MORASCHINI V，LUZ D，VELLOSO G，et al. Quality assessment of systematic reviews of the significance of keratinized mucosa on implant health. International Journal of Oral & Maxillofacial Surgery，2017，46（6）：774-781

37. NAKAMURA T，TANAKA H，KINUTA S，et al. In vitro study on marginal and internal fit of CAD/CAM all-ceramic crowns. Dent Mater J，2005，24（3）：456-459

38. NEMTOI A，CZINK C，HABA D，et al. Cone beam CT：a current overview of devices. Dentomaxillofacial Radiology，2013，42（8）：20120443

39. PROCTOR R, KUMAR N, STEIN A, et al. Oral and dental aspects of chronic renal failure. Journal of Dental Research, 2005, 84（3）: 199-208

40. RAQUEL R M B, ARTHUR B N. Influence of interimplant distances and placement depth on peri-implant bone remodeling of adjacent and immediately loaded Morse cone connection implants: a histomorphometric study in dogs. Clin Oral Implants Res, 2010, 21（4）: 371-378

41. RUGGIERO S L, DODSON T B, FANTASIA J, et al. American Association of Oral and Maxillofacial Surgeons position paper on medication-related osteonecrosis of the jaw-2014 update. Journal of Oral and Maxillofacial Surgery, 2014, 72（10）: 1938-1956

42. SÁNCHEZ-PÉREZ A, MOYA-VILLAESCUSA M J, CAFFESSE R G. Tobacco as a risk factor for survival of dental implants. Journal of Periodontology, 2007, 78（2）: 351-359

43. SCHUBERT O, SCHWEIGER J, STIMMELMAYR M, et al. Digital implant planning and guided implant surgery-workflow and reliability. Br Dent J, 2019, 226（2）: 101-108

44. SCHWIMER C W, GLUCKMAN H, SALAMA M, et al. The socket-shield technique at molar sites: a proof-of-principle technique report. J Prosthet Dent, 2019, 121（2）: 229-233

45. SMALL P N, TARNOW D P. Gingival recession around implants: a 1-year longitudinal prospective study .Int J Oral Maxillofac Implants, 2000, 15: 527-532

46. STEFANELLI L V, DEGROOT B S, LIPTON D I, et al. Accuracy of a dynamic dental implant navigation system in a private practice. Int J Oral Maxillofac Implants, 2019, 34（1）: 205-213

47. SUETENS P. An image-guided planning system for endosseous oral implants. IEEE Transactions on Medical Imaging, 1998, 17（5）: 842-852

48. TESTORI T, WEINSTEIN T, TASCHIERI S, et al. Risk factors in lateral window sinus elevation surgery. Periodontology 2000, 2019, 81（1）: 91-123

49. WAASDORP J.Enucleation of the incisive canal for implant placement: a comprehensive literature review and case report. J Oral Implantol, 2016, 42: 180-183

50. MAN Y, WU Q, WANG T, et al. Split pedicle roll envelope technique around

implants and pontics: a prospective case series study. International journal of oral and maxillofacial surgery, 2015, 44 (10) : 1295-1301

51. YOLANDA F, ESTHER G, CARLOS LOPEZO-SUAREZ, et al. The marginal fit of CAD/CAM monolithic ceramic and metal-ceramic crowns. J Prosthodont,2019,28(3): 299-304

图书在版编目（CIP）数据

口腔种植规范化治疗清单：单颗牙和多颗牙的种植
治疗 / 满毅主编 . —北京：人民卫生出版社，2022.1（2025.2重印）
ISBN 978-7-117-32693-3

Ⅰ. ①口… Ⅱ. ①满… Ⅲ. ①种植牙 – 口腔外科学
Ⅳ. ①R782.12

中国版本图书馆 CIP 数据核字（2021）第 277730 号

人卫智网	www.ipmph.com	医学教育、学术、考试、健康，
		购书智慧智能综合服务平台
人卫官网	www.pmph.com	人卫官方资讯发布平台

IN IMPLANT DENTISTRY
TREATMENT OF
PARTIAL EDENTULISM

口腔种植规范化治疗清单
——单颗牙和多颗牙的种植治疗
Kouqiang Zhongzhi Guifanhua Zhiliao Qingdan:
Dankeya he Duokeya de Zhongzhi Zhiliao

主　　编：满　毅
出版发行：人民卫生出版社（中继线 010-59780011）
地　　址：北京市朝阳区潘家园南里 19 号
邮　　编：100021
E - mail：pmph @ pmph.com
购书热线：010-59787592　010-59787584　010-65264830
印　　刷：北京盛通印刷股份有限公司
经　　销：新华书店
开　　本：889×1194　1/16　　印张：33.5
字　　数：714 千字
版　　次：2022 年 1 月第 1 版
印　　次：2025 年 2 月第 6 次印刷
标准书号：ISBN 978-7-117-32693-3
定　　价：398.00 元

打击盗版举报电话：**010-59787491**　E-mail：**WQ @ pmph.com**
质量问题联系电话：**010-59787234**　E-mail：**zhiliang @ pmph.com**

52检

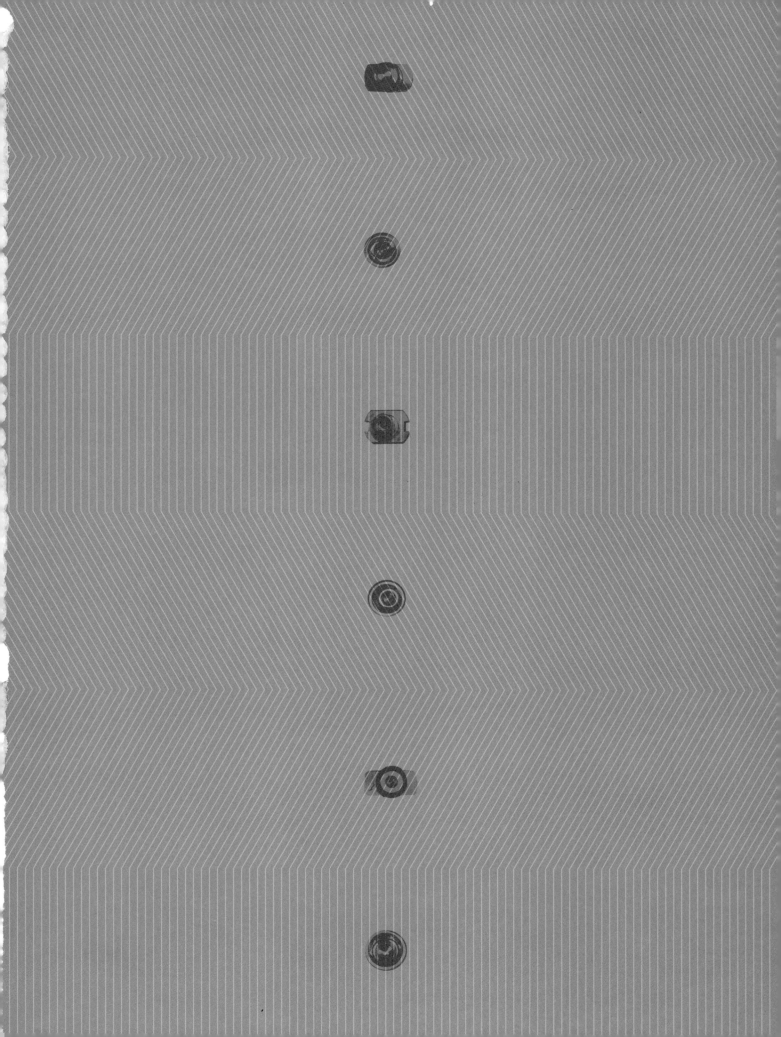